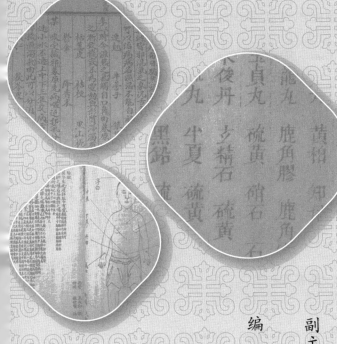

叶天士医案三家注

主编　李成文

副主编　卫向龙　方芳

　　　　赵释疑　申旭辉

编委　吴瑞娜　李媛

人民卫生出版社

图书在版编目（CIP）数据

叶天士医案三家注/李成文主编.—北京:人民卫生出版社,2017

ISBN 978-7-117-25726-8

Ⅰ.①叶…　Ⅱ.①李…　Ⅲ.①医案-研究-中国-清代

Ⅳ.①R249.49

中国版本图书馆 CIP 数据核字（2018）第 005135 号

| 人卫智网　www.ipmph.com | 医学教育、学术、考试、健康，
购书智慧智能综合服务平台 |
| 人卫官网　www.pmph.com | 人卫官方资讯发布平台 |

叶天士医案三家注

主　　编：李成文
出版发行：人民卫生出版社（中继线 010-59780011）
地　　址：北京市朝阳区潘家园南里 19 号
邮　　编：100021
E - mail：pmph @ pmph.com
购书热线：010-59787592　010-59787584　010-65264830
印　　刷：北京盛通印刷股份有限公司
经　　销：新华书店
开　　本：710×1000　1/16　印张：25
字　　数：422 千字
版　　次：2018 年 5 月第 1 版　2024 年 3 月第 1 版第 3 次印刷
标准书号：ISBN 978-7-117-25726-8/R·25727
定　　价：65.00 元

打击盗版举报电话：**010-59787491　E-mail：WQ @ pmph.com**
（凡属印装质量问题请与本社市场营销中心联系退换）

前 言

叶桂(1667—1746),字天士,号香岩,别号上津老人,清代江苏吴县人。出身中医世家,幼承庭训,并师从父之门人朱某及其当时名医周扬俊、马元仪等17人,汲取诸家之长,融会古今,灵活变通成法,自出机杼,勇创新说,提出卫气营血辨证纲领,而尤重临床,留下大量医案。经门人华岫云、华玉堂、邹时乘、秦天一、蒋式玉、姚亦陶、丁圣彦及后人万青等总结,纂为《临证指南医案》《种福堂公选医案》《叶氏医案存真》《未刻本叶天士医案》《叶天士晚年方案真本》《叶天士医案》等,一经问世,备受青睐,后世名家争相研读批注。如略晚于叶氏的徐大椿纂《徐批临证指南医案》与《徐批叶天士晚年方案真本》,俞震纂《古今医案按》批注叶氏医案,周学海纂《评点叶案存真类编》,张寿颐纂《古今医案平议》批注叶氏医案。其中以徐大椿、周学海与张寿颐三家评注水平最高,影响最大,故精选千余所注医案,参考中医教材,重新分类,以科为纲,以病为目,突出实用,贴近临床,勒为《叶天士医案三家注》,以冀研读者掌握叶案精髓,启迪临证思路,指导择方用药。正如秦天一所谓:"若求金针暗度,全凭叶案搜寻。"(《临证指南医案》)。周学海也在《评点叶案存真类编》中谓:读古方不可不熟求其理,理熟则运用在心,不袭成迹矣。

本书由李成文编写第一章第一节、第二节,卫向龙编写第一章第三节、第四节,申旭辉编写第一章第五节,方芳编写第一章第六节;赵释疑、吴瑞娜、李媛编写第二章、第三章、第四章、第五章。李成文通审全稿。

承蒙人民卫生出版社有限公司编辑的大力支持,使本书得以付梓。

限于编者水平,不当之处敬请斧正。

李成文

2017 年仲夏五十有八

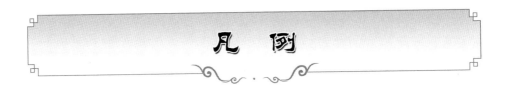

凡　例

徐批、周批、张评叶案并非全部评注,部分未评注医案因内容翔实或复诊次数多,也一并选录。

医案分为内科、妇科、儿科、外科、五官科,14 岁及以下归入儿科。内科医案按肺病、心病、脾胃病、肝胆病、肾病、杂病排序,妇科医案按经带胎产排序,儿科医案参考内科排序,外科医案按疮疡、皮肤病、其他排序,五官科医案按眼科、鼻科、耳科、口腔科、牙科、喉科排序。

每病案前首列叶氏门人所概括其临证经验,便于了解用药心法。

三家同注医案按徐、周、张排序,注释与眉批并举者先注后眉,所有案注眉批标明出处(用仿宋体字)。

案中只有方名者补出组成放置括号内,加标编者注以示区别(用楷体字)。

对案中需要特别说明的问题,放在案末标记为【成文注】(用楷体字)。

凡入药成分涉及国家禁猎和保护动物(如犀角、虎骨等)者,为保持古籍原貌,原则上不改。但在临床运用时,应使用相应的替代品。

目 录

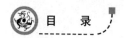

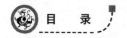目　录

第一章 内科医案

第一节 肺病医案

感　冒

经云：风为百病之长。盖六气之中，惟风能全兼五气，如兼寒则曰风寒，兼暑则曰暑风，兼湿曰风湿，兼燥曰风燥，兼火曰风火。盖因风能鼓荡此五气而伤人，故曰百病之长也。其余五气，则不能互相全兼，如寒不能兼暑与火，暑亦不兼寒，湿不兼燥，燥不兼湿，火不兼寒。由此观之，病之因乎风而起者自多也。然风能兼寒，寒不兼风，何以辨之？如隆冬严寒之时，即密室重帷之中，人若裸体而卧，必犯伤寒之病，此本无风气侵入，乃但伤于寒，而不兼风者也。风能兼寒者，因风中本有寒气，盖巽为风，风之性本寒，即巽卦之初爻属阴是也。因风能流动鼓荡，其用属阳，是合乎巽之二爻、三爻，皆阳爻也。若炎歊褥暑之时，若使数人扇一人，其人必致汗孔闭，头痛、恶寒、骨节疼等，伤寒之病作矣。斯时天地间固毫无一些寒气，实因所扇之风，风中却有寒气，故令人受之，寒疾顿作，此乃因伤风而兼伤寒者也。故有但伤寒而不伤风之症，亦有因伤风而致兼伤寒之症，又有但伤风而不伤寒之症，有因伤风而或兼风温、风湿、风燥、风火等症。更有暑、湿、燥、火四气各自致伤，而绝不兼风之症。故柯韵伯所注《伤寒》云：伤风之重者，即属伤寒，亦有无汗脉紧，骨节疼诸症。此柯氏之书，所以能独开仲景生面也。至仲景所著《伤寒》书，本以寒为主，因风能兼寒，故以风陪说，互相发明耳。学者看书，不可不知此理。若夫脏腑一切内外诸风，各有现症，具载《内经》，尤当详考。（《临证指南医案·风》）

【成文注】这是叶天士门人华岫云根据叶氏诊治伤寒医案经验所做的总结。

【徐大椿眉批】所列诸案即俗所谓伤风轻症也。（《徐批临证指南医案·风》）

高年气血皆虚,新凉上受,经络不和,脑后筋掣牵痛,阴气安静,乃阳风之邪,议用清散轻剂。

新荷叶、青菊叶、连翘、藁本、苦丁茶。(《叶氏医案存真》)

【张寿颐注】脑后经掣牵痛,乃风邪之侵入太阳经,今人谓之邪入风池,即仲圣之所谓项背强几几也。唯桂枝汤一剂可愈,纵在高年,五七分之桂枝,辅以白芍,何嫌何疑! 乃畏圣法而不敢用,改用藁本,若谓此亦升阳之药,未始非活法运用。然藁本直达顶巅,实是太过,不若桂枝之稳。仲师成法,断不容浅学附会更张也。若荷叶、竹叶等,虽曰新奇,有何功力! 而无误者竟谓此是叶老独得之秘,竟相仿效,自诩叶派真传,不其陋欤? 阴气安静一句,全无着落。(《古今医案平议·感冒》)

【成文注】张氏引用本案时略去青菊叶而更为竹叶。

某,二七。风伤卫,寒热头痛,脘闷。

苏梗一钱、淡豆豉一钱、杏仁三钱、桔梗一钱、厚朴一钱半、连翘一钱半、通草一钱、滑石三钱。(《临证指南医案·风》)

【徐大椿注】风伤卫。

【徐大椿眉批】此方甚平妥,有先民之风。(《徐批临证指南医案·风》)

某,二八。劳伤阳气,形寒身热,头疼,脘闷,身痛。

杏仁三钱、川桂枝八分、生姜一钱、厚朴一钱、广皮一钱、茯苓皮三钱。(《临证指南医案·寒》)

【徐大椿注】劳倦阳虚感寒。(《徐批临证指南医案·寒》)

某,五二。复受寒邪,背寒,头痛,鼻塞。

桂枝汤加杏仁。(《临证指南医案·寒》)

【徐大椿注】风寒伤卫。(《徐批临证指南医案·寒》)

三益号。劳倦吸入冷气,营卫不行,则形寒战栗。今中焦未醒,宜和脾胃。

当归、白芍、桂枝、炙草、大枣、煨姜。(《叶氏医案存真》)

【周学海注】何以加当归? 若因劳倦,何不加人参,加术? 凡小劳伤气在脾肺,大劳伤筋乃及肝肾。(《评点叶案存真类编·时疫》)

沈。虚人得感,微寒热。参归桂枝汤加广皮。(《临证指南医案·风》)

【徐大椿注】体虚感风。(《徐批临证指南医案·风》)

伤　寒

伤寒症,仲景立法于前,诸贤注释于后。先生虽天资颖敏,若拟其治法,恐亦不能出仲景范围。其所以异于庸医者,在乎能辨症耳。不以冬温、春温、风温、温热、湿温、伏暑、内伤劳倦、瘟疫等症误认为伤寒。其治温热、暑湿诸症,专辨邪之在卫在营,或伤气分,或伤血分,更专究三焦,故能述前人温邪忌汗,湿家忌汗,当用手经之方,不必用足经之药等明训,垂示后人,此乃先生独擅见长之处也。若夫《伤寒》之书,自成无己注解以后,凡注疏者不啻数百家。其尤著者,如《嘉言三书》《景岳书》《伤寒三注》《四注》等篇,近有柯韵伯《来苏集》《伤寒论翼》《方翼》,王晋三《古方选注》中所解一百十三方。诸家析疑辨义处,虽稍有异同,然皆或登仲景之堂,或造仲景之室者。业医者当日置案头,潜心参究,庶乎临症可无误矣。(《临证指南医案·寒》)

【成文注】这是叶天士门人华岫云根据叶氏诊治伤寒医案经验所做的总结。华氏所谓柯韵伯《方翼》应为《伤寒附翼》。

伤寒一症,《内经》云:热病者,皆伤寒之类也。又曰:凡病伤寒而成温者,先夏至日者为病温,后夏至日者为病暑。又曰:冬伤于寒,春必病温。其症有六经相传、并病、合病、两感、直中。《难经》又言:伤寒有五,有中风,有伤寒,有湿温,有热病,有温病,其所苦各不同。再加以六淫之邪,有随时互相兼感而发之病,且其一切现症,则又皆有头痛发热,或有汗无汗,或恶风恶寒,不食倦卧,烦渴等,则又大略相同。故其症愈多,其理愈晦,毋怪乎医者临症时,不能灼然分辨。即其所读之书,前人亦并无至当不易之论,将《灵》《素》《难经》之言,及一切外感之症逐一分晰辨明,使人有所遵循。故千百年来,欲求一鉴垣之士(指医技高超的人,编者注),察六淫之邪毫不紊乱者,竟未见其人。幸赖有仲景之书,以六经分症,治以汗、吐、下、和、寒、温诸法。故古人云:仲景之法,不但治伤寒,苟能悉明其理,即治一切六气之病与诸杂症,皆可融会贯通,无所不宜。此诚属高论,固深知仲景者也。然余谓六淫之邪,头绪甚繁,其理甚奥,即汇集河间、东垣、丹溪及前贤辈诸法而治之,犹虑未能兼括尽善。若沾沾焉,必欲但拘仲景之法而施治,此乃见闻不广,胶柱鼓瑟,不知变通者矣。今观叶氏之书,伤寒之法固属无多,然其辨明冬温、春温、风温、温热、湿温之治,实超越前人,以此羽翼仲景,差可(即尚可之意,编者注)嘉惠后学,观者幸毋忽诸。(《临证指南医案·寒》)

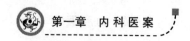

【成文注】这是华玉堂根据叶氏诊治伤寒医案经验所做的总结。

【徐大椿注】此即俗名着寒之症。偶而受寒之小疾，不入经络之病也，何必牵引伤寒大症，发诸议论？及细阅此编，竟无治伤寒一门，即此数方为伤寒之法，不禁失笑。夫医者之学问，全在明伤寒之理，则万病皆通。故仲景之书只有二种，《伤寒论》治伤寒之法也，《金匮》治杂症之法也。而《金匮》之方则又半从《伤寒论》中来，则伤寒乃病中之第一症，而学医者之第一功夫也。今此编独缺此一门，则平日所习何书、所治何病耶？此老数十年医道大行，岂无数千百大症经手？乃竟只录此数方以了局，此非此老之过，乃编书之人胸中茫无定见耳。（《徐批临证指南医案·寒》）

包。老年隆冬暴中，乃阴阳失交本病。脉左大右濡，内风掀越，中阳已虚。第五日已更衣，神惫欲寐。宗王先生议，阳明厥阴主治法以候裁。

人参、茯苓、白蒺藜、炒半夏、炒杞子、甘菊。（《临证指南医案·中风》）

【徐大椿注】肝胃同治。

【张寿颐注】隆冬暴中，亦是老年阴虚阳越，更衣而神惫欲寐，厥脱堪虞。是方参、苓、杞、菊，养阴滋肾，柔肝熄风，未尝不是，但尚嫌药轻病重，未必中肯，而白蒺藜升散疏风，则大有可议。徐批谓方颇平稳，但并非阳明厥阴药。盖亦嫌其浮泛，不能精切耳。（《古今医案平议·脱证》）

口苦，恶热，腹满，虚烦，汗出。此阳明症也。《内经》云：邪中于面则入于膺。而未全归腑，故有是症。拟仲景栀子厚朴汤。

香豉、栀子、厚朴、连翘、枳壳。（《叶氏医案存真》）

【周学海注】《内经》云："邪在胃，逆在胆。故阳明有口苦证。"（《评点叶案存真类编·时疫》）

【张寿颐注】身热恶寒，口苦心烦，而又自汗，仍在阳明经证，然皆是白虎汤证。烦热是内热，胡可谓虚？唯胸满非白虎证中所有，则更加泄满之药可耳。方中枳、朴，即以治满，"虚"字岂非蛇足！栀、豉非能治大热大汗者，但既不言脉，则症情犹不甚明了，可以存而不论。引经文邪中于面，则入于膺，亦是浮泛之辞。（《古今医案平议·阳明热病》）

温　病

风为天之阳气，温乃化热之邪，两阳熏灼，先伤上焦，种种变幻情状，不外手三阴为病薮。头胀汗出,身热咳嗽,必然并见,当与辛凉轻剂,清解为先,大忌辛温消散,劫烁清津。太阴无肃化之权,救逆则有蔗汁、芦根、玉竹、门冬之类也。苦寒沉降,损伤胃口,阳明顿失循序之司,救逆则有复脉、建中之类。大凡此症,骤变则为痉厥,缓变则为虚劳,则主治之方,总以甘药为要,或兼寒或兼温,在人通变可也。(《临证指南医案·吐血》)

冬伤于寒,春必病温者,重在冬不藏精也。盖烦劳多欲之人,阴精久耗,入春则里气大泄,木火内燃,强阳无制,燔燎之势直从里发。始见必壮热烦冤,口干舌燥之候矣。故主治以存津液为第一,黄芩汤(黄芩、白芍、甘草、大枣。编者注)坚阴却邪,即此义也。再者,在内之温邪欲发,在外之新邪又加,葱豉汤最为捷径,表分可以肃清。至于因循贻误,岂止一端。或因气燥津枯,或致阴伤液涸。先生用挽救诸法,如人参白虎汤、黄连阿胶汤(黄芩、黄连、白芍、阿胶、鸡子黄。编者注)、玉女煎(生石膏、熟地、麦冬、知母、牛膝。编者注)、复脉法,申明条例甚详。余则治痉厥以甘药缓肝,昏闭用幽芳开窍。热痰之温胆,蓄血而论通瘀。井井有条,法真周到。(《临证指南医案·温热》)

【成文注】以上是邵新甫根据叶氏诊治温病医案经验所做的总结。

【徐大椿注】细详诸案,俱是热邪误治入脏之坏症居多,时邪温热之症绝少。(《徐批临证指南医案·温热》)

疫疠一症,都从口鼻而入,直行中道,流布三焦,非比伤寒六经,可表可下。夫疫为秽浊之气,古人所以饮芳香,采兰草,以袭芬芳之气者,重涤秽也。及其传变,上行极而下,下行极而上。是以邪在上焦者,为喉哑,为口糜。若逆传腹中者,为神昏舌绛,为喉痛丹疹。今观先生立方,清解之中,必佐芳香宣窍逐秽,如犀角、菖蒲、银花、郁金等类,兼进至宝丹,从表透里,以有灵之物,内通心窍,搜剔幽隐,通者通,镇者镇。若邪入营中,三焦相混,热愈结,邪愈深者,理宜咸苦大制之法,仍恐性速直走在下,故用玄参、金银花露、金汁、瓜蒌皮,轻扬理上,所谓仿古法而不泥其法者也。考是症,惟张景岳、喻嘉言、吴又可论之最详。然宗张、喻二氏,恐有遗邪留患。若宗吴氏,又恐邪去正伤。惟在临症权衡,无盛盛,无虚虚,而遗人夭殃,方不愧为司命矣。(《临证指南医案·疫》)

【成文注】这是邹滋九根据叶氏诊治温病医案经验所做的总结。

【徐大椿注】治时疫不外此等方。若疫疠则一时传染恶毒,非用通灵金石之品,虔制数种,随症施用,不能奏效也。(《徐批临证指南医案·疫》)

病体已虚,风温再侵,喘嗽身热,脘闷,小便不利,全是肺病,此症反复太多,深虑病伤成劳。凡药之苦味辛泄者慎用。

清蔗汁、鲜枸杞根皮、玉竹、桑叶、北沙参、蜜炒知母、炒川贝。(《叶氏医案存真》)

【周学海注】此太阳之经气不充,以致外邪易入,方中宜兼用撑法以振阳气,不得一味清寒,恐有热去寒起之虞。(《评点叶案存真类编·温热》)

【张寿颐注】病体虽虚,感邪则实。喘嗽脘闷,痰塞何如? 小便不利,肺气窒而失其下降之常也。乃一路寒凉遏抑,滋腻助痰,必使肺益窒塞,而喘闷无已。病伤未必成劳,唯此方此药,确是制造劳病第一妙手。(《古今医案平议·感冒》)

程,二八。温热病,已伤少阴之阴。少壮阴未易复者,恰当夏令发泄,百益酒酿造有灰,辛热劫阴泄气,致形体颓然,药难见效。每日饵鸡距子,生用,其汤饮用马料豆汤。(《临证指南医案·温热》)

【徐大椿注】邪热兼酒热伤阴。(《徐批临证指南医案·温热》)

初病伏暑,伤于气分,潮热渴饮,邪犯肺也。失治邪张,逆走膻中,遂至舌缩,小便忽闭,鼻煤裂血,耳聋,神呆昏乱。邪热蔓延血分,已经入络,津液被劫,必渐昏寐,所谓内闭外脱。

连翘、银花、石菖蒲、犀角、鲜生地、元参。

至宝丹一粒。(《评点叶案存真类编·暑喝》)

冬温咳嗽,忽值暴冷,外寒内热,引动宿痰伏饮,夜卧气冲欲坐,喉咽气息有声。宜暖护安居,从痰饮门越婢法(麻黄、石膏、甘草、生姜、大枣。编者注)。

麻黄、甘草、石膏、生姜、大枣。(《叶氏医案存真》)

【周学海注】外寒内热治法。(《评点叶案存真类编·温热》)

冬温失藏,稚年阴亏阳亢。三阴之阳,当夜分升腾烦躁,上热不宁,昼则安康人健,宜用六味磁石方法。

生六味(六味地黄丸,编者注)加磁石、辰砂。(《叶氏医案存真》)

【周学海注】夜烦,尽宁阴火上冲方法最合。(《评点叶案存真类编·温热》)

冬温为病，乃正气不能藏固，热气自里而发，齿板舌干唇燥，目微红，面油亮，语言不爽，呼吸似喘。邪伏少阴，病发三焦皆受。仲景谓：发热而渴者，为温病。明示后人，寒外郁，则不渴饮；热内发，斯必渴耳。治法清热存阴，勿令邪热焚劫津液，致瘛疭、痉厥、神昏、谵狂诸症，故仲景复申治疗法云：一逆尚引日，再逆促命期。且忌汗、忌下、忌辛温。九日不解，议清膈热。

飞滑石、连翘、淡黄芩、郁金汁、竹叶心、天花粉、橘红、苦杏仁。（《叶氏医案存真》）

【张寿颐注】温热为病，是热气直发于阳明之经。不从太阳传来，则无恶寒，且已渴饮。仲景谓太阳病发热而渴，不恶寒者为温病，以其病在乍发之时，因亦以"太阳病"三字提纲，其实既无寒恶，即非太阳之证。成聊摄（指金代名医成无己。编者注）此节注文，止有"阳明也"三字，可谓铁板注脚。老吏断狱，最有卓识。若夫冬不藏精一言，则以冬令闭藏之时，而感受温热之气，即已发病，则其人正气不能固密，盖亦可想而知，故谓之冬不藏精。又曰藏于精者，春不病温。此"精"字固包含精气神及津液营血一概在内，岂仅指阳施阴受之精而言？观其一发热而即口渴，岂非津液营血素来不足之明证。此温病热病，固无一非当时感冒为病。自明以前，不闻有一异说，不谓喻嘉言聪明绝世，死读一个精字，创为邪伏少阴，自里而发，故作深文，矜奇炫异。《尚论》后篇，特立三纲，教人以麻、附、细辛，通治温病，姑无论其理之深浅若何，而即此温病温药，已是十恶不赦。陆九芝谓其可杀可剐，确是无枉无纵。而后之读其书者，虽明知其治法不可行，犹窃取"邪伏少阴"一句，自诩识病精深，不同凡辈。而有清一代医书，遂无一不沉沦于"伏气"二字之中，一似欲说温病，必不可不讲一"伏"字者，直不许世间有一新感之温热病，可谓咄咄怪事。究竟论病则曰久伏，曰自里而发，然观其所用之药，则仍是见症治症，与所谓少阴者，毫不相涉，最是二百余年相承之恶习。古人书中，万万无此奇癖。叶氏此案，不过阳明在经之热，只引仲景"发热而渴为温病"一句，已是直捷了当。而必曰邪伏少阴，曰自里而发，皆是嘉言之毒。然说病则曰"伏在少阴"，又曰三焦皆受，而治法则曰议清膈热，药之与病，牛头不对马嘴，宁不令人笑死！又谓热内发斯必渴，貌视之似若不差，实则胃有热耳。确是阳明证候，岂自少阴发出之热？唯有"语言不爽，吸吸似喘"二句，则此证必有痰涎蒙蔽，方用郁金、杏仁者，以此则其所谓渴者，当亦未必引饮，可加象贝、竹茹之类，即半夏亦不嫌燥。案语虽曰清热存阴，其实唯泄化痰涎，乃能清热，必用不着甘寒生津一路，乃泛引仲景成语，借撑门面，而不知祖宗阀阅，与己无涉，亦只见其陋而已。（《古今医案平议·阳明热病》）

耳聤,环口浮肿,是少阳阳明风热,久而失解,邪漫经络,倏然疹现随没,当与罗谦甫既济解毒汤。

枯芩、大黄、防风、银花、葛根、升麻、川连、荆芥、甘草。

陈酒浸半日阴干煎。(《叶氏医案存真》)

【张寿颐注】耳聤唇肿,少阳阳明痰热互阻,法宜宣化。疹又随没,大忌攻下,何用大黄,岂以疹没为未足,必速之内陷而后快耶?勾魂大使,于兹益信。(《古今医案平议·斑疹》)

顾。饮酒又能纳谷,是内风主乎消烁。当春尽夏初,阳气弛张,遂致偏中于右。诊脉左弦且坚。肌腠隐约斑点,面色光亮而赤,舌胎灰黄,其中必夹伏温邪,所怕内闭神昏。治法以清络宣窍,勿以攻风劫痰,扶助温邪。平定廓清,冀其带病久延而已。

犀角、生地、元参、连翘心、郁金、小青叶、竹叶心、石菖蒲。

又 目瞑舌缩,神昏如醉,邪入心胞络中,心神为蒙,谓之内闭。前案已经论及,温邪郁蒸,乃无形质,而医药都是形质气味,正如隔靴搔痒。近代喻嘉言,议谓芳香逐秽宣窍,颇为合理。绝症难挽天机,聊尽人工。至宝丹四丸,匀四服,凉开水调化。(《临证指南医案·温热》)

【徐大椿眉批】此是类中风,何以入温热门中?(《徐批临证指南医案·温热》)

寒热渐除,间一日复来,即暑邪入里之征,因正气不振故也。但烦渴不减,舌苔黄厚,胃中滞浊犹然不清。河间方法,正直此症,非是抄窃旧方,乃去邪务尽之意。(《叶氏医案存真》)

【周学海注】方失,当是凉膈散。(《评点叶案存真类编·暑暍》)

今年七月,秋暑未除,初病头痛身热,是暑由上窍伤及清阳,医药当辛凉取气,同气相求。中上之轻邪自散,无如辛温、苦寒、清滋之类杂然并投。水谷内蒸,氤氲不解,见症仍在身半以上,躯壳之间,非关脏腑大病,第能蔬食十日,可解上焦之郁。

川芎、薄荷、荆芥炭、炒白芷、蔓荆子、菊花蒂、元茶三钱;煎汤代水。(《评点叶案存真类编·暑暍》)

陆,六九。高年热病,八九日,舌燥烦渴,谵语,邪入心胞络中,深怕液涸神昏。当滋清去邪,兼进牛黄丸,驱热利窍。

竹叶心、鲜生地、连翘心、元参、犀角、石菖蒲。(《临证指南医案·温热》)

【徐大椿注】热入心营。(《徐批临证指南医案·温热》)

脉缓舌色灰黄,头疼,周身掣痛,发热不止,乃时疫湿温之症。最忌辛温重药,拟进渗湿之法。

竹心、连翘心、厚朴、木通、杏仁、飞滑石、茵陈、猪苓。(《叶氏医案存真》)

【周学海注】身痛总是兼寒,不得概禁辛温。

厚朴、木通,一破气,一耗津,总宜慎用。(《评点叶案存真类编·湿温》)

某,二十。脉数暮热,头痛腰疼,口燥,此属温邪。

连翘、淡豆豉、淡黄芩、黑山栀、杏仁、桔梗。(《临证指南医案·温热》)

【徐大椿注】温邪入肺。(《徐批临证指南医案·温热》)

目赤唇焦,齿燥舌黑,嬉笑错语,发哕,发斑,温毒遏伏之象。

绿豆壳、银花露、方诸水、犀角、川贝母、人中黄、芦根汁。

徐徐温服。

又方:金汁拌浸人参、银花露、鲜菖蒲、元参、鲜生地、羚羊角、真金箔。(《叶氏医案存真》)

【周学海注】观证,苟今邪入包络,便是不治。凡热由气分蒸入心包者,易治。由血分坏及心包者,难治。所以先清营热为急。先生真有识力。(《评点叶案存真类编·时疫》)

【张寿颐注】此证燥已极,大剂凉润沃焦救焚,犹虞不及。方唯犀角一味,尚有力量,余皆辅佐轻淡之药,何能有济!而人中黄之甜腻,蚌水之腥秽,可谓药物中之恶魔。此老怪癖,炫异矜奇,每以邪说诐行,借为欺人盗名之计。此少正卯所以有闻人之称,而孔子在位,必首先正两观之诛者也。奈何俗人无识,犹谓是此老心法,宜乎医道之日趋于黑暗而不可复问矣。金汁拌浸人参,尤其可笑,自有人参以来,从未有此怪状,而乃光天化日之下,竟致妖魔现形,佛头着粪,抑何人参不幸,竟遭此劫!(《古今医案平议·斑疹》)

秦,六三。体质血虚,风温上受。滋清不应,气分燥也。议清其上。

石膏、生甘草、薄荷、桑叶、杏仁、连翘。

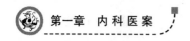

又 照前方去连翘、薄荷,加陈萎皮、郁金、栀皮。(《临证指南医案·风温》)

【徐大椿注】 风温化燥热。(《徐批临证指南医案·风温》)

热久伤阴,津液不承。呛咳,舌红罩黑,不饥不食,肌肤甲错,渴饮不休。法当滋救胃液以供肺,惟甘寒为宜。

麦冬、南花粉、白沙参、冬桑叶、蔗浆。(《叶氏医案存真》)

【周学海注】 分两要重。(《评点叶案存真类编·温热》)

僧,五二。近日风温上受,寸口脉独大,肺受热灼,声出不扬。先与辛凉清上,当薄味调养旬日。

牛蒡子、薄荷、象贝母、杏仁、冬桑叶、大沙参、南花粉、黑山栀皮。(《临证指南医案·风温》)

【徐大椿注】 风温伤肺。(《徐批临证指南医案·风温》)

舌白,肢厥,语错,丹疹背多胸少,汗大出,此湿邪著于气分。邪郁气痹,故现外寒,非虚脱也。

生地、阿胶滋清凉血,则气湿愈阻。此属邪郁,不但分三焦,更须明在气在血。

羚羊角、天竺黄、射干、川贝、米仁、茯苓、石菖蒲。(《叶氏医案存真》)

【周学海注】 (射干)泻肺陷疹,大忌。(《评点叶案存真类编·湿温》)

【张寿颐注】 舌白可谓邪在气分,然仅病在气,何致语言错乱?此内热已深,不独气分受病矣。盖疹属肺邪,可谓在气,而其色则赤,明非属气,属湿可知。胸部未透,自谓邪郁气痹是也。于法尚宜宣化,乃方中尚少开宣肺气之药,专从凉降利水,反以遏之,岂治气痹者当如是耶?且肢则寒厥,汗则大出,语言错乱,又何以知非虚脱?既不言脉,更不足征。羚羊岂舌白所宜?此方此案,疑窦甚多,正不仅如周氏所评:射干苦降泻肺,为疹家禁药已也。案末二句语气未了,且不分明,半通不通叶氏惯技。(《古今医案平议·斑疹》)

时疫发热,脘闷恶心,斑发不爽,神烦无寐,舌色转红。邪热将入营分。虽胃滞未清,亦宜先清营热,勿得滋腻为稳。

鲜竹心、元参、连翘心、鲜菖蒲、银花、川贝。(《叶氏医案存真》)

【周学海注】凡热病由气分蒸入心包者易治，由血分坏及心包者难医。此证热在血分，苟令邪入心包，便是不治。所以先清营热为急，真有识力。（《评点叶案存真类编·时疫》）

【张寿颐注】此所谓疫，乃袭明代陋习。以温热之病势较重者，概名曰疫，极是可笑！其实非沿门传染之疫病也。脘闷恶心，而斑发不爽，胃中浊垢窒塞何如！此时而不知开泄胃浊，仅与清凉，何能有济！且元参亦腻，所谓非徒无益，而又害之矣！神烦确是热炽，然曰舌色转红，吾知其尖边虽红，而中心必有厚腻。此病此方，极不可训！周氏评语，都是梦话。须知"逆传心包"四字，本属叶老欺人之语，误尽天下后世。元和陆九芝论胃热神昏，言之已极透彻，究竟神昏之实，全属热盛气升，冲激脑神经而失知觉，此理已为近人所共喻。周氏著书，已在清季，自诩博通，何尚未识此旨！且并《世补斋文》而未一寓目，何必觍颜妄议，自欺欺人！而犹依傍叶氏气分话头，说来尤其可笑。"坏及心包"四字，试问是何形影？而犹仅仅谓之难医，岂澄之意中尚有药物可医心坏耶！而乃谬赞此案，谓为真有识力，亦只见澄之之无识耳。嘻！（《古今医案平议·斑疹》）

【成文注】张氏引用周氏注时略去："观证，苟令邪入包络，便是不治……先生真有识力。"

时疫六日不解，头疼发热，舌绛烦渴，少腹痛剧，已经心包，虑其厥痉。

犀角、连翘心、银花、元参、通草、鲜生地。

又方：犀角、鲜生地、元参、麦冬、川贝。（《叶氏医案存真》）

【张寿颐注】大热头痛，舌绛烦渴，阳明经证，浅而易知，乃叶老谓已入心包，则必神识昏瞀可知。此是痰凝闭塞，气火上浮，有升无降，实即冲激脑经，而失知觉。旧谓热入心经而蒙蔽性灵者，固是大错，即陆九芝但说胃热神昏，亦尚未能切中肯綮。然即如叶意，邪入心包，锢蔽性灵，亦当开泄疏通，以去其蔽。而仅事寒凉滋润，虽曰此皆退热之药，岂得热痰得之，助其粘腻，愈增壅塞，正以使之负嵎据险，盘据不出，而明日之痉厥瘈疭，不动不言，乃可操券决之。况乎少腹痛剧，又是必下之证，而投药如是，真此老之杀人惯伎。试观第二方依样葫芦，且无一字案语，则病不中药，又其明证。然更加之以麦冬，益增腻滞，则昨日案语"痉厥"二字，吾知其所虑之必无不中。病家自当信若神明，而抑知不用是方，病本不如是耶！（《古今医案平议·阳明热病》）

望色萎瘁晦黯,闻声呼吸不利,语音若在瓮中,诊脉右缓左急。问初病,忽热忽温,头中如裹,腰痛欲拊扪,神识呆钝,昏昏欲寐,肢节瘛疭,咳痰映红,溺溲短缩,便溏带血,不饥不渴,环口微肿。唇干不红,舌白糜腐。此水谷酒腥,湿热相并郁蒸,阻挠清气之游行,致周身气机皆令痹塞。夫热邪、湿邪,皆气也。由募原分布三焦,营卫不主循环,升降清浊失司。邪属无形,先著气分。时师横议表邪宜汗,里滞宜消,见热投凉,殊不知热由湿郁,气行热走。仲景痉暍从湿化,忌汗、忌下,明示后人,勿伤阴阳耳!但无形之邪,久延必致有形,由气入血,一定理也。据色脉症参之,未见或可采用。

羚羊角、茵陈、银花、连翘、通草、大腹皮、茯苓皮、猪苓、泽泻,至宝丹。(《叶氏医案存真》)

【周学海注】观前列诸证,肝家受伤颇重,盖房事不节所致,证颇难愈,恐非下方所能效。

【周学海眉批】此证独重。(《评点叶案存真类编·湿温》)

温邪有升无降,经肺气机交逆,营卫失其常度为寒热。胃津日耗,渴饮不饥。阳气独行,则头痛面赤。是皆冬春骤暖,天地失藏,人身应之,患此者最多。考古人温病忌表散,误投即谓邪热逆传心包,最怕神昏谵语。治法以辛甘凉泄肺胃,盖伤寒入足经,温邪入手经也。土润则肺降,不致膹郁,胃热下移,知饥渴解矣。

嫩青竹叶、白糖炒石膏、杏仁、甘蔗汁、经霜桑叶、麦门冬、生甘草。(《眉寿堂方案选存·春温》)

【周学海注】水净糖炒。

【周学海眉批】是有新感。

忌直用表散也,辛甘凉润,生津、清热,仍从汗解。(《评点叶案存真类编·温热》)

张妪。体壮有湿。近长夏阴雨潮湿,着于经络,身痛,自利,发热。仲景云:湿家大忌发散,汗之则变痉厥。脉来小弱而缓,湿邪凝遏阳气,病名湿温。湿中热气,横冲心胞络,以致神昏,四肢不暖,亦手厥阴见症,非与伤寒同法也。

犀角、连翘心、元参、石菖蒲、金银花、野赤豆皮。

煎送至宝丹。(《临证指南医案·湿》)

【徐大椿注】湿温邪入心胞。(《徐批临证指南医案·湿》)

中气素虚,形寒饮冷,过伏暑湿之火,蕴于脑中,劫津耗液,尽从燥化,肺气不能下输,肠胃燥满不行。下之遂逼血下行,血既下夺,亦云竭矣。阴不配阳,汗从外泄,即为上厥。上厥下竭,肺经独受燥累,急进清燥救肺汤以回阴液。

枇杷叶、人参、麦冬、桑叶、阿胶、杏仁、生石膏、竹叶。

继进方:羚羊角、枣仁、茯神、山栀皮、黑豆皮、枇杷叶、麦冬、蔗汁、鲜菖蒲。

再进方:小生地、人参、阿胶、茯苓、黑豆皮、枇杷叶、青蒿、麻仁、麦冬。
(《叶氏医案存真》)

【周学海注】《伤寒论》有当汗不汗则致衄之条,是血上行也。此案因误下,则血下行,正好对看。再火蕴膻中而肺气不转,所以便致下血者,以肝血沸腾而溢下也。方中清肺,必兼凉肝,再寒从外束,内热无泄,鼓血妄行,治宜凉润清里。辛散疏表,赵养葵有透汗以止血之论,为徐灵胎所斥,而实有妙旨。此等汗法,宜轻迅不伤血,惟麻黄最宜,惜世无知之者。

【周学海眉批】湿郁化燥。(《评点叶案存真类编·燥》)

朱。疫疠秽邪,从口鼻吸受,分布三焦,弥漫神识。不是风寒客邪,亦非停滞里症。故发散消导,即犯劫津之戒,与伤寒六经大不相同。今喉痛丹疹,舌如朱,神躁暮昏。上受秽邪,逆走膻中,当清血络,以防结闭。然必大用解毒,以驱其秽。必九日外不致昏愦,冀其邪去正复。

犀角、连翘、生地、玄参、菖蒲、郁金、银花、金汁。(《临证指南医案·疫》)

【徐大椿注】疫邪入膻渐干心胞。(《徐批临证指南医案·疫》)

朱先生。劳倦嗔怒是七情内伤,而温邪感触,气从口鼻直自膜原中道。盖伤寒阳症,邪自太阳,次第传及,至于春温夏热,则鼻受气,肺受病,口入之气,竟由脘中,所以原有手经见症,不比伤寒足六经之病也。其原不同,治法亦异。仲景论温邪不可发汗,汗则劫津伤阳,身必灼热,一逆尚引日,再逆促命期。又云:鼻息鼾,语言难出,剧则惊痫瘈疭,无非重劫津液所致。今病发热,原不是太阳客邪见症,所投羌、防辛温表汗,此误即为逆矣。上窍不纳,下窍不便,亦属常事。必以攻下,希图泄热。殊不知强汗劫津而伤阳,妄下劫液更亡阴。顷诊脉,两手如搐而战,舌干燥而无苔,前板齿干,目欲瞑,口欲开,周身灯照,而淡晦斑纹隐隐约约,几日来时有呃逆。因胃乏谷气而中空,肝阳冲突上冒肆虐耳。为今返正,先与糜粥,使胃中得濡,厥阳不致上冒,而神昏之累可已。进药之理,甘温可以生津除热,即斑疹亦不足虑。观仲景论中,邪少虚多,阴液阳津并涸者,复脉汤(指炙甘草汤,编者注)主之,谨仿此义。

炙甘草、人参、生地、白芍、阿胶、麦冬。(《叶氏医案存真》)

【周学海注】时医通弊,也或暂效,病家信之,遂致于死。攻下原可泄热,必须邪热入在肠胃,坚实有形,不得但据下窍不便,便谓阳明已实,盖气结津伤,有如此者。

风寒久郁化热,皆为瘾疹。况本温病,误用辛温耗津。但生津开郁,逐秽透表。邪得宣泄,疹自退矣。斑疹不足虑,真卓识也。

方中宜加龙蛎,仿救逆意,为有瘾也。

【周学海眉批】鲜不见此,张皇失措。伤寒绝谷。俗例可恨,作俑者其无后乎。(《评点叶案存真类编·温热》)

【张寿颐注】温病误投温升发散,未有不燥烁津液者,况此案以先生标名,当是年齿已高,那堪胜此炮烙酷刑!案语辨安汗妄下,说来未始不头头是道,然敢谓温邪无足经见症,岂非根本之错!须知搐搦瘛疭,即是津涸筋枯,厥阴风阳煽动,又安得谓非足经之证!即液干呃逆,又何莫非足阳明胃病!乃此老必以手经、足经龂龂而争者,意中终以为发明温病手经,竟可与仲景伤寒足经并驾齐驱、自命不凡。颐亦谓此老颇是有志,但惜其立言不当,竟以误尽天下后世,罪已不可胜诛。此症津液竭,胃枯呃逆,则当凉润生津,宜清不宜腻,胡乃谬谓甘温可以生津,而妄引仲师复脉证治,则甘、麦、阿胶,黏腻已极。须知此时胃气枯涸,岂堪任受此等腻药。且曰"先与糜粥,可已神昏",痴人说梦,竟是童呆何不食肉糜之故智,而乃出于鼎鼎大名者之手笔,颐终百思而不可解也。(《古今医案平议·斑疹》)

【成文注】张氏引用周氏注时略去:"时医通弊,亦或暂效,病家信之,遂致于死。"及眉批:"鲜不见此,张皇失措。伤寒绝谷。俗例可恨,作俑者其无后乎。"

发 热

金,十六岁。着枕气冲,显是阴中之热,验寸搏,舌白,浊饮。拟议暑热上吸心营,肺卫客气未平,先用玉女煎。(《叶天士晚年方案真本》)

【徐大椿注】下焦不纳气冲,不论行止坐卧,总易上升。此必着枕气冲,是有客气未平,不与下虚同例,须知而细分之。必着枕,气始冲,坐立时尚未冲

也。(《徐批叶天士晚年方案真本》)

李。初病劳倦晡热,投东垣益气汤,未尝背谬,而得汤反剧,闻谷气秽。间日疟来,渴思凉饮。此必暑邪内伏,致营卫周流与邪触着,为寒热分争矣。故甘温益气,升举脾脏气血,与暑热异歧。胃中热灼,阳土愈燥,上脘不纳,肠结便闭。其初在经在气,其久入络入血。由阳入阴,间日延为三疟。奇脉跷、维皆被邪伤。《内经》谓阳维为病,苦寒热也。维为一身纲维,故由四末寒凛而起,但仍是脉络为病。故参、芪、术、附,不能固阳以益其虚;归、桂、地、芍,无能养营以却邪矣。昔轩岐有刺疟之旨,深虑邪与气血混成一所,汗、吐、下无能分其邪耳。后汉张仲景,推展圣经蕴奥,谓疟邪经月不解,势必邪结血中,有癥瘕疟母之累瘵,制方鳖甲煎丸,方中大意,取用虫蚁有四:意谓飞者升,走者降,灵动迅速,追拔沉混气血之邪。盖散之不解,邪非在表;攻之不驱,邪非着里。补正却邪,正邪并树无益。故圣人另辟手眼,以搜剔络中混处之邪。治经千百,历有明验。服十二日干支一周,倘未全功,当以升其八脉之气,由至阴返于阳位,无有不告安之理。(《临证指南医案·疟》)

【徐大椿注】气血凝络。(《徐批临证指南医案·疟》)

脉左数右缓,舌白。发热,自汗,小溲溺痛,身半以上皮肤骨节掣痛。皆是湿邪阻痹,虑其清窍蒙蔽,有神昏厥逆变幻,拟用轻清渗湿方。

连翘、豆卷、米仁、丝瓜叶、花粉、茵陈、通草、杏仁、飞滑石。(《叶氏医案存真》)

【周学海注】湿脉多缓,风脉多数,左脉数右脉缓者,左主上焦,右主中焦,湿邪先据,风气外加,故见此脉,且发热自汗诸证,风象显然。

风湿不宜此类诸药,读《金匮》便知。(《评点叶案存真类编·湿温》)

素有浊阴上干之症,近因湿气淫蒸,新旧合而为一,壮热吐苦水,哕,上逆,舌色微白,脉小弦。木气欲升,而复为湿遏之象也。当用苦辛以劫湿邪为主,即仲景先治新、后治痼之意也。

川连、泡姜、炒厚朴、半夏、块苓。

即进一剂,哕少缓,可用黄连温胆汤一二盏。(《叶氏医案存真》)

【周学海眉批】此病最多,皆呼为肝阳,肆用清凉浇灌。(《评点叶案存真类编·湿温》)

汪天植。脉数如浮,重按无力,发热自利,神识烦倦,咳呛痰声如嘶,渴喜热饮,此非足三阳实热之症,乃体属阴虚,冬月失藏,久伏寒邪,已经蕴遏化热。春令阳升,伏邪随气发泄,而病未及一旬,即现虚靡不振之象,因津液先暗耗于未病时也。今宗春温下利治。

淡黄芩、杏仁、枳壳、白芍、郁金汁、橘红。(《叶氏医案存真》)

【周学海眉批】所谓奉生者,少阴津不足供阳气发泄也。(《评点叶案存真类编·温热》)

发热/内伤

何,八字桥,二十一岁。此肝病也。肝主筋,木脏内寄火风,情志不适,热自内起。铄筋袭骨,有牵强不舒之状。惟怡悦可平,药无除病之理。

首乌、杞子、桑寄生、归身、沙苑、杜仲。

【徐大椿注】热自内起,固由肝肾阴虚而火风内炽,飞扬走窜,凉肝之品自不可少。既云热自内起,铄筋袭骨,此方尚少凉肝药一二味。(《徐批叶天士晚年方案真本》)

某。高年水亏,肝阳升逆无制,两胁�熇熇如热,则火升面赤,遇烦劳为甚。宜养肝阴和阳为法。

九蒸何首乌四两,九蒸冬桑叶三两,徽州黑芝麻三两,小黑穭豆皮三两,巨胜子二两(即胡麻),浸淡天冬(去心)一两,真北沙参二两,柏子仁一两半(去油),云茯神二两,女贞实二两。

上为末,青果汁法丸。早服三钱,开水送。(《临证指南医案·肝风》)

【张寿颐注】两胁为肝胆分野,胁热面赤,烦劳为甚,水亏肝动是也。养阴必须涵阳,且方中无通络之药,殊未尽善,议加生地、萸肉、杞子、竹茹、牡蛎粉、菊花、白芍数味。青果汁法丸,洄溪笑为杜撰,此老喜用新奇,以自炫异,诚不免矫揉造作之弊。但此证确是阴虚阳浮,青果苦涩清降,以物理言之,殊无不是。若以古无成法,而竟不许其入药,尚是泥古太甚,将不容后人有新发明,此亦闭关时代锢蔽恶习,束缚后生,所以学术不易发展,洄溪此言,太嫌顽固,开明之士,当不谓然。惟青果自然汁亦正无多,此方如全用此汁法丸,亦嫌太涩,叶老好奇,固未尝深思而体会之也。(《古今医案平议·虚火》)

钱，二十岁。左搏倍右，阴火沸腾，由欲念萌动不遂而来，胃旺可清阴火。

生地、天冬、元参、知母、生甘草、麦冬、川贝母。(《叶天士晚年方案真本》)

【徐大椿注】胃旺者，胃阴充旺也。(《徐批叶天士晚年方案真本》)

沈，新市，三十四岁。产后不复元，血去阴伤，骨热。大凡实火可用清凉，虚热宜以温补。药取味甘气温，温养气血，令其复元。但产伤之损，蓐劳病根，全在肝肾，延及奇经八脉，非缕杂治所宜。

人参、鲜河车、枸杞、紫石英、茯神、紫衣胡桃、归身、淡肉苁蓉。(《叶天士晚年方案真本》)

【徐大椿注】至当不易之论。肝肾与奇脉原属一家，然伤必由肝肾而及奇脉，更深一层矣。(《徐批叶天士晚年方案真本》)

张，无锡，三十九岁。初秋经停几两月，下血块疑似小产，遂经漏不止，入冬血净，加五心脊椎骨热，天明微汗热缓。凡经漏胎走，下元真阴先损，任脉阴海少液，督脉阳海气升，所谓阴虚生热矣。精血损伤，医投芪术，呆补中上，是不究阴阳气血耳。

人参、建莲、女贞、茯神、糯稻根、阿胶、炙甘草、白芍、黄肉。(《叶天士晚年方案真本》)

【徐大椿注】精义。笔势展拓。督任为天关地轴，为升降枢机，阴阳每相系恋，阴虚阳必升逆。(《徐批叶天士晚年方案真本》)

诸，十六岁。夜热不止，舌绛形干，前议伏暑伤阴，用竹叶地黄汤不应，是先天禀薄。夏至一阴不生，阴虚生热，成痨之象。

三才加丹皮、骨皮。(《叶天士晚年方案真本》)

【徐大椿注】寒之不寒是无水也。(《徐批叶天士晚年方案真本》)

风　证

胡，五六。阳明脉络已空，厥阴阳气易逆。风胜为肿，热久为燥。面热，喉舌干涸，心中填塞。无非阳化内风，胃受冲侮，不饥不纳矣。有年久延，颇虑痱中。

羚羊角、连翘、丹皮、黑山栀、青菊叶、元参、花粉、天麻。(《临证指南医

案·中风》)

【徐大椿注】风阳燥热。(《徐批临证指南医案·中风》)

暑 证

天之暑热一动,地之湿浊自腾。人在蒸淫热迫之中,若正气设或有隙,则邪从口鼻吸入。气分先阻,上焦清肃不行,输化之机失于常度,水谷之精微,亦蕴结而为湿也。人身一小天地,内外相应,故暑病必夹湿者,即此义耳。前人有因动因静之分,或伤或中之候,以及入心入肝,为疟为痢,中痧霍乱,暴厥卒死,种种传变之原,各有精义可参,兹不重悉。想大江以南,地卑气薄,湿胜热蒸,当此时候,更须防患于先。昔李笠翁记中所谓:使天只有三时而无夏,则人之病也必稀。此语最确。盖暑湿之伤,骤者在当时为患,缓者于秋后为伏气之疾。其候也,脉色必滞,口舌必腻,或有微寒,或单发热,热时脘痞气窒,渴闷烦冤,每至午后则甚,入暮更剧,热至天明,得汗则诸恙稍缓,日日如是。必要两三候外,日减一日,方得全解。倘如元气不支,或调理非法,不治者甚多。然是病比之伤寒,其势觉缓;比之疟疾,寒热又不分明。其变幻与伤寒无二,其愈期反觉缠绵。若表之汗不易彻,攻之便易溏泻,过清则肢冷呕恶,过燥则唇齿燥裂。每遇秋来,最多是症。求之古训,不载者多,独《己任编》(指清代医家高鼓峰编纂的《医宗己任编》,编者注)名之曰秋时晚发。感症似疟,总当以感症之法治之。要知伏气为病,四时皆有,但不比风寒之邪,一汗而解,温热之气,投凉即安。夫暑与湿,为熏蒸粘腻之邪也,最难骤愈。若治不中窾(指切中要害,编者注),暑热从阳上熏,而伤阴化燥;湿邪从阴下沉,而伤阳变浊。以致神昏耳聋,舌干龈血,脘痞呕恶,洞泄肢冷。棘手之候丛生,竟至溃败莫救矣。参先生用意,宗刘河间三焦论立法,认明暑湿二气,何者为重,再究其病,实在营气何分。大凡六气伤人,因人而化。阴虚者火旺,邪归营分为多。阳虚者湿胜,邪伤气分为多。一则耐清,一则耐温。脏性之阴阳,从此可知也。于是在上者,以辛凉微苦,如竹叶、连翘、杏仁、薄荷之类;在中者,以苦辛宣通,如半夏泻心之类;在下者,以温行寒性,质重开下,如桂苓甘露饮之类。此皆治三焦之大意也。或有所夹,又须通变。至于治气分有寒温之别,寒者宗诸白虎法,及天水散意,温者从乎二陈汤,及正气散法。理营分知清补之宜,清者如犀角地黄,加入心之品,补者有三才、复脉等方。又如湿热沉混之苍术石膏汤,气血两燔之玉女法。开闭逐秽,与牛黄及至宝、紫雪等剂。扶虚进参附及两仪诸法。随其变幻,审其阴阳,运用之妙,存乎心也。(《临证指南医案·暑》)

【成文注】这是邵新甫根据叶氏诊治暑证医案经验所做的总结。

【徐大椿注】所列诸案,皆平素伏暑之症为多,其卒然受暑之病绝少。若卒受之症,则当以香薷饮为主,不可不知也。此老治暑邪,能用轻清凉润之品以和肺,是其所长。但暑邪深入,必有闷乱烦躁等症,近于霍乱,此则更有治法。至于病重症危,属热邪横逆,不但人参不可轻用,而桂、附、干姜服之,无不立毙,乃亦仿仲景伤寒坏症治法,轻于一试。当时不知有害与否,而耳食之徒,竟以为必用之药,托名本于此老。我见死者甚多,伤心惨目,不得不归咎于作俑之人。(《徐批临证指南医案·暑》)

金,六十五岁。热伤气分,水谷不化之湿,留着胃络,已入秋凉,衰年气弱,夏令伏邪未去。

议东垣清暑益气,减去滞药。

人参、茯苓、神曲、升麻、葛根、泽泻、广皮、木瓜、川连。(《叶天士晚年方案真本》)

【徐大椿注】从来气旺之体即感时令偏气,有本体元气以转旋时令偏气,即为之默化,衰年气弱,客气为主矣。(《徐批叶天士晚年方案真本》)

脉洪大,烦渴,汗出,阳明中暍,的系白虎汤候也。

石膏、甘草、麦冬、知母、粳米。(《叶氏医案存真》)

【张寿颐注】大热大汗,大渴引饮,白虎汤证悉具,自然必投此方。然今人既以辨舌为据,则必苔薄不腻,尖边前半鲜红微燥,唇赤齿干,始为恰合分寸,而鲜斛、鲜地、玄参、沙参、麦冬之类,皆可为佐。若舌苔黄厚垢腻,即非知、膏板板所能周到,苟不化痰开泄,亦且无济于事。若至苔干焦燥,芒刺殷红,或更光滑津干,则更有犀、羚大剂,沃焦救焚之法在。进退损益,原非执一古方可以无投不利。善读书者,亦何必食古不化,毫无裁剪。(《古今医案平议·阳明热病》)

脉濡数,中暑。暑为阳邪,昼属阳分,故张其势而烦渴。夜静属阴,邪逼于内,则多言呓语,皆由体虚邪甚致此。经谓:暑伤气。原属虚症,未敢以凝寒苦清,侵伐元气。

丝瓜叶三片、金石斛三钱、白知母四钱、飞滑石一钱,水煎滤清,候冷,冲入西瓜汁一大茶杯。(《叶氏医案存真》)

【周学海眉批】经云,烦则喘渴,静则多言。(《评点叶案存真类编·暑暍》)

某。大凡暑与热,乃地中之气,吸受致病,亦必伤人气分。气结则上焦不行,下脘不通,不饥,不欲食,不大便,皆气分有阻。如天地不交,遂若否卦之义。然无形无质,所以清之攻之不效。

杏仁、通草、象贝、栝蒌皮、白蔻、郁金汁。(《临证指南医案·暑》)

【徐大椿注】暑伤气分上焦闭郁。(《徐批临证指南医案·暑》)

盛,木渎,五十四岁。暑必兼湿,湿郁生热,头胀目黄,舌腐不饥,能食。暑湿热皆是一股邪气,迷漫充塞三焦,状如云雾,当以芳香逐秽,其次莫如利小便。(《叶天士晚年方案真本》)

杏仁、厚朴、蔻仁、滑石、苓皮、橘白、绵茵陈、寒水石、佩兰叶。

【徐大椿注】圣于此矣。(《徐批叶天士晚年方案真本》)

汪。不以失血,独取时令湿邪,得以病减。凡六气有胜必复,湿去必致燥来,新秋暴暑烁津,且养胃阴,白露后可立丸方。

麦冬汤。(《叶天士晚年方案真本》)

【徐大椿注】识胆俱超。(《徐批叶天士晚年方案真本》)

萧,二十一岁。伏暑上郁。

连翘、飞滑石、大竹叶、白杏仁、象贝。(《叶天士晚年方案真本》)

【徐大椿注】方药俱精妙。(《徐批叶天士晚年方案真本》)

张,舡上,三十三岁。烈日追呼,气伤热迫,保胃阴以养肺,益肾阴以固本。

生白扁豆、白玉竹、北沙参、甘草、麦冬肉、桑叶。(《叶天士晚年方案真本》)

【徐大椿注】保胃阴,即所以益肾阴也,看用药可知。(《徐批叶天士晚年方案真本》)

湿　证

湿为重浊有质之邪,若从外而受者皆由地中之气升腾,从内而生者皆由脾阳之不运。虽云雾露雨湿,上先受之,地中潮湿,下先受之,然雾露雨湿,亦必由地气上升而致。若地气不升,则天气不降,皆成燥症矣,何湿之有?其伤人也,或从上,或从下,或遍体皆受,此论外感之湿邪著于肌躯者也。此虽未必即入于脏腑,治法原宜于表散,但不可大汗耳。更当察其兼症,若兼风者,微微散之,兼寒者,佐以温药,兼热者,佐以清药,此言外受之湿也。然水流湿,火就燥,有同气相感之理。如其人饮食不节,脾家有湿,脾主肌肉四肢,则外感肌躯之湿亦渐次入于脏腑矣。亦有外不受湿,而俱湿从内生者,必其人膏粱酒醴过度,或嗜饮茶汤太多,或食生冷瓜果及甜腻之物。治法总宜辨其体质阴阳,斯可以知寒热虚实之治。若其人色苍赤而瘦,肌肉坚结者,其体属阳,此外感湿邪必易于化热。若内生湿邪,多因膏粱酒醴,必患湿热、湿火之症。若其人色白而肥,肌肉柔软者,其体属阴,若外感湿邪不易化热,若内生之湿,多因茶汤生冷太过,必患寒湿之症。人身若一小天地,今观先生治法,若湿阻上焦者,用开肺气,佐淡渗,通膀胱,是即启上闸,开支河,导水势下行之理也。若脾阳不运,湿滞中焦者,用术、朴、姜、半之属以温运之,以苓、泽、腹皮、滑石等渗泄之,亦犹低洼湿处,必得烈日晒之,或以刚燥之土培之,或开沟渠以泄之耳。其用药总以苦辛寒治湿热,以苦辛温治寒湿,概以淡渗佐之,或再加风药。甘酸腻浊,在所不用。总之,肾阳充旺,脾土健运,自无寒湿诸症。肺金清肃之气下降,膀胱之气化通调,自无湿火、湿热、暑湿诸症。若夫失治变幻,则有肿胀、黄疸、泄泻、淋闭、痰饮等类,俱于各门兼参之可也。(《临证指南医案·湿》)

【成文注】 这是华岫云根据叶氏诊治湿证医案经验所做的总结。

【徐大椿注】 方案重复,令阅者生厌,编书者意欲何为?治湿不用燥热之品,皆以芳香淡渗之药,疏肺气而和膀胱,此为良法。惟健脾消痰培土之方未备,则于固本之法,犹有缺耳。(《徐批临证指南医案·湿》)

冯,三一。舌白,头胀,身痛肢疼,胸闷不食,溺阻。当开气分除湿。
飞滑石、杏仁、白蔻仁、大竹叶、炒半夏、白通草。(《临证指南医案·湿》)
【徐大椿注】 湿阻上焦,肺不肃降。(《徐批临证指南医案·湿》)

李。酒客中虚。粤地潮湿,长夏涉水,外受之湿下起。水谷不运,中焦之湿内聚。治法不以宣通经腑,致湿阻气分,郁而为热,自脾胃不主运泄,水湿横渍于脉膜之间,二便不爽,湿热浊气,交扭混乱。前辈治中满,必曰分消,此分字,明明谓分解之义。但乱药既多,不能去病,就是脾胃受伤于药。蔓延腿肢,肿极且痛,病深路远,药必从喉入胃,然后四布。病所未得药益,清阳先已受伤。此汤药难以进商也。议用丹溪小温中丸三钱,专以疏利肠中,取其不致流散诸经,亦一理也。

小温中丸八服。(《临证指南医案·湿》)

邹,四十六岁。辛能入肾,肾恶燥。凡辛能入血,则补辛以气走,通泄则燥伤肾阴。方中仙灵脾泄湿,半夏、远志辛燥,由阳直泄气至下,人参、五味生津,亦为邪药之锋甚所劫。何愦愦乃尔。

人参、茯神、天冬、熟地、五味、柏子霜,猪肾捣丸。(《临证指南医案·温热》)

【徐大椿注】此案未详病形脉症,但究误治药味,想是阴虚症耳。(《徐批叶天士晚年方案真本》)

湿　热

韩,五十四岁。时令之湿外袭,水谷之湿内蕴,游行躯壳,少阳阳明脉中久湿,湿中生热。《内经》淡渗佐苦温,新受之邪易驱,已经两月余,病成变热矣。

南花粉、飞滑石、石膏、桂枝(仙乎)、薏苡仁、羚羊角。(《叶天士晚年方案真本》)

【徐大椿注】有分晓。若非用桂枝一味,温通经络,势必凉药具湿热拒格而不相入矣。名手过人处在此。(《徐批叶天士晚年方案真本》)

燥　证

燥为干涩不通之疾,内伤外感宜分。外感者,由于天时风热过胜,或因深秋偏亢之邪,始必伤人上焦气分,其法以辛凉甘润肺胃为先,喻氏清燥救肺汤,及先生用玉竹、门冬、桑叶、薄荷、梨皮、甘草之类是也。内伤者,乃人之本病,精血下夺而成,或因偏饵燥剂所致,病从下焦阴分先起,其法以纯阴静药,柔养肝肾为宜,大补地黄丸、六味丸之类是也。要知是症,大忌者苦涩,最喜者甘柔。若气分失治,则延及于血;下病失治,则槁及乎上。喘咳痿厥,三消噎膈之萌,总由此致。大凡津液结而为患者,必佐辛通之气味。精血竭而为患者,必藉血肉之滋填。在表佐风药而成功,在腑以缓通为要务。古之滋燥养营汤、润肠丸、五仁汤、琼玉膏(地黄、茯苓、人参、白蜜、瞿仙加琥珀、沉香。编者注)、一气丹(河车一具、人乳粉四两、秋石四两、红铅五钱,蜜丸,每丸重七厘。编者

注)、牛羊乳汁等法,各有专司也。(《临证指南医案·燥》)

【成文注】这是邵新甫根据叶氏诊治燥证医案经验所做的总结。

【徐大椿注】有因风而燥,当兼治风。案中未备。(《徐批临证指南医案·燥》)

卞。夏热秋燥致伤,都因阴分不足。

冬桑叶、玉竹、生甘草、白沙参、生扁豆、地骨皮、麦冬、花粉。(《临证指南医案·燥》)

【徐大椿注】肺胃津液虚。(《徐批临证指南医案·燥》)

脉虚数,喉干舌燥欲咳,乃阴亏于下,燥烁于上,非客病也。

生地、熟地、天冬、麦冬、扁豆。(《叶氏医案存真》)

【张寿颐注】此亦滋燥之治法,然方太呆笨,不足法也。(《古今医案平议·燥火》)

某。阳津阴液重伤,余热淹留不解。临晚潮热,舌色若赭,频饮救亢阳焚燎,究未能解渴。形脉俱虚,难投白虎。议以仲景复脉一法,为邪少虚多,使少阴、厥阴二脏之阴少苏,冀得胃关复振。因左关尺空数不藏,非久延所宜耳。

人参、生地、阿胶、麦冬、炙草、桂枝、生姜、大枣。(《临证指南医案·燥》)

中气素虚,形寒饮冷,遏伏暑湿之火,蕴于痰中,劫津耗液,尽从燥化,肺气不能下输,肠胃燥满不行。下之遂逼血下行,血既下夺,亦云竭矣。阴不配阳,汗从外泄,即为上厥。上厥下竭,肺经独受燥累,急进清燥救肺汤以回阴液。

枇杷叶、人参、麦冬、桑叶、阿胶、杏仁、生石膏、竹叶。

继进方:羚羊角、枣仁、茯神、山栀皮、黑豆皮、枇杷叶、麦冬、蔗汁、鲜菖蒲。

再进方:小生地、人参、阿胶、茯苓、黑豆皮、枇杷叶、青蒿、麻仁、麦冬。

脉来和静,舌苔已退,但时或烦热,胸中未适,此皆燥邪未尽之证,是以神识尚未全复,究竟必以滋燥为先。

枇杷叶、阿胶、麦冬、川斛、山栀、茯神、北沙参、菖蒲。

邪脉悉退,微迟和缓,用平调营卫,胃气自复,复脉汤主之。

人参、麦冬、炙草、阿胶、炒生地、茯神、白芍、麻仁、五味。(《叶氏医案存真》)

【周学海眉批】湿郁化燥。(《评点叶案存真类编·燥》)

【张寿颐注】湿病化燥,简单言之,岂不矛盾?实由湿邪久郁,蕴为热结,乃致伤津涸液,遂成燥化,中必以热结一层,为湿燥二者之转关,未可质直而言湿病化燥也。周又曰:《伤寒论》有当汗不汗则致衄之条,是血上行也。此案因误下而血下行,正可对看。周又曰:火蕴膻中,而肺气不转输,所以便致下血者,以肝热血沸腾而溢下也,治法清肺,必兼凉肝。又曰:寒从外束,内热无路可泄,以致鼓血妄行者治宜凉润清里,辛散疏表。赵养葵有透汗以止血之论,虽为灵胎所斥,而实有妙旨。此等汗法,宜轻迅方不伤血,惟麻黄最宜,惜世无知之者。

此郁热生燥,地道不通,不知滋润,而妄下以重伤其血,致令血脱于下,阳越于外,反自汗出,本案所谓上厥下竭,宁不可危?清燥救肺,正是恰好。若周所谓寒束而热不得泄,以致鼓血妄行者,其血皆从上冒,为衄、为呕,无下泄者。以肺闭于上,故仍从上越,但既见血,则热已得泄,其表当解,正近人所谓此为红汗,得之则热解为顺,不解为逆。《伤寒论》脉浮紧,不发汗,因致衄者,麻黄汤主之一条,本有可疑。麻黄汤只宜于脉浮紧未致衄之先,不当用于已衄之后,王三阳亦谓夺血者无汗,不可轻用麻黄汤。养葵透汗止衄之论,大谬不然。若如叶案是条之下血而再有寒束其表,则麻黄诚是相宜;若为衄血而发,即无异于抱薪救火。乃周澄之反称其实有妙旨。不为分析其血之上行下行,大有区别,而浑仑言之,可谓不辨菽麦。

此二条语气全是承上而来,案语方药皆与前条符合,则即是血夺汗泄者之复方,而编者不为说明,已令人不可索解。中有"神识尚未全复"一句,则第一案之所谓上厥,竟是昏愦无知,合之夺血夺汗,已邻于脱绝之域,宜乎参麦滋阴,刻不待缓。第二案曰脉来和静,第三案曰邪脉悉退,则第一诊时,脉必弦数可知。阴脱于下,阳越于上,龙雷飞腾,其势最急。然前条案语,舍其现象之汹涌而不讲,反远引形寒饮冷,遏伏暑湿,均是不关痛痒之谈,此老文字之疏,最不可训。即吃重肺燥一层,投药虽尚与病机相近,然须知斯时之大剂滋填,是峻养真阴,以恋浮阳,急急于摄纳耗散之不暇,岂仅清燥救肺,可以肩此重任?则前方仍是泛而不切。若再加以潜阳摄敛之法,效力必更可观。此其似是实非,认病隔膜,不显而易见。第二案又有"胸中未适"一句,则气火升浮,挟痰闭寒,是昏冒者必有之症,一方不知开泄,终是缺典;第二方有菖蒲,即为此设,然不能如瓜蒌、玉金、枳实、竹茹等之桴应。近惟孟英最擅其长,叶老固不足以语此。第三案正气未复,脉已和柔,厚腻滋填,以固根本,复脉汤要算恰好,而生地何以炒用,岂畏其滋腻,故示小欤,则阿胶、炙草、麦冬、人参之谓何?且方中又无一灵动之药,以斡旋气机,尚是笨伯。(《古今医案平议·燥火》)

【成文注】张氏引用周氏注时略去:"《伤寒论》有当汗不汗则致衄之条,是血上行也。此案因误下而血下行,正好对看。""火蕴膻中,而肺气不转输,所以便致下血者,以肝血沸腾而溢下也,治法清肺,必兼凉肝。""寒从外束,内热无路可泄,以致鼓血妄行者,治宜凉润清里,辛散疏表。赵养葵有透汗以止血之论,虽为徐灵胎所斥,而实有妙旨。此等汗法,宜轻迅方不伤血,惟麻黄最宜,惜世无知之者。"

张。脉数虚,舌红口渴,上腭干涸,腹热不饥。此津液被劫,阴不上承,心下温温液液。用炙甘草汤。

炙甘草、阿胶、生地、麦冬、人参、麻仁。(《临证指南医案·燥》)

【徐大椿注】热劫阴液。(《徐批临证指南医案·燥》)

咳　嗽

咳为气逆,嗽为有痰。内伤外感之因甚多,确不离乎肺脏为患。若因于风者,辛平解之;因于寒者,辛温散之;因于暑者,为熏蒸之气,清肃必伤,当与微辛微凉,苦降淡渗,俾上焦蒙昧之邪,下移出腑而后已;若因于湿者,有兼风、兼寒、兼热之不同,以理肺治胃为主;若因秋燥,则嘉言喻氏之义最精;因于火者,即温热之邪,亦以甘寒为主;但温热犹有用苦辛之法,非比秋燥而绝不用之也。至于内因为病,不可不逐一分之。有刚亢之威,木扣而金鸣者,当清金制木,佐以柔肝入络;若土虚而不生金,真气无所禀摄者,有甘凉、甘温二法,合乎阴土、阳土以配刚柔为用也;又因水虚而痰泛,元海竭而诸气上冲者,则有金水双收、阴阳并补之治;或大剂滋填镇摄,葆固先天一炁元精。至于饮邪窃发,亦能致嗽,另有专门,兼参可也。以上诸法,皆先生临证权衡之治,非具慧心手眼,能如是乎?(《临证指南医案·咳嗽》)

【成文注】这是邵新甫根据叶氏诊治咳嗽医案经验所做的总结。

【徐大椿注】凡述医案,必择大症及疑症,人所不能治者数则,以立法度,以启心思,为后学之所法。今载百余方,重复者八九,此非医案,乃逐日之总簿耳。(《徐批临证指南医案·咳嗽》)

蔡,三七。水寒外加,惊恐内迫,阴疟三年。继患嗽血,迄今七年,未有愈期。询及血来紫块,仍能知味安谷。参其疟伤惊伤,必是肝络凝瘀,得怒劳必发。勿与酒色伤损。乱投滋阴腻浊之药,恐胃气日减,致病渐剧。

桃仁三钱、鳖甲三钱、川桂枝七分、归须一钱、大黄五分、茺蔚子二钱。(《临证指南医案·吐血》)

【徐大椿注】血络痹阻。(《徐批临证指南医案·吐血》)

蔡。久嗽气浮,至于减食泄泻,显然元气损伤。若清降消痰,益损真气。大旨培脾胃以资运纳,暖肾脏以助冬藏,不失带病延年之算。

异功散。

兼服熟地炭、茯神、炒黑枸杞、五味、建莲肉、炒黑远志。

山药粉丸。早上服。(《临证指南医案·虚劳》)

【徐大椿注】五味子不治泻,后人用者多误。(《徐批临证指南医案·虚劳》)

曹,三十一岁。肾虚,水液变痰,下部溃疡成漏,血后嗽呛不止,精血内夺。龙雷闪烁,阴损及阳,症非渺小。庸医见痰血及嗽,辄投凉剂,不知肾藏生气宜温,若胃倒便泻,坐视凶危矣。

人参、胡桃肉、五味子、茯神、鲜河车胶、湖莲子、芡实。(《叶天士晚年方案真本》)

【徐大椿注】笔力清老。肾脏生气,春升温暖之气也,温则生,寒则生机绝矣。治肾病有时用知、柏、龟、地,亦以其相火过热,除其热气,使之温和也,并非寒冷遏绝生气也,亦犹温胆汤之义。知此一层,便知用寒凉之妙,岂易言哉。(《徐批叶天士晚年方案真本》)

曹。水谷不运,湿聚气阻。先见喘咳,必延蔓肿胀。治在气分。

杏仁、厚朴、苡仁、广皮白、苏梗、白通草。(《临证指南医案·咳嗽》)

【徐大椿注】湿。(《徐批临证指南医案·咳嗽》)

陈,二七。脉细促,久嗽寒热,身痛汗出,由精伤及胃。

黄芪建中汤(小建中汤加黄芪。编者注)去姜。(《临证指南医案·咳嗽》)

【徐大椿眉批】咳嗽服姜并能令人失音,戒之!戒之!(《徐批临证指南医案·咳嗽》)

陈,六十四岁。据述三年前因怒寒热卧床,继而痰嗽,至今饮食如常,嗽病不愈。思人左升太过,则右降不及,况花甲以外,下元必虚,龙相上窜,嗽焉得愈?古人谓老年久嗽,皆从肝肾主议,不当消痰清燥,议用都气丸加角沉香、紫衣胡桃肉。(《叶天士晚年方案真本》)

【徐大椿注】即动少阳相火。胃脉从头走足,胃气一走膀胱,一走大肠,皆从下行者也。肝火上升,肺气即不肃降,不论外感内伤,总由气逆为多,收摄固是正治。(《徐批叶天士晚年方案真本》)

陈,南城下,五十岁。海风入喉,侵肺久着,散之无用,议缓逐以通上窍。

马勃、射干、蝉衣、麻黄为末,以葶苈子五钱,大枣十个,煎水泛丸。(《叶天士晚年方案真本》)

【徐大椿注】药味俱轻扬上泛,丸则不失缓逐之义。(《徐批叶天士晚年方案真本》)

陈。秋燥,痰嗽气促。

桑叶、玉竹、沙参、嘉定花粉、苡仁、甘草、蔗浆。

又　用清燥法。

桑叶、玉竹、沙参、苡仁、甘草、石膏、杏仁。(《临证指南医案·咳嗽》)

【徐大椿注】燥。(《徐批临证指南医案·咳嗽》)

程,五七。昔肥今瘦为饮。仲景云:脉沉而弦,是为饮家。男子向老,下元先亏,气不收摄,则痰饮上泛。饮与气涌,斯为咳矣。今医见嗽,辄以清肺、降气、消痰,久而不效,更与滋阴。不明痰饮皆属浊阴之化,滋则堆砌助浊滞气。试述着枕咳呛一端,知身体卧着,上气不下,必下冲上逆,其痰饮伏于至阴之界,肾脏络病无疑。形寒畏风,阳气微弱,而藩篱疏撤。仲景有要言不繁曰:饮邪必用温药和之。更分外饮治脾,内饮治肾。不读圣经,焉知此理?

桂苓甘味汤、熟附都气(指都气丸加熟附子。编者注)加胡桃。(《临证指南医案·痰饮》)

【徐大椿注】脾肾阳虚,饮逆咳呕。

【徐大椿眉批】明达之论,不愧为名家矣。(《徐批临证指南医案·痰饮》)

戴，枫桥，五十二岁。喉咽管似乎隘窄，一身气降，全在于肺。由胃热升肺失司，年纪日多，气结痹阻，薄味整肃上焦，用药以气轻理燥。

枇杷叶、苏子、米仁、桑叶、降香、茯苓。（《叶天士晚年方案真本》）

【徐大椿注】肺借资于胃，胃热气升，肺即失司，清降肺以清润为主，理其燥自下降矣。

肺之失司，总由于燥胃有火热，上升娇藏，失其滋养，故治肺贵乎理燥，而理燥在乎气轻。（《徐批叶天士晚年方案真本》）

戴，十六岁。男子情窦动萌，龙雷内灼，阴不得充，遂有失血咳逆内热，皆阴虚而来。

自能潜心笃志，养之可愈，数发必凶。

六味去丹皮、泽泻，加龟板、莲肉、芡实、人乳粉、金樱膏。（《叶天士晚年方案真本》）

【徐大椿注】龙雷之火内灼，势必暗烁精气，必思所以畅泄，安得不阴虚乎？（《徐批叶天士晚年方案真本》）

获，二十四岁。左搏尺动，肝肾阴伤，血后干呛，夜汗；阴火闪动，阳不内交，虚怯阴损，壮水固本为要。医但治嗽清肺，必致胃乏减食。

人参、茯神、芡实、山药、熟地、五味、萸肉、湖莲、生龙骨，鲜河车胶丸。（《叶天士晚年方案真本》）

【徐大椿注】脉理深微。（《徐批叶天士晚年方案真本》）

丁，常熟，二十四岁。劳嗽寒热是百脉空隙，二气久虚所致，纯用填精益髓，犹虑弗能充养肌肉，日见干瘦，病患说医用沉香，声音逐哑。大凡香气如烟云，先升后降。况诸香皆泄气，沉香入少阴肾，疏之泄之，尤为劳怯忌用。

萸肉、山药、建莲、五味、茯神、熟地炭、芡实、川斛。（《叶天士晚年方案真本》）

【徐大椿注】劳嗽大忌香燥。（《徐批叶天士晚年方案真本》）

丁，六三。秋令，天气下降，上焦先受燥化，其咳症最多，屡进肺药无功。按《经》云"久咳不已，则三焦受之"，是不专于理肺可知矣。六旬又三，形体虽充，而真气渐衰。古人于有年久嗽，都从脾肾子母相生主治。更有咳久气多发泄,亦必益气,甘补敛摄,实至理也。兹议摄纳下焦于早服,而纯甘清燥暮进,填实在下,清肃在上。凡药味苦辛宜忌,为伤胃泄气预防也。

早服:水制熟地八两,白云苓(乳蒸)四两,五味子(去核,蒸烘)三两,建莲(去心衣)三两,淮山药(乳蒸)四两,车前子三两,怀牛膝(盐水拌,蒸烘)三两,柴衣胡桃肉霜(连紫皮研)三两。

上为末,用蒸熟猪脊髓去膜捣丸。服二三钱,开水送。

晚用益胃土以生金方法:真北沙参(有根有须者)四两,生黄芪(薄皮)三两,麦冬(去心)二两,生白扁豆(囫囵连皮)四两,生细甘草一两,南枣肉四两。

淡水煎汁,滤清收膏,临成加真柿霜二两收,晚上开水化服五钱。(《临证指南医案·咳嗽》)

【徐大椿注】肾阴胃阴兼虚。

【徐大椿眉批】此古人一定之法,知此而能煎丸异药上下异方,用无不顺矣。(《徐批临证指南医案·咳嗽》)

董。脉数色夺,久嗽经闭,寒从背起,热过无汗。此非疟邪,由乎阴阳并损,营卫循行失其常度。经云阳维为病,苦寒热矣。症属血痹成劳,为难治。痹阻气分,务宜宣通。

生鹿角、川桂枝木、当归、茯苓、炙草、姜、枣。

另回生丹[大黑豆三升,红花三两,苏木三两,大黄一斤,陈米醋九斤。上将大黄末一斤,入净锅,下醋三斤,文火熬。用长木箸不住手搅之。将成膏,再加醋三斤,熬之,又加醋三斤,次第加毕。然后下黑豆汁三碗,次下苏木汁,次下红花汁,熬成大黄膏,取入瓦盆盛之。大黄锅焦亦铲下,入后药同磨。人参二两,川芎、当归、熟地、茯苓、香附、延胡、苍术(米泔浸炒)、桃仁、蒲黄各一两,乌药二两半,牛膝、地榆、橘红、白芍、羌活、炙草、五灵脂、山萸、三棱各五钱,良姜、木香各四钱,木瓜、青皮、白术各三钱,益母草二两,乳香、没药各二钱,马鞭草五钱,秋葵子三钱。上三十味,并前黑豆壳共晒干,为细末,入石臼内,下大黄膏,再下炼熟蜜一斤,共捣千捶为丸。每丸重二钱七分,静室阴干二十余日,不可烘晒。干后止重二钱,外以蜡作壳护之,用时去蜡调服。一方无益母草、马鞭草、秋葵子三味,并不用蜜,醋止用八碗。编者注],二服。(《临证指南医案·调经》)

【徐大椿注】血痹成劳。(《徐批临证指南医案·调经》)

二十日来,以甘温、益气、养阴,治脾营胃卫后天,渐得知饥纳食。思疟、痢致伤下焦，奇经八脉皆损，是以倏起寒热，背部畏冷，遇风必嗽痰。阳维脉无以维持护卫，卫疏则汗泄矣。从虚损门治。

人参、鹿角霜、沙蒺藜、补骨脂、茯神、枸杞炭、鹿茸、当归身。（《叶氏医案存真》）

【周学海注】 此必病愈无邪乃可用，且力峻，恐不能任受，转增中郁生痰，奈何？

【周学海眉批】 语太肤廓当云真火，受伤则伤虚而阳不能维。（《评点叶案存真类编·疟》）

凡忧愁思虑之内伤不足，必先上损心肺。心主营，肺主卫，二气既亏，不耐烦劳，易于受邪。惟养正则邪自除，无麻、桂大劫散之理，故内伤必取法乎东垣。今血止脉软，形倦不食，仍呛咳不已，痰若粘涎，皆土败金枯之象，急与甘缓补法。

生黄芪、炒白芍、炙草、饴糖、南枣。（《叶氏医案存真》）

【周学海眉批】 凡治劳伤，须先查有无外邪。评注：此所谓外疾思虑而心虚，故邪从之也。内伤夹外邪，虽无大劫散，初起总宜兼解外。若连邪补住，永无愈期。食未宜，内伤夹外邪，重者急与驱邪，但需保定胃气及下元真气，迨大势已杀乃急补之。若外邪本轻，调理荣卫是一捷法。即所谓养正则邪自除。（《评点叶案存真类编·诸虚劳损》）

范，三十七岁。穷乏之客，身心劳瘁，少壮失血，尚能支持，中年未老先衰，久嗽失音，非是肺热，乃脏阴内损，不能充复。得纳谷安逸，可望延久。

早服六味加阿胶、秋石，晚用黄精米仁膏。（《叶天士晚年方案真本》）

【徐大椿注】 就人情中体贴出来。（《徐批叶天士晚年方案真本》）

范氏。两寸脉大，咳甚，脘闷头胀，耳鼻窍闭。此少阳郁热，上逆犯肺，肺燥喉痒。先拟解木火之郁。

羚羊角、连翘、栀皮、薄荷梗、苦丁茶、杏仁、蒌皮、菊花叶。

【徐大椿注】 胆火犯肺。（《徐批临证指南医案·咳嗽》）

方。烦劳卫疏，风邪上受，痰气交阻，清窍失和，鼻塞音低，咳嗽甚，皆是肺病。辛以散邪，佐微苦以降气为治。

杏仁、苏梗、辛夷、牛蒡子、苡仁、橘红、桔梗、枳壳。(《临证指南医案·咳嗽》)

【徐大椿注】风邪阻窍。

【徐大椿眉批】以上诸方,平淡明切,俱不失前人法度。(《徐批临证指南医案·咳嗽》)

肺家留热,频年呛发,据说痘后有此。长夏诸阳升腾,而霉天反燥。当清肺之急迫,润肺之燥烈。

清阿胶、枯黄芩、南花粉、地骨皮、绿豆皮。(《叶氏医案存真》)

【周学海注】恐当有伏风,非留热也,久风能化燥热。(《评点叶案存真类编·燥》)

冯。脉右弦大而缓,形瘦目黄,久嗽声嘶而浊。水谷气蕴之湿,再加时序之湿热,壅阻气分,咳不能已,久成老年痰火咳嗽。无性命之忧,有终年之累。

芦根、马勃、苡仁、浙茯苓、川斛、通草。(《临证指南医案·咳嗽》)

【徐大椿注】湿热痰火。(《徐批临证指南医案·咳嗽》)

冯。诊脉左手平和,尺中微动,右手三部,关前动数,尺脉带数。夜卧不寐,咳呛有血,昼日咳呛无血,但行走微微喘促。夫阴阳互为枢纽,隆冬天气藏纳,缘烦心劳神,五志皆动,阳不潜伏,当欲寐之时,气机下潜,触其阳气之升,冲脉升动,络中之血,未得宁静,随咳呛溢于上窍。至于步趋言谈,亦助其动搏气火,此咳呛喘息失血,同是一原之恙。当静以制动,投药益水生金,以制君相之火,然食味宜远辛辣热燥。凡上实者必下虚,薄味清肃上焦,正谓安下,令其藏纳也。愚见约方,参末俟裁。

生扁豆一两(勿碎),麦冬二钱,川斛一钱半,上阿胶二钱,小根生地二钱,真北沙参一钱半。

又 诊脉同前,述心中怯冷,交四更咽中干,咳呛连声,必血已盈口。论心营肺卫皆在上焦,更拟敛心液、滋肺津一法。

炒枣仁五钱(勿研),鲜生地三钱,天冬一钱,炒麦冬一钱,茯神一钱半,黑牛膝一钱半,茜草一钱,参三七一钱(磨冲)。

又 熟地四钱,生地二钱,天冬一钱,麦冬一钱,北沙参三钱,茯神一钱。

卧时服天王补心丹(生地、人参、元参、丹参、枣仁、远志、茯神、柏子仁、天

冬、麦冬、当归、五味、桔梗、菖蒲、朱砂。编者注)。(《临证指南医案·吐血》)

【徐大椿注】劳心过度阳升。(《徐批临证指南医案·吐血》)

戈,三十七岁。夺精阴损,不肯生聚,致肾中龙火,如电光闪烁,庸医以喉痛音哑咳嗽,愈用寒凉清火强降,亦如倾盆大雨而电闪更炽耳。凡肾脉上循喉咙,萦于舌下,诸络贯通,出乎耳窍,必得阴中五液上涵,龙光不得上射冲搏。况在冬月,气宜潜藏,下乏把握失藏,春半阳升必加重,夏半阴不能生危矣。(《叶天士晚年方案真本》)

【徐大椿注】虚痨至此已极情尽致,更有何法以图全耶?虽不出方,大义可知矣。天地生生不已,气机无一息之停。人禀阴阳五行之秀,与天地生气,息息相通,脉脉相贯。全赖精气神充旺,合同而化,以生以续,相寻不已。若精气内夺,生机断矣,于气化何尤?(《徐批叶天士晚年方案真本》)

顾,二八。脉左坚,阴伤失血致咳。

复脉(指炙甘草汤,编者注)去参、桂、姜,加白芍。(《临证指南医案·吐血》)

【徐大椿注】凡咳血之脉,右坚者治在气分,系震动胃络所致,宜薄味调养胃阴,如生扁豆、茯神、北沙参、苡仁等类;左坚者,乃肝肾阴伤所致,宜地黄、阿胶、枸杞、五味等类。脉弦、胁痛者,宜苏子、桃仁、降香、郁金等类。成盆盈碗者,葛可久花蕊石散、仲景大黄黄连泻心汤。一症而条分缕晰,从此再加分别,则临证有据矣。(《徐批临证指南医案·吐血》)

顾,二十二岁。少壮,冬不藏精,仲春内热召风,谓风温,咳嗽内伤,略兼外邪。治邪必兼养正。昔人有温邪忌汗下者,谓阴阳二气,不可再伤也。一逆再逆,病日深矣。

视面色黄白少泽,按脉形致虚,下垂入尺。问咳频气不舒展,必有呕恶之状,显然肾虚少纳,肝阳阴火冲起,犯胃为呕,熏肺喉痒,其不致骤凶,赖水谷未减安受。考血必聚络,气攻热灼,络血上涌,精血有形损伤,草木无情不能生续。血脱益气,乃急固其暴。治法以潜心宁静,必情念不萌,绝欲肾安,斯精血生聚。若频发不已,虽安养不能却病。

人参、熟地、川斛、五味、女贞子、茯神、漂淡天冬、紫衣胡桃肉。(《叶天士晚年方案真本》)

【徐大椿注】风雅宜人。望色切脉细密极矣。风温虽缘外感,然必肝肾内虚,冬不藏精,相火上游,有以召致外邪而温邪内陷,牵引龙雷,伏于内则灼津耗液,冲于上则咳嗽失血,纯见内伤恶状矣。三才加以摄纳,佐以填阴。(《徐批叶天士晚年方案真本》)

顾,荮门。失血既止,入冬不但血来,呛嗽火升,外寒内热。夫冬为蛰藏汇神之令,少壮不自保惜收藏,反致泄越,乃肾肝藏阴内怯,阳气闪炼自铄,草木填阴,临时堵塞其隙,精血无以宁养。务潜以绝欲,百日不发为是,屡发必凶。

熟地(炒炭)、茯神、萸肉、五味、湖莲、芡实、女贞、川斛。(《叶天士晚年方案真本》)

【徐大椿注】真水所以养真火,冬为万物归根,阳气内伏藏阴,因不谨亏损,真火独旺,真水愈涸,至木旺春升,温热病所由炽也。不特火气内伏,煎熬精血,至来春水不养木,少阳者火炽甚也。阴虚者火必升,呛嗽吐血,当时有必致者耳。(《徐批叶天士晚年方案真本》)

顾,南京,三十二岁。频年发失血症,嗽甚痰多,必有呕哕,日晡寒热,夜深汗泄。据述见血,医投郁金、姜黄、韭汁、制大黄,逐瘀下走,希图血止为效,此有余治法。凡人禀阴阳,造遍致损,由内损伤,即是不足。脉左动数,尺不附骨,明明肾精肝血内夺,弱阴无能交恋其阳。冲阳上逆,吸气不入,咳嗽气并失旋,必呕哕浊涎粘沫。《内经》谓五脏六腑皆令人咳,奈今医以咳治肺,见痰降气清热,损者更损,殆不能复。不知脏腑阴阳消长之机,杂药徒伐胃口,经年累月,已非暴病,填实下隙,须藉有形之属。

人参、紫衣胡桃肉、紫石英、茯神、五味子、萸肉、河车胶一钱、秋石二分。(《叶天士晚年方案真本》)

【徐大椿注】往素病机不论内伤外感,总是气顺则治,气逆则病。极平常语,切须记忆。咳嗽气并失旋四字,内景如绘几经烹炼。盖胸中真气呼吸出入往来,转旋如辘轳,咳则气逆,有升无降,故必呕哕矣。(《徐批叶天士晚年方案真本》)

顾,三十二岁。气候渐冷,冬至收藏,阳浮气泛,嗽甚哕多,前议柔药固肾方不谬,早上仍用,不宜更张。佐以镇胃安脾,中流有砥柱,溃决逆行之势,可望安澜。晚餐宜早,逾时用冬白术三钱,大黄精五钱,煎服。(《叶天士晚年方

案真本》)

【徐大椿注】先固下,继填中,治法井井,舍此无他法矣。(《徐批叶天士晚年方案真本》)

顾,松江,三十三岁。形似壮而肌肉松软,脉小促,按之无力,问壮年未有生育,明明肾虚,真气不摄,血随气升而溢,龙火熏蒸为咳,先议用:

熟地、萸肉、山药、丹皮、茯苓、泽泻、牛膝、五味。(《叶天士晚年方案真本》)

【徐大椿注】肾中真气充旺,不但气不升而血宁静,并能收摄精气而结胎矣。(《徐批叶天士晚年方案真本》)

郭。热伤元气,血后咳逆,舌赤,脉寸大。

鲜生地、麦冬、玉竹、地骨皮、川斛、竹叶心。

又 心眩(疑为目眩。编者注)不饥,热灼气升。

鲜生地、玄参、丹参、郁金汁、银花、竹叶心、绿豆皮。(《临证指南医案·吐血》)

【徐大椿注】热。

【徐大椿眉批】此药最宜留心。(《徐批临证指南医案·吐血》)

寒热咳嗽,初起必有外邪,邪陷入里,则阳气伤,阴浊扰乱,延为肿胀。述腹胀大,上实下坚,浊自下起,逆气挟痰上冲,暮则阴邪用事,着枕咳呛更甚。本草云:诸药皮皆凉,子皆降。降肺气,疏胃滞,暂时通泄,昧于阴邪盛,为肿为胀,大旨形寒吐沫,阳气已寂,汤药以通太阳,续进摄纳少阴,考诸前哲,不越此范。

早服济生肾气丸(即金匮肾气丸加车前、牛膝。叶氏用茯苓八两为君,熟地只用四两。又与薛氏济生丸分量不同。编者注),晚进桂苓甘味姜附汤。(《叶氏医案存真》)

【周学海注】此喻西昌法。治肿胀用温补,以景岳为开山,予更佐以温散,使肝阳得升,肺阳得运,饮邪自然退伏矣。

【周学海眉批】数语真度世金针。想前医是用五皮饮加苏子。(《评点叶案存真类编·肿胀》)

何，三十二岁。酒客，大便不旺，奔走劳动失血，乃酒色之伤。止血理嗽，药味无非清降滋润，声音日哑，肺痿气馁，为难治之症。

人参、茯苓、米仁、炙甘草、白及、黄精。（《叶天士晚年方案真本》）

【徐大椿注】此方脾肺并补，以肺痿气馁，顺崇土生金，母子兼顾。

四君中以米仁换白术，加白及、黄精，以培补中宫，此旺中央以益四维之法。（《徐批叶天士晚年方案真本》）

何。早晨未进饮食，咳逆自下焦上冲，有欲呕之象。虚里左胁，呼吸牵引震动，背部四肢寒冷。入暮心腹热灼，而舌上干辣。夫阳虚生外寒，阴虚生内热。阳属腑气，主乎外卫；阴属脏真，主乎内营。由络血大去，新血未充，谷味精华不得四布。知味容纳，而健运未能自然，胁右少舒，全系胃络、下焦阴精损伤，中焦胃阳不振。夏至初阴不主来复，交节络血再动，总是既损难以骤复之征。大意下焦阴阳宜潜宜固，中焦营卫宜守宜行，用药大旨如此。至于潜心涤虑，勿扰情志，再于子午参以静功，俾水火交，阴阳偶，是药饵已外工夫，皆培植生气之助。

养营汤去黄芪、远志。

又　自服养营汤，温补足三阴脏法，半月来诸症皆减，惟午余心腹中热未罢。凡精血久损，理必质重味浓填纳空隙。只因中焦运纳不旺，况长夏时令，热最耗气。议早进通阳守阴，晚用益中消暑。冀其生旺，非攻病也。

午服生脉散。

早服：人参、熟地、杞子、当归、苁蓉、肉桂、茯神、五味。（《临证指南医案·吐血》）

【徐大椿注】阳明血虚。（《徐批临证指南医案·吐血》）

洪，三二。劳烦经营，阳气弛张，即冬温外因咳嗽，亦是气泄邪侵。辛以散邪，苦以降逆，希冀嗽止。而肺欲辛，过辛则正气散失，音不能扬，色消吐涎，喉痹，是肺痿难治矣。仿《内经》气味过辛，主以甘缓。

北沙参、炒麦冬、饴糖、南枣。（《临证指南医案·肺痿》）

【徐大椿注】苦辛散邪伤肺胃津液。（《徐批临证指南医案·肺痿》）

胡，六六。脉右劲，因疥疮，频以热汤沐浴，卫疏易伤冷热。皮毛内应乎肺，咳嗽气塞痰多。久则食不甘，便燥结，胃津日耗，不司供肺。况秋冬天降，燥气上加,渐至老年痰火之象。此清气热以润燥,理势宜然。倘畏虚日投滞补,益就枯燥矣。

霜桑叶、甜杏仁、麦冬、玉竹、白沙参、天花粉、甘蔗浆、甜梨汁。

熬膏。(《临证指南医案·咳嗽》)

【徐大椿注】名言。(《徐批临证指南医案·咳嗽·燥》)

胡,三十四岁。不量自己,每事争先,此非伤于一时。春夏天暖。地中阳升,失血咳嗽,声音渐哑,填实真阴以和阳。

熟地、萸肉、淮山药、茯苓、天冬、麦冬、龟甲心、女贞、芡实、建莲肉。(《叶天士晚年方案真本》)

【徐大椿注】此人素禀必是偏于火重。人身随天地气机升降,元气旺时不觉,气血衰而有病,便六气为主而此身无权矣。(《徐批叶天士晚年方案真本》)

积劳阳动,气蒸上咳,已三四年,仍然经营办事。夏四月,地中阳升,遂失血、咽痛、音低。男子五旬以外,下元先亏,此显然五液不充,为久延不愈之沉疴,见血见嗽,与寒降清肺,是夯极者。

生地黄、清阿胶、鸡子黄、云茯苓、麦冬、桔梗。(《叶氏医案存真》)

【周学海注】今日通病,无不遍人劳损,惜方中仍不出套。然则入之何而可?曰滋胃养心,摄纳肝气。

生地损心阳,麦冬损肺阳。凡积劳虚火上燔不可以咸苦大寒,扑灭心之真阳,宜润药镇药,佐以横疏,何者气能横通则不直上直下也。(《评点叶案存真类编·吐血》)

金,运漕,四十四岁。冬藏失司,嗽吐涎沫,是肾病也(识力清老脉必两尺不固)。医见嗽咸以肺药治之,年余无效。

桂苓甘味汤。(《叶天士晚年方案真本》)

【徐大椿注】气机从天度升降,是乾坤阖辟大道。年多真气真精虚衰,病气为主,以致天气肃降而收。病反多抗拒,偏易上逆,应藏不藏,违逆天度矣。(《徐批叶天士晚年方案真本》)

久嗽形寒,行走喘急,是下焦先损。入冬阳不潜伏,喘甚失音,胃纳颇安。

温养元海,佐其摄纳。若以清肺散邪,食减胃伤,必致败坏。

炒熟地、云茯苓、胡桃肉、牛膝、鹿鞭、淡苁蓉、炒黄枸杞。(《叶氏医案存真》)

【周学海注】凡嗽多起于外邪,清肺则邪无出路,积久成劳矣,何能散邪? (《评点叶案存真类编·咳嗽》)

【张寿颐注】嗽必有外邪,况又形寒,则肺家寒饮明矣。此喘而失音,实证何疑?仍谓阳不潜伏,岂有虚阳上浮而为形寒之理!病是外寒未泄,肺窒不开,奈何指鹿为马,漫与腻补,病家不能呼冤也。以实治实,吾知此时之胃纳安谷者,明日必饱不思食矣。又加以胡桃之涩、苁蓉之阴,以言摄纳,必使所感之邪,一律摄纳入肺,永无出路,较之清肺为害,何分挺刃,又是麦、味外之一种喑家毒药。叶氏心思灵敏,绝胜侪辈,用药固能生面别开,独不解其何以必致病人于死地而后快,真是无上之催命灵符。《指南》一书,用药荒谬,犹可曰此华、邵辈贪多取盈,未必果出叶老手笔。而《存真》三卷则叶裔之所谓家藏方案,久而弥光者也,然论证定方,乃又如是,不亦怪哉! (《古今医案平议·感冒失音》)

咳呛频多,必呕吐涎沫。明理者,当知咳呛自冲脉气冲,不司收摄,为肝肾阴气不足。咽喉久痛者,缘少阴、厥阴脉循喉,阳气刻刻扰动无制,多属阴亏。脉形细动,不受温补肺药,久进必伤胃口。

熟地炭、女贞子、湘莲肉、茯苓、芡实、川石斛、炒山药。(《叶氏医案存真》)

【周学海注】阴亏即下不摄纳也,世皆以有形之精为阴,滋腻粘滞,何怪不受?观脉细而动,全是气结出入不利,以致升降气逆,用清肺更扑灭之矣,必下泄而死。凡阴虚阳陷,其中必热,用温补则药之热复结于中,是以火济火矣,宜其不受也,重镇轻散,行血通络,则血活于内,阳通于表,而真气自固,邪气自散。

甘涩非摄纳冲气法,此等病不从升降出入上设想岂能有济? (《评点叶案存真类编·咳嗽》)

咳嗽,肉消,老弱肾病,食入腹胀,大便稍利,势减兼之,昼甚夜轻。据是气分阳府失宣,徒执虚治不效。经云:二虚一实者,偏治其实。开一面文也,据经以疏方。

米仁、茯苓、泽泻、杏仁、寒水石。(《叶氏医案存真》)

【周学海注】 淡渗泄阴以通阳,是有余治法,老弱非宜。

【周学海眉批】 易治在此。是景岳文。(《评点叶案存真类编·肿胀》)

老人久嗽,古人但以温养脾肾,未必以肺药,见病治病贻害。但身小质薄,络脉单弱,桂附雄猛,液枯必犯肺痿。此温剂通纳为无弊耳。

姜汁制熟地四两,补骨脂一两五钱,枸杞子二两,怀牛膝一两五钱,茯苓四两,五味子一两五钱,胡桃肉霜三两,淡苁蓉一两,车前子一两五钱,角沉五钱。

蜜丸,淡盐汤送下。(《叶氏医案存真》)。

【周学海眉批】 陈修园辈未见及此。(《评点叶案存真类编·咳嗽》)

李,三十二岁。喜寒为实,喜暖为虚,冲气逆干则呛,粘涎着于喉间,是肾精内怯,气不摄固于下元矣。肾脏水中有火,是为生气,当此壮年,脉细不附骨(即是虚脉无根)。其禀质之薄显然。

紫河车、紫衣胡桃、五味子、云茯苓、枸杞、人参、沙苑、黄柏(盐水炒)、秋石捣丸。(《叶天士晚年方案真本》)

【徐大椿注】 精能化气,精充者气自归根,肾精怯水不化精而成粘涎,阴火上逼而呛痰亦粘矣。(《徐批叶天士晚年方案真本》)

陆,二二。湿必化热,熏蒸为嗽。气隧未清,纳谷不旺。必薄味静养,壮盛不致延损。

飞滑石、南花粉、象贝、苡仁、绿豆皮、通草。(《临证指南医案·咳嗽》)

【徐大椿注】 湿热。(《徐批临证指南医案·咳嗽》)

陆妪。脉小久咳,背寒骨热,知饥不食,厌恶食物气味。此忧思恼郁,皆属内损。阅方药都以清寒治肺不应,议益土泄木法。

炙甘草、茯神、冬桑叶、炒丹皮、炒白芍、南枣。(《临证指南医案·咳嗽》)

【徐大椿注】 郁火伤胃。(《徐批临证指南医案·咳嗽》)

罗。上年胁痹,已属络伤。今夏四月,阳气升发,络中血沸上溢,阴分热蒸,下午乃甚,喉痒而呛,心中嘈杂。肝风内震显然。

鲜生地、阿胶、丹参、盐水炒牛膝、女贞子、川斛、童便。(《临证指南医案·

吐血》）

【徐大椿注】阴虚肝风动。（《徐批临证指南医案·吐血》）

脉数，左促右小，咳嗽已一年，喉痒火升食减，经水仍来，从未生育。凡女人以肝为先天，肝阴不充，相火上燔莫制，嗽久痰带红丝，皆劳怯势成，日见消烁，清肺凉药不效，根本先亏也。急养肝肾之阴，不失延久之计。

乌骨鸡、大熟地、麦门冬、炒白芍、清阿胶、当归身、川贝母、炙甘草、地骨皮、北沙参、白茯苓、焦黄柏。

鸡去毛、肠、头、足、翅，入药在肚内，酒煮烂，去骨，用其药肉，捣晒重磨，余汁打糊丸。（《叶氏医案存真》）

【周学海注】此风寒失治所致，喉痒者寒束络外，热结络中，血为灼败也，可含药以行瘀止痒，服辛温以散上焦久寒。再用温镇固之丸，以补纳下焦，庶可有功。无寒凉药清肺之理。

痰带红丝，只是嗽久伤络，非真吐血也，但求其致嗽之因而治之，嗽止即血也止矣。

脉数总有外邪，宜另用汤剂调理荣卫以透外邪为要。（《评点叶案存真类编·咳嗽》）

某，二九。咳嗽，头胀口渴。此暑风袭于肺卫。

杏仁三钱，香薷五分，桔梗一钱，桑皮一钱，飞滑石三钱，丝瓜叶三钱。（《临证指南医案·咳嗽》）

【徐大椿注】暑风。（《徐批临证指南医案·咳嗽》）

某，二七。劳力血复来，冲气咳逆。当用摄纳为要。

熟地四钱，参三七一钱，大淡菜一两，牛膝炭一钱半，川斛三钱，茯神三钱。（《临证指南医案·吐血》）

【徐大椿眉批】偶而为之。后之愚夫遂以为得此仙法而任意广用，竟成习俗，是以圣人恶作俑也。（《徐批临证指南医案·吐血》）

某，二七。脉数，冲气咳逆。当用摄纳肾阴，滋养柔金，为金水同治之法。

熟地四钱，白扁豆五钱，北沙参三钱，麦冬二钱，川斛三钱，茯神三钱。（《临证指南医案·咳嗽》）

【徐大椿注】劳嗽。(《徐批临证指南医案·咳嗽》)

某,二三。以毒药熏疮,火气逼射肺金,遂令咳呛痰血,咽干胸闷,诊脉尺浮。下焦阴气不藏,最虑病延及下,即有虚损之患。姑以轻药,暂清上焦,以解火气。

杏仁三钱,绿豆皮三钱,冬瓜子三钱,苡仁三钱,川贝一钱半,兜铃七分。(《临证指南医案·吐血》)

【徐大椿注】火气逼肺。

【徐大椿眉批】须参。(《徐批临证指南医案·吐血》)

某,二一。咳逆欲呕,是胃咳也。当用甘药。

生扁豆一两,北沙参一钱半,麦冬(米拌炒)一钱半,茯神三钱,南枣三钱,糯稻根须五钱。(《临证指南医案·咳嗽》)

【徐大椿注】胃咳。(《徐批临证指南医案·咳嗽》)

某,三十。风袭肺卫,咳嗽鼻塞,当以辛凉解散。

杏仁、嫩苏梗、桑皮、象贝、桔梗、苡仁。(《临证指南医案·咳嗽》)

【徐大椿注】风。(《徐批临证指南医案·咳嗽》)

某,五三。寒伤卫阳,咳痰。

川桂枝五分,杏仁三钱,苡仁三钱,炙草四分,生姜一钱,大枣二枚。(《临证指南医案·咳嗽》)

【徐大椿注】寒。(《徐批临证指南医案·咳嗽》)

某。《内经》分上下失血为阴络阳络,是腑络取胃,脏络论脾。今饮食甚少,柔腻姑缓。上下交病,治在中焦。其午火升烦嗽,亦因血去阴伤。以胃药从中镇补,使生气自充也。

人参、茯苓、白术、炙草、扁豆、白芍、山药。

又 因触胁气闪,络血复上,过戌亥时自缓。早上诊脉,细促无神,左目珠痛,假寐喉息有音,足胫冰冷。皆血冒不已,孤阳上升。从肝肾引阳下纳法。

人参、熟地炭、炒杞子、茯神、淡菜、炒牛膝。

又 每下午戌亥,少阴厥阴龙相上越,络中之血随气火上升。考五行之中，无形有声，莫如风火。此皆情志之变动，必须阳潜阴固，方免反复也。

人参、河车胶、大熟地、五味、炒杞子、茯苓、炒牛膝。（《临证指南医案·吐血》）

【徐大椿眉批】此等不是蛮补，可治。（《徐批临证指南医案·吐血》）

某。脉弦右甚，嗽，午潮热，便溏畏风。以大肠嗽治之。

生於术一钱半，茯苓三钱，赤石脂一钱，禹粮石二钱，姜汁四分，大枣三枚。

又　照前方加白芍、炙甘草。

又　脉数，右长左弦，上咳下溏。

生於术一钱半，茯苓三钱，炙草五分，木瓜一钱，姜汁四分，大枣肉四钱。（《临证指南医案·咳嗽》）

【徐大椿注】大肠嗽。（《徐批临证指南医案·咳嗽》）

某。脾胃脉部独大，饮食少进，不喜饮水，痰多咳频。是土衰不生金气。

建中去饴加茯神，接服四君子汤。（《临证指南医案·咳嗽》）

【徐大椿眉批】前连用建中诸法，治久嗽而中宫虚，乃补母之义，真古圣相传之正法，非若阴火虚劳之嗽，与建中正相反。此老用此得手而误施于虚劳，亦辨之不审耳。（《徐批临证指南医案·咳嗽·中气虚》）

某。温邪外袭，咳嗽头胀。当清上焦。

杏仁、桑皮、桔梗、象贝、通草、芦根。（《临证指南医案·咳嗽》）

【徐大椿注】温邪。（《徐批临证指南医案·咳嗽》）

某。雨湿，寒热汗出，痰多咳嗽，大小便不爽，胸脘不饥，脐左窒塞。

杏仁、莱菔子、白芥子、苏子、郁金、蒌皮、通草、橘红。（《临证指南医案·咳嗽》）

【徐大椿注】湿痰阻气。（《徐批临证指南医案·咳嗽》）

某。昨议上焦肺病，百日未瘳。形肌消烁，悉由热化，久热无有不伤阴液。拟咸补如阿胶、鸡子黄，复入芩、连苦寒，自上清气热以补下。虽为暂服之方，原非峻克之剂。细思手经之病，原无遽入足经之理。但人身气机，合乎天地自然，肺气从右而降，肝气由左而升，肺病主降日迟，肝横司升日速，咳呛未已,乃肝胆木反刑金之兆。试言及久寐寤醒,左常似闪烁,嘈杂如饥,及至进食,未觉胃中安适。此肝阳化风,旋扰不息,致呛无平期。即倏热之来,升至左颊,其左升太过,足为明验。倘升之不已,入春肝木司权,防有失血之累。故左右为阴阳之道路,阴阳既造其偏以致病,所以清寒滋阴不能骤其速功。

阿胶、鸡子黄、生地、天冬、女贞实、糯稻根须。(《临证指南医案·咳嗽》)

【徐大椿眉批】此篇咳嗽治法精切稳妥,惟用麦冬、沙参、玉竹、桔梗等药,尚不明古方用法。自前明云间诸公尚不能知,不可以此责此老也。(《徐批临证指南医案·咳嗽》)

南京,三十五。频年发失血症,嗽甚痰出,继以呕噫,日晡寒热,夜深汗泄。据述医见血,投以郁金、姜黄、韭汁、制大黄,逐瘀下走,希图血止,此是有余治法。夫人察阴阳,偏则致病。自内损伤,即是不足。脉左动数,尺不附骨,明明肾精肝血内夺,弱阴无能交恋其阳,冲阳上逆,吸气不入,是以咳嗽气并,旋必呕噫浊涎粘沫。《内经》谓:五脏六腑皆令人咳。奈何今人以咳治肺,见痰降浊清热,损者更损,殆不复脏阴腑阳消长之机,杂药徒伐胃气。经年累月,已非暴病,填实下隙,须藉有情之属。

人参、紫衣胡桃、紫石英、茯神、五味子、山萸肉、河车胶、秋石。(《叶氏医案存真》)

【周学海注】(秋石)此物只宜略和水用之,若以质入药则太咸,尤非失血与嗽所宜。(《评点叶案存真类编·吐血》)

南浔,廿三。凡外热入肺而咳嗽者,可用表散药。若内伤累及于肺而致咳者,必从内伤治。汗之则泄阳气,肺痿音低,显然药误。

黄芪、黄精、枣仁、白及。(《叶氏医案存真》)

【周学海注】凡外寒入肺者用辛温,外热入肺者用辛凉,内饮射肺者苦降淡渗,阴火灼肺者填阴潜阳。(《评点叶案存真类编·咳嗽》)

尼,十七。少年形色衰夺,侧眠咳血,天柱骨垂,经水已闭。皆不治见症。

归芪建中汤去姜。(《临证指南医案·调经》)

【徐大椿眉批】凡属嗽症,皆为肺家有痰及火,建中总属不宜。此老误认仲圣虚劳用建中之说,害人甚多。余目击者数人而终不知悔。余本欲面指其

非,因以不相熟,竟尔中止。此时追思,尚觉寒心也。(《徐批临证指南医案·调经》)

倪,二七。肛疡溃脓虽愈,阴气已经走泄,当阳气弛张发泄。今加嗽血痰多,胃纳减于平昔,脉数促。喘逆脘闷。姑清肃上焦气分。

苏子、杏仁、香豉、黑栀皮、郁金、蒌皮、降香、桔梗。(《临证指南医案·吐血》)

【徐大椿注】上焦气分蓄热。(《徐批临证指南医案·吐血》)

怒伤肝,恐伤肾,二志交并,真脏内损。烦劳则阳气扰动,值春木之令,络血随气上溢,失血过多,阴气下空,阳无所附,上触清府,致木反乘金,咳呛气促,肺俞恶寒,脉弦数,乃下损之疾。

山萸肉、五味子、咸秋石、青盐、熟地。(《叶氏医案存真》)

【周学海注】议论澈底证清,惜方未协。按:怒则伤气,恐则气降,升降逆乱,荣卫相激,而血喷溢矣。治宜用和解法,缓清缓散,疏气活络,是也。失血过多,别加滋补而已。

酸咸太过,更令血凝气结,病何由愈。

【周学海眉批】据脉证显是气郁。(《评点叶案存真类编·吐血》)

钱,四十七岁。瘦人暑热入营,疟来咳痰盈碗,平日饮酒之热,蓄于肝胃,舌黄渴饮。

议用玉女煎。(《叶天士晚年方案真本》)

【徐大椿注】玉女煎的系肝胃之药,暑热外侵,酒热内应,内外合邪,专在营分,非石膏、生地等属,难以清营中之热。(《徐批叶天士晚年方案真本》)

邱。向来阳气不充,得温补每每奏效。近因劳烦,令阳气弛张,致风温过肺卫以扰心营。欲咳心中先痒,痰中偶带血点。不必过投沉降清散,以辛甘凉理上燥,清络热。蔬食安闲,旬日可安。

冬桑叶、玉竹、大沙参、甜杏仁、生甘草、苡仁。糯米汤煎。(《临证指南医案·咳嗽》)

【徐大椿注】风温化燥。(《徐批临证指南医案·咳嗽》)

色苍肉瘦,形象尖长,木火之质,阴液最难充旺,春间咳嗽,虽系风温外邪,但既属阴亏,冬藏先已不固,因咳逆震动,浮阳上冒,清空自阻。用药宜取沉静质重,填阴镇阳方是,阅方辛气居半,磁石相阻,苁蓉阴中之阳,亦非收摄,不效宜矣。

大熟地、灵磁石、萸肉、五味子、丹皮、云茯苓、阿胶、怀山药、泽泻、龟板。(《叶氏医案存真》)

【周学海注】此因咳嗽,震动浮阳。前温热门有因咳嗽震动浮阳痰饮,只是咳嗽能使津液真气皆越于外。故他病以由腑入脏为渐深,独咳以由脏出腑为渐重,为真元日漓于内也。(《评点叶案存真类编·类中风》)

山塘,七十五。立冬未冷,温热之气外入,引动宿饮。始而状如伤风,稀痰数日,继则痰浓咽干,是少阴脉中乏津上承,五液尽化痰涎。皆因下虚易受冷热,是以饮邪上泛。老年咳嗽,大要宜调脾肾,最忌发散泄肺理嗽,暂用越婢法。

麻黄、石膏、甘草、芍药、生姜、大枣。(《叶氏医案存真》)

【周学海眉批】是真新感。有外邪不拘此例。可见不能照虚治。(《评点叶案存真类编·温热》)

沈,昆山,六十一岁。老人形寒足痿呛痰,男子下元肝肾先衰,其真阴少承,五液化痰,倘情怀暴怒,内风突来,有中痱之累。戒酒节劳,务自悦怡养,壮其下以清上。

熟地、萸肉、苁蓉、川斛、戎盐、牛膝、枸杞、鹿筋胶。(《叶天士晚年方案真本》)

【徐大椿注】壮其下则浊阴不升,五液渐化精微,而神明之地不为浊蒙而清矣。(《徐批叶天士晚年方案真本》)

沈,南浔,三十三岁。凡外邪入肺而咳嗽者,可用表散肺气。若内伤累及于肺致咳者,必从内伤治。汗之则泄阳气,肺痿食减音低,显然药误。

黄芪、米仁、黄精、白及。(《叶天士晚年方案真本》)

【徐大椿注】此系中虚咳嗽,用药纯粹以精。痰饮乃积滞久留,吐出为安。若浊粘涎沫,是身中脏腑津液,所以奉养躯命者,倘被阴火燔灼,上逼咽喉吐出,是肾脏不纳,乃为重病。(《徐批叶天士晚年方案真本》)

沈,三十三岁。初春时候尚冷,水涸开湖,挑脚劳力,居于寒湿冷处,是脱力内伤,气弱嗽加,寒热,大忌发散清肺。

小建中汤。(《叶天士晚年方案真本》)

【徐大椿注】发散清肺,治嗽不误,杀许多人耶。(《徐批叶天士晚年方案真本》)

沈,三十五岁。此嗽是支脉结饮。治肺无益,近日嗔怒呕气,寒热一月,汗多不渴,舌淡白,身痛偏左,咽痒必咳。

玉竹、大沙参、米仁、生甘草、扁豆、茯苓。(《叶天士晚年方案真本》)

【徐大椿注】支脉结饮,用清润法,不用辛通,恐逼成燥烁耳。(《徐批叶天士晚年方案真本》)

沈,四十岁。几年失血,继而久嗽,乃内损之咳,痰多治嗽无用,已失音嘶响,损象何疑。

黄精、白及、米仁、茯苓,四味熬膏,早服牛乳一杯。

【徐大椿注】纯粹以精。(《徐批叶天士晚年方案真本》)

石,四三。咳嗽十月,医从肺治无效。而巅胀、喉痹、脘痞,显是厥阳肝风。议镇补和阳熄风。

生牡蛎、阿胶、青黛、淡菜。(《临证指南医案·咳嗽》)

【徐大椿注】肝风。(《徐批临证指南医案·咳嗽》)

史,四十。湿郁温邪,总是阻遏肺气。呕咳脘痞,即《病形篇》中诸呕喘满,皆属于肺。不明口鼻受侵阻气之理,清中疏导,乃过病所,伐其无病之地矣。

鲜枇杷叶、杏仁、象贝、黑山栀、兜铃、马勃。

又 轻浮苦辛治肺,咳呛颇减。咽痛红肿,皆邪窒既久,壅而成毒。嗌干不喜饮,舌色淡不红。仍清气分,佐以解毒。

鸡子白、麦冬、大沙参、金银花、绿豆皮、蔗浆。(《临证指南医案·咳嗽》)

【徐大椿注】热郁成毒。(《徐批临证指南医案·咳嗽》)

宋,二一。脉右浮数,风温干肺化燥。喉间痒,咳不爽。用辛甘凉润剂。

桑叶、玉竹、大沙参、甜杏仁、生甘草。糯米汤煎。(《临证指南医案·

咳嗽》)

【徐大椿注】风温化燥伤胃阴。

【徐大椿眉批】咳呛而用麦冬是毒药也。(《徐批临证指南医案·咳嗽》)

孙。脉搏大,阳不下伏,咳频喉痹,暮夜为甚。先从上治。

生鸡子白、生扁豆皮、玉竹、白沙参、麦冬、地骨皮。(《临证指南医案·咳嗽》)

【徐大椿注】阴虚火炎。(《徐批临证指南医案·咳嗽》)

汤。肺气不降,咳痰呕逆。

鲜芦根、桃仁、丝瓜子、苡仁。(《临证指南医案·咳嗽》)

【徐大椿注】肺气不降。(《徐批临证指南医案·肺痿》)

同里,廿。夏令热气伤阴失血,冬藏气降,血症必然不来。肉瘦精亏,嗽不肯已,但宜滋培脏阴,预防春深升泄。不可以药理嗽,固本法加五味子。

人参、熟地、生地、麦冬、天冬、五味子(《叶天士晚年方案真本·杂症》也录有本案,文字略有不同。编者注)。(《叶氏医案存真》)

【周学海注】纯阴不合。(《评点叶案存真类编·咳嗽》)

汪,七十。天明至午,嗽甚痰血。春暖阳浮,是肾虚不藏。闻咳音重浊不爽。先议轻清,治气分之热。

桑叶、南花粉、黑栀皮、桔梗、甘草、橘红。(《临证指南医案·吐血》)

【徐大椿眉批】桔梗升提,凡嗽症、血症非降纳不可,此品却与相反,用之无不受害,其故由于仲景治少阴喉痛等用甘桔汤,遂以桔梗为清肺降火之品,不知仲景之方乃专以甘草治少阴犯肺之火,恐甘草留入中宫,不能留于上焦,故少用桔梗,以载甘草存留上焦。后人不知,竟以为咳血之要药,岂不大谬!故桔梗同清火疏痰之药犹无大害,若同辛燥等药用,无不气逆痰升,涎潮血涌。余目睹甚多,而医者无一人能悟。自宋以来,无不尽然,不独今也。此老亦随俗不察耳。(《徐批临证指南医案·吐血》)

汪。初咳不得卧,今左眠咳甚,并不口渴欲饮,周身絷絷汗出。此积劳内伤,木反乘金。不饥不纳,滋腻难投。惟以培中土,制木生金,合乎内伤治法。

川桂枝、茯苓、淡干姜、五味子、生甘草、大枣。(《临证指南医案·咳嗽》)

【徐大椿注】劳倦阳虚。(《徐批临证指南医案·咳嗽》)

汪。右脉大,咽喉痒呛,头中微胀。此冬温内侵,阳气不伏,络热,血得外溢。当调其复邪。

桑叶、山栀皮、连翘、白沙参、象贝、牛蒡子。(《临证指南医案·吐血》)

【徐大椿注】冬温。(《徐批临证指南医案·吐血》)

王,三九。虽是咳痰失血,然强能食,不知饥,目黄晡热,舌心黄,已现暑热客邪症象。此先宜清理肺胃,莫因久恙而投腻补。

杏仁、象贝母、郁金、川通草、桑叶、石膏、橘红、苡仁。

又 晚服枇杷叶膏,早六味(六味地黄丸,编者注)加阿胶、麦冬。

又 阿胶、鸡子黄、小生地、麦冬、桑叶、炒黑丹皮。(《临证指南医案·暑》)

【徐大椿眉批】此说甚通。(《徐批临证指南医案·暑》)

王,三五。脉右大,温邪震络,咳痰带血。

桑皮、杏仁、山栀皮、花粉、大沙参、石膏。(《临证指南医案·吐血》)

【徐大椿注】温热。(《徐批临证指南医案·吐血》)

王,五十三岁。问有女无男,呛咳甚于日晡黄昏,肌肉消瘦,夏季失血,天令暴暖,阳浮热灼,弱阴无从制伏。夫精损阴火上铄,必绝欲可以生聚,半百未生育,当自谅情保节。

熟地、龟甲、鱼胶、怀牛膝、茯神、远志、萸肉、青盐、沙苑、五味、柏子仁。(《叶天士晚年方案真本》)

【徐大椿注】夏月阳气既浮,热气灼烈。阳浮则真阳散越,汗泄而虚,热灼则阴分煎熬,津液枯铄,当分两层。(《徐批叶天士晚年方案真本》)

王公美。脉沉而咳,不能着枕而卧,此老年下元虚,气不摄纳。浊气痰饮,皆为阴象,乘暮夜阴时寐发。发散清润皆非,当以小青龙法,开太阳经,撤饮下趋。

小青龙(麻黄、桂枝、白芍、干姜、细辛、五味子、甘草、半夏。编者注)去麻、辛、草。(《叶氏医案存真》)

【周学海注】与前案(《叶氏医案存真》:老人久嗽,古人但以温养脾肾,未必以肺药,见病治病贻害。但身小质薄,络脉单弱,桂附雄猛,液枯必犯肺痈。此温剂通纳为无弊耳。姜汁制熟地四两,补骨脂一两五钱,枸杞子二两,怀牛膝一两五钱,茯苓四两,五味子一两五钱,胡桃肉霜三两,淡苁蓉一两,车前子一两五钱,角沉五钱。编者注)合参,当得大彻悟。

脉沉为咳嗽所忌,然浊饮太盛,或兼挟外寒者往往如此,治法淡渗辛温并用,俾表邪外透,饮邪下趋,阳通则脉起矣。(《评点叶案存真类编·咳嗽》)

无锡,廿二。嗽血秋季再发,夜热汗出,全是阴亏见症,大忌肺药理嗽。绝欲百日,助其收藏,胃口尚好,肾肝阴药中,必佐摄纳。

熟地、五味子、山药、芡实、湖莲、茯神。(《叶氏医案存真》)

【周学海注】因嗽出血,非正血也。病起外感,宜正治嗽。所谓忌肺药者耳。夜热汗出,是邪陷阴分,治法滋阴宣阳,透邪于表,乃合。

【周学海眉批】(大忌肺药理嗽)极是,极是。(《评点叶案存真类编·诸虚劳损》)

吴,二十三岁。夏病入秋嗽血,外寒内热,乃虚症。阴阳交伤,色萎黄,脉大濡。

可与人参建中汤。(《叶天士晚年方案真本》)

【徐大椿注】阴阳交伤,而用人参建中法,是益中宫阳气以生阴也。盖精生于谷,既建膻中之阳,以助生气,复建脾中之阳,以运水谷,则阴从阳生,不患交伤矣。(《徐批叶天士晚年方案真本》)

吴,关上。气泄用阳药固气,庸医治嗽滋阴,引入劳病一途。

黄芪建中加人参。(《叶天士晚年方案真本》)

【徐大椿注】久嗽则肺气缘咳而升泄。肺主华盖,一身治节出焉。泄则中气少续,用阳药固气,是为知要。(《徐批叶天士晚年方案真本》)

吴,四一。咳嗽,声音渐窒,诊脉右寸独坚。此寒热客气包裹肺俞,郁则热。

先以麻杏石甘汤。

又 苇茎汤(苇茎、苡仁、桃仁、瓜瓣。编者注)。(《临证指南医案·

咳嗽》)

【徐大椿注】寒包热。(《徐批临证指南医案·咳嗽》)

吴。久嗽，因劳乏致劳，络血易瘀，长夜热灼。议养胃阴。

北沙参、黄芪皮、炒麦冬、生甘草、炒粳米、南枣。(《临证指南医案·咳嗽》)

【徐大椿注】胃阴虚。(《徐批临证指南医案·咳嗽》)

伍，葑门，二十二岁。上年秋冬经漏带淋，初用震灵丹[禹粮石、赤石脂、紫石英、代赭石各四两，上四味作小块，入净锅中，盐泥封固，候干，用炭十斤煅，炭尽为度，入地出火气，必得二昼夜，研细末。乳香二两，没药二两，朱砂(水飞)一两，五灵脂二两，为末，同前四味和匀，糯米饭丸，宜坚细。编者注]，继进参茸，升阳佐温摄而安。自夏五月咳嗽，已至秋分，咳甚必呕。腰脊如坠，问经闭已两月，显然下虚冲气，天明欲便，乃瘕泄之渐。

附都气丸三钱。(《叶天士晚年方案真本》)

【徐大椿注】方药细密。(《徐批叶天士晚年方案真本》)

夏，山塘，七十五岁。初冬温热气入，引动宿饮，始而状如伤风，稀痰数日，痰浓喉干，少阴中五液变痰，乏津上承，皆下虚易受冷热，致阴上泛。老人频年咳嗽，古人操持脾肾要领，大忌发散泄肺，暂用越婢法。(《叶天士晚年方案真本》)

【徐大椿注】凡内有宿病，每因新感六气，病邪牵动而发。盖藏匿夙病之处，气血必虚弱，故新邪必注空隙为患。(《徐批叶天士晚年方案真本》)

夏至阴气不生，乃损不能复矣。今当大热，气泄愈甚，百脉诸气皆空，脂液尽耗，难望再醒，为寒为热，无非身中阴阳互乘，阳由阴上越，则顶拔痛。风木之火，入中则呕逆呛咳，总之液涸神竭。进两仪煎(人参、熟地，熬膏，白蜜收。编者注)、琼玉膏(地黄、茯苓、人参、白蜜，臞仙加琥珀、沉香。编者注)，扶至稍凉，再为斟酌。

麦冬、竹叶、人参、乌梅肉、大麦、鲜荷叶汁。

水煎，澄冷服。(《叶氏医案存真》)

【周学海注】呛逆与顶痛同时阴火上逆，有寒热是夹外邪，正气虚极，最难措手。

方义预防伤暑,不能治病。(《评点叶案存真类编·诸虚劳损》)

虚损心热,腭干,咳嗽,失血。此天气令降,身中龙相反升,下焦真气不得收纳故也。惟宁神静坐,斯天君不动,自得阴上承,阳下降,地天交而成泰矣。

紫胡桃肉、坎气、糯稻根须、北五味子、白蜜。(《叶氏医案存真》)

【周学海注】方不滋阴,而用纳气潜阳,是无上妙法。(《评点叶案存真类编·诸虚劳损》)

徐,二六。脉左垂右弦,阴精不足,胃纳亦少。初冬痰中见红,冬春寐有盗汗,难藏易泄,入夏当防病发。诸凡节劳安逸,经年可望安康。

熟地、阿胶、五味、萸肉、秋石、山药、茯神、川斛。

旱莲草膏丸。

又　脉左细数,肉消肌烁,气冲咳嗽,呕吐失血。是肝肾内损,下元不主纳气,厥阳上冒所致,非肺咳矣。当交夏气升血溢,姑以镇纳,望其血止。

青铅、六味加牛膝、白芍。

又　脉两手已和,惟烦动恍惚欲晕。议静药益阴和阳。

三才汤(天门冬、熟地黄、人参。编者注)加金箔。(《临证指南医案·吐血》)

【徐大椿眉批】凡属有病,必有留邪,须放出路,方不成痼疾。唯气血欲脱,一时急救,不在此例,稍定即当思治病之法矣。(《徐批临证指南医案·吐血》)

徐,二十三岁。内损血后,痰嗽,渐渐声哑,乃精血先伤,阴中龙火闪烁,迭经再发,损必难复,填实下元,虑其不及。庸医见血滋降,见嗽清肺消痰,不知肾液被阴火、炼化痰,频发必凶。保养可久,服景岳一气丹(河车一具,人乳粉四两,秋石四两,红铅五钱。蜜丸,每丸重七厘。编者注)。(《叶天士晚年方案真本》)

【徐大椿注】每见血后继必痰嗽,都因见血先投凉滋,遏抑火气所致。肾主五液,主充养肌肉、灌输百脉,阴火日夜煎熬,悉化枯痰矣。(《徐批叶天士晚年方案真本》)

徐,三一。失血能食,痰嗽,色苍脉数。可与甘凉养胃中之阴,胃和金生。痔血便燥,柔药最宜。

生扁豆、生地、天冬、麦冬、银花、柿饼灰、侧柏叶。(《临证指南医案·吐血》)

【徐大椿眉批】以上诸方,千篇一例,并无意义,而编书者一方不遗,徒费笔墨,其人之无学极矣。(《徐批临证指南医案·吐血》)

徐。阴虚风温,气逆嗽血。

生扁豆、玉竹、白沙参、茯苓、桑叶、郁金。(《临证指南医案·吐血》)

【徐大椿眉批】风温用玉竹,乃宋人之法,咳血则非宜。(《徐批临证指南医案·吐血》)

许,三三。劳倦咳嗽失血,仍然不避寒暑,食物腹中泻痢,病上加病。后感,法当先治,以分病有新旧。

厚朴、益智、广皮、茯苓皮、白芍、炙草、木瓜、炒扁豆。

又 咳嗽泻痢,药治相背,治肺碍脾,治脾碍肺。方今交冬,治痢为要。病患说早食相安,晚食胀满。脾胃阳气已乏,勿徒消滞寒克矣。

白芍(桂酒拌)、益智、广皮、茯苓、焦白术、炙草、谷芽、砂仁壳。(《临证指南医案·痢》)

【徐大椿注】阳虚。(《徐批临证指南医案·痢》)

许。产后阴虚,肝风动灼,喉干呛咳,晚则头晕。

阿胶、细生地、天冬、茯神、小麦、川斛。(《临证指南医案·产后》)

【徐大椿注】阴虚风阳动。(《徐批临证指南医案·产后》)

严,二八。脉小右弦,久嗽晡热,着左眠稍适。二气已偏,即是损怯。无逐邪方法,清泄莫进,当与甘缓。

黄芪建中(小建中汤加黄芪,编者注)去姜。

又 建中法颇安,理必益气以止寒热。

人参、黄芪、焦术、炙草、归身、广皮白、煨升麻、煨柴胡。(《临证指南医案·虚劳》)

【徐大椿眉批】寒热总属营卫不和,止寒热非和营卫之药不可,但益气岂能即止！方中兼用升、柴，亦是和营卫之品，但以止寒热三字属之益气。后人竟以为要止寒热即当益气，不论邪之有无，人参、熟地为必用之药，以至害人无算，售托于此老之传派，其贻误不少矣。（《徐批临证指南医案·虚劳》）

杨，二四。形瘦色苍，体质偏热，而五液不充。冬月温暖，真气少藏，其少阴肾脏，先已习习风生。乃阳动之化，不以育阴驱热以却温气，泛泛乎辛散，为暴感风寒之治。过辛泄肺，肺气散，斯咳不已。苦味沉降，胃口戕而肾关伤，致食减气怯，行动数武，气欲喘急。封藏纳固之司渐失，内损显然。非见病攻病矣，静养百日，犹冀其安。

麦冬（米拌炒）、甜沙参、生甘草、南枣肉。冲入青蔗浆一杯。（《临证指南医案·咳嗽》）

【徐大椿注】阴虚感温邪。（《徐批临证指南医案·咳嗽》）

因时病而不慎口腹，以致咳痰呃逆，肌肉消烁，食下膜胀，甚则吐食，而成虚损矣。病在土不生金，金衰则不制木，互相戕克，有不能起之象，议以养金制木，使中焦无贼邪之患，壮火培土，使上焦得清化之权亦是一法，未知何如。

甜沙参、淮小麦、鲜莲肉、南枣、怀山药、云茯苓、燕窝。

继进方：人参、山药、白芍、茯苓、炙草、南枣、鲜莲肉。（《叶氏医案存真》）

【周学海注】未见能壮火培土也。（《评点叶案存真类编·肿胀》）

殷，十九岁。先天禀薄，及长真阴不充，完姻精气下泄，春深入夏，阳气陡升，阴弱少恋。血痰上溢，着枕嗽甚，乃阴中龙相，有如电光闪烁，倾盆大雨，其光芒仍炽，是身中阴枯阳亢。日进凉药无用，明明肝肾为病，医投肺药，希图缓嗽，嗽必不效，胃口必减食，形瘦。

莫如绝欲，静处林壑，养精血，增谷食，既损难遽，静养渐复。

水煮熟地、茯神、山药、女贞、黄肉、芡实、湖莲、川斛。（《叶天士晚年方案真本》）

【徐大椿注】从来劳损已成，脏真已失。惟有相火煎熬津液成粘痰。即投大剂补药，已为阴火拒格，不入经络，化液，以复精血，停滞脾胃，寒中，泄泻而已。真火燎原，无法可治。（《徐批叶天士晚年方案真本》）

袁，三六。下虚，当春升之令，形软无力。嗽血复来。以甘温厚味，养其阴中之阳。

枸杞、沙苑、归身炭、牛膝、巴戟、精羊肉。(《临证指南医案·吐血》)

【徐大椿注】阴中阳虚。(《徐批临证指南医案·吐血》)

张，大马坊。脉沉细，久嗽，五更阳动咳频，汗泄阳不伏藏，肾气怯也。

茯苓、甜桂枝、炙甘草、五味子。(《叶天士晚年方案真本》)

【徐大椿注】寅时气血注于肺，阳动而咳频，不但肺虚矣，下元不固，冲气使然。每见肺虚气弱之人，凡遇秋冬晓寒，即重茵叠被，不任霜寒肃降之气，咳逆不已，此内伤兼外因也。若阳动即咳，乃应时冲逆，不必秋冬也。(《徐批叶天士晚年方案真本》)

张，二五。形瘦脉数，骤凉暮热，肺失和为咳。小暑后得之，亦由时令暑湿之气。轻则治上，大忌发散。

大竹叶、飞滑石、杏仁、花粉、桑叶、生甘草。(《临证指南医案·咳嗽》)

【徐大椿注】暑湿。(《徐批临证指南医案·咳嗽》)

张，刘真巷，三十七岁。上年五个月，已小产二次，再加冬季服侍病患劳乏产虚在阴，劳伤在阳，咳嗽吐粘浊沫，咳逆上气必呕食。凡食入胃传肠，此咳是下虚不纳，气冲涌水上泛，奈何庸医都以消痰清肺寒凉，不明伤损阴中之阳，必致胃倒败坏。

桂苓甘味汤。(《叶天士晚年方案真本》)

【徐大椿注】下虚不纳之人，每阴气上逆，阴液汜滥，吐粘涎浊沫，皆是阴邪上逆所化。(《徐批叶天士晚年方案真本》)

张，四十五岁。中年肉瘦色黄，言语动作呛嗽，几番大血，自知劳瘁。凡劳烦身心，必心脾营伤，医每嗽血辄投地凡滋阴凉药。中年操持之劳，与少年纵欲阴伤迥异。

盖心主血，脾统血，操持思虑，乃情志之动，非寒凉可胜。当用严氏归脾汤，去木香、黄芪。(《叶天士晚年方案真本》)

【徐大椿注】直截了当。(《徐批叶天士晚年方案真本》)

章，二五。自服八味鹿角胶以温补，反咳嗽吐痰，形瘦减食，皆一偏之害。

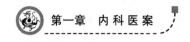

宜清营热,勿事苦寒。

鲜生地、麦冬、元参心、甘草、苦百合、竹叶心。(《临证指南医案·咳嗽》)

【徐大椿注】营热。(《徐批临证指南医案·咳嗽》)

章,水关桥,四十九岁。病患说咳嗽四年,每着枕必咳,寐熟乃已,此肾虚气冲上犯。医见嗽治肺,延及跗肿,阴囊皆浮,阴水散漫,阳乏开阖,都属肺药之害。

严氏肾气汤。(《叶天士晚年方案真本》)

【徐大椿注】讲到阳气开阖。才大心细。阳气有开有阖,气即流运宣通。盖少阳为枢,少阴亦为枢。至于阳泛开阖,不但阳微,少阴亦亏损。肾既不能化气,更以肺药损真,故独宜于济生肾气汤也。(《徐批叶天士晚年方案真本》)

赵,三三。咳逆自左而上,血亦随之。先以少阳胆络治。

生地、丹皮、泽兰、茯苓、降香末、荷叶汁。(《临证指南医案·吐血》)

【徐大椿注】木火升逆扰动阳络。(《徐批临证指南医案·吐血》)

周,五五。久嗽四年,后失血,乃久积劳伤。酒肉不忌,湿郁脾阳为胀。问小溲仅通,大便仍溏。浊阴乘阳,午后夜分尤剧。

生於术、熟附子。(《临证指南医案·肿胀》)

【徐大椿眉批】久嗽失血,阴气大伤,岂可燥热。(《徐批临证指南医案·肿胀》)

朱,八圻,十六岁。女子十四而天癸至,以禀质为阴,二七少阳生动,阴体以阳为用也。父母有病而生属乎先天,即良医妙药,弗能疗疾。如苗禾秀而不实,树果将成自坠耳。庸人不识其故,徒以清热治嗽,坐困胃口,而致凶者屡屡。

生白藕、桑寄生、清阿胶、天冬、云茯神、甘州枸杞子、桂元肉、大元生地。(《叶天士晚年方案真本》)

【徐大椿注】先天禀薄,药用清补。先天禀薄,生化之机不旺,即用补剂,亦当量力清养。力量浅薄,浊腻艰于运化。(《徐批叶天士晚年方案真本》)

朱,唐市,三十一岁。农人冷雨淋身,在夏天暴冷暴热,原非大症,木鳖有毒,石膏清散,攻攒触之气闭塞,咳久咽痛,轻剂取气,开其上壅。若药味重力不在肺。

射干、生甘草、牛蒡、麻黄、米仁、嫩苏叶。(《叶天士晚年方案真本》)

【徐大椿注】上焦之药宜轻,所谓轻药轻用,取其气轻味薄,不但分两轻也。(《徐批叶天士晚年方案真本》)

朱,吴江,十六岁。天癸从未至,肉瘦色悴,呛嗽着枕更甚,暮夜内外皆热,天明汗出热减,痰中或稠或稀,咽中总不爽利,此先天所禀最薄。

既长真阴不旺,阴虚生内热,怡悦勿攻针剩,必要经来可得热除,即世俗所谓干血劳怯。

复脉汤去麻仁。(《叶天士晚年方案真本》)

【徐大椿注】便是主见。恐其滑肠而阴药不得停留滋补也。老手胜人处在此。(《徐批叶天士晚年方案真本》)

朱。形寒暮热,咳嗽震动,头中、脘中、胁骨皆痛。先经嗽红,体气先虚。此时序冷热不匀,夹带寒邪致病。脉得寸口独大。当清解上焦,大忌温散之剂。

桑叶、苏梗、杏仁、象贝、玉竹、大沙参。(《临证指南医案·吐血》)

【徐大椿注】寒邪。(《徐批临证指南医案·吐血》)

著,左。卧即咳甚,是脏阴血液伤极。用益气甘药者,缘有形生于无形耳。

人参、黄芪、当归、白芍、南枣、炙草。(《叶氏医案存真》)

【周学海注】失血后多有此证,最危而难治,先生不分左肝右肺,只从气血升降上设法,有识。凡病偏著一处,其中有实邪,专虚者不能偏著。

此方未必效。络中虚枯而浊痰居之,治宜生津活血。(《评点叶案存真类编·咳嗽》)

喘 证

肺为呼吸之橐籥,位居最高,受脏腑上朝之清气,禀清肃之体,性主乎降,又为娇脏,不耐邪侵。凡六淫之气,一有所著,即能致病。其性恶寒恶热,恶燥恶湿,最畏火风。邪著则失其清肃降令,遂痹塞不通爽矣。今先生立法,因于风者,则用薄荷、桑叶、牛蒡之属,兼寒则用麻黄、杏仁之类。若温热之邪壅遏而痹者,则有羚羊、射干、连翘、山栀、兜铃、竹叶、沙参、象贝。因湿则用通草、滑石、桑皮、苡仁、威喜丸,因燥则梨皮、芦根、枇杷叶、紫菀,开气则蒌皮、香豉、苏子、桔梗、蔻仁。其苇茎汤、葶苈大枣汤,一切药品,总皆主乎轻浮,不用重浊气味,是所谓微辛以开之,微苦以降之,适有合乎轻清娇脏之治也。肺主百脉,为病最多。就其配合之脏腑而言,肺与大肠为表里,又与膀胱通气化,故二便之通闭,肺实有关系焉。其他如肺痿、肺痈、哮喘、咳嗽、失音,各自分门,兹不重赘。(《临证指南医案·肺痹》)

【成文注】这是华岫云根据叶氏诊治喘证医案经验所做的总结。

【徐大椿注】所列诸症,不过喘咳气逆耳。另立肺痹一门,甚属无谓。《内经》有肺痹之名,却非此义。当考之。(《徐批临证指南医案·肺痹》)

喘症之因,在肺为实,在肾为虚,先生揭此二语为提纲。其分别有四:大凡实之寒者,必夹凝痰宿饮,上干阻气,如小青龙,桂枝加朴、杏之属也。实而热者,不外乎蕴伏之邪,蒸痰化火,有麻杏甘膏、千金苇茎之治也。虚者,有精伤气脱之分,填精以浓厚之剂,必兼镇摄,肾气(指金匮肾气丸。编者注)加沉香,都气(指都气丸。编者注)入青铅,从阴从阳之异也。气脱则根浮,吸伤元海,危亡可立而待。思草木之无情,刚柔所难济,则又有人参、河车、五味、石英之属,急续元真,挽回顷刻。补天之治,古所未及。更有中气虚馁,土不生金,则用人参建中。案集三十,法凡十九,其层次轻重之间,丝丝入扣,学者宜深玩而得焉。(《临证指南医案·喘》)

【成文注】这是邵新甫根据叶氏诊治喘证医案经验所做的总结。

【徐大椿注】此篇治下之法已备,治上之法尚多遗漏,不可不讲也。(《临证指南医案·喘》)

病体已虚,风温再侵,喘嗽身热,脘闷,小便不利,全是肺病,此症反复太多,深虑病伤成劳。凡药之苦味辛泄者慎用。

清蔗汁、鲜枸杞根皮、玉竹、桑叶、北沙参、蜜炒知母、炒川贝。(《叶氏医案存真》)

【周学海注】此太阳之经气不充,以致外邪易入,方中宜兼用撑法以振阳气,不得一味清寒,恐有热去寒起之虞。(《评点叶案存真类编·温热》)

陈。脉虚微,春阳地升,浊阴上干,喘不得卧。治在少阴。

人参、淡熟附子、猪胆汁。

又 照前方加淡干姜一钱半。

又 脉弦，暮夜浊阴冲逆，通阳得效。议真武法，以撤其饮。

人参、淡附子、生白芍、茯苓、姜汁。

又 真武泄浊，脘通思食，能寐，昨宵已有渴欲饮水之状。考《金匮》云：渴者饮邪欲去也。当健补中阳，以资纳谷。

人参、生於术、淡附子、茯苓、泽泻。

又 早服肾气丸（金匮肾气丸，编者注）四五钱，晚用大半夏汤（半夏、人参、白蜜。编者注）。

人参、半夏、茯苓、姜汁。（《徐批临证指南医案·痰饮》）

戴，徽州，三十九岁。仲景论痰饮分二要，外饮治脾，内饮治肾。又云：凡饮邪必以温药和之。阅方是温养肾藏，不为背谬。考痰饮有形，原其始也。阳气微弱，浊阴固聚，自下逆行，喘不着枕。附子走而通阳，极为合理。然其余一派滋柔护阴，束缚附子之剽疾矣。

真武汤。（《叶天士晚年方案真本》）

【徐大椿注】此为阳微而阴未甚亏者。设仲景八味丸治痰饮，丹苓泽原疏通脐阳，非尽滋柔护阴者。此症只须通阳，不必顾阴。（《徐批叶天士晚年方案真本》）

丁，五十一岁。面色亮，脉弦，此属痰饮。饮伏下焦肾络，中年冷暖不和，烦劳伤气。着枕必气逆，饮泛喘促，脘闷咽阻，治之可效，而不除根。

越婢法。（《叶天士晚年方案真本》）

【徐大椿注】麻黄、石膏，恐不可以治此，症或有误。（《徐批叶天士晚年方案真本》）

方，三十六岁。脉细小垂尺，身动喘急，壮年形色若巅老，此情欲下损，精血内枯，气撒不收。夫有形精血，药不能生，精夺奇脉已空，俗医蛮补，何尝填精能入奇经。

人参、胡桃肉、茯苓、补骨脂、河车胶丸。（《叶天士晚年方案真本》）

【徐大椿注】气撒不收，四个字说得极精透。（《徐批叶天士晚年方案真本》）

方。面肿气喘,呛不止,音渐哑。周身之气降,全在乎肺。酒客久蓄之湿,湿中生热,气必熏蒸及上,肺热为肿为喘,声音闭塞矣。按《内经》云:湿淫于内,治以淡渗,佐以苦温。渗则湿从下走,酒客恶甘宜苦,温以通湿,湿是阴邪耳。

活水芦根、米仁(指薏苡仁。编者注)、厚朴、滑石块、浙茯苓、杏仁(《叶天士医案》也录有本案,文字略少。编者注)。(《叶天士晚年方案真本》)

【徐大椿注】湿不下行,聚于中宫,化热上蒸,熏灼肺气上逆,气机失降,见症如是。

六味药俱降下渗湿之品。(《徐批叶天士晚年方案真本》)

何。劳损,气喘失音。全属下元无力,真气不得上注。纷纷清热治肺,致食减便溏。改投热药,又是劫液,宜乎喉痛神疲矣。用补足三阴方法。

熟地、五味、炒山药、茯苓、芡实、建莲肉。(《临证指南医案·失音》)

【徐大椿注】阴虚。(《徐批临证指南医案·失音》)

贺,四十八岁。肾水脂液,变化痰饮,每遇寒冷,劳动身心,喘嗽吐涎即至,相沿既久,肾愈怯,里气散漫不收,此皆下元无根也。

人参、茯苓、於术、白芍、熟附子、五味子。(《叶天士晚年方案真本》)

【徐大椿注】此之肾虚乃肾阳衰而真气无根也。《金匮》附子汤加五味子以收里气,使下元归根,盖肾为纳气总司也。(《徐批叶天士晚年方案真本》)

积劳伏热,值初冬温暖,天地气不收降,伏邪因之而发,是为冬温。实非暴感,表散无谓。其痰喘气促,左胁刺痛,系身中左升不已,右降失职。高年五液已衰,炎上之威莫制,脉现左细右搏,尤属阴气先伤。烦劳兼以咳怒,亦主七情动阳。从来内伤兼症,不与外感同法。苦辛劫烁胃津,阴液日就枯槁。故仲景凡于老人虚体,必以甘药调之。夫喘咳之来,固是肺热,以诊脉、面色论之,为下虚正气不主摄纳,肾病何疑? 即初起热利,亦是阴不固。拟用复脉汤(炙甘草汤,编者注)。

炙甘草、炙生地、炒麦冬、生白芍、麻仁、蔗浆。(《叶氏医案存真》)

【周学海旁注】(夫喘咳之来,固是肺热,以诊脉、面色论之,为下虚):凡咳多是新感,若清肺热,肺管更窒矣。

(即初起热利,亦是阴不固):肝气妄泄,少阴不合。

【周学海注】此用复脉，不及朱案贴切。

【周学海眉批】有饮邪以凝其道。（《评点叶案存真类编·温热》）

江，通州，四十四岁。痰饮哮喘，遇寒劳怒即发。

小青龙去麻黄。（《叶氏医案存真》）

【徐大椿注】哮喘先开太阳。（《徐批叶天士晚年方案真本》）

姜。劳烦哮喘，是为气虚。盖肺主气，为出气之脏，气出太过，但泄不收，则散越多喘，是喘症之属虚。故益肺气药皆甘，补土母以生子。若上气散越已久，耳目诸窍之阻，皆清阳不司转旋之机，不必缕治。

人参建中汤去姜。（《临证指南医案·喘》）

【徐大椿注】中气虚。（《徐批临证指南医案·喘》）

蒋。脉细促，三五欲歇止，头垂欲俯，着枕即气冲不续。此肾脏无根，督脉不用，虚损至此，必无挽法。

熟地、五味、茯苓、青铅、猪脊髓。（《临证指南医案·虚劳》）

【徐大椿眉批】虚损之绝症也。（《徐批临证指南医案·虚劳》）

老年冬季喘嗽，是元海不主收摄，冲阳升举，饮邪上泛，阻遏流行，喘嗽愈甚。阅古，都主八味肾气，温养坎中之阳，收纳散失之真，不主消痰清肺，意谓非因六气所致。奈体质不受桂、附，年前议进柔阳通摄，若以建立上中之阳，乃心脾甘温之剂，与下焦不纳无谓。

紫衣胡桃肉、茯苓、补骨脂（另用胡桃肉拌蒸晒炒）、鹿茸（切薄片盐水提一日，烘燥）、肉苁蓉、五味子、远志肉、青盐、柏子霜。

蜜丸。（《叶氏医案存真》）

【周学海注】亦须不确上中之阳。

有饮邪不宜用咸，千古无人见及。（《评点叶案存真类编·咳嗽》）

刘，五十岁。春夏地气上升，人身中阳气发泄，不论男女，中年后下元先馁。人应天地气交，此喘嗽气冲，入夜欲坐难眠，皆肾衰不足摄纳真气。脉小弱，非外客邪，治其本病。

肾气去桂、牛膝，加沉香、五味。（《叶天士晚年方案真本》）

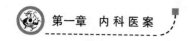

【徐大椿注】直截通快,了如指掌。(《徐批叶天士晚年方案真本》)

马,四五。阅病原是肾虚嗽血,年分已久,肾病延传脾胃,遂食减腹膨。病是老劳,难以速功。行走喘促,元海无纳气之权,莫以清寒理嗽。急急收纳根蒂,久进可得其益。

人参、人乳粉、坎气、枸杞、沙苑、五味、茯苓、胡桃。(《临证指南医案·吐血》)

【徐大椿注】阴阳并虚,肾气上逆。(《徐批临证指南医案·吐血》)

潘毓翁。中年冲气痰升,喘急随发随止,从肝肾本病治,固是地黄饮子,用意在浊药轻投,勿以味厚凝滞痰气,但以质能引导至下,变饮为丸,纯是浊药柔温。若归脾汤甘温守中,养脾之营,更与痰饮冲逆相背。自七月间,反复必有暑湿客气,从呼吸而受。据述肌肤间发丹疹,浮肿甚速,膝膜映红,若但内症,未必有此。思夏秋口鼻受气,上焦先伤,与肝肾本病两途。上焦失解,理必延漫中下,而三焦皆为病数矣。此胀在乎脉络,不在腑肠,水谷无碍者缘此。况久病大虚,温补不受,必当推其至理。伏邪引动宿病,仲景论必先理其邪,且口渴便实,岂温热相宜?自言怀抱郁结,相火内寄肝胆,如茎肿囊纵,湿壅水渍。勉以三焦气分宣通方,仿古二虚一实,偏治其实,开其一面也。

飞滑石、杏仁、茯苓皮、厚朴、猪苓、通草、白蔻仁。(《叶氏医案存真》)

【周学海旁注】(中年冲气痰升,喘急随发随止):必是外邪内陷入在肺胃。(从肝肾本病治):未必。(据述肌肤间发丹疹,浮肿甚速,膝膜映红):风热与痰饮相搏显然。(若但内症):极是。(此胀在乎脉络,不在腑肠):可见非本病。(况久病大虚,温补不受,必当推其至理):更可见非本病,极是。(伏邪引动宿病):一语破的。(仲景论必先理其邪):极是。

【周学海注】此人痰喘必是久风在肺,与胃中痰饮相结,非肝肾虚也,即令久病见虚,亦与因虚而病者不同,况旧病未除,新邪又受,岂可作虚治之,所谓伏邪引动宿病。宿病二字,不作肝肾本病说。

此与第二案方同。(《评点叶案存真类编·湿温》)

沈,二三。晨起未食,喘急多痰。此竟夜不食,胃中虚馁,阳气交升,中无弹压,下焦阴伤,已延及胃,难以骤期霍然。

黄精、三角胡麻、炙草、茯苓。(《临证指南医案·痰饮》)

【徐大椿注】胃虚。(《徐批临证指南医案·喘》)

孙,南仓桥,二十四岁。精损于下,阴中龙雷燃烁莫制,失血后肛疡脓漏,即阴火下坠所致。行走喘促,涎沫盈碗上涌,肾不摄纳真气,五液化沫涌逆,无消痰治嗽之理。扶胃口摄肾真,此时之要务。

人参、坎气、胡黄连、紫石英、茯苓、五味子、芡实、山药。(《叶天士晚年方案真本》)

【徐大椿注】火性本上炎,而阴火有孔即注,亦能下坠。恒见足心沸热,喜践冷处,亦阴火下坠之症也,老气无敌。(《徐批叶天士晚年方案真本》)

孙,望八大年。因冬温内侵,遂致痰嗽暮甚,诊脉大而动搏,察色形枯汗泄,吸音颇促,似属痰阻。此乃元海根微,不司藏纳。神衰呓语,阳从汗出,最有昏脱之变。古人老年痰嗽喘症,都从脾肾主治。今温邪扰攘,上中二焦留热,虽无温之理,然摄固下真以治根本,所谓阳根于阴,岂可不为讲究。

熟地炭、胡桃肉、牛膝炭、车前子、云茯苓、青铅。(《临证指南医案·喘》)

【徐大椿眉批】今人则少年痰嗽等症亦从脾肾主治,故谬。(《徐批临证指南医案·喘》)

汤,四十六岁。是肾虚精夺于里,阳失内交,阳泄为汗;肾脉循咽,元海不司收摄,冲气升腾,水液变痰,升集壅阻,而为喘促。夏月阴内阳外,忌寒属阳虚。究其源头,精损于先,乃阴分先亏,损及乎阳也。

天真丸去黄芪,加鹿茸、补骨脂、紫衣胡桃肉。(《叶天士晚年方案真本》)

【徐大椿注】语入经典。惟阴中之阳虚,故肌表卫外之阳亦虚,而为汗泄。急补真阳而肌表自固。(《徐批叶天士晚年方案真本》)

汪。脉弦坚,动怒气冲,喘急不得卧息。此肝升太过,肺降失职。两足逆冷,入暮为剧。议用仲景越婢法(麻黄、石膏、甘草、生姜、大枣。编者注)。

又 按之左胁冲气便喘,背上一线寒冷,直贯两足,明是肝逆挟支饮所致。议用金匮旋覆花汤法。

旋覆花、青葱管、新绛、炒半夏。(《临证指南医案·喘》)

【徐大椿注】肝升饮邪上逆。(《徐批临证指南医案·喘》)

吴。浊饮自夜上干填塞，故阳不旋降，冲逆不得安卧。用仲景真武法。

人参、淡熟附子、生淡干姜、茯苓块、猪苓、泽泻。(《临证指南医案·喘》)

【徐大椿注】 肾阳虚浊饮上逆。(《徐批临证指南医案·喘》)

向来下部赤疖，湿热下注，本乎质薄肾虚，秋冬微感外邪，肺气失降，气隧为壅。水谷气蒸，变湿气阻，横渍经脉，膀胱气痹，小溲不爽，不司分别清浊，湿坠大肠便稀，痹塞自下，壅逆及上，喘息气冲，坐不得卧，俯不喜仰，甚于夜者。湿与水皆阴邪，暮夜阴用事也。夫膀胱为肾腑宜开，则水通浊泄。初因外感，太阳先受。治不得其要领。孟子谓：水搏激过颡，在人身逆而犯上射肺，则肺痹喘息矣。仲圣凡治外邪致动水寒上逆，必用小青龙汤为主。方与《内经》肿胀开鬼门取汗、洁净腑利水相符。宗是议治。

麻黄八分，桂枝一钱(去皮)，白芍一钱，杏仁十五粒(去皮)，茯苓三钱，甘草三分，炙淡干姜一钱(同五味子一钱捣，罨一夜)。

上午服。(《叶氏医案存真》)

【周学海注】 叙病机来踪去迹，历历如势，字字坚切真螺纹，议病平正是老手。近日此证无不逼入劳损。沙参、贝母千方必用，死者接踵，医家病家全不知悟，岂非厄运使然？(《评点叶案存真类编·痰饮》)

徐，四二。色痿膝疏，阳虚体质。平昔喜进膏粱，上焦易壅，中宫少运，浓味凝聚蒸痰，频年咳嗽。但内伤失和，薄味自可清肃。医用皂荚搜攒，肺伤气泄，喷涕不已，而沉锢胶浊，仍处胸背募俞之间。玉屏风散之固卫，六君子汤之健脾理痰，多是守剂，不令宣通。独小青龙汤，彻饮以就太阳，初服喘缓，得宣通之意。夫太阳但开，所欠通补阳明一段工夫，不得其阖，暂开复痹矣。且喘病之因，在肺为实，在肾为虚。此病细诊色脉，是上实下虚，以致耳聋鸣响。治下之法，壮水源以熄内风为主，而胸次清阳少旋，浊痰阻气妨食。于卧时继以清肃上中二焦，小剂守常，调理百日图功。至于接应世务，自宜节省，勿在药理中也。

熟地(砂仁制)、萸肉、龟甲心、阿胶、牛膝、茯苓、远志、五味、磁石、秋石。

蜜丸，早服。卧时另服威喜丸，竹沥、姜汁泛丸。(《临证指南医案·喘》)

【徐大椿注】 肾气不纳。

【徐大椿眉批】 二语道尽治喘之法，此论无遗蕴矣。(《徐批临证指南医案·喘》)

伊。先寒后热,不饥不食,继浮肿喘呛,俯不能仰,仰卧不安。古人以先喘后胀治肺,先胀后喘治脾。今由气分䐜郁,以致水道阻塞,大便溏泄,仍不爽利。其肺气不降,二肠交阻,水谷蒸腐之湿,横趋脉络,肿由渐加,岂乱医可效?粗述大略,与高明论证。

麻黄、苡仁、茯苓、杏仁、甘草。(《临证指南医案·喘》)

【徐大椿注】肺郁水气不降。

【徐大椿眉批】独得。(《徐批临证指南医案·喘》)

尹,四九。中年衰颓,身动喘嗽,脉细无神,食减过半。乃下元不主纳气,五液蒸变粘涎。未老先衰,即是劳病。

人参、坎气、紫衣胡桃、炒菟丝子、茯苓、五味、炒砂仁。

山药浆丸。(《临证指南医案·虚劳》)

【徐大椿注】肾气不纳。(《徐批临证指南医案·虚劳》)

张,三十岁。此肾虚不纳,冲气上干,喘嗽失音,夜坐不卧,医每治肺,日疲致凶。

早服薛氏八味丸三钱。(《叶天士晚年方案真本》)

【徐大椿注】两肾中间一点,明是谓命门先天之精,元气之始,人托之以生命者。凡人呼出之气,肺主之,吸入之气,直下达肾中,必肾气足,而吸引之机权自旺。(《徐批叶天士晚年方案真本》)

周,二十三岁。形羸瘦,色枯瘁,身略动必喘息气急,此皆下焦精血已枯,肾气不收。散漫沸腾。凡肝由左升,肺由右降,肾精交夺,升多降少,右背胸胁高突,不得着卧。当此地位,乏前哲成法,可以却病。

早上饮人乳,接服附子七味丸。(《叶天士晚年方案真本》)

【徐大椿注】损及脏真,病形怪异。论病明确,人身之气升逆则诸病毕集,肃降则清明在躬。肾为纳气,总司收摄之权,全在保肾,故能凝精而承命。(《徐批叶天士晚年方案真本》)

哮　证

哮与喘,微有不同,其症之轻重缓急,亦微各有异。盖哮症多有兼喘,而喘有不兼哮者。要知喘症之因,若由外邪壅遏而致者,邪散则喘亦止,后不复发,此喘症之实者也。若因根本有亏,肾虚气逆,浊阴上冲而喘者,此不过一二日之间,势必危笃,用药亦难奏功,此喘症之属虚者也。若夫哮症,亦由初感外邪,失于表散,邪伏于里,留于肺俞,故频发频止,淹缠岁月。更有痰哮、咸哮、醋哮,过食生冷及幼稚天哮诸症,案虽未备,阅先生之治法,大概以温通肺脏,下摄肾真为主。久发中虚,又必补益中气。其辛散苦寒、豁痰破气之剂,在所不用,此可谓治病必求其本者矣。此症若得明理针灸之医,按穴灸治,尤易除根。噫,然则难遇其人耳。(《临证指南医案·哮》)

【成文注】这是华玉堂根据叶氏诊治哮证医案经验所做的总结。

【徐大椿注】病有区别,斯病无混治。非灸不除根。(《徐批临证指南医案·哮》)

马,三二。宿哮痰喘频发。

真武丸(茯苓、白芍、白术、附子、生姜。编者注)。(《临证指南医案·哮》)

【徐大椿注】哮兼痰饮。(《徐批临证指南医案·哮》)

肺 痿

肺痿一症,概属津枯液燥,多由汗下伤正所致。夫痿者,萎也,如草木之萎而不荣,为津亡而气竭也。然致痿之因,非止一端。《金匮》云:或从汗出,或从呕吐,或从消渴,小便利数,或从便难,又被快药下之,重亡津液,故令肺热干痿也。肺热干痿,则清肃之令不行,水精四布失度,脾气虽散,津液上归于肺,而肺不但不能自滋其干,亦不能内洒陈于六腑,外输精于皮毛也。其津液留贮胸中,得热煎熬,变为涎沫,侵肺作咳,唾之不已。故干者自干,唾者自唾,愈唾愈干,疾病成矣。《金匮》治法,贵得其精意。大意生胃津,润肺燥,补真气,以通肺之小管。清火热,以复肺之清肃。故《外台》用炙甘草汤,在于益肺气之虚、润肺金之燥。《千金》用甘草汤及生姜甘草汤,用参、甘以生津化热,姜、枣以宣上焦之气,使胸中之阳不滞,而阴火自熄也。及观先生之治肺痿,每用甘缓理虚,或宗仲景甘药理胃,虚则补母之义,可谓得仲景心法矣。(《临证指南医案·肺痿》)

【成文注】这是邹时乘根据叶氏诊治肺痿医案经验所做的总结。

江宁,廿九。病人述上年五月住直隶白沟河,北方不比南地,湿蒸则热,夜坐仍凉。想是时寒热,亦是轻邪,医用滚痰丸(滚痰丸:青礞石、沉香、大黄、黄芩、焰硝。编者注)下夺,表邪闭结不出,肺痿,音哑喉瘪,咽物艰难,仿徐之才轻可去实,用有气无味之药。

射干、生甘草、大力子(牛蒡子。编者注)、麻黄苗、蝉衣、囫囵滑石、连皮杏仁。(《叶氏医案存真》)

【周学海注】亦是见病治病,未必能效。(《评点叶案存真类编·咳嗽》)

钱,嘉善,三十三岁。肺痿失音,形肉枯瘪,气损。甘药调和,不宜辛散滋寒矣。

白及、米仁、黄芪、茯苓。(《叶天士晚年方案真本》)

【徐大椿注】元气虽归根于肾,亦藉后天水谷之精营运,以使真气维续,生生不已,以供日用,相继不息之途。下则吸归于肾,上则充护于肺。中宫脾胃之司,其权最重。若气分既损,则肾乏统摄之根,肺失坚刚之体,萎靡不振,乏精化气。甘药调和,尚恐不及,何堪辛散滋寒。

气本无形,全赖有形之精血以化。古称精生于谷,中宫纳食生精,化气之本也。(《徐批叶天士晚年方案真本》)

【周学海注】肺痿乃大病,非小方轻药所能治。诸案无甚精义。(《评点叶案存真类编·咳嗽》)

【成文注】周氏本案:嘉善,三十二。肺痿失音,形枯气损,用甘药调和,不宜辛散滋寒矣。

王,三十。溃疡流脓经年,脉细色夺,声嘶食减,咳嗽,喉中梗痛。皆漏损脂液,阴失内守,阳失外卫。肺痿之疴,谅难全好。

人参、黄芪、苡仁、炙草、归身、白及。(《临证指南医案·肺痿》)

【徐大椿注】液伤卫虚。(《徐批临证指南医案·肺痿》)

肺　痹

李。肺象空悬,气窒声音不出。舌乃心苗,热灼则舌本不展。以唇口肺微之病,乃辛热酒毒之痹。主以轻扬为治,乃无质之病。

羚羊角、连翘心、竹叶心、野赤豆皮、川贝母、金银花。

又　暮服威喜丸(茯苓、猪苓、黄蜡。编者注)二钱。(《临证指南医案·肺痹》)

【徐大椿注】湿热伤肺。(《徐批临证指南医案·肺痹》)

某。肺气痹阻,面浮胸痞,寒热。

苇茎汤。

【徐大椿注】上焦气分壅热,肺不开降。(《徐批临证指南医案·肺痹》)

某。天气下降则清明,地气上蒸则晦塞,上焦不行,下脘不通,周身气机皆阻,肺药颇投者,肺主一身之气化也。气舒则胃醒食进,不必见病治病,印定医人眼目。

炒香枇杷叶一两,桔梗一钱,紫菀茸三钱,炒杏仁三钱,米仁三钱,白通草一钱。

上药煎清汤一杯。(《评点叶案存真类编·呕吐呃逆》)

【成文注】《临证指南医案·肺痹》中也有此案。但无剂量。

第二节 心病医案

心 悸

吉,三五。心悸荡漾,头中鸣,七八年中频发不止,起居饮食如常。此肝胆内风自动,宜镇静之品,佐以辛泄之味,如枕中丹。(《临证指南医案·肝风》)

【徐大椿注】风阳扰神。(《徐批临证指南医案·肝风》)

刘,三十七岁。操持用心,心阳扰动,暗耗脂液,上则悸怔气怯,下则肠枯便难,视色苍肉瘦,温补不受,先仿徐之才滑可去涩。

柏子仁、松子仁、郁李仁、冬葵子、杜苏子、麻仁。(《叶天士晚年方案真本》)

【徐大椿注】裁缝尚能相体剪裁,操司命之责者,可不因人施治乎? 此色苍肉瘦,不用温补之所以为高也。

用诸仁既可悦心,更滋肠液,切当清真,金针暗度。(《徐批叶天士晚年方案真本》)

某。骤惊,阳逆暴厥,为肝胆病。昼则心悸是阳动,夜则气坠属阴亏。用收固肾肝可效。

生地五钱,萸肉一钱,龙骨三钱,牡蛎三钱,五味一钱,真金箔三张。(《临证指南医案·惊》)

【徐大椿注】肝肾阴虚阳浮。(《徐批临证指南医案·惊》)

徐,四八。色萎脉濡,心悸,呛痰咳逆。劳心经营,气馁阳虚,中年向衰病加。治法中宫理胃,下固肾真,务以加谷为安,缕治非宜。

煎药用大半夏汤(半夏、人参、白蜜。编者注),早服附都气丸(六味地黄丸加五味子,再加附子名附都气丸。编者注)。(《临证指南医案·咳嗽》)

【徐大椿注】中气虚。(《徐批临证指南医案·咳嗽》)

严,四五。营虚,内风逆,心悸头晕。

炒杞子、柏子仁、三角胡麻、川斛、生左牡蛎、冬桑叶。(《临证指南医案·眩晕》)

【徐大椿注】营血虚。(《徐批临证指南医案·眩晕》)

自失血半年以来,心悸怔忡,胁左时动。络脉空隙,营液暗伤,议甘缓平补。

酸枣仁、柏子仁、桂圆肉、生地、茯神、杞子、炙甘草。

饥时服。(《叶氏医案存真》)

【周学海注】《内经》曰:胃大络虚里在左乳下,其动应衣,宗气泄也,此大动气脱也。若内动痛胀,则为瘀血凝痰。又曰,结而横有积矣。(《评点叶案存真类编·吐血》)

周。情志易生嗔怒,肝胆木火上攻,胃脘心悸忽嘈,手抚动跃。夫动皆阳化,沉香、肉桂辛热,肝有摧捍恶燥之累,非入理也。

柏子仁、归须、桃仁、大麻仁、南楂肉。(《叶天士晚年方案真本》)

【徐大椿注】动皆阳化四个字启人聪慧不少。

药味清真。(《徐批叶天士晚年方案真本》)

周。大寒土旺节候,中年劳倦,阳气不藏,内风动越,令人麻痹。肉瞤心悸,汗泄烦躁,乃里虚欲暴中之象。议用封固护阳为主,无暇论及痰饮他歧。

人参、黄芪、附子、熟术。(《临证指南医案·中风》)

【徐大椿注】阳虚卫疏。

【徐大椿眉批】此当扶正托邪,岂一味蛮补,病发不治矣。熟术,疑为熟地黄之误,因人参、黄芪、附子均为刚燥,用熟地黄兼制,并能阴中求阳。(《徐批临证指南医案·中风》)

胸 痹

厥心痛一症,古人辨论者多且精矣,兹不复赘。但厥心痛与胃脘痛,情状似一,而症实有别。世人因《内经》胃脘当心而痛一语,往往混而视之。不知厥心痛,为五脏之气厥而入心胞络,而胃实与焉,则心痛与胃痛,不得不各分一门。今先生案中,闻雷被惊者,用逍遥散去柴胡,加钩藤、丹皮治之,以其肝阳上逆,不容升达,为之养血以平调也。积劳损阳者,用归、鹿、姜、桂、桃仁、半夏治之,以其劳伤血痹,无徒破气,为之通络以和营也。脾厥心痛者,用良姜、姜黄、茅术、丁香、草果、厚朴治之,以其脾寒气厥,病在脉络,为之辛香以开通也。重按而痛稍衰者,用人参、桂枝、川椒、炙草、白蜜治之,以其心营受伤,攻劫难施,为之辛甘以化阳也。方案虽未全备,然其审病之因,制方之巧,无不一一破的。果能举一反三,其义宁有尽乎?(《临证指南医案·心痛》)

【成文注】这是龚商年根据叶氏诊治胸痹心痛医案经验所做的总结。

【徐大椿眉批】心痛、胃痛确是二病,然心痛绝少,而胃痛极多,亦有因胃痛而及心痛者。故此二症,古人不分两项,医者细心求之,自能辨其轻重也。(《徐批临证指南医案·心痛》)

胸痹与胸痞不同。胸痞有暴寒郁结于胸者,有火郁于中者,有寒热互郁者,有气实填胸而痞者,有气衰而成虚痞者,亦有肺胃津液枯涩,因燥而痞者,亦有上焦湿浊弥漫而痞者。若夫胸痹,则但因胸中阳虚不运,久而成痹。《内经》未曾详言,惟《金匮》立方,俱用辛滑温通。所云寸口脉沉而迟,阳微阴弦,是知但有寒症,而无热症矣。先生宗之,加减而治,亦惟流运上焦清阳为主。莫与胸痞、结胸、噎膈、痰食等症混治,斯得之矣。(《临证指南医案·胸痹》)

【成文注】这是华玉堂根据叶氏鉴别胸痹与胸痞医案所做的总结。

【徐大椿注】此即俗名心头痛也。病有数种,偶然卒得者,不外仲景瓜蒌薤白汤,其余诸种,各有治法,非一煎剂所能必愈也。案中俱不能见及。(《徐批临证指南医案·胸痹》)

陆。春阳萌动,气火暗袭经络,痛在板胸,左右胠胁,皆血络空旷,气攻如痞胀之形。其实无物。热起左小指、无名指间,手厥阴脉直到劳宫矣。养血难进滋腻,破气热燥非宜,议以辛甘润剂濡之。

柏子仁、桃仁、桂圆、茯神、山栀、橘红。(《叶天士晚年方案真本》)

【徐大椿注】劳宫穴在手掌。(《徐批叶天士晚年方案真本》)

某。痛久入血络,胸痹引痛。

炒桃仁、延胡、川楝子、木防己、川桂枝、青葱管。(《临证指南医案·胸痹》)

【徐大椿注】血络痹痛。(《徐批临证指南医案·胸痹》)

浦。中阳困顿,浊阴凝冱。胃痛彻背,午后为甚。即不嗜饮食,亦是阳伤。温通阳气,在所必施。

薤白三钱,半夏三钱,茯苓五钱,干姜一钱,桂枝五分。(《临证指南医案·胸痹》)

【徐大椿注】胸脘清阳不运。(《徐批临证指南医案·胸痹》)

宋。脉左涩伏,心下痛甚,舌白,不能食谷,下咽阻膈,痛极昏厥,此皆积劳损阳。前者曾下瘀血,延绵经月不止,此为难治。

生鹿角、当归须、姜汁、官桂、桃仁、炒半夏。(《临证指南医案·心痛》)

【徐大椿注】劳伤血滞。(《徐批临证指南医案·心痛》)

唐女。脉左涩右弦,气火不降,胸胁隐痛,脘不爽。最虑失血。

川贝、山栀、丹皮、郁金汁、钩藤、栝蒌皮、茯苓、橘红。

又 气火上郁,脘中窒痛,呕涎。先以开通壅遏。

香豉、栝蒌皮、山栀、郁金、竹茹、半夏曲、杏仁。(《临证指南医案·肝火》)

【徐大椿注】气火郁脘痛。(《徐批临证指南医案·肝火》)

叶,十七岁。冲气自下而起,丹溪谓上升从肝而出,木侮胃,食少呛逆,不得着枕卧眠。

夏热时风迎胸痛,艾灸稍安,久恙阳微,须用甘温。前法皆以疏通不效,本虚无疑,《金匮》见肝之病,必先理脾胃,防患于克制耳。

人参建中汤。《叶天士晚年方案真本》)

【徐大椿注】惟中上之阳气不充,是以下焦冲气得以自肝而出,人参建中充实中上之阳,下焦浊气何能上升,此君明臣良,下民安靖矣。(《徐批叶天士晚年方案真本》)

张,六十四岁。有年仍操持经营,烦冗营伤,心痛引脊。医用附子痛甚,知不宜刚猛迅走之药。

茯苓桂枝汤去芍。(《叶天士晚年方案真本》)

【徐大椿注】《金匮》虽有心痛彻背,背痛彻心,用乌头附子辛热药治法。然必细审气分虚寒,不在营血,方可直施无忌。若病在营分,燥伤阴矣。(《徐批叶天士晚年方案真本》)

周。寒热,呕吐蛔虫,自利,是暑湿热外因。因嗔怒动肝,邪气入于厥阴,胸满,腹胀,消渴。议以开痞方法。

泻心汤去参、甘,加枳实、白芍。(《临证指南医案·痞》)

【徐大椿注】热邪入厥阴。(《徐批临证指南医案·痞》)

朱。重按痛势稍衰,乃一派苦辛燥,劫伤营络,是急心痛症。若上引泥丸,则大危矣。议用《金匮》法。

人参、桂枝尖、川椒、炙草、白蜜。(《临证指南医案·心痛》)

【徐大椿注】营络伤急心痛。(《徐批临证指南医案·心痛》)

刘,淮安,二十六岁。有物有形之滞,从胃入肠,当心胸之下,皆阳气游行之所,因初起停食几年,疑惑其实,阳不旋转,而致结痹。

薤白白酒汤。(《叶天士晚年方案真本》)

【徐大椿注】病属无形之气,不关有形之滞,故用通阳法。(《徐批叶天士晚年方案真本》)

胸　闷

胸中不爽,是痰气之阻,仿小青龙法,开太阳为主。盖少阴逆,太阳气化不至也。

五味、炙草、茯苓、杏仁、泡淡姜、生白芍。(《叶氏医案存真》)

【周学海注】 方中无麻、桂、细辛,小青龙法何在?且胸中非太阳部分,玩少阴逆三字,当别有见证,未及细述。(《评点叶案存真类编·胸痹》)

温热后肝阳乘胃,涎沫自出,胸满如闷,咽中间或气促,潮热时作,四肢微冷。虑其厥逆,进熄风和阳法。

淮小麦、炒半夏、甜杏仁、炒麦冬、南枣。

又方:人参、麦冬、淮小麦、茯苓、南枣、炙甘草。(《叶氏医案存真》)

【周学海注】 脾为湿困,中气不灵则木亦郁。木郁则横而反侮。

此方何能熄风和阳,且有病重药轻之嫌,然方却有法可思。从脏躁甘枣小麦汤加减来。(《评点叶案存真类编·温热》)

不 寐

不寐之故,虽非一种,总是阳不交阴所致。若因外邪而不寐者,如伤寒、疟疾等暴发,营卫必然窒塞,升降必然失常。愁楚呻吟,日夜难安。当速去其邪,攘外即所以安内也。若因里病而不寐者,或焦烦过度,而离宫内燃,从补心丹及枣仁汤法。或忧劳愤郁,而耗损心脾,宗养心汤及归脾汤法。或精不凝神,而龙雷震荡,当壮水之主,合静以制动法。或肝血无藏而魂摇神漾,有咸补甘缓法。胃病则阳跻穴满,有《灵枢》半夏秫米汤法。胆热则口苦心烦,前有温胆汤,先生又用桑叶、丹皮、山栀等轻清少阳法。营气伤极,人参、人乳并行;阳浮不摄,七味、八味可选。余如因惊宜镇,因怒宜疏,饮食痰火为实,新产病后为虚也。(《临证指南医案·不寐》)

【成文注】 这是邵新甫根据叶氏诊治不寐医案经验所做的总结。

【徐大椿注】 不寐之因不一,案中十不得一,博考方知。(《徐批临证指南医案·不寐》)

艾。自半月前,寒热两日,色脉愈弱,食减寝少,神不自持,皆虚脱之象。议固之涩之,不及理病。

人参、生龙骨、牡蛎、桂枝、炙草、南枣肉。

又 脉神稍安,议足三阴补方。

人参、砂仁末炒熟地、炒黑杞子、茯神、五味、牛膝炭。(《临证指南医案·脱》)

陈。阴精走泄,复因洞泻,重亡津液。致阳暴升,胃逆,食入欲呕,神识不静无寐。议酸枣仁汤。

枣仁五钱,炙草五分,知母二钱,茯苓二钱。(《临证指南医案·不寐》)

某,三三。痞不成寐,食不甘味,尪羸,脉细数涩。阴液内耗,厥阳外越,化火化风,燔燥煽动。此属阴损,最不易治。姑与仲景酸枣仁汤。

枣仁(炒黑,勿研)三钱,知母一钱半,云茯神三钱,生甘草五分,川芎五分。(《临证指南医案·不寐》)

某。不寐六十日,温胆诸药不效。呕痰不适,明系阳升不降。用金匮酸枣仁汤。

枣仁、知母、茯苓、川芎、炙草。(《临证指南医案·不寐》)

某。肝阳不降,夜无寐。进酸枣仁法。

枣仁、知母、炙草、茯神、小麦、川芎。(《临证指南医案·不寐》)

【徐大椿注】胆液亏,阳升虚烦。(《徐批临证指南医案·不寐》)

顾,四四。须鬓已苍,面色光亮,操心烦劳,阳上升动,痰饮亦得上溢。《灵枢》云:阳气下交入阴,阳跷脉满,令人得寐。今气越外泄,阳不入阴,勉饮酒醴,欲其神昏假寐,非调病之法程。凡中年已后,男子下元先损。早上宜用八味丸(金匮肾气丸,编者注),晚时用半夏秫米汤。

【徐大椿注】阳跷脉虚。(《徐批临证指南医案·不寐》)

金,六九。初起神呆遗溺,老人厥中显然。数月来夜不得寐,是阳气不交于阴。勿谓痰火,专以攻消。乃下虚不纳,议与潜阳。

龟腹甲心、熟地炭、干苁蓉、天冬、生虎胫骨、怀牛膝、炒杞子、黄柏。(《临证指南医案·中风》)

【徐大椿眉批】此症宜心肾同治,而治心之药为主,拟方:半夏、茯神、人参、益智仁、枣仁、甘菊、龙齿、天麻、炙草。(《徐批临证指南医案·中风》)

【张寿颐注】神呆而兼遗溺,已是上厥下竭,古稀高年,脱象昭著,此非大剂滋填摄纳,不能收效于什一者,叶能知是下虚不纳,而药用滋阴潜阳,填补其下,理路甚正,但尚嫌其力量太薄,或未能砥柱中流,莫安骇浪耳。

徐灵胎批此案,谓神呆遗尿,是心与小肠之病,又谓不寐是心病,欲于见证上分析门径,而不能从大处落墨,已不及叶老吃重滋填,独握其要。徐又谓此方治下亦妥,但必当有治上之方不可缺。则洞溪意中,又似上有风邪,不可不泄,所见谬矣。又批此证宜心肾同治,而治心之药为主,拟方眉上,用茯神、半夏、人参、益智、枣仁、甘菊、龙齿、天麻、炙草共九味,宁心固摄,养阴息风,药固未尝不是,但力量亦嫌不厚。治此急暴欲脱重证,终觉病重药轻,以视叶氏本方,真是五十步与百步,何所轩较?(《古今医案平议·脱证》)

金。热止,津津汗出,伏暑已解。只因病魔日久,平素积劳,形色脉象虚衰,深虑变病。今饮食未进,寤寐未宁,议以敛液补虚。

人参、茯神、麦冬、五味、炒白芍。

块辰砂一两,绵裹同煎。

又 热久,胃汁被劫,不饥不便,亦病后常事耳。古人论病,必究寝食。今食未加餐,难寐,神识未清,为病伤元气,而热病必消烁真阴。议用三才汤意。

人参、天冬、生地、麦冬、五味子。(《临证指南医案·暑》)

【徐大椿注】暑病久延伤液。(《徐批临证指南医案·暑》)

某,四二。脉涩,不能充长肌肉,夜寐不适。脾营消索,无以灌溉故耳。当用归脾汤意温之。

嫩黄芪、於术、茯神、远志、枣仁、当归、炙草、桂圆、新会皮。(《临证指南医案·不寐》)

【徐大椿注】脾营虚。(《徐批临证指南医案·不寐》)

秦氏。年前肝风眩晕,主以凉血分,和阳熄风,一年未发。今岁正月春寒,非比天暖开泄。此番病发,必因劳怒触动情志。至于呕逆,微冷倏热,交丑寅渐作耳鸣咽痹,食纳久留脘中。想少阳木火盛于寅,胆脉贯耳,犯逆之威必向阳明,而后上凭诸窍。脉右涩大,胃逆不降,食味不甘,而脘中逆乱。熏蒸日炽,营血内耗,无以养心,斯寤不肯寐,心摇荡漾,有难以鸣状之象。今头重脘痹,全是上焦为木火升腾,阻遏清阳。前方滋清,血药居多,必不奏功。今议汤剂方,以苦降其逆,辛通其痹。然汤宜小其制度,以久病体虚。初春若此,冬藏未为坚固可知。其丸剂当以《局方》龙荟丸,暂服半月再议。

连翘一钱半,黑栀皮一钱,羚羊角一钱,鲜菊叶三钱,紫菀二钱,郁金八分,大杏仁(去皮尖,勿研)六粒,土栝蒌皮一钱,鲜菖蒲根四分(忌铁)。

午服。(《临证指南医案·肝火》)

【徐大椿注】风火上郁。(《徐批临证指南医案·肝火》)

沈。年岁壮盛,脘有气瘕,嗳噫震动,气降乃平。流痰未愈,睾丸肿硬。今入夜将寐,少腹气冲至心,竟夕但寤不寐,头眩目花,耳内风雷,四肢麻痹,肌腠如刺,如虫行。此属操持怒劳,内损乎肝,致少阳上聚为瘕,厥阴下结为疝。冲脉不静,脉中气逆混扰,气燥热化,风阳交动,营液日耗,变乱种种。总是肝风之害。非攻消温补能治,惟以静养,勿加怒劳,半年可望有成。

阿胶、细生地、天冬、茯神、陈小麦、南枣肉。(《临证指南医案·肝风》)

【徐大椿注】怒劳伤肝结疝瘕。(《徐批临证指南医案·肝风》)

汤,四十五岁。阳升巅顶,上虚下细,心有狐疑动多,阳不下潜,入夜心事交集,寤不成寐,潜阳益阴主治。

淮小麦、炙甘草、知母、生地、茯苓、丹参。(《叶天士晚年方案真本》)

【徐大椿注】心犹火也,弗戢将自焚矣。故用盏中添油法。(《徐批叶天士晚年方案真本》)

田。脏液内耗,心腹热灼。阳气不交于阴,阳跷穴空,令人寤不成寐。《灵枢》有半夏秫米法,但此病乃损及肝肾,欲求阳和,须介属之咸,佐以酸收甘缓,庶几近理。

龟胶、淡菜、熟地、黄柏、茯苓、萸肉、五味、远志。

又 咸苦酸收已效。下焦液枯,须填实肝肾。

龟鹿胶、熟地、苁蓉、天冬、萸肉、五味、茯苓、羊内肾。(《临证指南医案·不寐》)

【徐大椿注】肝肾阴亏阳浮。(《徐批临证指南医案·不寐》)

汪,三十三岁。肝血内乏,则阴虚于下,阳愈上冒,变风化燥。凡脚气筋挛骨痛,无脂液濡养,春夏阳浮举发,最是阳不入交于阴,必上及诸清窍,目痛头岑,坐不得寐,治宜润燥养津,引阳下降。

鲜生地、淡天冬、清阿胶、大麻仁、柏子仁、肥知母。(《叶天士晚年方案真本》)

【徐大椿注】阳为动物,不恋下即窜上矣。坐不得寐。治宜润燥养津。引阳下降,阳不入阴,则在下既不能蒸化脂液、濡养筋骨,是以浮阳上冒,蒙及清窍,引阳下降,两得之矣。

始也,以阴虚不能恋阳;继也,以阳升不能生阴,总归于阴阳两虚耳。

养液药中佐以苦降,所以引阳下归也。此人胃气尚完,故能进此等甘寒之药。(《徐批叶天士晚年方案真本》)

王,七十七岁。高年气衰,不耐暑伏久热迫,津液被伤,阳不内归。寐少不静。

例用竹叶地黄汤,养液除热,莫与气燥味劣,反致戕胃。(《叶天士晚年方案真本》)

【徐大椿注】(阳不内归):四字极精。

阴阳每相根据恋,老年少寐,津血少而阳不内归也。(《徐批叶天士晚年方案真本》)

王,四十七岁。痰饮乃阴浊化有形之物,阻阳气不入于阴,阳跷穴空,夜不熟寐,《灵枢经》用半夏秫米汤,谓通阳交阴,痰饮不聚也。天王补心一派寒凉阴药,与浊阴树帜,中年必不受护阳为要。仲景云:凡痰饮当以温药和之。

小半夏汤加秫米。(《叶天士晚年方案真本》)

【徐大椿注】精实。指明确凿。阳气入于阴跷穴即不空矣。今被有形阴浊阻逆,阳不内交,苟非驱化痰饮,扩清道路,安得通阳交阴耶?(《徐批叶天士晚年方案真本》)

叶,二九。五志阳升,神识迷惑,忽清忽甚者,非有形质之邪,乃热气化风上巅,致于竟夜不寐。攻痰疏利,决不效验。先以极苦之药,冀其亢阳潜降。

生地、龙胆草、丹参、木通、山栀、芦荟、青黛、薄荷。(《临证指南医案·癫痫》)

【徐大椿注】风阳阳亢。(《徐批临证指南医案·癫痫》)

张,五七。痹中经年,眩晕汗出。阳气有升无降,内风无时不动。此竟夜不寐,属卫阳不肯交于营阴矣。沉痼之症,循理按法尚难速效,纷纷乱药,焉望向安?议用固阳明一法。

桂枝木、生黄、川熟附、炒远志、龙骨、牡蛎、姜、枣。(《临证指南医案·中风》)

【徐大椿注】 胃虚阳升。(《徐批临证指南医案·中风》)

烦　躁

徐。恰交第七日，鼾声呵欠，目瞑烦躁，诊脉微细而促，此皆二气不相接续。衰脱之征最速，是清神熄风方法，难以进商。急固根蒂，仿河间地黄饮。

熟地、附子、苁蓉、萸肉、杞子、远志、菖蒲、川斛。(《临证指南医案·脱》)

【徐大椿注】 阴阳并虚。(《徐批临证指南医案·脱》)

神　昏

劳复，虚寒泄下，加以绝谷胃损，络血洞下，昏乱无神。脉诊三五参差，阴阳已属脱根，恐坏于子丑二时，真气不相维续。勉用大封固一法。

人参、熟附子、生芪、五味子、於术。(《叶氏医案存真》)

【周学海眉批】 伤寒禁谷，不知作俑何人，可惧！可惧！(《评点叶案存真类编·脱》)

劳倦伏邪，初起即用柴胡、紫苏，三阳混散，津液被劫。热邪上结，胸中懊恼，神烦谵语，渴欲冷饮，诊得脉无神，舌色白，病在上焦气分。阅医药不分上下气血，况冬温气泄，老人积劳，七日未见病退机关，此属重症。岂可藐视轻谈。

瓜蒌皮、黑栀子、白杏仁、郁金、香豉、枳壳汁。(《叶氏医案存真》)

【周学海注】 生津通表，疏泄胸中结气，恐力小未能胜任。然方却甚灵巧，老人真气虚，最怕中焦实结，攻补棘手，遂成不治。是以病在上焦，方中已兼清中焦矣。(《评点叶案存真类编·温热》)

凌。脉大不敛，神迷呓语。阴阳不相交合，为欲脱之象。救阴无速功，急急镇固阴阳，冀其苏息。

人参、茯神、阿胶、淮小麦、龙骨、牡蛎。

又　阴液枯槁，阳气独升，心热惊惕，倏热汗泄。议用复脉汤，甘以缓热，充养五液。

复脉(指炙甘草汤。编者注)去姜、桂，加牡蛎。

又 胃弱微呕,暂与养阳明胃津方。

人参、炒麦冬、炒白粳米、茯神、鲜莲子肉、川斛。

又 人参(秋石水拌,烘)、熟地炭、天冬、麦冬、茯神、鲜生地。

又 秋燥上薄,嗽甚微呕,宜调本,兼以清燥。

人参(秋石水拌,烘)、麦冬、玉竹、生甘草、南枣、白粳米。

又 安胃丸[乌梅、川椒、附子、桂枝、干姜各一两,黄柏二两,黄连五钱,川楝子肉、广皮、青皮各二两,白芍三两,人参量加(如有邪者可勿用)。再用川椒、乌梅汤法丸。编者注]二钱,秋石拌人参汤送(《叶氏医案存真》也录有本案,编者注)。(《临证指南医案·脱》)

【徐大椿眉批】脱之名,惟阳气骤越,阴阳相离,汗出如油,六脉垂绝,一时急迫之症方名为脱。至于病久病深,元气已惫,病势垂危,理宜竣补,望有转机。此则凡病将死之时,无不尽然,不得名脱。所列诸药,皆系将死之候,不得入于脱门。(《徐批临证指南医案·脱·阴阳并虚》)

【张寿颐注】仅据脉大不敛、神迷呓语,则肝火上炎者,亦恒有是证,此未可遽以为欲脱之确据,当别有见证可凭。但即以脱证论,则潜摄固涩,毓阴涵阳,方固朴芪不祧,厚重有力。"苏息"二字不可解,此亦叶案之似通非通者。(《古今医案平议·脱证》)

热缓神昏,咳痰呕逆,舌不能言。余邪渐入心包络,恐着痉疯,进芳香入络法。

万氏牛黄丸(黄连、黄芩、山栀、郁金、辰砂、西牛黄。编者注)。(《叶氏医案存真》)

【周学海注】热缓而反神昏,正邪气内陷之候也。不得以热缓为病减。(《评点叶案存真类编·温热》)

【张寿颐注】在外之热既缓,而反神昏不言,且有咳痰呕逆,其为痰热窒塞,气闭不宣,结于内而外热反减,固已彰明皎着。此必早不能开泄疏通,而误服犀、羚、鲜地,引热内闭者也。至此而犹只有牛黄一丸,此外别无开痰宣达之药,仍是开之使陷,不能泄之使通,则愈闭愈塞,而痉疯痉厥至矣。又是陆九芝所谓防其然而无不然者。呼之必应,药之效也,尽可操券以待,然而叶氏见之,必曰此乃脱证,所以不治,伤哉!(《古今医案平议·昏狂》)

伤寒蓄血,都是邪入于里。《内经》谓:阴络伤,血乃下溢。阴为脏病,阴气从下走泄,阳气失恋上冒,遂令神识昏狂,乃脱症也。况在立冬大节之交关,阅医药,今朝所服,犹是羌、防、葛根。前此柴、防服之屡屡,身中阴阳遭此魔障劫尽,焉有安逸之理?虽急急收拾散越,恐未稳追返耳。

人参、茯神、禹余粮、木瓜、五味、小麦。(《叶氏医案存真》)

【周学海注】方意是预防汗脱,因血泄不可复见汗也。但此证不妨稍多用药味,五脏兼顾,而肝肾为重。

【周学海眉批】久病神昏下气频频,即脱也。(《评点叶案存真类编·脱》)

舌缩,语音不出,呼吸似喘,二便不通,神迷如寐。此少阴肾液先亏,温邪深陷阴中。瘛疭已见,厥阳内风上冒,本质素怯,邪伏殊甚,实为棘手。仪护下焦之阴,清解温热之深藏,以冀万一。

阿胶、鲜生地、元参、鲜石菖蒲、川黄连、童子小便。(《叶氏医案存真》)

【周学海注】此病宜大剂填肾阴宣心阳,使阴阳俱活,乃有生理。能将邪气提出阳分,里证转为表证,便是转机。

前四味分两宜重,再略加党参、细辛,提邪出阴。(《评点叶案存真类编·温热》)

【张寿颐注】喘而二便不通,颇似窒塞之实证,必谓少阴先亏,亦正难说。案中不言脉舌,更是无可佐证。周说以伏邪深藏少阴立论,意谓唯肾阴素虚,故外邪得以深入,此喻嘉言之应声,最是温病一大魔障,遂有细辛提邪之梦话。独不见本案已言温邪,则温病而用温药,岂所谓"热因热用"者耶?此喻氏论温三篇,宜乎陆九芝以为有可杀可剐之罪也!(《古今医案平议·昏狂》)

舌暗强缩,干涸无津,邪气已入膻中,神识昏蒙,积劳心血及虚,致热竟入矣。诊脉虚小无力。俱补则热闭,今晚以至宝丹(犀角、雄黄、琥珀、玳瑁、水安息香、西牛黄、麝香、龙脑、金银箔各五十片,为丸,用参汤化下。编者注)三分,凉开水调化,匀五六次铫服,明日再议。

又 心气久耗,营液暗伤,渐枯涸窒塞,小肠火腑失其变化传导,溲溺欲痛,舌刺欲缩,色仍白晦,岂是血滞实火?当滋液以救燔燥,仍佐苦味,以通火液。

鲜浙江生地、元参、竹卷心、人参、川连、菖蒲、百部、桔梗。

又 神气消索,五液枯寂,此昏躁妄言,乃阴阳不肯交合,欲作脱象。不忍坐视,议三才汤以滋水源,参入磁、朱以宁神志。

三才(天冬、熟地、人参。编者注)加磁、朱、金箔。

又 吸短欲躁，午后至更深为甚，热入阴中，子后清阳用事稍和。自云心中不舒，热熏脚楚。仿邪少虚多例，用仲景复脉汤。

炙草、生芍、人参、生地、麦冬、麻仁、阿胶、鸡子黄。(《叶氏医案存真》)

【张寿颐注】神识昏瞀，而但日舌喑强缩，干涸无津。如果光燥鲜红，全无润泽，方是燥火灼阴，法当清润甘寒，急顾胃液，则石斛、知母、犀角、地黄，皆为对症要药。至宝丹芳香镇重，清心降火，何尝不是! 然热病神昏，最多痰热互灼，蒙蔽清灵。以中医旧法言之，则陆九芝之所谓胃热蒸心，胃病而尚非心病，早与香开，引邪深入，直犯心君，是为献门迎贼。以新学家病理言之，则气火上盛，冲激脑经，而知觉失其常度，脑麝香烈，其气上升，更以助其扰乱而有余，虽有金石重坠，不敌升腾之香气，是为借寇兵而赍盗粮。此案不言舌色何若，似不可谓即痰热互灼，蒙其神志之症;然下案明言舌刺欲缩，色仍白晦，可知此时白而且晦，其腻何如，是与鲜红光燥者截然不同，岂非湿痰窒塞，闭遏不通之确据，而乃不知化痰宣络，亟亟开通其壅塞，反以至宝丹之犀角、牛黄引入心经，脑、麝、安息耗散正气，金箔、银箔、朱、珀、雄黄强为镇坠，徒增抑窒之苦，全无宣化之功，自以为开，而不知适助之壅，南辕北辙，遂令邪热之本未传心者，得此药之香开走窜，自谓"致热竟入者"原来如此! 所谓"明日再议"，果至明日而渐以枯涸窒塞，岂非送入而加以镇压之功效，此叶老之所自言者。郁火愈炽，燔灼愈加，此老治温热，几乎无一案不以杀人为能事者，咎在犀、黄、脑、麝，而不用一味痰药耳! 凡痰热窒塞之甚者，脉必不大，甚则伏而不见。此案开口说一"虚"字，总为脉小所误，此后文三才、复脉之根本也。

第二诊注:至宝丹芳香开窍，何以服之而渐致枯涸窒塞? 且犀角、牛黄、玳瑁无一非清心凉肝解热之药，何以反渡涩舌缩? 则送热入心，加以镇坠，真是落井下石，热邪更无出路，而愈闭愈深之明证也。自谓"岂是血滞实火"，颐则谓舌白而晦，明是痰热实火，仍不开痰，而但知滋液，鲜地、元参不足救燔燥，而更以助痰凝，又有人参，则不使之窒塞以死，此老心中终觉不快，岂真忍心害理，性与人殊耶? 总是见理不明，认贼作心腹，养痈遗巨患耳! 虽有菖蒲、桔梗力能开泄，而不敌鲜地、二参之助虐，互为牵制，有贲育而无所展其长。试思舌苔白晦者，何以有需于元参、鲜地? 且当用菖蒲、桔梗者，亦何可与鲜地、元参为伍? 古今有如是之配合乎!

火、液二字，怪不可识。周澄之刻叶案，且可谓"火中之液"，更奇! 盖此老意中，谓通心气、生心液耳。然以火字代心字，则大不妥。似此半通不通之句，叶老案中数见不鲜。呜呼! 文辞之不能通,而谓能通医理,虽在名家,终不可恃。然此老当时名震海内,果操何术以致此邪?

第三诊注:人参、元参、鲜生地,非补益元神、滋养津液之专药耶,乃服之而神气消索,五液枯寂,病又进一步矣! 人参、鲜地之功用,又到何处去? 况又昏而且躁,妄言不已,此不仅心液欲干,而肾液亦竭;心烦肾躁,古有明文。至此而阴津愈灼愈绝,痰涎愈塞愈实,其人固亦闭极欲死,而反谓之脱。又陆九芝之所谓人死气绝,固不妨名之曰脱者。究竟闭塞以死与虚脱以死者不同。唯叶老到底认闭为脱,故病到如此不堪,则一筹莫展,而强以三才为敷衍之计,又谓可滋水源,岂知此人欲死,已全赖老先生之早用参地,而至此则生地尚嫌其闭塞之力太薄,乃更之以熟地、天冬大腻,又加磁朱、金箔助其窒塞,庶可使之早绝须臾,少受几时苦楚,是亦叶老之仁心仁术也,殊可笑也!

第四诊注:吸气独短,又是窒塞确证。午后热甚,又是阳明旺于申酉,确是阳实之热,而必谓是阴虚之热,阴、阳、虚、实四字,乃辨证之最当着眼处,不谓名满海内之大医,而竟有如是之适得其反者! 病人至此,乃只有子后一时之稍和,而其余十一时,皆在沉困迷惘之中矣。自云心中不舒,讵非痰热交窒之为患。热熏则楚,里热又极为明白。而用药只有窒塞,全不为之清解开泄。明明邪多,而必谓邪少;明明实多,而必谓虚多;此老天昏地暗,一至于此! 总是病人命运该绝,死于名人手下,当亦无憾。究竟自始至终所用之药,几无一而非鸩毒! 合是苍生劫运,借渠毒手,一力送入鬼门。此老原是勾魂大使,奈何后之学者犹复一盲群盲,共推叶案为矩矱。此则颐百思而不知其故者。岂斯民之劫数,至今犹未尽耶? 哪得不为之废书三叹! 阳明热病,挟痰最多,痰热壅塞,即令神昏,皆是气火上浮,有升无降,冲激脑经之候。叶老毕生大误全在谬信"温热传手不传足"一语,必以手经足经龈龈分辨,遂置阳明于不问,乃自创"首先犯肺,逆传心包"二句,竟以温热、伤寒作为鸿沟界限,于是一见昏蒙,必从心包主治,至宝、犀黄、鲜地、元参,是其惯伎,初不料阳明经热即由此药引导,直窜入心,如醉如痴,不知不痷,抑且芳香太过,其气上升,愈增脑经之病,而昏乃益甚。其痰少者,则热由犀黄送入心经,犹可即以此药连服三剂,则热得少解,引之复出,而昏迷可醒。陆九芝语虽近于谲,确是实情,前阳明腑证中,王旭高一案岂非明证。迨其神色渐清,医者方且据以为功,谓此病入心,极危极险,赖有犀黄之力,而始起九死于一生,病者亦孰不拜其再生之大德。而第一服之所以送入者,则举国医家直是至今不悟,于是信为独得之秘,屡试屡验,自诩能手。其不应而毙者,则此人之命数当绝耳,亦与医家无尤焉。此已成为医家之一种流行病,叶氏《温热论》,即其发源之滥觞处。而吴鞠通之《条辨》,吴子音之《赘言》,皆其派之孝子慈孙。子音犹以《赘言》为未足,更伪撰《三家医案》以证实之,今之号为习医者,孰不家有其书!而此派之流行病,乃遂毒痡四海。直至近三十年,陆九芝封翁《世补斋文》行世,而始纠其谬,则叶氏之误尽苍生者固已二百余年,然陆氏书至今犹未能家置一编,则叶氏之流毒尚无至境。此仅为无痰者言之,其弊已至于此,而热病之挟痰者,且又十必八九,如其在经之热,兼有痰浊窒塞胸脘,而胸满气痞者,亦用牛黄、至宝、犀角、鲜地,则不独引热深入,并将窒塞之痰浊一律送入心家,而昏冒无知,尤加闭塞,其病必更深一层。使至此而医者知为痰浊痼塞,能用泄痰重剂,如竹沥、菖蒲、胆星、礞石、竹黄、紫雪等物,犹可补救什一。若但知为热,而止有犀、羚、地、斛、麦、味、知母等药,则愈腻愈窒,必致神识全蒙,九窍闭塞而死。其死也,群知其热之甚、陷之深,而终不悟痰之实、药之祸,且谓聚集许多大凉大润要药,而无济于沃焦救焚,则热陷入心之病,固无可治之理;果谁知其所以不治者,即此甘寒凉润、滋腻养阴为之乎!今之俗子,凡治时邪热病,其始则不当表而必表,柴、葛、羌、防皆不可少,或则鲜地与豆豉同打,自谓黑膏,可以解表,而其时固舌苔薄白,里未有热也。其继则热闭渐炽,而舌犹白腻,遂谓热已太盛,必用大凉,乃鲜地、鲜斛、元参、知母、犀、羚、至宝、牛黄清心,不问病情,不论药力,信笔涂鸦,无施不可,而病者至此,无不谵督昏狂,气粗痞满,则更有珠、黄、琥珀、朱砂数物,作为未了之一着,舍此别无良药,始终皆不知有开泄宣通之法,甚至并杏、贝、二陈而不能用,医道更何可复问!伊谁作俑?岂非"首先犯肺,逆传心包"八字,认定手经,遂不许有阳明足经一说,为之厉阶乎!此案开手即曰邪入膻中,而用至宝丹,如能药与病合,宜其效矣。乃第二案依然枯涸窒塞,则至宝丹不能开之使出,而反以引之深入,其弊立见。且曰舌刺,色仍晦白,于晦白上加一"仍"字,知昨日之舌苔,固犹是晦白也。此苔明是痰浊,乃犹不知开泄,而唯以鲜地、元参、川连一派清凉养液。如果液耗,此药亦应有效,何以第三案而且神气消索,五液枯寂?试问鲜地、元参、人参之滋液退热,其功何在?岂非痰浊内陷,得此甘腻而愈窒愈塞!其人已重重关闭,行将塞死,而案语犹谓欲作脱象,所见悖谬,至于此极!最堪骇咤。三才、复脉,在此老为无聊之极思,又不料皆是病人之砒鸩。认实作虚,弊与《指南·温热门》之席姓七诊同,故药用三才,彼此亦复合辙,此二案之所以同归于尽也,是可怜矣!又按至宝中有犀、黄,弊与王旭高十四诊一案同。乃彼能连用三帖,一唯九芝封翁之说是从,目送之入,而又自引之出,所以犹有可救;此则只用一次,转手即为元参、生地,但送之入,而补以塞之,唯恐其热有出路而幸免于死也。且王案能两用硝黄,而此案则三才、复脉,一通一补之异,即为病人出生入死关头。后之学者,其将何所适从耶?是亦不可不辨之于早矣。(《古今医案平议·昏狂》)

胃津既伤,肝风上扰,神迷肢震,面浮欲喘,病势危险,勉拟救胃阴方。

人参、麦冬、生甘草、白粳米、炒半夏、南枣。(《叶氏医案存真》)

【张寿颐注】风痉瘛疭,纵是津伤液涸,可投滋润,亦必参以息风镇静、柔肝潜阳,乃能有济,但与甘腻,必无捷效。况案语自谓面浮欲喘,则肺金不肃,亦且痰气上奔,参、甘、枣、麦,宁不助其壅耶?(《古今医案平议·昏狂》)

温邪已入心营,神烦欲昏,质系阴亏,怕其液涸,不必以斑疹为虑,清神斯邪不结蔽矣。

连翘心、石菖蒲、鲜生地、元参心、金银花、天竺黄,至宝丹一粒。(《叶氏医案存真》)

【周学海注】经云津液相成,神乃自生,故神藉津以养。

暑暍门首案即此,方以犀角易竹黄。(《评点叶案存真类编·温热》)

【张寿颐注】但云神烦欲昏,最多痰热内蒙、闭塞不通之证,未必皆是阴液之虚,必以舌之光红及浊腻辨之。叶氏不言脉舌,恐其所谓阴虚液耗不尽可信。叶老固惯于不辨菽麦者。若使痰蒙而服此方,亦大可危矣!周引经文,极浮泛语,最是欺人恶习。神之不清,各有其因,岂概是滋液有效者?如以痰浊锢蔽之症,而亦如周氏治之,则杀人之秘术矣。(《古今医案平议·昏狂》)

张。病几一月,犹然耳聋,神识不慧,嗽甚痰粘,呼吸喉间有音。此非伤寒暴感,皆夏秋间暑湿热气内郁,新凉引动内伏之邪,当以轻剂清解三焦。奈何医者不晓伏气为病,但以发散消食、寒凉清火为事,致胃汁消亡,真阴尽烁。舌边赤,齿板燥裂血,邪留营中,有内闭瘛疭厥逆之变。况右脉小数,左脉涩弱,热固在里。当此阴伤日久,下之再犯亡阴之戒。从来头面都是清窍,既为邪蒙,精华气血不肯流行,诸窍失司聪明矣。此轻清清解,断断然也。议清上焦气血之壅为先,不投重剂苦寒,正仿古人肥人之病,虑虚其阳耳。

连翘心、元参、犀角、郁金、橘红(蜜水炒)、黑栀皮、川贝、鲜菖蒲根,加竹沥。

又 昨进清上焦法,诸症虽然略减,而神识犹未清爽。总由病久阴液内耗,阳津外伤。聪明智慧之气俱被浊气蒙蔽,所以子后午前稍清,他时皆不清明。以阳盛时,人身应之也。拟进《局方》至宝丹,藉其芳香,足以护阳逐邪,庶无内闭外脱之虞。

至宝丹每服三分。灯心嫩竹叶汤送。

又 脉右缓大,左弱,面垢色已减,痰嗽不爽,良由胃中津液为辛散温燥所伤。心营肺卫,悉受热焰蒸迫,致神呆喘急,耳聋。清阳阻痹,九窍不利,首方宣解气血,继方芳香通窍。无形令其转旋,三焦自有专司,岂与俗医但晓邪滞攻击而已。今已获效,当与清养胃阴肺气。体素丰盛,阳弱,不耐沉寒。然深秋冬交,天气降则上焦先受。试观霜露下垂,草木皆改容色。人在气交,法乎天地,兼参体质施治。

枇杷叶、炒黄川贝、橘红、郁金、茯苓、苡仁。(《临证指南医案·暑》)

朱氏。上冬用温通奇经,带止经转,两月间纳谷神安。今二月初二日,偶涉嗔忿,即麻痹,干呕,耳聋,随即昏迷如厥。诊脉寸强尺弱,食减少,口味淡,微汗。此厥阴之阳化风,乘阳明上犯,蒙昧清空。法当和阳益胃治之。

人参一钱,茯苓三钱,炒半夏一钱半,生白芍一钱,乌梅七分(肉),小川连二分,淡生姜二分,广皮白一钱。此厥阴阳明药也。胃腑以通为补,故主之以大半夏汤。热拥于上,故少佐姜、连以泻心。肝为刚脏,参入白芍、乌梅,以柔之也。

又 三月初五日,经水不至,腹中微痛,右胁蠕蠕而动。皆阳明脉络空虚,冲任无贮,当与通补入络。人参一钱,当归二钱,茺蔚子二钱,香附(醋炒)一钱,茯苓三钱,小茴一钱,生杜仲二钱。

又 照方去茺蔚、杜仲、白芍、官桂。(《临证指南医案·木乘土》)

厥　证

厥者,从下逆上之病也。痉者,明其风强之状也。所以二字每每并言,原与伤寒门所载者有间。想是症,总由气血日偏,阴阳一并而成。譬如风雷之猛烈,郁极而发也。若发而渐复者,犹可转危为安。若发而转逆者,必至直拔根荄乃已。斯存亡之机,在乎命脏之盈亏耳。考方书之名目不一,致病之因由亦繁。大抵可吐者,如痰食填塞于胸中,用瓜蒂散之类,及烧盐探引方法。可清可折者,如厥阳壮火升逆而莫制,用玉女煎,及《宣明》龙荟丸法。可开可降者,如气厥、薄厥而形气暴绝,有五磨饮子,及蒲黄酒法。秽浊蒙神而昏乱无知,有牛黄、至宝，及苏合香丸之两法。飞尸卒厥，先宜酒醴以引导，并可按穴而施针法及灸法。若从虚而论者，如内夺而厥，则为喑痱，有地黄饮子之通摄下焦法。烦劳阳张，令人煎厥，有人参固本，加入金箔、方诸水，为壮水制火法。血厥而阳腾络沸，参乎从阴从阳法。色厥而精脱于下，急与大剂挽元法。肾厥，宗许学士之椒附以通阳。蛔厥，有仲景之安蛔法。阳极用救阴峻剂，阴极有扶阳方法。种种规模，已为全备。及参案中，先生于是症独重在肝。盖肝者，将军之官，善干他脏者也。要知肝气一逆，则诸气皆逆，气逆则痰生，遂火沸风旋，神迷魂荡，无所不至矣。若犯于上者，不免凌金烁液，有门冬汤及琼玉膏之补金柔制法。若犯于中，而为呕为胀者，用六君去术，加木瓜、姜、芍之类，及附子粳米汤加人参，为补胃凝肝法。若震及心脾，而为悸为消者，用甘麦大枣汤，合龙、蛎之属，为缓急重镇法。若挟少阳之威而乘巅摇络者，用羚羊、钩藤、元参、连翘之剂，为熄风清络法。若本脏自病，而体用失和者，以椒、梅、桂、芍之类，为益体宣用法。若因母脏之虚，而扰及子脏之位者，用三才（天冬、熟地、人参。编者注）配合龟、甲、磁、朱，及复脉减辛、味，复入鸡黄之属，为安摄其子母法。至于痿厥之治，尤觉神奇，取血肉介类，改汤为膏，谓其力味重实，填隙止厥最速。此岂非补前人之未备，开后学之法门者乎？参是案者，幸毋忽诸。（《临证指南医案·痉厥》）

【成文注】这是邵新甫根据叶氏诊治不食医案所做的总结。

【徐大椿注】案中所载甚杂，或有痫症，或有痉症，或有怔忡症，或有火郁症，或有惊恐症，或有痰迷症，皆谓之厥，此编书者之过也，至于当用人参，则厥症十不得一者，乃居其三四，恐留邪之害，必有受之者矣。（《徐批临证指南医案·痉厥》）

鲍，二十四岁。述厥冒来必迅疾，醒来亦速，既醒精神少灵慧，超时卧息乃清。凡六气之速，莫如火风。此内起脏真之阳，肝脏最速，乃下焦肾水暗亏，水不生木。议填补酸收壮阴法。

真金箔、白廉珠、石菖蒲、熟地、远志肉、五味子、萸肉、茯苓、龟板。（《叶天士晚年方案真本》）

【徐大椿注】病标在肝胆，病本在肾亏，故以金珠安镇灵台，清降水火，即以大剂滋填肾阴，酸收木气，佐以交通心肾，丝丝入扣。（《徐批叶天士晚年方案真本》）

凡热甚而厥,其邪必在阴分,古称热深厥深。病中遗泄,阴伤邪陷,发表攻里,断难施用,和正托邪,是为稳法。

草果、黄芩、知母、人参、炒半夏。

五更时服。(《叶氏医案存真》)

【周学海注】 五更时服,方意可师。草果能从阴透阳,半夏能通阴阳也。(《评点叶案存真类编·温热》)

顾。此痿厥也,盖厥阴风旋,阳冒神迷则为厥。阳明络空,四末不用而为痿厥。午后黄昏,乃厥阴、阳明旺时,病机发现矣。凡此皆属络病,《金匮》篇中有之。仲景云:诸厥宜下,下之利不止者死。明不下降之药,皆可止厥。但不可硝、黄再伤阴阳耳。但积年沉疴,非旦夕速效可知矣。

活鳖甲、真阿胶、方诸水、鲜生地、元参、青黛。

又 照前方去元参,加天冬。

又 阴络空隙,厥阳内风掀然鼓动而为厥。余用咸味入阴和阳,介类有情之潜伏,颇见小效。但病根在下深远,汤剂轻浮,焉能填隙?改汤为膏,取药力味重以填实之,亦止厥一法。

鲜鳖甲、败龟板、猪脊髓、羊骨髓、生地、天冬、阿胶、淡菜、黄柏。

熬膏,早服七钱,午服四钱。(《徐批临证指南医案·痉厥》)

黄,二十。据述十一年前夏秋间,多用井水盐梅,因此昏厥,以后三五日一发。病愈虽醒,日瘦日减,间有语言不自接续。想其至理,水盐梅酸,大泄肝肾脏阴。厥者,阳气逆乱,冒神愦愦,势成沉痼,非痫厥门治痰治火清窍者。是脏阴受病,脏主乎藏蓄,医偏搜逐劫烁,凡阴涸欲绝,譬诸油尽,灯焰忽明忽昏,扑然息矣。先圣先贤,从无成法,未敢凑药欺人。常用人乳一杯。

【徐大椿注】 阴涸欲绝。(《徐批临证指南医案·痉厥》)

厥者,脉动而身静谓之尸厥。此气闭于外,气血未乱,通其阳则生。今厥而脉乱,气血并走于上,如天地之郁,则沙飞水涌,莫之可当,为之大厥。此人身之根蒂空虚,三阳并赢,俟其气返则生,不返则危矣。

大熟地、磁石、代赭石、五味子、白芍、人参、河车。(《叶氏医案存真》)

【周学海注】 厥究非脱,脉乱而有力,仍当作闭治。若细微无力,直是脱矣。(《评点叶案存真类编·厥》)

罗。温邪内陷,津液被劫,厥阳挟内风上逆,遂致痉厥。

生牡蛎、阿胶、熟地炭、生白芍、炒远志、石菖蒲。

又 厥阴误进刚药,五液劫尽,阳气与内风鸱张,遂变为痉。平昔内损,继以暴邪,本属难调。此阴气竭绝,戌亥当防。

熟地炭、磁石、生白芍、木瓜、远志、茯神。(《临证指南医案·痉厥》)

【徐大椿注】 温邪劫液,风阳上逆。(《徐批临证指南医案·痉厥》)

某。阳气暴张,精绝,令人煎厥。

细生地一两,阿胶三钱,出山铅(打薄)五钱。

调珍珠末一钱。

又 煎厥者,下焦阴液枯燥,冲气上逆为厥。议用咸寒降逆,血肉填阴。

细生地、元参、龟胶、阿胶、淡菜、蚌水。

又 液涸消渴,都是脏阴为病。前议填阴,药汁浓腻不能多进。但胃口不醒,生气何以再振?阳明阳土,非甘凉不复,况肝病治胃,自来有诸。

人参、麦冬、川斛、新会皮、白粳米、干佩兰叶。(《临证指南医案·痉厥》)

【徐大椿注】 煎厥。(《徐批临证指南医案·痉厥》)

某。因惊外触,见症神怯欲迷,已经肢厥,冷汗,怕动。仿镇怯理虚。

人参、茯神、枣仁、生龙骨、石菖蒲、炙草、南枣、陈淮小麦。早上服。(《临证指南医案·惊》)

【徐大椿注】 脏躁阳浮。(《徐批临证指南医案·惊》)

盛,四九。脐上心下热炽,咽喉间陈腐气,遂神昏仆厥,经时汗出而醒。病来口涌血沫,乃膻中热拥,以致心窍受蒙。若非芳香清透,不能宣通络中瘀痹。

生乌犀角一两,天竺黄一两,丹参一两,郁金一两,云茯神一两,石菖蒲五钱,麝香一钱,冰片五分。

各生研,野赤豆皮煎汤泛丸,竹叶汤送下二钱,食后服。(《临证指南医案·痉厥》)

【徐大椿注】 膻中热郁心窍蒙。

【徐大椿眉批】 此乃痫症,非厥也。(《徐批临证指南医案·痉厥》)

食物滞于肠胃,太阴阳气不旋,陶节庵用五积散。因汗冷厥逆,禁用攻表。

昨主温通开滞气颇应,谓阳气宜通也。

草果、香附、厚朴、陈皮、广木香、茯苓。

化服苏合香丸(苏合香丸:苏合香、安息香、犀角、冰片、麝香、香附、木香、熏陆香、沉香、丁香、白术,炼蜜丸,朱砂为衣,外作蜡丸。编者注)。(《叶氏医案存真》)

【周学海注】此表里两解之变法,亦温中托表之变法也,必伤于冷物乃合。(《评点叶案存真类编·厥》)

唐。积劳伏暑,欲寐时,心中轰然上升,自觉神魂缥缈。此皆阳气上冒,内风鼓动,所以陡然昏厥。

石膏、知母、甘草、粳米、生地、麦冬、竹叶心。(《临证指南医案·痉厥》)

【徐大椿注】暑邪内陷,胞络闭结。(《徐批临证指南医案·痉厥》)

王。右脉已伏,左小紧。四肢冰冷,干呕烦渴。厥阴浊泛,胃阳欲绝,此属痛厥。姑以辛热,泄浊通阳。

泡淡吴萸、制附子、川楝子、延胡索、淡干姜、茯苓。

又 脉微为无阳,下利,冷汗,呕逆不食,肢厥不肯回阳。一团浊阴阻蔽,却有闭脘之危。议四逆之属,护阳驱浊。

人参、淡附子、枳实、茯苓、生淡干姜。

又 肢厥,恶心,吞酸,胸满,大便不通有六日。

川连、淡干姜、人参、枳实、陈皮、半夏、茯苓。(《临证指南医案·痉厥》)

血伤骤加惊恐,气郁热升风旋,清神受蒙为厥。凡厥皆隶厥阴,今左股麻痹,忽爽忽迷,皆肝胆中相火、内风未得宁静。病延数日,左脉小濡。热胜津液暗伤,不宜纯与攻涤苦寒,经旨以肝为刚脏,与胃腑对待。柔缓濡润,阳和液复,可免痫症。

鲜生地、石菖蒲、柏子仁、阿胶、天冬、茯神。(《叶氏医案存真》)

【周学海注】血伤用地黄宜干者,此古法也,血热乃用鲜者。方中略少清肝降浊之品。(《评点叶案存真类编·厥》)

杨。暑由上受,先入肺络,日期渐多,气分热邪逆传入营,遂逼心胞络中。神昏欲躁,舌音缩,手足牵引。乃暑热深陷,谓之发痉。热闭在里,肢体反不发热。热邪内闭则外脱，岂非至急？考古人方法，清络热必兼芳香，开里窍以清神识。若重药攻邪，直走肠胃，与胞络结闭无干涉也。

犀角、元参、鲜生地、连翘、鲜菖蒲、银花。

化至宝丹四丸。（《临证指南医案·痉厥》）

【徐大椿注】暑邪内陷，胞络闭结。

【徐大椿眉批】一定之理。（《徐批临证指南医案·痉厥》）

叶氏。脉右大，热升风动，郁冒为厥。宗陈无择羚羊角散方。

羚羊角、小生地、元参、丹参、连翘、黑豆皮。

又 厥后惊惕汗泄，阳风无制，都缘阴枯不主恋阳。议用六味，益阴和阳。

炒六味（指六味地黄丸，编者注）去山药，加人参、秋石。

又 渴不欲饮，阴不上乘。况寐醒神识不静，易惊汗出。法当敛补。

人参、萸肉炭、熟地、五味、茯神、远志。

又 半月经水两至，痛自下焦冲突而厥。病由阴维、冲、任，盖八脉所司也。此养营仅到中宫，所以无效。

苁蓉、鹿角霜、当归、柏子霜、桂枝木、茯苓。

又 前法已中病情，须从奇经治义。

照前方去桂枝木，加鹿角胶。

又 病去八九，仅以温补下元为法，不必穷治。

淡苁蓉、炒杞子、当归、柏子仁、茯苓、小茴香。（《临证指南医案·痉厥》）

【徐大椿眉批】（宗陈无择羚羊角散方）：奇脉虚阳风动。

此老动云奇经，奇经者乃十二经之溢出者也。十二经能统之，惟冲脉则为血海，女子经水及带之事全赖乎此，不可不别。其治法若余经，并无别有他药专治者也。此老欲欺人以不知，故时时以奇经立说，而耳食之人亦拾其吐余，动云奇经，并不知奇经为何物。真堪一笑。（《徐批临证指南医案·痉厥》）

赵，杨安浜，十九岁。惊恐起病，遇怒而发肝厥，乃阳气暴升，痰随气火上举，神识乃迷。近加小产后，必须养肝阴，佐入凉肝。

原生地、茯神、清阿胶、天冬、柏子仁、白芍、人中白、紫丹参。

【徐大椿注】治肝必佐以清凉，故即温肾药内，必佐凉滋一二味，所以养胃液而清肝阳也。惟阴阳并衰，生气索然者，始专主温热耳。（《徐批叶天士晚年方案真本》）

痫 证

天地,一阴阳也,阴阳和则天清地宁,一有偏胜,遂有非常之变。人身亦一阴阳也,阴阳和则神清气定,一有偏胜,自致不测之病。故《内经》曰:重阳者狂,重阴者癫。痫与癫,其原则同也。古人集癫、痫、狂辨,以为阳并于阴,阴并于阳,此诚不刊之论。言乎现症,狂则少卧不饥,妄言妄笑,甚则上屋逾垣,其候多躁而常醒。癫则或歌或哭,如醉如痴,甚至不知秽洁,其候多静而常昏。痫则发作无时,卒然昏仆,筋脉瘛疭,口中作声,后人因其声似,分马痫、牛痫、猪痫、羊痫、鸡痫五名,其候经时而必止。推其病因,狂由大惊大怒,病在肝、胆、胃经,三阳并而上升,故火炽则痰涌,心窍为之闭塞。癫由积忧积郁,病在心、脾、胞络,三阴蔽而不宣,故气郁则痰迷,神志为之混淆。痫病或由惊恐,或由饮食不节,或由母腹中受惊,以致内脏不平,经久失调,一触积痰,厥气内风猝焉暴逆,莫能禁止,待其气反然后已。至于主治,察形证,诊脉候,以辨虚实。狂之实者,以承气、白虎直折阳明之火,生铁落饮重制肝胆之邪。虚者当壮水以制火,二阴煎(生地、麦冬、枣仁、甘草、元参、茯苓、黄芩、木通。编者注)之类主之。癫之实者,以滚痰丸开痰壅闭,清心丸泄火郁勃。虚者当养神而通志,归脾、枕中之类主之。痫之实者,用五痫丸以攻风,控涎丸以劫痰,龙荟丸以泻火。虚者当补助气血,调摄阴阳,养营汤、河车丸之类主之。狂、癫、痫三症治法,大旨不越乎此。今如肝风痰火者,苦辛以开泄。神虚火炎者,则清补并施。肝胆厥阳化风旋逆者,以极苦之药折之。神志两虚者,用交心肾法。劳神太过者,宗静以生阴意,为敛补镇摄。方案虽未详备,而零珠碎玉,不悉堪为世宝哉!医者惟调理其阴阳,不使有所偏胜,则郁逆自消,而神气得反其常焉矣。(《临证指南医案·癫痫》)

【成文注】这是龚商年根据叶氏诊治痫证医案经验所做的总结。

【徐大椿眉批】论三症治法颇是。(《徐批临证指南医案·癫痫》)

某。平昔操持,身心皆动,悲忧惊恐,情志内伤。渐渐神志恍惚,有似癫痫,其病不在一脏矣。医药中七情致损,二千年来,从未有一方包罗者,然约旨总以阴阳迭偏为定评。凡动皆阳,当宗静以生阴是议。阳乘于络,脏阴不安,敛摄镇固,久进可效。家务见闻,必宜屏绝,百日为期。

人参、廉珠、茯神、枣仁、炙草、生龙骨、萸肉、五味、金箔。(《临证指南医案·癫痫》)

【徐大椿注】劳心太过。

【徐大椿眉批】癫痫症必用通神明、镇痰涎之法,其方甚多,非寻常清火通气之药可愈。诸方并未见及也。(《徐批临证指南医案·癫痫》)

孙,十八。神呆,脉沉,因惊恐以致痫疾,语言不甚明了,此痰火阻其灵窍。深戒酒肉厚味,静室善调,经年可愈。

黄连、黄芩、山栀、枳实、橘红、胆星、菖蒲、远志。(《临证指南医案·癫痫》)

【徐大椿注】惊恐痰火升。(《徐批临证指南医案·癫痫》)

汪。惊恐,阳升风动,宿痫遂发。吐痰,呕逆,不言,络脉失利也。

羚羊角、石菖蒲、胆星、远志、连翘、钩藤、天麻、橘红。(《临证指南医案·癫痫》)

【徐大椿注】阳气郁窍络阻。(《徐批临证指南医案·癫痫》)

叶氏。每遇经来紫黑,痫疾必发。暮夜惊呼声震,昼则神呆,面青多笑,火风由肝而至。泄胆热以清神,再商后法。

丹皮、丹参、细生地、黑山栀、茺蔚子、胡黄连。

调入琥珀末。(《临证指南医案·癫痫》)

【徐大椿注】木火郁血滞。(《徐批临证指南医案·癫痫》)

张,二二。入冬不寐,痫疾遂发。此阳不潜藏,治在肝肾。用虎潜(熟地、虎胫骨、龟板、黄柏、知母、锁阳、当归、牛膝、白芍、陈皮、羯羊肉。编者注)法。(《临证指南医案·癫痫》)

【徐大椿注】肝肾阳升。(《徐批临证指南医案·癫痫》)

张,五十岁。神不灵爽,乏欢悦之念,宿痫由情志不适,而致内因之恙。向老食少,理窍开结,治痰必佐参、苓养正。

人参、远志肉(炒黑)、茯苓块、石菖蒲、新会红、熟半夏、竹沥、姜汁。(《叶天士晚年方案真本》)

【徐大椿注】理窍开结治痰三法,因食少向老,兼佐养正,色色都到。(《徐批叶天士晚年方案真本》)

狂 证

吴。惊狂,乃木火扰动,虽得平静,仍心悸怔忡,夜卧不寐。诊脉虚细如丝,已非痰火有余。议补心丹,以理心之用。

人参、茯神、枣仁、元参、丹参、天冬、麦冬、生地、川连、柏子仁、菖蒲、桔梗、远志。(《临证指南医案·癫痫》)

【徐大椿注】木火动,心神虚。(《徐批临证指南医案·癫痫》)

袁,二一。神识不甚灵慧,陡然狂乱入并。夫暴病痰、火、风为多,今诊视色脉,产后未满百日,多惊怕,五味皆变。厥阴肝木顺乘阳明,古称一阴一阳变乱为痛。先以清心胞,解营热,食进便通,再酌调理。

犀角、生地、菖蒲、元参心、羚羊角、郁金、竹叶心、连翘心。

又　复脉汤(炙甘草汤,编者注)去参、姜、桂。(《临证指南医案·产后》)

【徐大椿注】木火盛,心营热。(《徐批临证指南医案·产后》)

心 惊 肉 惕

经云:惊则伤胆,恐则伤肾。大凡可畏之事,猝然而至者谓之惊。若从容而至,可以宛转思维者,谓之恐。是惊急而恐缓也。夫惊症,大人亦有之,小儿最多,因其神志未坚,胆气未充,故每遇稍异之形声,即陡然而惊矣。惊之所伤,由心猝及乎胆,由胆即及乎肝,遂致心主君火,兼肝胆中相火风木,骤然而起。症现搐溺瘈疭,神昏谵妄,肢冷厥逆,吐乳身热,目窜口噤。种种所患,无非心、肝、胆之现症,而实毫无外感之风邪。此因外受之惊,而动内之木火风也。故但当以一惊字立为病名,斯乃切当。因其内风沸起,遂加一风字,因病来迅速,又加一急字,故遂有急惊风之病名,此已属牵强附会矣。至于今之混称为急惊风者,更属背谬。总因小儿阴气未充,外感之风温、风热、风火,以及寒邪化热,并燥火诸症,最易伤阴。阴伤则血不营筋,液伤则脉络滞涩。热盛亦能使内之木火风相继而起,所现之症,与受惊者类亦相同。然实非因受惊而起,其所治之法,大有区别。如果因惊者,治宜安养心神,镇惊定怯,甘凉清内热,柔润熄肝风,或少佐芳香,通其窍络,舒其结闭。至于刚热燥涩,表散之药,概不可用。若无惊而但感外邪者,有宜于凉散,有宜于温散,有宜于苦寒清火,有宜于甘温扶阳,或补或泻,自当按六淫之邪而施治,与惊字毫无关涉。奈今之医者,每遇非惊之症,因不能辨明六气中所伤何气,却定不出病名,遂强将一惊字混入，藉口漫称为急惊风症，掩饰欺人。病家亦酷信之，以为小儿防范难周，焉有无惊之理。其所订之方，错杂游移，不知治惊总以心、肝、胆为主。若治时邪，须兼肺、胃、脾、肾、三焦、营卫、经络而论，大不相同也。更有一种称慢惊风之病名者，尤属怪诞不经，必当亟为驳正。有论在幼科吐泻之后，宜合观之。（《临证指南医案·惊》）

【成文注】这是华岫云根据叶氏诊治惊证医案所做的总结。

【徐大椿注】风字最妙。凡肝胆之疾，无不因风。肝为风脏，经云"风者百病之长也"。不但外风名风，即内风亦名风。故大人口眼歪斜，神昏厥胃冒，亦名中风，与小儿亦相类，何独小儿之病不得名风也？

【徐大椿眉批】此等症总宜服镇心消痰等丸药。（《徐批临证指南医案·惊》）

第三节 脾胃病医案

脾胃之论，莫详于东垣，其所著补中益气、调中益气、升阳益胃等汤，诚补前人之未备。察其立方之意，因以内伤劳倦为主，又因脾乃太阴湿土，且世人胃阳衰者居多，故用参、芪以补中，二术以温操，升、柴升下陷之清阳，陈皮、木香理中宫之气滞，脾胃合治。若用之得宜，诚效如桴鼓。盖东垣之法，不过详于治脾，而略于治胃耳。乃后人宗其意者，凡著书立说，竟将脾胃总论，即以治脾之药笼统治胃，举世皆然。今观叶氏之书，始知脾胃当分析而论。盖胃属戊土，脾属己土，戊阳己阴，阴阳之性有别也。脏宜藏，腑宜通，脏腑之体用各殊也。若脾阳不足，胃有寒湿，一脏一腑，皆宜于温燥升运者，自当格遵东垣之法。若脾阳不亏，胃有燥火，则当遵叶氏养胃阴之法。观其立论云：纳食主胃，运化主脾，脾宜升则健，胃宜降则和。又云：太阴湿土，得阳始运；阳明阳土，得阴自安。以脾喜刚燥，胃喜柔润也。仲景急下存津，其治在胃。东垣大升阳气，其治在脾。此种议论，实超出千古。故凡遇禀质木火之体，患燥热之症，或病后热伤肺胃津液，以致虚痞不食，舌绛咽干，烦渴不寐，肌燥熇热，便不通爽。此九窍不和，都属胃病也，岂可以芪、术、升、柴治之乎？故先生必用降胃之法，所谓胃宜降则和者，非用辛开苦降，亦非苦寒下夺，以损胃气，不过甘平，或甘凉濡润，以养胃阴，则津液来复，使之通降而已矣。此义即宗《内经》所谓六腑者，传化物而不藏，以通为用之理也。今案中所分胃阴虚、胃阳虚、脾胃阳虚、中虚、饥伤、食伤，其种种治法，最易明悉，余不复赘。总之脾胃之病，虚实寒热，宜燥宜润，固当详辨。其于升降二字，尤为紧要。盖脾气下陷固病，即使不陷,而但不健运,已病矣。胃气上逆固病,即不上逆,但不通降,亦病矣。故脾胃之治法,与各门相兼者甚多,如呕吐、肿胀、泄泻、便闭、不食、胃痛、腹痛、木乘土诸门,尤宜并参,互相讨论,以明其理可也。(《临证指南医案·脾胃》)

【成文注】这是华岫云根据叶氏诊治便溏医案所做的总结。

【徐大椿注】发明亦切当。

【徐大椿眉批】名言至论,深得《内经》之旨。此老必有传授其学,不尔未能如此深造也。(《徐批临证指南医案·脾胃》)

胃 脘 痛

阳明乃十二经脉之长,其作痛之因甚多。盖胃者汇也,乃冲繁要道,为患最易。虚邪贼邪之乘机窃发,其间消长不一。习俗辛香温燥之治,断不容一例而漫施。然而是病,其要何在? 所云初病在经,久痛入络,以经主气、络主血,则可知其治气治血之当然也。凡气既久阻,血亦应病,循行之脉络自痹,而辛香理气、辛柔和血之法,实为对待必然之理。又如饱食痛甚,得食痛缓之类,于此有宜补不宜补之分焉。若素虚之体,时就烦劳,水谷之精微不足以供其消磨,而营气日虚,脉络枯涩,求助于食者,甘温填补等法,所宜频进也。若有形之滞堵塞其中,容纳早已无权,得助而为实实,攻之逐之等剂,又不可缓也。寒温两法,从乎喜暖喜凉;滋燥之殊,询其便涩便滑。至于饮停必吞酸,食滞当嗳腐。厥气乃散漫无形,瘀伤则定而有象。蛔虫动扰,当频痛而吐沫;痰湿壅塞,必善吐而脉滑。营气两虚者,不离乎嘈辣动悸。肝阳冲克者,定然烦渴而呕逆。阴邪之势,其来必速。郁火之患,由渐而剧也。(《临证指南医案·胃脘痛》)

【成文注】这是邵新甫根据叶氏诊治胃脘痛医案经验所做的总结。

【徐大椿注】治胃痛之方,大段亦不外此。但痛必有外邪内积,不宜轻补,而用人参甚多;痛久则必热,而用姜附甚多,俱为太过。(《徐批临证指南医案·胃脘痛》)

陈。壮盛年岁,形消色夺,诊脉右小促,左小弦劲。病起上年秋季,脘中卒痛,有形梗突。病后陡遇惊触,渐次食减不适,食入不运,停留上脘,腹形胀满,甚则胁肋皆胀,四肢不暖,暮夜渐温,大便旬日始通,便后必带血出。清早未食,自按脐上气海,有瘕形甚小,按之微痛,身动饮水,寂然无踪。天气稍冷,爪甲色紫。细推病属肝脾,气血不通,则为郁遏,久则阳微痹结,上下不行,有若否卦之义。阅医药或消或补,总不见效者,未知通阳之奥耳。

薤白、桂枝、栝蒌仁、生姜、半夏、茯苓。

又 薤白汁、桂枝木、栝蒌实、川楝子皮、半夏、茯苓、归须、桃仁、延胡、姜汁。

二汁法丸。(《临证指南医案·肿胀》)

【徐大椿注】肝脾不和,清阳痹结。(《徐批临证指南医案·肿胀》)

范,湖州,二十五岁。形色黄瘦,脘痛呛血,问纳食减平日之七,自初春至霜降,不得醒复。此内损七情,淹淹劳怯,若不扶其脾胃,但以嗽呛为治,殆不可为矣。

参归建中汤。(《叶天士晚年方案真本》)

【徐大椿注】有力量。先天元阳,全赖后天水谷之气荫庇,胃旺纳谷,中气既能充护脏腑,且精生于谷,阴分亦借以充裕,纳食既减平日之七,安得不急扶脾胃耶!(《徐批叶天士晚年方案真本》)

范氏。诸豆皆能闭气,浆凝为腐,宛是呆滞食物。食已脘痞痛胀,乃清气之阻。诊脉小涩,舌白粘腻。当理气以开旷胸中。

杏仁、厚朴、老苏梗、广皮白、白蔻仁、枳壳汁、桔梗汁。(《临证指南医案·胃脘痛》)

【徐大椿眉批】方案重复可厌。(《徐批临证指南医案·胃脘痛》)

方,五九。诊脉百至,右缓涩,左弦劲。始而肠鸣泄气,由渐腹满膜胀,纳食几废,便难溺少。此皆情怀少旷,清气不转,肝木侵侮胃土,腑阳窒塞,胀满日甚。据云,先因胃脘心下痛症,气郁显然,非旦晚图功之象。议河间分消法。

杏仁、厚朴、海金沙、陈香橼、郁金、莱菔子、木通、鸡肫皮。(《临证指南医案·肿胀》)

【徐大椿注】肝郁犯胃兼湿。(《徐批临证指南医案·肿胀》)

封,泰兴,三十七岁。十年前夜饱,凝滞食闭。气物遂胃,脘痛呕吐,病中腹大如怀妊,得气下泄而胀消,经准不育,来必腹痛。久病焉有速效。祛寒凝开气为主。

吴萸、秦椒、川楝子、高良姜、延胡、蓬术、香附、山楂,姜汁泛丸。(《叶天士

晚年方案真本》)

【徐大椿注】不是肝气阻逆，即是脾不健运。前因肝逆，继为中虚，终致寒凝，病机历历。(《徐批叶天士晚年方案真本》)

甘，五三。脉左微弱，右弦。前议入夜反胃脘痛，是浊阴上攻。据说食粥不化，早食至晚吐出，仍是不变之形。火土不生，不司腐熟，温药一定至理。第气攻膈中，究泻不得爽，必肠间屈曲隐处，无以旋转机关，风动则鸣。议用半硫丸。(《临证指南医案·便闭》)

【徐大椿眉批】虚风便闭。(《徐批临证指南医案·便闭》)

龚，茜泾，六十八岁。心下胃口之上，痛有两月，问酒客往昔肠血，每痛发，食进少。其痛始缓，食进多，痛即立至。据说饮热酒，脘中爽然，则知浊凝厚味，皆助阴伤阳宜戒。

荜茇、红豆蔻、乌药、苏梗、良姜、延胡、生香附。(《叶天士晚年方案真本》)

【徐大椿注】肉食难饥，素食易饿，总是厚浊难于运化。然中官之阳为浊阴滋腻，阳气亦渐劳乏也。

阳气在中下二焦，如火熏走马灯，辘轳旋转不定。松脆之物，入胃易于流走运化，精华糟粕，旋即分头各归其所。若厚味酒液粘腻，浓厚留滞肠胃，枢机虽旺，其如窒碍何？(《徐批叶天士晚年方案真本》)

顾氏。天癸当绝仍来，昔壮年已有头晕。七年前秋起胃痛若嘈，今春悲哀，先麻木头眩，痛发下部，膝胫冷三日，病属肝厥胃痛。述痛引背胁，是久病络脉空隙，厥阳热气，因情志郁勃拂逆，气攻乘络，内风旋动，袭阳明，致呕逆不能进食。(《临证指南医案·胃脘痛》)

九孔石决明、清阿胶、生地、枸杞子、茯苓、桑寄生、川石斛。

【徐大椿注】肝风犯胃液虚。(《徐批临证指南医案·胃脘痛》)

黄，六十九岁。凡食腥油浊物，胃脘必痛，老人营运之阳已衰。

浊味皆阴凝内痛，必以取气阳药。沉香、白蔻破泄真气，误用则刺其凶。

人参、小熟附子、生姜、白蜜、桂枝、茯苓。(《叶天士晚年方案真本》)

【徐大椿注】脾阳已衰，阳不胜阴。不主为胃行其津液。(《徐批叶天士晚

年方案真本》）

金，三十六岁。脐间冲气上逆，自觉垒攻及脘中，痛胀兼作，若响动下行痛胀始缓。嗳多呕沫，大便艰涩。十年宿病，图效颇难。

桃仁、延胡、郁李仁、川楝、火麻仁、冬葵子。（《叶天士晚年方案真本》）

【徐大椿注】（脐间冲气上逆）：已见根蒂不固。

此近关格之病，早以滑润通调，极为稳安。此等病补益关元、气海，恐其迂滞不灵，只得走出一层滑润法，以和肝。

和肝阳以润肠胃，俾二便常通，则浊气自然下降，不致上逆攻冲，痛胀亦止。（《徐批叶天士晚年方案真本》）

毛氏。旧有胃痛、脘痹、呕吐之病，秋前举发，已得小安。近痛呕复来，身体燔热。宿病未罢，而暑热秽气上窍侵入，三焦混淆，恐内闭变现痉厥。

川连、淡黄芩、半夏、姜汁、黑山栀、枳实汁。（《临证指南医案·呕吐》）

【徐大椿注】暑秽内结。（《徐批临证指南医案·呕吐》）

缪。脉弦左搏，数年胃痛不痊，发时手不可按，胁中拘急，少腹左傍素有瘕聚之形，气自下焦冲起，为胀为呕。此乃惊忧嗔怒，致动肝木，乘其中土，胃伤失降，脉络逆并，痛势为甚。初起或理气获效，久发中衰，辛香气燥，脾胃不胜克伐矣。议疏肝木安土为法，冀其渐缓，再酌后法。

川楝子、川连、干姜、桂枝、当归、川椒、生白芍、乌梅。

又 少腹疝瘕多年，冲起散漫，胃脘、两胁痛甚欲呕。年前用安胃泄肝颇效，但下焦至阴，足跗发瘰裂水。久留湿热瘀留，经脉络中交病。若非宣通气血壅遏，恐非至理。

桃仁、柏子仁、川芎、当归、小茴、小香附、茯苓、山栀（姜汁炒）。

为末，用青葱管百茎，加水一杯，取汁法丸。（《临证指南医案·癥瘕》）

【徐大椿注】气血凝络肝逆胃痛呕。（《徐批临证指南医案·癥瘕》）

某。积劳有年，阳气渐衰，浊凝瘀阻，脘中常痛，怕成噎膈便塞之症。

桃仁、红花、延胡、川楝子、半夏、橘红、郁金汁、栝蒌皮。（《临证指南医案·噎膈反胃》）

【徐大椿注】阳衰脘痹血瘀。

【徐大椿眉批】噎膈有瘀者极多，此方为宜。(《徐批临证指南医案·噎膈反胃》)

钮，湖州，二十八岁。五六年胃痛，发必呕吐不便。

桃仁(炒)、麻仁、墨汁、延胡、归须、南楂(炒)，加韭汁十五匙。(《叶天士晚年方案真本》)

【徐大椿注】妙方药。是系厥阴结闭冲逆，以通幽法疏泄厥阴，遂其性而病自已，决不可投香燥也。(《徐批叶天士晚年方案真本》)

秦，二十二岁。据述久逗客邸，情志不适，致脘中两胁按之而痛，大便久不爽利，脉形弦坚。面色不华，纳食已少，虚中有滞，以宣通腑络。

熟桃仁、海石、土栝蒌、熟半夏、橘红、枳实皮。(《叶天士晚年方案真本》)

【徐大椿注】情志不适，肝木必乘胃土，食少不化，是以虚中有滞。(《徐批叶天士晚年方案真本》)

芮。前议肝病入胃，上下格拒。考《内经》诸痛，皆主寒客。但经年累月久痛，寒必化热，故六气都从火化，河间特补病机一十九条亦然。思初病在气，久必入血，以经脉主气，络脉主血也。此脏腑经络气血，须分晰辨明，投剂自可入彀。更询初病因惊，夫惊则气逆。初病肝气之逆，久则诸气均逆，而三焦皆受，不特胃当其冲矣。谨陈缓急先后进药方法。"厥阴篇"云，气上撞心，饥不能食，欲呕，口吐涎沫。夫木既犯胃，胃受克为虚，仲景谓制木必先安土，恐防久克难复。议用安胃一法。

川连、川楝子、川椒、生白芍、乌梅、淡姜渣、归须、橘红。

又 春分前七日，诊右脉虚弦带涩，左脉小弦劲而数。胃痛已缓，但常有畏寒鼓栗，俄顷发热而解，此肝病先厥后热也。今岁厥阴司天，春季风木主气，肝病既久，脾胃必虚。风木郁于土宫，营卫二气。未能流畅于经脉为营养护卫，此偏热偏寒所由来矣。夫木郁于土宫，古人制肝补脾，升阳散郁，皆理偏就和为治，勿徒攻补寒热为调。今春半天令渐温，拟两和气血，佐以宣畅少阳太阴，至小满气暖泄越，必大培脾胃后天，方合岁气体质调理。定春季煎、丸二方。

人参、茯苓、广皮、炙草、当归、白芍、丹皮、桑叶。

姜枣汤法丸。

间用煎方：人参、广皮、谷芽、炙草、白芍、黄芩、丹皮、柴胡。(《临证指南医案·木乘土》)

【徐大椿注】《内经》以攻病克制曰胜方，补虚益体、须气味相生曰生方。今胃被肝乘，法当补胃，但胃属腑阳，凡六腑以通为补。黄连味苦能降。戴元礼云："诸寒药皆凝涩，惟有黄连不凝涩。"有姜、椒、归须气味之辛，得黄连、川楝之苦，仿《内经》苦与辛合，能降能通；芍药酸寒，能泄土中木乘，又能和阴止痛。当归血中气药，辛温上升，用须力薄，其气不升；梅占先春，花发最早，得少阳生气，非酸敛之收药，得连、楝苦寒，《内经》所谓"酸苦泄热"也。以气与热俱无形无质，其通逐之法迥异，故辨及之。

【徐大椿眉批】寒必化热，若浅学之人不能知也。方论皆见卓识。此二方俱不中病，有畏寒热等症，当先和营卫。(《徐批临证指南医案·木乘土》)

上燥治气，下燥治血，此为定论。今阳明胃汁之虚，因久痛呕逆，投以香燥破气，津液劫伤，胃气不主下行，肠中传送开合，皆失其职司。经云：六腑以通为补。岂徒理燥而已，仍议清补胃阴为法。

鲜生地、甜梨肉、天冬肉、人参、生白蜜。(《叶氏医案存真》)

【张寿颐注】此是大府不通之症，以久有胃痛呕逆，久服燥药而来，投以润泽，谁人不能？况药味太轻，亦且无效。此非大剂一贯煎多服，不能划胃痛之根。叶老尚非其所长。案语谓上燥治气亦非。(《古今医案平议·燥火》)

王，北濠，二十五岁。中焦痛起，四肢逆冷，汗出，呕涎及食物，此属脾厥。

极黑附子、草果仁、粗桂皮、片姜黄、延胡索。(《叶天士晚年方案真本》)

【徐大椿注】厥为寒之极，太阴本是至阴，热药为宜。(《徐批叶天士晚年方案真本》)

王，山塘，二十四岁。八日间痛发一次，日来不饥，大便不爽。凡痛呕出黄浊，水难下咽，浊气自下上涌，即有呕吐之状。肠中滞气不行，胃中涎沫不泻。

半硫丸，每服一钱二分。(《叶天士晚年方案真本》)

【徐大椿注】浊气自下上涌，由于肠中滞气不行，胃中涎沫不泻耳。

肠中滞气，胃中涎沫，所以不行不泻，由于肠胃阳气不足，阴邪浊邪，转得逆上涌泛。必半夏之降逆，硫黄之温通。俾滞气行而涎沫泻耳。(《徐批叶天士晚年方案真本》)

王，四三。劳伤胃痛，明是阳伤，错认箭风，钓药敷贴，更服丸药。心下坚实，按之痛，舌白烦渴，二便涩少，喘急不得进食。从痞结论治。

生姜汁、生淡干姜、泡淡黄芩、枳实、姜汁炒川连、半夏。（《临证指南医案·痞》）

【徐大椿注】寒热客邪互结。（《徐批临证指南医案·痞》）

王，四三。胃脘痛，高突而坚，呕清涎血沫，滴水不能下咽，四肢冷，肌肤麻木。捶背，病势略缓。此属肝厥犯胃。

开口吴萸、金铃子、炒延胡、生香附、高良姜、南山楂。（《临证指南医案·木乘土》）

【徐大椿眉批】此症最多，必有蓄饮为患。徒治其气，未必见效。（《徐批临证指南医案·木乘土》）

姚。胃痛久而屡发，必有凝痰聚瘀。老年气衰，病发日重，乃邪正势不两立也。今纳物呕吐甚多，味带酸苦，脉得左大右小。盖肝木必侮胃土，胃阳虚，完谷而出。且呃逆沃以热汤不减，其胃气掀腾如沸，不嗜汤饮，饮浊弥留脘底。用药之理，远柔用刚，嘉言谓能变胃而不受胃变。开得上关，再商治法。

紫金丹（牛黄、冰片、狗宝、鸦片各六分，广木香二两。上为末，人乳丸，重五厘，金箔为衣。编者注）含化一丸，日三次。

又 议以辛润苦滑，通胸中之阳，开涤浊涎结聚，古人谓通则不痛。胸中部位最高，治在气分。

鲜薤白（去白衣）三钱，栝蒌实三钱（炒焦），熟半夏三钱，茯苓三钱，川桂枝一钱，生姜汁四分（调入）。（《临证指南医案·胃脘痛》）

【徐大椿注】肝犯胃兼痰饮胸痹。古有薤露之歌，谓薤最滑，露不能留，其气辛则通，其体滑则降，仲景用以主胸痹不舒之痛；瓜蒌苦润豁痰，陷胸汤以之开结；半夏自阳以和阴；茯苓淡渗；桂枝辛甘轻扬，载之不急下走，以攻病所；姜汁生用，能通胸中痰沫，兼以通神明，去秽恶也。

【徐大椿眉批】此仲圣之成法也。（《徐批临证指南医案·胃脘痛》）

俞，齐门，二十八岁。气自少腹攻至心下则痛，气渐下归而散。问惊恐为病，由肝肾之厥逆，仲景厥阴例，不以纯刚。

乌梅、白及、川椒、川楝、桂枝、淡干姜。（《叶天士晚年方案真本》）

【徐大椿注】法宗《金匮》酸收辛开苦降。(《徐批叶天士晚年方案真本》)

张,十九。壮年面色痿黄,脉濡小无力,胃脘常痛,情志不适即发,或饮暖酒暂解,食物不易消化,脾胃之土受克,却因肝木来乘。怡情放怀,可愈此病。

人参、广皮、半夏、茯苓、苡仁、桑叶、丹皮、桔梗、山栀(姜汁炒)。

水泛丸。

【徐大椿注】郁伤脾胃阳虚。(《徐批临证指南医案·胃脘痛》)

张。阳微不司外卫,脉络牵掣不和。胃痛,夏秋不发,阴内阳外也。当冬寒骤加,宜急护其阳,用桂枝附子汤(桂枝、附子、甘草、生姜、大枣。编者注)。

桂枝、附子、炙草、煨姜、南枣。(《临证指南医案·胃脘痛》)

【徐大椿注】总宜切胃痛为妙,此方则徒然壮阳耳。(《徐批临证指南医案·胃脘痛》)

赵,三十三岁。脘痛映脊,甚则四肢逆冷,问当年产后瘕泄,今带漏脊椎酸垂。《内经》云:阴维脉病苦心痛,医不和维脉,阴阳异治,谓痛以破气降气,何见识浅陋乃尔。

鹿茸、角霜、当归、小茴、枸杞、白蒺藜、茯苓、肉苁蓉。(《叶天士晚年方案真本》)

【徐大椿注】凡女人脘痛久不愈者,必是奇经中来。曾用过鹿角胶一斤治十四年脘痛不止者。(《徐批叶天士晚年方案真本》)

中年饱食,虚里穴痛胀,引之吐出,痛胀势减,必起寒热,旬日乃已。夫脾主营,胃主卫。因吐动中,营卫造偏周行,脉中脉外参差,遂致寒热。且纳物主胃,运化在脾,皆因阳健失司,法当暖中,用火生土意,再以脉沉弦细参论,都系阴象,有年反胃格胀,清阳渐弱,浊阴僭窃为多。症脉属虚,温补宜佐宣通,守中非法。

生淡干姜、茯苓、人参、熟半夏、白粳米。(《叶氏医案存真》)

【周学海眉批】句中有许多书卷。(《评点叶案存真类编·噎膈反胃》)

朱,带城桥,二十三岁。阳虚胃痛,用辛温见效。街衢往来秽气,内入伤阳,痛再作。先驱秽浊。

苏合香丸。(《叶天士晚年方案真本》)

【徐大椿注】别开生面,此新秽触动夙病也。(《徐批叶天士晚年方案真本》)

朱,五二。未老形衰,纳谷最少,久有心下忽痛,略进汤饮不安。近来常吐清水,是胃阳日薄,噎膈须防。议用大半夏汤补腑为宜。

人参、半夏、茯苓、白香粳米、姜汁。河水煎。(《临证指南医案·噎膈反胃》)

【徐大椿注】胃阳虚。(《徐批临证指南医案·噎膈反胃》)

痞　满

案中六淫外侵,用仲景泻心汤。脾胃内伤,用仲景等姜桂甘法。即遵古贤治痞之以苦为泄,辛甘为散二法。其于邪伤津液者,用苦辛开泄,而必资酸味以助之。于上焦不舒者,既有枳、桔、杏、蒌开降,而又用栀、豉除热化腐,疏畅清阳之气,是又从古人有形至无形论内化出妙用。若所用保和化食,白金驱痰,附姜暖中,参苓养胃,生脉敛液,总在临症视其阴阳虚实,灵机应变耳。(《临证指南医案·痞》)

【成文注】这是姚亦陶根据叶氏诊治痞满医案所做的总结。

【徐大椿注】痞有二义:痞结成形之痞,是病胸膈痞满,是症痞结之痞,即积聚之类,另立一门亦可。但痞满之痞,不拘何病皆有,此症如何另立一门?此非此老之故,乃编书之不明也。(《徐批临证指南医案·痞》)

常山,四十三。食入脘闷,嗳气呕吐觉爽,少焉仍然痞闷。视形躯充伟,按脉形小濡。中年阳微不运,即为不足,泄降气分,攻痰是为有余治法,非脉症所宜。

治中法。(《叶氏医案存真》)

【周学海注】经谓形盛脉细少气者危,此症可治处尚在痞闷,未至少气,且脉濡非劲耳。(《评点叶案存真类编·胃脘痛》)

陈。诊脉左带微数,右关微弦,胸脘痞闷,右眼角赤,皆是肝木乘坤土。经旨有肾藏志,脾藏意。今梦寐惊惕,是见不藏之象。倘调养失宜,内有七情之扰,外有六淫之侮,再经反复药饵,无过树根草皮,焉能有济。故重言以申其说。

人参、半夏、枳实、茯苓、干姜、小川连。

第二案。六脉略和，舌胎已退，胸脘稍宽，渴饮至胃。微觉呆滞，大便干燥。势见阴枯阳结，通阳之中，佐以润燥，亦属至理。至于调养静摄工夫，不必再赘。

柏子仁、苁蓉、归须、炒桃仁、块苓、桂心。

第三案。立夏日诊脉，气和病情减。清晨微觉气闷，阳气尚未全振。再论人身中，阴阳二气每相眷顾，阳病久必伤阴，阴病久必伤阳，故病久之体，调养失慎，必至反复。谆谆至嘱，进苓桂术甘汤（茯苓、白术、桂枝、炙草。编者注）以宣上鬲（通膈，编者注）之阳。

第四案。年过五旬，肾气本弱，病缠日久，脾土亦馁。肾恶燥，脾恶湿，经旨昭昭。若欲平稳，宜乎分治为妥，是将来调旨。今上腻已宽，且进下焦调补为法。

苁蓉、归身、杞子、茯神、小茴、柏子仁、天冬、巴戟、牛膝。

第五案。病减六七，惟纳食不易运化，饮汤不易下趋，口中味淡，时或作酸，大便燥艰，乃脾阳不振，肾阴未复，故润剂之中，佐以辛香，有合经旨辛甘化风之意。

柏仁、小茴、苁蓉、车前、茯苓、牛膝、归身、桂心。

第六案。脉神俱安，大便艰涩不爽，脐间隐隐作痛。高年肾阴暗亏，血液不能灌溉四旁，肠中枯燥，更衣颇觉费力。拟进通幽汤方法以润之。

归须、红花、郁李仁、柏仁、麻仁、生地、升麻。

第七案。两日连次更衣，脐间疼痛已止，胸鬲之间，略觉不和，则知病缠日久，不独血液受亏，气分亦为之不振。拟温填药饵，佐以通阳，庶几中下两顾。

苁蓉、茯苓、杞子、小茴、柏仁、牛膝、人参、巴戟。（《叶氏医案存真》）

【周学海注】脉证皆痰气固结之象，但燥痰是虚燥滞结，宜生津以滑之，不宜辛热淡渗以燥之。

脐间隐痛是痰凝，是上前咸润药所致。方中宜加桃仁、山楂。

苁蓉大碍通阳，下四方不离此味，只因肾燥便艰。何不选用甘滑辛润而必须咸润耶。

苁蓉最伤心阳，最助脾湿，历验之矣。

痰饮所结。

去咸润反更衣矣，其理显然。（《评点叶案存真类编·温热》）

丁,四十八岁。平日酒肉浊物助阴,脘中凝结有形,此皆阳气流行之所。仲景陷胸泻心皆治痞结,谓外邪内陷治法,今是内伤,与阳气邪结异例。

荜茇、良姜、乌药、川乌、红豆蔻、香附、茯苓。(《叶天士晚年方案真本》)

【徐大椿注】一派辛温助阳行气,驱阴浊而破散凝结。(《徐批叶天士晚年方案真本》)

寒湿损伤脾阳,遂成中满之症,乃淡泊不堪所致。

附子、干姜、茯苓、白芍、胡芦巴。《叶氏医案存真》)

【周学海注】(胡芦巴)可改用吴萸。(《评点叶案存真类编·肿胀》)

刘。湿热,非苦辛寒不解。体丰阳气不足,论体攻病为是。胸中痞闷不食,议治在胃。

川连、炒半夏、人参、枳实、姜汁、茯苓、橘红。(《临证指南医案·痞》)

【徐大椿注】湿热伤胃。(《徐批临证指南医案·痞》)

莫,无锡,四十六岁。易怒,气火逆行,脘中微窒,气阻妨食,先开上痹,瘦人脉数弦,勿投香燥。

枇杷叶、降香末、黑栀皮、土蒌皮、杜苏子、新会皮(去白)。(《叶天士晚年方案真本》)

【徐大椿注】有痰滞。火逆行,痰必上涌,故药兼治痰也。(《徐批叶天士晚年方案真本》)

某。脉不清,神烦倦,中痞恶心,乃热邪里结。进泻心法。

炒半夏、黄芩、黄连、干姜、枳实、杏仁。(《临证指南医案·痞》)

【徐大椿眉批】热邪里结。(《徐批临证指南医案·痞》)

某。气阻脘痹,饮下作痛,当开上焦。

枇杷叶、大杏仁、苏子、降香汁、白蔻仁、橘红。(《临证指南医案·痞》)

【徐大椿注】肺气不降,胸脘痹阻。(《徐批临证指南医案·痞》)

沈,二四。精气内损,是皆脏病。萸、地甘酸,未为背谬。缘清阳先伤于上,柔阴之药反碍阳气之旋运,食减中痞,显然明白。病患食姜稍舒者,得辛以助阳之用也。至于黄芪、麦冬、枣仁,更蒙上焦,斯为背谬极。议辛甘理阳可效。

桂枝汤去芍,加茯苓。(《临证指南医案·痞》)

【徐大椿注】中阳不运。(《徐批临证指南医案·痞》)

时热食复,胸痞,恶心欲呕,进半夏泻心法。

炒半夏、川连、枳实、杏仁、姜汁、厚朴、草蔻。

又方:人参、山楂、枳实、干姜、姜汁、炒半夏。(《叶氏医案存真》)

【周学海注】食复最宜顾胃气,且既有食矣,自当加健脾消食,何用泻心,只降气分。古用承气汤即嫌太峻,亦宜略仿其例。(《评点叶案存真类编·温热》)

宋。前议辛润下气以治肺痹,谓上焦不行,则下脘不通,古称痞闷,都属气分之郁也。两番大便,胸次稍舒,而未为全爽,此岂有形之滞?乃气郁必热,陈腐粘凝胶聚,故脘腹热气下注,隐然微痛。法当用仲景栀子豉汤,解其陈腐郁热。暮卧另进白金丸(白矾、郁金。编者注)一钱。盖热必生痰,气阻痰滞。一汤一丸,以有形无形之各异也。

黑山栀、香豉、郁金、杏仁、桃仁、栝蒌皮、降香。

另付(疑为服之误,编者注)白金丸五钱。(《临证指南医案·痞》)

【徐大椿注】痰热内闭。(《徐批临证指南医案·痞》)

宋。食入脘胀,此属胃病。视色苍形瘦,自述饮酒呕吐而得。又述耳鸣肉瞤,是木火犯中,郁勃病甚。议用逍遥减白术,合左金方。(《临证指南医案·肿胀》)

【徐大椿注】木火犯土。(《徐批临证指南医案·肿胀》)

孙。寒热由四末以扰胃,非药从口入以扰胃,邪热、津液互胶成痰,气不展舒,阻痹脘中。治法不但攻病,前议停药,欲谬药气尽,病自退避三舍耳。

人参、川连(盐水炒)、枳实、半夏、郁金、石菖蒲。(《临证指南医案·痞》)

【徐大椿注】痰热内闭。(《徐批临证指南医案·痞》)

汪。舌灰黄,脘痹不饥,形寒怯冷。脾阳式微,不能运布气机,非温通焉能宣达。

半夏、茯苓、广皮、干姜、厚朴、荜茇。（《临证指南医案·痞》）

【徐大椿注】脾阳虚。（《徐批临证指南医案·脾胃》）

魏，花溪，三十五岁。胸中是清阳转旋之所，凡饥饱忧劳太过，阳气不行，则浊阴锢结，非有积聚之比，酒肉助阴聚湿，永不能愈。

荜茇、厚朴、茯苓、公丁香柄、茅术、米仁。（《叶天士晚年方案真本》）

【徐大椿注】此人必是贪饕。（《徐批叶天士晚年方案真本》）

吴，三十四岁。操家烦冗，兼有嗔怒，肝脾不和，膜胀由胁至脘，木犯中土，必妨食不饥。理气舒郁，和其中宫。

南楂、生香附、神曲、茯苓、钩藤、橘红。（《叶天士晚年方案真本》）

【徐大椿注】开郁总不离越鞠法。（《徐批叶天士晚年方案真本》）

吴，四三。食下膜胀，便溏不爽，肢木不仁。此脾阳困顿，不能默运使然。温通中阳为主。

白术三钱，附子一钱，炮姜一钱半，桂枝木一钱，茯苓三钱，荜茇一钱。（《临证指南医案·肿胀》）

【徐大椿眉批】凡胀必有实邪，一味温补，是益其病也。《内经》云："诸胀腹大，皆属于热。"不可背也。（《徐批临证指南医案·肿胀》）

席，东山，二十岁。问病已逾年，食饱腹膨，微痛便溏，久嗽痰多，凡越几日，必身热。此劳伤由脾胃失运，郁而来热，痰多，食不相和，则非地黄滋滞者。

米仁、南枣、生麦芽、桔梗、胡连、茯苓、白芍、广皮。（《叶天士晚年方案真本》）

【徐大椿注】脾胃失运，郁火生热。蒸动周身，此必有积滞留中，气机不畅达者。（《徐批叶天士晚年方案真本》）

徐，二十四岁。初诊谓下焦跗踵浮肿，以收摄肝肾病者，用过颇安。但胸脘不舒展，改进开泄血中之气，服之又不安，且面少华色，痞闷又如饥，当以虚论，未有骤功。

人参、桂心、茯苓、当归(炒)、煨姜、炙甘草。（《叶天士晚年方案真本》）

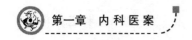

【徐大椿注】层次转换。(《徐批叶天士晚年方案真本》)

徐氏。经候适来,肢骸若撒,环口肉眴蠕动,两踝臂肘常冷。夫冲脉血下,跷维脉怯不用,冲隶阳明,厥阴对峙。因惊肝病,木乘土位,以致胃衰。初则气升至咽,久则懒食脘痞。昔人有治肝不应,当取阳明。阳明不阖,空洞若谷,厥气上加,势必呕胀吞酸。然阳明胃腑,通补为宜。刚药畏其劫阴,少济以柔药,法当如是。

人参二钱,半夏(姜汁炒)三钱,茯苓三钱,淡附子七分,白粳米五钱,木瓜二钱。(《临证指南医案·木乘土》)

【徐大椿注】胃虚益气而用人参,非半夏之辛,茯苓之淡,非通剂矣。少少用附子以理胃阳,粳米以理胃阴,得通补两和阴阳之义;木瓜以酸救胃汁以制肝,兼和半夏、附子之刚愎。此大半夏与附子粳米汤合方。

【徐大椿眉批】经来之时而病状如此,总是血虚而肝风乘之,宜用血药。(《徐批临证指南医案·木乘土》)

许,常熟。奔驰劳动摇精,精腐溺浊,继出血筋,真阴大泄于下,胸痞不知饥,腹中鸣响攻动,乃清阳结闭于上。此皆不知阴阳虚实,但以淡渗凉降,反伤胃中之阳。

茯苓、炙甘草、广木香(煨熟)、人参、茯神、益智仁、生谷芽、新会皮。(《叶天士晚年方案真本》)

【徐大椿注】阳微不下行致响。精实。此症下损及上,从阴损阳,用妙香最为稳着。(《徐批叶天士晚年方案真本》)

阳明湿热,痞结心下,拟苦降辛泄,则邪自解耳。

泡干姜、半夏、桔梗、杏仁、川连、厚朴、枳实、豆豉,至宝丹。(《叶氏医案存真》)

【周学海注】为重湿热上蒸,故曰阳明。(《评点叶案存真类编·湿温》)

杨,二八。暑热必挟湿,吸气而受,先伤于上。故仲景伤寒,先分六经;河间温热,须究三焦。大凡暑热伤气,湿着阻气。肺主一身周行之气,位高,为手太阴经。据述病样,面赤足冷,上脘痞塞,其为上焦受病显著。缘平素善饮,胃中湿热久伏。辛温燥烈,不但肺病不合,而胃中湿热,得燥热锢闭,下利稀水,即协热下利。故黄连苦寒,每进必利甚者,苦寒以胜其辛热,药味尚留于胃底也,然与初受之肺邪无当。此石膏辛寒,辛先入肺,知母为味清凉,为肺之母气。然不明肺邪,徒曰生津,焉是至理？昔孙真人未诊先问,最不误事。再据主家说及病起两旬,从无汗泄。经云:暑当汗出勿止。气分窒塞日久,热侵入血中,咯痰带血,舌红赤,不甚渴饮。上焦不解,漫延中下,此皆急清三焦,是第一章旨。故热病之瘀热,留络而为遗毒,注腑肠而为洞利,便为束手无策。再论湿乃重浊之邪,热为熏蒸之气。热处湿中,蒸淫之气上迫清窍,耳为失聪,不与少阳耳聋同例。青蒿减柴胡一等,亦是少阳本药。且大病如大敌,选药若选将,苟非慎重,鲜克有济。议三焦厘清治,从河间法。初三日。

飞滑石、生石膏、寒水石、大杏仁、炒黄竹茹、川通草、莹白金汁、金银花露。

又　暮诊。诊脉后,腹胸肌腠发现瘾疹,气分湿热原有暗泄之机,早间所谈余邪遗热必兼解。

毒者为此。下午进药后,诊脉,较大于早晨,神识亦如前。但舌赤,中心甚干燥,身体扪之,热甚于早间,此阴分亦被热气蒸伤。瘦人虑其液涸,然痰咯不清,养阴药无往而非腻滞。议得早进清膈一剂,而三焦热秽之蓄,当用紫雪丹二三匙,藉其芳香宣窍逐秽,斯锢热可解,浊痰不粘。继此调理之方,清营分,滋胃汁,始可瞻顾。其宿垢欲去,犹在旬日之外。古人谓下不嫌迟,非臆说也。

紫雪丹一钱六分,知母、竹叶心、连翘心、炒川贝、竹沥、犀角、元参、金汁、银花露。

又　一剂后用竹叶心、知母、绿豆皮、元参、鲜生地、金银花。

又　一剂后,去银花、绿豆皮,加人参、麦冬。

又　初十申刻诊。经月时邪,脉形小数,小为病退,数为余热。故皮腠麸蜕,气血有流行之义;思食欲餐,胃中有醒豁之机,皆佳兆也。第舌赤而中心黄苔,热蒸既久,胃津阴液俱伤,致咽物咽中若阻,溺溲尿管犹痛。咯痰浓厚,宿垢未下。若急遽攻夺,恐真阴更涸矣。此存阴为主,而清腑兼之。故乱进食物,便是助热。惟清淡之味,与病不悖。自来热病,最怕食复劳复,举世共闻,非臆说也。

细生地、元参心、知母、炒川贝、麦冬、地骨皮、银花露、竹沥。

又　脉症如昨,仍议滋清阴分余热,佐清上脘热痰。

照昨日方去地骨皮、银花露,加盐水炒橘红。(《临证指南医案·暑》)

杨,二十二岁。心事闷萦,胸膈痞痹,多嗳吐涎,述脐左及小腹有形而坚,

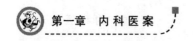

按之微痛。大便亦不爽适，此属小肠部位，腑病宜通。

枳实、桔梗、蓬术、青皮、槟榔、芦荟，葱汁泛丸。(《叶天士晚年方案真本》)

【徐大椿注】心与小肠为表里，未有心事闷萦而不病及腑阳者。轻则小便赤，重则坚成有形。明眼人见透。此等病，妇女更多，不得误认为痃病也。盖妇女最多心事闷萦耳，须留意也。(《徐批叶天士晚年方案真本》)

杨，三十岁。三疟是邪在阴而发，自秋入冬，寒热悠悠忽忽，自述烦劳必心胸痞胀。凡劳则伤阳，议以温养营分，亦托邪一法。

人参、归身、桂心、茯苓、炙甘草、黑蜀漆(炒)、老生姜、南枣肉。(《叶天士晚年方案真本》)

【徐大椿注】托邪藉乎温养营分，亦固正以祛邪也。(《徐批叶天士晚年方案真本》)

杨，十六。味过辛酸，脾胃气伤结聚，食入则胀满。曾服礞石大黄丸，滞浊既下不愈，病不在乎肠中。前贤治胀治满，必曰分消。攻有形不效，自属气聚为痃。疏胃宜清，调脾当暖，此宗前贤立法。

人参、熟附、生姜、生茅术、广皮、丁香皮、黄柏、草豆蔻、川黄连、厚朴、茯苓、泽泻。

水法丸。(《临证指南医案·肿胀》)

【徐大椿注】脾胃气滞不和。

【徐大椿眉批】胀俱在肠外三焦肠膜之间。(《徐批临证指南医案·肿胀》)

再论暑湿客气，由上受以行中道，未按经法，致三焦否塞。逆乱为厥，厥属邪深在阴，故取地浆重阴之气。珠潜水底咸寒，少佐冰片辛热，能开热痹，直走至阴，以冀厥止。究竟暑湿热气，乃无质之邪，弥漫胸臆，如烟雾缭绕，诸宗气营气，无以展舒，焉有知味知饥？彼攻消峻克，能涤有质之邪滞，非湿结气分之治也。昔轩岐云：从上病者，治其上。且上焦如雾，藉轻扬可以去实。半月不更衣，断勿攻下，皆气窒使然。

川贝、米仁、兜铃、白蔻、连翘、射干、通草。(《叶氏医案存真》)

【周学海注】天湿上受，所谓阳中雾露之气也，地湿下受，其证兼寒，治法

与此不同。(《评点叶案存真类编·湿温》)

詹,四十三岁。食入脘闷嗳气,呕吐觉爽,少焉仍然痞闷,形躯充伟,脉形小濡。中年阳微不运,是为不足。泄降气分攻痰,有余治法,非此脉症所宜。

治中法。(《叶天士晚年方案真本》)

【徐大椿注】此脉形小濡,故确指其为阳微不运之病,否则错认肝火矣。

中不安谷,既无痰凝火升,但觉脘闷嗳气,吐后仍痞,显属中宫气衰,阳微不主运动。再行泄降气分大谬。(《徐批叶天士晚年方案真本》)

张,六一。此湿蕴气中,足太阴之气不为鼓动运行,试以痞结胸满,仲景列于"太阴篇"中,概可推求其理矣。

半夏(醋炒)、茯苓、川连、厚朴、通草汤煎。(《临证指南医案·湿》)

【徐大椿注】湿郁脾阳。(《徐批临证指南医案·湿》)

张,五十三岁。三疟久延两三年,面肌黄萎,唇口枯白,食入脘腹,膜胀,足痿如堕。至晚浮肿。其所伤者脾阳肾阳,然脾以营运则健,肾宜收纳为命根,非一方兼用,按古法。

早服肾气丸,晚服理中汤。(《叶天士晚年方案真本》)

【徐大椿注】早晚分头而治,切实了当。(《徐批叶天士晚年方案真本》)

嘈 杂

嘈有虚实真伪,其病总在于胃。经云:饮入于胃,游溢精气,上输于脾,脾气散精,上归于肺。又云:脾与胃以膜相连耳。又云:脾主为胃行其津液者也。由此观之,脾属阴,主乎血;胃属阳,主乎气。胃易燥,全赖脾阴以和之;脾易湿,必赖胃阳以运之。故一阴一阳,互相表里,合冲和之德,而为后天生化之源也。若脾阴一虚,则胃家饮食游溢之精气,全输于脾,不能稍留津液以自润,则胃过于燥而有火矣。故欲得食以自资,稍迟则嘈杂愈甚,得食则嘈可暂止。若失治,则延便闭、三消、噎膈之症。治当补脾阴,养营血,兼补胃阴,甘凉濡润,或稍佐微酸,此乃脾阴之虚而致胃家之燥也。更有一切热病之后,胃气虽渐复,津液尚未充,亦有是症。此但以饮食调之,可以自愈。此二种,乃为虚嘈症。所谓实者,年岁壮盛,脾胃生发之气与肾阳充旺,食易消磨,多食易饥而嘈,得食即止。此非病也,不必服药。以上皆是真嘈症。所云伪者,因胃有痰火，以致饮食输化不清，或现恶心，吞酸，微烦，眩晕，少寐，似饥非饥，虽饱食亦不能止。此乃痰火为患，治宜清胃，稍佐降痰。苦寒及腻滞之药，不宜多用。又有胃阳衰微，以致积饮内聚，水气泛溢，似有凌心之状，凄凄戚戚，似酸非酸，似辣非辣，饮食减少。此属脾胃阳虚，治宜温通，仿痰饮门而治之。此二种乃似嘈之伪症，若夫所云心嘈者误也。心但有烦而无嘈，胃但有嘈而无烦，亦不可不辨明之。今先生之法，仅有四案，倘好善之士更能搜采补入，则幸甚。（《临证指南医案·嘈》）

【成文注】这是华岫云根据叶氏诊治嘈杂医案经验所做的总结。

程氏。血虚心嘈，咽呛。

生地、天冬、麦冬、女贞子、生白芍、炙草、茯神、麻仁。（《临证指南医案·嘈》）

【徐大椿注】血虚。（《徐批临证指南医案·嘈》）

罗，六十三岁。情怀内起之热，燔燎身中脂液，嘈杂如饥，厌恶食物无味。胃是阳土，以阴为用，津液既窍，五火皆燃，非六气外客之邪，膏、连苦辛寒不可用。必神静安坐，五志自宁，日饵汤药无用。

人参、知母、茯神、甘草、生地、天冬、鲜莲子。（《叶天士晚年方案真本》）

【徐大椿注】五志无形之火，皆本于先天元阳。静则温养脏真，为生生之气。燔灼则逼烁津液，肌肉日削。

胃是阳土，以阴为用，故胃阴须养，真名语也。

性情随气血改移，肌皮宽浓者，往往弛缓。每见燥急人瘦如骨立，津液不充，火气飞扬耳。（《徐批叶天士晚年方案真本》）

某氏。经半月一至，夜嘈痛。

生地、阿胶、天冬、茯神、白芍、丹参。（《临证指南医案·嘈》）

【徐大椿注】肝阴虚。（《徐批临证指南医案·嘈》）

沈，五十三岁。吞酸嘈杂，不化食味。

藿香、橘白、川连、金石斛、茯苓、黑栀皮。（《叶天士晚年方案真本》）

【徐大椿注】宣泄气火。（《徐批叶天士晚年方案真本》）

【成文注】嘈杂医案较少，述症简略。

嗳 气

《内经》止有噫字,而无嗳字,故经云:五气所病,心为噫。又云:寒气客于胃,厥逆从下上散,复出于胃,故为噫,夫噫嗳一症,或伤寒病后,及大病后,多有此症。盖以汗、吐、下后,大邪虽解,胃气弱而不和,三焦因之失职,故清无所归而不升,浊无所纳而不降,是以邪气留连,嗳酸作饱,胸膈不爽,而为心下痞硬,噫气不除,乃胃阳虚而为阴所格阻。阳足则充周流动,不足则胶固格阻矣。仲景立旋覆代赭汤,用人参、甘草养正补虚,姜、枣以和脾养胃,所以安定中州者至矣。更以旋覆花之力,旋转于上,使阴中格阻之阳,升而上达。又用代赭石之重镇坠于下,使恋阳留滞之阴,降而下达。然后参、甘、大枣,可施其补虚之功,而生姜、半夏可奏其开痞之效。而前贤治噫嗳一症,无出仲景上矣。故先生于胃虚客气上逆,及胃阳虚脾胃不和,肺气不降而为噫嗳者,每宗仲景法加减出入,或加杏仁、桔梗以开肺,智仁、朴、术以散满,甘草、白芍以和胃,靡不应手取愈,可谓得仲景心法矣。(《临证指南医案·噫嗳》)

【成文注】这是邹时乘根据叶氏诊治嗳气医案经验所做的总结。

【徐大椿眉批】嗳是饱食而气出胃口,人人有之。方亦云嗳庚亥切,此非病也,噫即呃逆,俗名冷逆,是病者之所最忌,如何并为一症。(《徐批临证指南医案·噫嗳》)

高年正气已衰,热邪陷伏,故间疟延为三日,此属厥象。舌涸脘痹,噫气欲呕,胃虚客逆,恐有呕吐呃忒之变。议用旋覆代赭(旋覆花、代赭石、人参、半夏、甘草、生姜、大枣。编者注),镇其逆乱之气,合泻心法以开热邪塞结为主。

人参、川连、干姜、白芍、旋覆花、代赭石、乌梅、牡蛎、半夏。服一剂,减去半夏、干姜服。(《叶氏医案存真》)

【周学海注】运用有法,二方俱为气分之治,尤为巧合,尤可悟运用古方之妙。

减二味亦有深意。仲景凡渴去半夏,热邪陷阴津,必伤耗矣。(《评点叶案存真类编·疟》)

郭,谈家巷。凡滋味食下不化,嗳出不变气味。盖在地所产梁肉成形者,皆阴类。宜食飞翔之物,以质轻无油膘浊凝。医用妙香,谓香能醒脾,不致燥烈伤肾。

人参、茯苓、茯神、石菖蒲、檀香末、生益智。(《叶天士晚年方案真本》)

【徐大椿注】此本乎天者亲上，本乎地者亲下，自然之理，格物之功深矣。(《徐批叶天士晚年方案真本》)

陆，宝山，十八岁。春正气候，寒威未去，吸受寒气，先伤胸膈胃脘之阳，食已嗳噫酸浊陈腐之气，乃清阳不至，旋转运用。忌进腥粘，始用蔬食，病去胃口不得乱药。

荜茇、生益智仁、生姜、砂仁壳、土瓜、蒌皮。(《叶天士晚年方案真本》)

【徐大椿注】上焦主清、主阳，惟虚灵无浊味熏染，则上焦得通，津液得下，胃气因和也。(《徐批叶天士晚年方案真本》)

脉转劲，舌干赤，嗳气不展，状如呃忒。缘频吐胃伤，诸经之气上逆，填胸聚脘，出入机逆。周行脉痹，肌肉着席而痛，转加平昔辛香燥药不受，先议治肺经，以肺主一身之气化耳。

炒香枇杷叶、苦杏仁(去皮，炒)。

二味水煎一杯许，冲入桔梗、枳壳汁。(《叶氏医案存真》)

【周学海注】看证是有风邪，恐是风入肺胃。盖内之虚邪，不如是之暴也。方未合而法甚佳，效之可移治他病。(《评点叶案存真类编·呕吐呃逆》)

某。嗳气，腹微痛，脾胃未和。

人参、焦白芍、茯苓、炙甘草。(《临证指南医案·噫嗳》)

【徐大椿注】脾胃不和。(《徐批临证指南医案·噫嗳》)

王，二二。初用辛通见效，多服不应。想雨湿泛潮，都是浊阴上加，致胃阳更困。仿仲景胃中虚，客气上逆，嗳气不除例。

人参、旋覆花、代赭石、半夏、茯苓、干姜。(《临证指南医案·噫嗳》)

【徐大椿注】胃虚客气上逆。(《徐批临证指南医案·噫嗳》)

徐。嗳气不爽，食后甚。

杏仁、半夏曲、橘红、厚朴、郁金、桔梗。(《临证指南医案·噫嗳》)

【徐大椿注】脾肺郁。(《徐批临证指南医案·噫嗳》)

呕 吐

呕吐症,《内经》与《金匮》论之详矣。乃后人但以胃火胃寒,痰食气滞立论,不思胃司纳食,主乎通降,其所以不降而上逆呕吐者,皆由于肝气冲逆,阻胃之降而然也。故《灵枢·经脉篇》云:足厥阴肝所生病者,胸满呕逆。况五行之生克,木动则必犯土,胃病治肝,不过隔一之治,此理浅近易明,人乃不能察。而好奇之辈,反夸隔二、隔三之治,岂不见笑于大方也哉!试观安胃丸、理中安蛔丸,所用椒、梅,及胃虚客气上逆之旋覆代赭,此皆胃药乎?抑肝药乎?于此可省悟矣。今观先生之治法,以泄肝安胃为纲领,用药以苦辛为主,以酸佐之。如肝犯胃而胃阳不衰有火者,泄肝则用芩、连、楝之苦寒,如胃阳衰者,稍减苦寒,用苦辛酸热,此其大旨也。若肝阴胃汁皆虚,肝风扰胃呕吐者,则以柔剂滋液养胃,熄风镇逆。若胃阳虚,浊阴上逆者,用辛热通之,微佐苦降。若但中阳虚而肝木不甚亢者,专理胃阳,或稍佐椒、梅。若因呕伤,寒郁化热,劫灼胃津,则用温胆汤加减。若久呕延及肝肾皆虚,冲气上逆者,用温通柔润之补下焦主治。若热邪内结,则用泻心法。若肝火冲逆伤肺,则用养金制木,滋水制火。总之,治胃之法,全在温通,虚则必用人参,药味皆属和平。至于治肝之法,药味错杂,或寒热互用,或苦辛酸咸并投,盖因厥阴有相火内寄,治法不得不然耳。但观仲景乌梅丸法,概可知矣。案辑六十有余,大半皆由肝邪为患,非先生之卓识,安能畅发此理乎哉?(《临证指南医案·呕吐》)

【成文注】这是华岫云根据叶氏诊治呕吐医案经验所做的总结。

【徐大椿注】所录诸方,属蓄饮者四五,属反胃者二三,反胃自有主治之法,蓄饮亦有成方可用,乃全不分别,惟以治肝胃之药参错成方,又用人参及姜、附者七八,皆与反胃蓄饮相反,则呕吐一症,此老全未梦见也。患诸病者,亦大不幸矣。

洞庭有一金姓者,患呕吐症数年,其先人与此老甚相契,此老竭力治之年余,皆用此等方,而病者几殆。因求治于余,余曰蓄饮也,世无知者。为制一方,其病立已。其人因受业于余,即此可征矣。(《徐批临证指南医案·呕吐》)

蔡姬。凡论病,先论体质、形色、脉象,以病乃外加于身也。夫肌肉柔白属气虚,外似丰溢,里真大怯,盖阳虚之体,为多湿多痰。肌疏汗淋,唇舌俱白,干呕胸痞,烦渴引饮。由乎脾胃之阳伤触,邪得僭踞于中,留蓄不解,正衰邪炽。

试以脉之短涩无神论之,阳衰邪伏显然。况寒凉不能攻热,清邪便是伤及胃阳之药。今杳不纳谷,大便渐稀,若不急和胃气,无成法可遵,所谓肥人之病,虑虚其阳。参拟一方,仍候明眼采择。

人参、半夏、生於术、枳实、茯苓、生姜。(《临证指南医案·呕吐》)

【徐大椿注】胃阳虚邪伏不食。

【徐大椿眉批】治热不止一法。(《徐批临证指南医案·呕吐》)

曹,四三。少腹属肝,肝厥必犯阳明胃腑,故作痛呕。二年来病患已不知因何起病,医徒见病图治。想肝肾必自内伤为病,久则奇经诸脉交伤,经谓冲脉动,而诸脉交动也。议温通柔润剂,从下焦虚损主治。

淡苁蓉干一钱半,茯苓三钱,当归二钱,杞子二钱,炒沙苑一钱半,肉桂心五分。后加鹿角霜。(《临证指南医案·呕吐》)

【徐大椿注】肝肾虚冲脉气上逆。(《徐批临证指南医案·呕吐》)

褚,二二。清涎上涌,食物吐出,乃饥饱伤及胃中之阳。禁鲜荤冷滑,经年可安。

半夏、厚朴、生益智、姜汁、生白术、茯苓。(《临证指南医案·呕吐》)

【徐大椿注】胃阳虚浊阴上逆。(《徐批临证指南医案·呕吐》)

春夏阳升,肝木乘胃,呕吐,吐不已,寝食减废,气失下降,肠中不通,病乃怀抱抑郁。两月之久,不敢再以疏泄为治。

人参、川连、乌梅、川楝肉、生白芍。(《叶氏医案存真》)

【周学海注】上吐下不通,正宜调其中,苦酸只能平肝,不能疏畅中气。
(《评点叶案存真类编·噎膈反胃》)

凡久病必入络脉,医但写药凑方,不明入络之理,药由咽入,过胃至肠而已。此症由肝络而来,过膈入胃,胃翻呕吐。致吐致胀之由,从肝而出也。偏胜病起,务以急攻。用药如用兵,直捣中坚,使病溃散,然非入络之方,弗能效矣。议于病发之时,疏理肝木,病缓再安胃土。

人参、厚朴、茯苓、熟半夏。(《叶氏医案存真》)

磨入蓬莪术五分。(《评点叶案存真类编·噎膈反胃》)

高,四四。咽阻,吞酸痞胀,食入呕吐,此肝阳犯胃。用苦辛泄降。

吴萸、川连、川楝子、杏仁、茯苓、半夏、厚朴。(《临证指南医案·呕吐》)

【徐大椿注】:肝犯胃。(《徐批临证指南医案·呕吐》)

郭,五八。知饥能纳,忽有气冲,涎沫上涌,脘中格拒,不堪容物。《内经》谓:肝病吐涎沫。丹溪云:上升之气,自肝而出。木火上凌,柔金受克,咳呛日加。治以养金制木,使土宫无戕贼之害;滋水制火,令金脏得清化之权。此皆老年积劳致伤,岂攻病可效?

苏子、麦冬、枇杷叶、杏仁、北沙参、桑叶、丹皮、降香、竹沥。(《临证指南医案·呕吐》)

【徐大椿注】肝火刑金。(《徐批临证指南医案·呕吐》)

韩,三一。冷酒水湿伤中,上呕食,下泄脂液。阳气伤极,再加浮肿作胀则危。

人参、茯苓、熟附子、生於术、生白芍、生姜。

又 酒湿类聚,例以分利。诊脉微,阳气已败。湿壅生热,至胃痛脓。清热则阳亡即死,术、苓运中祛湿,佐附迅走气分,亦治湿一法。

茯苓、熟附子、生白术、左牡蛎、泽泻、车前子。(《临证指南医案·湿》)

【徐大椿注】酒湿伤阳郁生胃痛。(《徐批临证指南医案·湿》)

黄氏。《灵枢》经云:中气不足,溲便为变。是崩淋、泄泻,皆脾胃欲败之现症。今汤水下咽,少顷倾囊涌出,岂非胃阳无有,失司纳物乎?奈何业医者中怀疑惑,但图疲药,待其自安,怕遭毁谤耳。此症一投柔药,浊升填塞,必致胀满。仲景于阳明满实,致慎攻下者,恐以太阴之胀误治耳。今舌微红,微渴,皆是津液不肯升扬,脾弱不主散精四布。世岂有面色如白纸,尚不以阳气为首重也耶。

人参、熟於术、炙甘草、炮姜、茯神、南枣。(《临证指南医案·呕吐》)

【徐大椿眉批】凡病必有邪,此症乃胃中积水寒饮,故食入即拒。定当扶阳涤饮,驱开寒邪,然后补其中气,亦必兼涤饮之药。乃竟用参、术补住寒饮,岂宜有此治法。若无邪而现症若此,乃是胃绝之症,亦不必治矣。此老议论有时极明确,而立方往往相犯,此非知之艰,行之维艰,人人知此。(《徐批临证指南医案·呕吐》)

厥阴犯胃,则阳明空虚。仲景云:入谷则哕,与吴茱萸汤(吴茱萸、人参、生姜、大枣。编者注)。泄肝救胃,即史书围韩救赵同旨。

吴茱萸、淡干姜、炒白芍、云茯苓、人参。(《叶氏医案存真》)

【周学海注】凡哕有胃虚,有胃败,有胃湿热,有上寒下热,二气相激,有大肠实秘,气不下通。(《评点叶案存真类编·呕吐呃逆》)

脉弦呕吐,心中懊恼,不纳水谷,倏冷忽热,虽因咳怒七情,兼有客邪伏气,汗多不宜表散,清暑和中为正治。

杏仁、半夏、郁金、茯苓、广皮、枳实、金斛。(《叶氏医案存真》)

【周学海注】全是肝邪犯胃见证。(《评点叶案存真类编·暑暍》)

某,五一。食谷不运,膜胀呕恶,大便不爽,脉弦色黄。此胃阳式微,升降失司使然。法当温通阳气。

吴萸八分,半夏三钱,荜茇一钱,淡干姜一钱,生姜汁五分,广皮白一钱半。(《临证指南医案·肿胀》)

【徐大椿注】胃阳虚。(《徐批临证指南医案·肿胀》)

南京,三十二。通中焦气血,痛缓呕食,是胃气虚逆。

旋覆代赭汤(旋覆花、代赭石、人参、半夏、甘草、生姜、大枣。编者注)。(《叶氏医案存真》)

【周学海注】照肝气犯胃治法,若专胃虚尚不宜此。(《评点叶案存真类编·胃脘痛》)

钱,娄门,十七岁。少年面色青黄,脉小无神,自幼频有呕吐,是后天饮食寒暄,致中气不足,咳嗽非外感,不宜散泄。小建中汤法主之。(《叶天士晚年方案真本》)

【徐大椿注】老笔纷披。(《徐批叶天士晚年方案真本》)

沈,东山,二十九岁。食入吐,久不化,胃中无阳,浊气逆攻,不贯注入肠,大便坚痹。

用半硫丸钱半。(《叶天士晚年方案真本》)

【徐大椿注】热生清,寒生浊,中阳衰微,阴浊反从下而上干,大便坚痹,半

硫丸温剂中之最滑润者,不但泄浊通阳,抑且下行降逆。(《徐批叶天士晚年方案真本》)

孙。寒郁化热,营卫气窒,遂发疮痍。食入即吐,胃中热灼,当忌进腥油。先用加味温胆汤。

鲜竹茹一钱半,半夏一钱半,金石斛三钱,茯苓一钱半,广皮白一钱半,枳实一钱,姜汁一匙(调)。(《临证指南医案·呕吐》)

【徐大椿注】 呕伤胃中邪热劫津。(《徐批临证指南医案·呕吐》)

孙氏。胃虚,肝风内震,呕痰咳逆,头痛眩晕,肢麻,汗出寒热。

二陈汤加天麻、钩藤。(《临证指南医案·肝风》)

【徐大椿注】 胃虚痰滞。(《徐批临证指南医案·肝风》)

味过于酸,肝木乘胃,呕逆心痛,用大建中法。

人参、淡干姜、茯苓、桂木、炒黑川椒、生白蜜。(《叶氏医案存真》)

【周学海注】 味过于酸,治宜辛甘,此《内经》法。(《评点叶案存真类编·呕吐呃逆》)

吴,三六。壮年形伟,脉小濡,恶闻秽气,食入呕哕。缘阳气微弱,浊阴类聚,口鼻受污浊异气,先入募原,募原是胃络分布,上逆而为呕吐。此病理标者,用芳香辟秽;扶正气治本,以温上通阳。

藿香、草果、公丁香、茯苓、厚朴、砂仁壳、广皮、荜茇。

又 人参、茯苓、生益智、胡芦巴、煨木香、煨姜。(《临证指南医案·呕吐》)

【徐大椿注】 阳虚吸受秽浊气。(《徐批临证指南医案·呕吐》)

吴。寒热邪气扰中,胃阳大伤。酸浊上涌吐出,脘痛如刺,无非阳衰,阴浊上僭,致胃气不得下行。高年下元衰惫,必得釜底暖蒸,中宫得以流通。拟用仲景附子泻心汤(附子、黄芩、黄连、大黄。编者注),通阳之中,原可泄热开导,煎药按法用之。

人参一钱半,熟附子一钱半,淡干姜一钱。

三味另煎汁。

川连六分,炒半夏一钱半,枳实一钱,茯苓三钱。

后四味,用水一盏,滚水一杯,煎三十沸,和入前三味药汁服。(《临证指南医案·呕吐》)

【徐大椿注】胃阳虚浊阴上逆。

【徐大椿眉批】一方与煎,皆仲景法。(《徐批临证指南医案·呕吐》)

吴。脉小涩,脘中隐痛,呕恶吞酸,舌绛,不多饮。此高年阳气结于上,阴液衰于下,为关格之渐。当开痞通阳议治。

川连、人参、姜汁、半夏、枳实汁、竹沥。(《临证指南医案·噎膈反胃》)

【徐大椿注】阳结于上,阴衰于下,关格。

【徐大椿眉批】此症坏过五十者不治。(《徐批临证指南医案·噎膈反胃》)

五十七岁,丰腴体质,适值过劳,阳气受伤,呕吐食物,无头痛身热,已非外感风寒,而间日烦躁渴饮,唇焦舌黑,是内伏热气,由募原以流布三焦,亦如疟邪分争营卫者然。然有年积劳既久,伏邪客病本轻,脉小缓,按之不为鼓击,可为征验,且二便颇通,略能纳谷,焉有停滞积聚?仲景于胆热无寒之条,不出药方,但曰以饮食消息。后贤参圣意,甘寒以养胃阴,其热自解。要知表散之辛温,消滞之苦温,以及苦寒沉降,多犯圣训戒律矣。

鲜生地、甜杏仁、麦冬、花粉、竹叶心、青蔗汁、连翘。(《叶氏医案存真》)

【周学海注】此即温疟。

据证是有瘀血凝痰,停于胃中,方味少活血之品,恐未能效,可加桃仁、茜草、焦楂、青皮。

【周学海眉批】邪气甫及中焦。

无表证,无里证是阴未大伤,邪未入下焦。(《评点叶案存真类编·温热》)

严,仓前,三十三岁。长夏湿邪,治不按法,变疟,不尽泄其邪,痛泻不爽,不能受食,勉强与食即呕吐。

是脾胃营运之阳,久为苦寒消克所致。

苏合丸。(《叶天士晚年方案真本》)

【徐大椿注】种种病形中有秽滞耳。湿邪必带秽浊,芳香逐秽,即是按法

治病。(《徐批叶天士晚年方案真本》)

阳邪入厥阴之阴,呕逆二三日不止,腹痛便秘,发热口干,手足冷。

麦冬、蔗汁、枳实、沉香、川连、阿胶、赭石、人参、韭白、猳鼠粪。(《叶氏医案存真》)

【周学海注】此风邪化燥也,宜仿小建中法。凡外风入胃则吐不止,客寒犯胞络,则痛而呕,其证更急。前人有用七气汤,窃谓可用大建中汤。(《评点叶案存真类编·呕吐呃逆》)

袁妪。脉弦缓,寒战甚则呕吐噫气,腹鸣溏泄,是足太阴脾寒也。且苦辛寒屡用不效,俱不对病,反伤脾胃。

人参、半夏、草果仁、生姜、新会皮、醋炒青皮。

又 《灵枢》经云:中气不足,溲便为变。况老年人惊恐忧劳,深夜不得安寐,遂致寒战疟发。当以病因而体贴谛视,其为内伤实属七八。见疟通套,已属非法。若云肺疟,则秋凉不发,何传及于冬令小雪?当以劳疟称之,夫劳必伤阳气,宜乎四末先冷。疟邪伤中,为呕恶腹鸣矣。用露姜饮。

又 阳陷入阴,必目瞑欲寐。寒则肉腠筋骨皆疼,其藩篱护卫太怯,杳不知饥,焉得思谷?老年人须血气充溢,使邪不敢陷伏。古贤有取升阳法。

嫩毛鹿角、人参、当归、桂枝、炙甘草。

又 前议劳伤阳气,当知内损邪陷之理。凡女人天癸既绝之后,其阴经空乏,岂但营卫造偏之寒热而已。故温脾胃,及露姜治中宫营虚。但畏寒,不知热,为牝疟。盖牝为阴,身体重者,亦是阴象。此辛甘理阳,鹿茸自督脉以煦提,非比姜、附但走气分之刚暴。驱邪益虚,却在营分。《奇经》曰:阳维脉为病发寒热也。

鹿茸、鹿角霜、人参、当归、浔桂、茯苓、炙草。

又 正气和营,疟战已止。当小其制。

人参、鹿茸、当归、炒杞子、沙苑、茯苓、炙草。(《临证指南医案·疟》)

【徐大椿眉批】《金匮》作牝疟,别本亦有作牡者。(《徐批临证指南医案·疟》)

不　饿

陈,同里,五十三岁。瘦人多燥,瘅疟,热气由四末乘至中焦,胃中津液,为热劫铄干枯,不饥不饱,五味不美,是胃阴伤也。

麦冬汁、人参、知母、生甘草。(《叶天士晚年方案真本》)

【徐大椿注】切当。胃阴充溢,精气上升于喉舌,津液滋味和,食味甘美;胃阴亏者,阳明必热,但觉喉间干涩,舌中味苦;精气不荣于口,舌即不知味而不觉鲜美矣。(《徐批叶天士晚年方案真本》)

毛,四十岁。气塞填胸阻喉,不饥不饱,病起嗔怒,寅卯病来,临晚病减。凡气与火。必由少阳木性而升,故上午为剧。

栝蒌皮、薄荷梗、神曲、黑栀皮、新会红、青蒿梗。(《叶天士晚年方案真本》)

【徐大椿注】一日亦备四时之气,上午主升,犹春气也;中午主泄,犹夏令也;下午主收,犹秋降也;夜深主藏,犹冬伏也。治病体察至此,可云知几矣。知几用凉药必兼疏散,否则遏郁而火愈不散。(《徐批叶天士晚年方案真本》)

平。酒客脾胃阳微,下午阴气渐漫,脘中微痛,不饥。服苦降重坠辛燥愈加不适者,清阳再受伤触也。宗仲景圣训,以转旋胸次之阳为法。

苓桂术甘汤。(《临证指南医案·痞》)

【徐大椿注】胸次清阳不运。(《徐批临证指南医案·痞》)

食　少

顾,三十岁。体质是阴虚,夏季时热,必伤胃口,不易饥,进食恶心,皆胃口不和。不宜荤浊。

扁豆(炒)、茯苓、广藿香、生谷芽、广皮、金石斛。(《叶天士晚年方案真本》)

【徐大椿注】夏月热气劫燥胃口津液,阳明主肌肉,汗泄不已,即伤胃阴。(《徐批叶天士晚年方案真本》)

管,四十三岁。食减内瘦,食已不运,诊关前沉濡小涩,尺中虚芤;脾阳宜动,肾阳宜藏,见此脉症,未老早衰。内损以调偏,莫言攻邪。

人参、茯苓、荜茇、胡芦巴、生益智、生姜。(《叶天士晚年方案真本》)

【徐大椿注】脾阳宜动,肾阳宜藏,其治法动脾阳即所以藏肾阳也。脾阳肾阳,宜动宜静,各有所主。此二语医理中玄妙,赅括无数妙义,后学牢牢记

着。知但动脾阳，即所以藏肾阳，而藏肾阳益所以动脾阳也。（《徐批叶天士晚年方案真本》）

钱。胃虚少纳，土不生金，音低气馁，当与清补。

麦冬、生扁豆、玉竹、生甘草、桑叶、大沙参。（《临证指南医案·脾胃》）

【徐大椿注】胃阴虚不饥不纳。（《徐批临证指南医案·脾胃》）

杨，三十八岁。胃伤食减，形倦舌赤，此系脾病。

四兽饮。（《叶天士晚年方案真本》）

【徐大椿注】形倦舌赤，必是脾气伤而脾营耗者。六君子加乌梅、草果等分，姜枣煎。三因和四脏以辅脾，故名四兽饮。（《徐批叶天士晚年方案真本》）

不　食

有胃气则生，无胃气则死，此百病之大纲也。故诸病若能食者，势虽重而尚可挽救；不能食者，势虽轻而必致延剧。此理亦人所易晓也，然有当禁食与不当禁食之两途。如伤寒之邪传入阳明之腑，胃有燥热昏谵者，有干霍乱之上下不通，或正值吐泻之际，或痰痞未达于表，或瘟疫之邪客于募原，或疟邪交战之时，或初感六淫之邪，发热脘闷，邪气充塞弥漫，呕怒痞胀不饥，或伤食恶食等症，此虽禁其谷食可也。其余一切诸症不食者，当责之胃阳虚，胃阴虚，或湿热阻气，或命门火衰，其他散见诸门者甚多。要知此症，淡饮淡粥，人皆恶之，或辛或咸，人所喜也。或其人素好之物，亦可酌而投之，以醒胃气，惟酸腻甜浊不可进。至于案中治法，一览可尽，兹不重赘。（《临证指南医案·不食》）

【成文注】这是华玉堂根据叶氏诊治不食医案经验所做的总结。

某。易饥易怒，腹溏气坠，知饥不进食，自胎前至今，两月不愈。并非客邪，用固摄升阳。

鹿茸、鹿角霜、熟地炭、当归、桂枝、五味、茯苓。（《临证指南医案·产后》）

【徐大椿注】督任虚寒。（《徐批临证指南医案·产后》）

潘。不饥不食，假寐惊跳。心营热入，胃汁全亏。调摄十日可愈。

鲜生地、麦冬、知母、竹叶心、火麻仁、银花。（《临证指南医案·不食》）

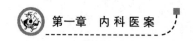

【徐大椿注】胃阴虚。(《徐批临证指南医案·不食》)

邱。脉濡而缓,不饥不食。时令之湿与水谷相并,气阻不行,欲作痞结。但体质阳微,开泄宜轻。

炒半夏、茯苓、杏仁、郁金、橘红、白蔻仁。(《临证指南医案·痞》)

【徐大椿注】湿阻气分。(《徐批临证指南医案·痞》)

翁,二二。夏季温热上受,首先入肺,河间主三焦极是。今世医者,初用非发散即消食,散则耗气,消则劫胃,究竟热蕴未除,而胃汁与肺气皆索,故不饥不食不便,上脘似格似阻。酸浊之气,皆是热化。病延多日,苦寒难以骤进。先拟开提上焦气分。

苏子、杏仁、土栝蒌皮、枇杷叶、黄芩、降香。(《临证指南医案·不食》)

张。脉虚缓,不食不饥,形寒浮肿。

人参、生益智、广皮、半夏曲、茯苓、生白芍、煨姜。(《临证指南医案·不食》)

【徐大椿注】胃阳虚。(《徐批临证指南医案·不食》)

呃　逆

呃逆一症,古无是名,其在《内经》本谓之哕,因其呃呃连声,故今人以呃逆名之。观《内经》治哕之法,以草刺鼻嚏,嚏而已,无息而疾迎引之立已,大惊之亦可已。然历考呃逆之症,其因不一。有胃中虚冷,阴凝阳滞而为呃者,当用仲景橘皮汤、生姜半夏汤。有胃虚虚阳上逆,病深声哕者,宜用仲景橘皮竹茹汤。有中焦脾胃虚寒,气逆为呃者,宜理中汤加丁香,或温胃饮(人参、白术、炮姜、扁豆、当归、陈皮、炙草。编者注)加丁香。有下焦虚寒,阳气竭而为呃者,正以元阳无力,易为抑遏,不能畅达而然,宜用景岳归气饮(熟地、茯苓、扁豆、炮姜、丁香、藿香、炙草、陈皮。编者注),或理阴煎加丁香。有食滞而呃者,宜加减二陈加山楂、乌药之属,或大和中饮(陈皮、枳实、砂仁、麦芽、厚朴、山楂、泽泻。编者注)加干姜、木香。凡此诸法,不过略述其端,其中有宜有不宜,各宜随症施治,不可以此为不易之法。故先生谓肺气有郁痹,及阳虚浊阴上逆,亦能为呃,每以开上焦之痹,及理阳驱阴,从中调治为法,可谓补前人之不逮。丹溪谓呃逆属于肝肾之阴虚者,其气必从脐下直冲,上出于口,断续作声,必由相火炎上,挟其冲气,乃能逆上为呃,用大补阴丸峻补真阴,承制相火。东垣尝谓阴火上冲,而吸气不得入,胃脉反逆,阴中伏阳即为呃,用滋肾丸(黄柏、知母、肉桂。编者注)以泻阴中伏热。二法均为至当,审证参用,高明裁酌可也。(《临证指南医案·呃》)

【成文注】这是邹时乘、华玉堂根据叶氏诊治呃逆医案经验所做的总结。

【徐大椿注】仲景治呃逆,以旋覆代赭石汤为主方。案中独不用此方,而纯用补热之剂。其症属虚寒上逆者,固有此法,但不知何以俱属寒逆,不识当时曾有误用处否?(《徐批临证指南医案·呃》)

黄。脉小舌白,气逆呃忒,畏寒微战。胃阳虚,肝木上犯。议用镇肝安胃理阳。

人参、代赭石、丁香皮、茯苓、炒半夏、淡干姜。

又 舌白胎厚,胃阳未醒,厥逆,浊阴上干为呃。仍用通法。

人参、淡附子、丁香皮、淡干姜、茯苓。

又 照方加姜汁、柿蒂。

又 人参、炒川椒、附子、茯苓、淡干姜、炒粳米。(《临证指南医案·呃》)

某。面冷频呃,总在咽中不爽。此属肺气膹郁,当开上焦之痹。盖心胸背部,须藉在上清阳舒展,乃能旷达耳。

枇杷叶、炒川贝、郁金、射干、白通草、香豉。(《临证指南医案·呃》)

【徐大椿注】肺气郁痹。(《徐批临证指南医案·呃》)

王。脉微弱,面亮戴阳,呃逆胁痛,自利。先曾寒热下利,加以劳烦伤阳,高年岂宜反复,乃欲脱之象。三焦俱有见症,议从中治。

人参、附子、丁香皮、柿蒂、茯苓、生干姜。(《临证指南医案·呃》)

【徐大椿注】阳虚浊阴上逆。(《徐批临证指南医案·呃》)

杨,关上,四十五岁。疟痢乃长夏湿热二气之邪,医不分气血,反伤胃中之阳,呃逆六七昼夜不已,味变焦苦,议和肝胃。

人参、川椒(炒黑)、茯苓、乌梅肉、生淡干姜、生白芍。(《叶天士晚年方案真本》)

【徐大椿注】大凡疟痢并作,只要宣发疟邪,松透肌表,俾得津津汗泄,则

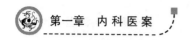

湿热外出而痢自止。(《徐批叶天士晚年方案真本》)

吞酸/吐酸

高,江宁,廿一岁。食已少顷,酸水涌呕,但饥时不食,仍不安适。久病致胃虚,阳不营运,浊阴乃聚。春季以开导气分辛温不效,思虚中挟滞,泄浊温通,必佐养正。苟不明避忌,食物焉能取效。

川连、吴萸、茯苓、淡熟川附、淡干姜、熟半夏、人参(《叶氏医案存真》也录有本案,编者注)。(《叶天士晚年方案真本》)

【徐大椿注】虚中挟火。泄浊温通而不佐养正,则力量单薄;虽临时通利,不久又复阴凝,惟养正则浊阴永不聚矣。(《徐批叶天士晚年方案真本》)

苗,三十六岁。痛起寒月,胃脘贯及右胁,腹鸣攻至少腹,少腹气还攻胃口,呕吐酸浊,或食或不食,三年之久。病由胃络逆走入肝,肝木复来乘胃土,主以辛热,佐以苦降。

吴萸、良姜、茯苓、川楝、延胡、蓬术。(《叶天士晚年方案真本》)

【徐大椿注】土气先走入木中,是为侮其所不胜,故曰逆也。总是胃中寒胜,故引入厥阴。厥阴不受,仍还乘胃土耳。治法极为周密。(《徐批叶天士晚年方案真本》)

王,双林,二十六岁。早食呕吐酸水浊涎,心口痛引腰胯,此阳微浊阴犯络,例以辛热。

乌头、良姜、延胡、川楝、红豆蔻、茯苓。(《叶天士晚年方案真本》)

【徐大椿注】玩早食二字,必至晚。尚未消磨也。上午为清阳用事,停滞阳虚显然。(《徐批叶天士晚年方案真本》)

胃弱,肝气不和,口中吞酸作苦,食物无味。拟进加味温胆汤法。

温胆汤(陈皮、半夏、茯苓、甘草、枳实、竹茹。编者注)加人参、川斛。(《叶氏医案存真》)

【周学海注】二陈加竹茹、枳实为温胆汤。(《评点叶案存真类编·吞酸食不化》)

杨,五十二岁。气从左升,自肝而出,酸水涌上,食入呕出,胃中乏阳营运,木来克土。当此年岁,反胃妨食,乃大症也。

人参、茯苓、吴萸、干姜、胡芦巴、川椒(炒黑)。(《叶天士晚年方案真本》)

【徐大椿注】既系木来克土,吴萸虽能泄肝,而干姜、胡芦巴、川椒俱是辛温,恐益助肝之震烈,尚须斟酌。此方尚应安顿肝木药参入二三味。(《徐批叶天士晚年方案真本》)

噎膈

经云:三阳结谓之膈。又云:一阳发病,其传为膈。仲景云:朝食暮吐,暮食朝吐,宿谷不化,名曰反胃。丹溪谓:噎膈反胃,名虽不同,病出一体,多因气血两虚而成。然历观噎膈、反胃之因,实有不同。大抵饮食之际,气急阻塞,饮食原可下咽,如有物梗塞之状者,名曰噎。心下格拒,饥不能食,或直到喉间,不能下咽者,名曰膈。食下良久复出,或隔宿吐出者,名曰反胃。夫噎膈一症,多因喜、怒、悲、忧、恐五志过极,或纵情嗜欲,或恣意酒食,以致阳气内结,阴血内枯而成。治宜调养心脾,以舒结气,填精益血,以滋枯燥。夫反胃乃胃中无阳,不能容受食物,命门火衰,不能熏蒸脾土,以致饮食入胃,不能运化,而为朝食暮吐,暮食朝吐。治宜益火之源,以消阴翳,补土通阳,以温脾胃。故先生于噎膈反胃,各为立法以治之。其阳结于上,阴亏于下,而为噎膈者,用通阳开痞,通补胃腑,以及进退黄连、附子泻心诸法,上热下寒为治。其肝阴胃汁枯槁,及烦劳阳亢,肺胃津液枯而成者,用酸甘济阴,及润燥清燥为主。其液亏气滞,及阳衰血瘀而成噎膈者,用理气逐瘀,兼通血络为主。其胃阳虚而为噎膈反胃,及忧郁痰阻而成者,用通补胃腑,辛热开浊,以及苦降辛通,佐以利痰清膈为主。其肝郁气逆而为噎膈者,两通厥阴阳明为治。其酒热郁伤肺胃,气不降而为噎膈者,用轻剂清降,及苦辛寒开肺为主。而先生于噎膈反胃治法,可谓无遗蕴矣。张景岳云:治噎膈大法,当以脾肾为主。其理甚通,当宗之。又有饮膈、热膈,及忧、气、患、食、寒之膈,其主治各载本门,兹不复赘。(《临证指南医案·噎膈反胃》)

【成文注】这是邹滋九根据叶氏诊治噎膈医案经验所做的总结。

是证(指噎膈,编者注)每因血枯气衰致此,凡香燥消涩之药,久在禁内。案中虽有一二仿用辛热,而亦必谛审其为阳微浊踞者。其余或苦辛泄滞而兼润养,或酸甘化液而直滋清,或郁闷于气分而推扬谷气,或劳伤于血分而宣通瘀浊,总以调化机关、和润血脉为主。阳气结于上,阴液衰于下二语,实为证之确切论也。(《临证指南医案·噎膈反胃》)

【成文注】这是姚亦陶根据叶氏诊治噎膈医案经验所做的总结。

【徐大椿注】果系膈症,百无一生,不必言治,若反胃则古人自有主方,不得泛用通治之品。此老尚未明也。

案中多用人参,其意以为不食胃虚,不可不用参以补其精气,不知噎膈之症,必有瘀血顽痰逆气阻膈胃气,其已成者,百无一治;其未成者,用消瘀去痰降气之药,或可望其通利。若用人参,虽或一时精气稍旺,而病根益深,永无愈期矣。(《徐批临证指南医案·噎膈反胃》)

陈,乍浦,五十岁。咽食物有形不觉痛,若咽水必有阻塞,此内应肺之气分,肺象空悬,主呼出之气,气窒生热,法当清肃气分。

连翘心、滑石块、大力子、生甘草、南花粉、枇杷叶。(《叶天士晚年方案真本》)

【徐大椿注】辨症极细切,都是气分药。(《徐批叶天士晚年方案真本》)

程。舌黄微渴,痰多咳逆,食下欲噎,病在肺胃。高年姑以轻剂清降。

鲜枇杷叶、杏仁、郁金、栝蒌皮、山栀、淡香豉。(《临证指南医案·噎膈反胃》)

【徐大椿注】肺胃气不降。(《徐批临证指南医案·噎膈反胃》)

枫桥,五十三。咽管似乎狭窄。一身气化全在于肺,因胃热壅肺,肺职失司,年纪日多,气结痹阻,以薄味肃清上焦,药宜气轻理燥。

鲜枇杷叶、杜苏子、米仁、桑叶、降香末、茯苓。(《叶氏医案存真》)

【周学海注】此即膈证初起,因见证止在咽管,故入于此。(《评点叶案存真类编·喉痹喉痒失音》)

郭,四十岁。咽中气阻至脘,物与气触则呕,病及一年,大便由渐窒塞。夫气降通行,全在乎肺,气阻必津液不流,上枯下燥,肺在上焦主气,当清气分之燥。

枇杷叶、土蒌皮、桑叶、赤苏子、苦杏仁、黑山栀。(《叶天士晚年方案真本》)

【徐大椿注】诸气膹郁,皆属于肺之燥。咽中气阻,独责诸肺波澜老成。(《徐批叶天士晚年方案真本》)

某。脉涩左大,食入为噎,是属液亏。先宜理气,后用润剂。

半夏、云茯苓、枇杷叶、枳实、竹沥。(《临证指南医案·噎膈反胃》)

【徐大椿注】液亏气滞。(《徐批临证指南医案·噎膈反胃》)

某。忧思郁结,凝痰阻碍,已属噎塞之象,当怡情善调。

炒半夏一钱半,茯苓五钱,秫米三钱,枳实一钱(炒),姜汁三小匙(冲)。(《临证指南医案·噎膈反胃》)

【徐大椿注】忧郁痰阻。(《徐批临证指南医案·噎膈反胃》)

偶,关上,五十九岁。瘦人液枯,烦劳动阳,气逆冲气,渐如噎膈。衰老之象,安间可久。

枇杷叶、杜苏子、柏子仁、火麻仁、炒桃仁。(《叶天士晚年方案真本》)

【徐大椿注】液枯之人即劳动伤阳,亦须清养津液,是盏中添油法。(《徐批叶天士晚年方案真本》)

沈。格拒食物,涎沫逆气自左上升,此老年悒郁所致。必使腑通浊泄,仅可延年。议两通阳明厥阴之法。

半夏、苦杏仁、茯苓、橘红、竹沥、姜汁。(《临证指南医案·噎膈反胃》)

【徐大椿注】肝郁气滞。(《徐批临证指南医案·噎膈反胃》)

俞。酒热郁伤,脘中食阻而痛。治以苦辛寒。

小川连、半夏、香豉、枳实、茯苓、姜汁。

又 苦辛化燥,噎阻不舒,而大便不爽。治手太阴。

鲜枇杷叶、紫菀、苏子、杏仁、桃仁、郁金。(《临证指南医案·噎膈反胃》)

【徐大椿注】酒热郁伤肺胃。(《徐批临证指南医案·噎膈反胃》)

张,包衙前,四十五岁。自胃痛起,咽食又噎,近加涌泛黏涎,经营劳瘁伤阳,清气不旋转,上不知饥,大便不爽,九窍不和,都属脾胃病。

人参、熟半夏、茯苓、胡芦巴、荜茇、老姜汁。(《临证指南医案·噎膈反胃》)

【徐大椿注】阅症极似肝胆热升,须确切脉理。此人中上二焦之脉必微弱不旺,重按无力。辛温开结法,用人参以统御之。

以大便不爽,知中宫阳气不司转旋,不然症类木火气升矣。盖气火升则下焦失温纳,大便反易出而爽也。辨症切脉,最难明确。(《徐批叶天士晚年方案真本》)

反　胃

钱,同里,五十六岁。酒热入血,瘀呕盈盆,越六七年变成反胃妨食,呕吐涎沫。问大便仍通,结闭在脘中。姑以通瘀开闭。

韭白汁、桃仁、延胡、京墨汁、生蒲黄、片子姜黄。(《叶天士晚年方案真本》)

【徐大椿注】酒性本走血分,火酒更易煎熬,血被热气劫住,故瘀滞耳。得诀在问大便仍通,故知结闭乃在脘中。通瘀开闭,足愈斯病。不入治反胃门药矣,此为善审病机。(《徐批叶天士晚年方案真本》)

苏,五四。向来翻胃,原可撑持。秋季骤加惊忧,厥阳陡升莫制,遂废食不便,消渴不已。如心热,呕吐涎沫,五味中喜食酸甘,肝阴胃汁,枯槁殆尽,难任燥药通关。胃属阳土,宜凉宜润;肝为刚脏,宜柔宜和。酸甘两济其阴。

乌梅肉、人参、鲜生地、阿胶、麦冬汁、生白芍。(《临证指南医案·噎膈反胃》)

【徐大椿注】肝阴胃汁枯。(《徐批临证指南医案·噎膈反胃》)

孙,五十九岁。食入气冲,痰升阻塞咽干,此为反胃。病根起于久积烦劳,壮盛不觉。及气血已衰有年,人恒有此症,未见医愈,自能身心安逸。

黑栀、半夏、橘红、茯苓、金斛、竹沥一两、姜汁三分。(《叶天士晚年方案真本》)

【徐大椿注】安其形症,以养其神而降其火也。可望久延年月。烦劳之人无不伤气伤阳,根蒂不固,惹动真火上逆,有升无降,故反胃也。此方祛消痰饮,佐以清火。(《徐批叶天士晚年方案真本》)

武进,四十六。阳伤胃反。

熟附子、淡干姜、桂枝、黄连、厚朴、茯苓。(《叶氏医案存真》)

【周学海注】暴病有因风寒,久病必因水饮,皆阳伤也,亦有中焦湿热,肝胃不和,上热下寒,肝肾上逆,凡反胃属实者多。(《评点叶案存真类编·噎膈

反胃》)

萧,五十三岁。面色萎黄少采,脉来小濡微涩,此皆壮盛积劳,向衰阳弱,病至食下咽,气迎阻挡,明明反胃格拒,安静快活,可延年岁。

大半夏汤。(《叶天士晚年方案真本》)

【徐大椿注】气迎阻挡,必有痰涎迎壅,故大半夏汤为的。(《徐批叶天士晚年方案真本》)

周,六十岁。气血已衰,噎膈反胃,每每中年以后。盖操家劳瘁,必伤心脾之营,营液日枯,清气日结,而食管渐渐窄隘,郁久痰涎内聚,食入涎沫迎涌,而致反胃,此乃气分之结。黄、地、枸杞,滋养肝肾,胃先觉其腻滞,焉得肝肾有益。

大半夏汤。(《叶天士晚年方案真本》)

【徐大椿注】提清气分之结,便有主脑。人参补气生精,半夏消痰开结,白蜜润燥滋液,最为切当。(《徐批叶天士晚年方案真本》)

腹　痛

腹处乎中,痛因非一。须知其无形及有形之为患,而主治之机宜,已先得其要矣。所谓无形为患者,如寒凝火郁,气阻营虚,及夏秋暑湿痧秽之类是也。所谓有形为患者,如蓄血、食滞、癥瘕、蛔蛲、内疝,及平素偏好成积之类是也。审其痛势之高下,辨其色脉之衰旺,细究其因,确从何起。大都在脏者以肝脾肾为主,在腑者以肠胃为先。夫脏有贼克之情,非比腑病而以通为用也。此通字,勿执攻下之谓。古之建中汤、理中汤、三物厚朴汤及厚朴温中汤,各具至理。考先生用古,若通阳而泄浊者,如吴茱萸汤及四逆汤法。清火而泄郁者,如左金丸及金铃散法。开通气分者,如四七汤及五磨饮法。宣攻营络者,如穿山甲、桃仁、归须、韭根之剂及下瘀血汤法。缓而和者,如芍甘汤加减及甘麦大枣汤法。柔而通者,如苁蓉、柏子、肉桂、当归之剂及复脉加减法。至于食滞消之、蛔扰安之、癥瘕理之、内疝平之、痧秽之候,以芳香解之,偏积之类,究其原而治之,是皆先生化裁之法也。若夫疡科内痈,妇科四症,兼患是病者,更于各门兼参其法而用之,则无遗蕴矣。(《临证指南医案·腹痛》)

【成文注】这是邵新甫根据叶氏诊治腹痛医案经验所做的总结。

【徐大椿注】腹痛久者必有积滞,必用消积丸药以渐除之,煎方恐不足以

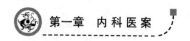

愈久病也。案中用丸散,绝妙。(《徐批临证指南医案·腹痛》)

毕。小便自利,大便黑色,当脐腹痛十五年。渐发日甚,脉来沉而结涩。此郁勃伤及肝脾之络,致血败瘀留,劳役动怒,宿疹乃发。目今冬深闭藏,忌用攻下。议以辛通润血,所谓通则不痛矣。

桃仁、桂枝木、穿山甲、老韭白。

煎送阿魏丸(阿魏七钱,鳖甲二两,黄芪、陈皮、枳实、柴胡、白术各一两,青皮、草果、黄芩、当归、茯苓各八钱,白蔻仁七钱,山楂一两,神曲一两,延胡,水法丸。又方:阿魏、连翘、胡黄连、山楂、青皮、三棱、莪术、陈皮、半夏、麦芽、厚朴、莱菔子、甘草。编者注)一钱。(《临证指南医案·腹痛》)

【徐大椿注】郁伤肝脾,络血凝瘀。(《徐批临证指南医案·腹痛》)

曹,三九。湿郁,少腹痛引腰,右脚酸。

木防己、晚蚕砂、飞滑石、茯苓皮、杏仁、厚朴、草果、萆薢。(《临证指南医案·腰腿足痛》)

【徐大椿注】腰痛。(《徐批临证指南医案·腰腿足痛》)

葛。嗔怒强食,肝木犯土。腹痛,突如有形,缓则泯然无迹,气下鸣响,皆木火余威,乃瘕疝之属。攻伐消导,必变腹满,以虚中挟滞,最难速功。近日痛泻,恐延秋痢。

丁香、厚朴、茯苓、炒白芍、广皮、煨益智仁。

又 下午倦甚,暮夜痛发,阳微,阴浊乃踞。用温通阳明法。

人参、吴萸、半夏、姜汁、茯苓、炒白芍。

又 照前方去白芍,加川楝、牡蛎。(《临证指南医案·积聚》)

【徐大椿注】木犯土虚中夹滞。(《徐批临证指南医案·积聚》)

华。腹痛三年,时发时止,面色明亮,是饮邪,亦酒湿酿成。因怒左胁有形,痛绕腹中及胸背诸俞,乃络空,饮气逆攻入络。食辛热痛止复痛,盖怒则郁折肝用,惟气辛辣可解,论药必首推气味。

粗桂枝木一钱,天南星(姜汁浸,炮黑)一钱半,生左牡蛎五钱(打碎),真橘核(炒香,打)一钱半,川楝子肉一钱,李根东行皮一钱。(《临证指南医案·腹痛》)

【徐大椿注】郁怒饮气入络。(《徐批临证指南医案·腹痛》)

劳怯形肌日瘁,食减自利,腹痛寒热,由阴虚已及脾胃。无治嗽清滋之理,姑以戊己汤加五味,摄阴为议,是难愈之证。

炒白芍、炙甘草、北五味。(《叶氏医案存真》)

【周学海注】损病过脾不治,自利腹痛,非大气入中,即木郁土下,治宜温疏。

(五味子)死矣。案中明言脾胃如何,只顾阴虚,仍是治嗽清滋。(《评点叶案存真类编·诸虚劳损》)

潘,二七。经水不来,少腹刺痛鸣胀,大便不爽,心中热痛。食辛辣及酒,其病更甚。不敢通经,姑与甘缓。

甘麦大枣汤。(《临证指南医案·调经》)

【徐大椿注】脏躁。(《徐批临证指南医案·调经》)

屈,二十二岁。长夏患痧胀,两三月渐渐腹大,入夜腹痛,凡痧是臭污秽气,留聚入络,变出肿胀。议以秽药宣通。

阿魏丸。(《叶天士晚年方案真本》)

【徐大椿注】以臭治臭,精妙绝伦。此必有有形留着,不第无形秽浊已也。(《徐批叶天士晚年方案真本》)

沈,女。腹痛少减,呕逆已止。上焦热,下焦冷。肝阳尚未和平,拟进当归龙荟法。

当归、龙胆草、川楝子、芦荟、川连、吴萸、大茴。(《临证指南医案·肝火》)

【徐大椿注】风火上郁。

【徐大椿眉批】芦荟沉苦极寒,乃治大肠热结不通之症于不得已,岂可尝试?通便润燥,总宜以脾约丸为主。(《徐批临证指南医案·肝火》)

孙。面色痿黄,腹痛下血,都因饮食重伤脾胃。气下陷为脱肛,经月不愈,正气已虚。宜甘温益气,少佐酸苦。务使中焦生旺,而稚年易亏之阴自坚,冀有向安之理。

人参、川连、炒归身、炒白芍、炙草、广皮、石莲肉、乌梅。

又 肛翻纯血,不但脾弱气陷,下焦之阴亦不摄固。面色唇爪,已无华色。此益气乃一定成法,摄阴亦不可少。然幼稚补药,须佐宣通,以易虚易实之体也。

人参、焦术、广皮、白芍、炙草、归身、五味、升麻(醋炒)、柴胡(醋炒)。(《临证指南医案·脱肛》)

【徐大椿注】气虚下陷。

【徐大椿眉批】当有外治之法。此乃大肠之火,宜清火,更兼外治。若升提,则非宜矣。(《徐批临证指南医案·脱肛》)

王,二十。脉右虚,左虚弦数。腹痛两月,胸痹咽阻,冷汗,周身刺痛,寒栗。此属内损,有经闭成劳之事。

桂枝汤加茯苓。

又 照前方加当归、肉桂。

又 内损,情怀少畅,非偏寒偏热可以攻病。方中温养气血,以便条达,非因寒投热之谓。开怀安养为宜,勿徒恃药。继此可进养营法。

归桂枝去姜,加茯苓。(《临证指南医案·调经》)

【徐大椿注】郁损营阴。(《徐批临证指南医案·调经》)

吴,五三。当脐微痛,手按则止。此络空冷乘,阳气久虚之质。自述戒酒谷增。不可因痛,再以破泄真气。

茯苓、生姜(煨)、熟术、肉桂。(《临证指南医案·腹痛》)

【徐大椿注】阳气不通。

【徐大椿眉批】不必如此,散寒足矣。(《徐批临证指南医案·腹痛》)

尹,织造府前,五十八岁。望六,营运之阳已微弱,饮酒及食物,气滞而湿聚,脉络不行,不饥,气攻触痛,舌上白腻,以辛温开气痹,分湿理痰。

半夏、茯苓、荜茇、生姜、生益智、新会皮。(《叶天士晚年方案真本》)

【徐大椿注】拿定气字发挥。(《徐批叶天士晚年方案真本》)

俞,十九。腹痛六七年,每发必周身寒凛,吐涎沫而痛止。此诸气郁痹,得涌则宣之象。法当升阳散郁。

半夏、草果、金铃子、延胡、厚朴、生姜、苏梗。(《临证指南医案·腹痛》)

【徐大椿注】郁伤脾阳。

【徐大椿眉批】此症中有寒饮成囊。(《徐批临证指南医案·腹痛》)

张。食进脘中难下,大便气塞不爽,肠中收痛,此为肠痹。

大杏仁、枇杷叶、川郁金、土栝蒌皮、山栀、香豉。(《临证指南医案·肠痹》)

【徐大椿注】肺气不开降。(《徐批临证指南医案·肠痹》)

郑。脉沉微,腹痛欲大便,阴浊内凝,乃阳气积衰。通阳必以辛热。

生白术、吴萸、良姜、川熟附、茯苓、小茴。(《临证指南医案·腹痛》)

【徐大椿注】阴浊内阻,腑阳不通。(《徐批临证指南医案·腹痛》)

周,嘉兴,四十一岁。少腹痛坚,攻及当脐,每午后必痛,气胀贯串腰尻环跳肉膝之间,肌肤亦渐浮肿,再问经事愆期,仅仅些微黄水,是阴寒已入血络,病必起于产蓐。经后连累奇经八脉,身伛不直,俯不得仰,肝肾入奇脉之见症。

炒枯肾气汤。(《叶天士晚年方案真本》)

【徐大椿注】诊视清真切当,老笔纷披。肝肾入奇经,又深一层矣。(《徐批叶天士晚年方案真本》)

腹胀/腹满

方。产后腹大,半年不愈。近日有形冲突,肠如刀搅。据述坐蓐艰产,血去盈斗,而腹形即已胀满。想八脉不用,肾气散越不收,非瘀血积气为病。议用大全方乌鸡煎丸。

乌骨鸡、人参、苍术、附子、乌药、肉桂、陈皮、草果、红花、海桐皮、黄芪、白术、蓬术、川乌、延胡、白芍、木香、肉果、琥珀、丹皮。

即以鸡得去毛、头、嘴、爪、肠杂,将药放鸡肚内,贮砂锅中,以好酒一斗同煮令干,去鸡骨,以油单盛焙令干,为末,蜜丸。(《临证指南医案·产后》)

【徐大椿注】奇脉虚,肾气不摄肿胀。(《徐批临证指南医案·产后》)

韩,海州,四十五岁。单单腹大,脉得右弦空,左渐弱,乃积劳阳伤之胀,久病之变。难望其愈。

大针砂丸三钱。(《叶天士晚年方案真本》)

【徐大椿注】断语清真，切当，治病便不蒙糊。(《徐批叶天士晚年方案真本》)

李。积劳伤阳，腹膨仍软，脉弦，无胃气，形衰废食。理中宫阳气之转旋，望其进食。延久无能却病矣。

人参、淡附子、谷芽、茯苓、益智、广皮。(《叶天士晚年方案真本》)

【徐大椿注】杂症细。腹膨而不软，不但伤中宫之阳，中下浊阴凝结矣。惟膨而仍软，知阳虽伤而尚未阴凝。但理中宫之阳，俾得转旋斯愈矣。阳气在胸腹升降转旋，无一息之停，斯清浊分而上下治。(《徐批叶天士晚年方案真本》)

马，齐门，十五岁。纯阳之体，脉来濡，腹大，按之不坚，脉象非阳。述食时不适意，郁伤在脾，法当辛温通补。

人参、厚朴、煨姜、益智、茯苓、煨木香。(《叶天士晚年方案真本》)

【徐大椿注】妙香散加减。(《徐批叶天士晚年方案真本》)

某，二八。脉弦，食下䐜胀，大便不爽。水谷之湿内着，脾阳不主默运，胃腑不能宣达。疏脾降胃，令其升降为要。

金石斛三钱，厚朴一钱，枳实皮一钱，广皮白一钱半，苦参一钱，神曲一钱半，茯苓皮三钱，麦芽一钱半。(《临证指南医案·脾胃》)

【徐大椿注】湿伤脾胃。(《徐批临证指南医案·脾胃》)

某。长夏腹胀减食，微痛，是暑伤在气分。东垣每调和脾胃，疏泄肝木，最属近理。若守中之补，及腻滞血药皆左。

人参、广皮、白芍、茯苓、谷芽、生益智仁。(《临证指南医案·腹痛》)

【徐大椿注】暑伤中气。(《徐批临证指南医案·腹痛》)

浦，四九。肾气丸，五苓散，一摄少阴，一通太阳，浊泄溺通，腹满日减，不为错误。但虚寒胀病而用温补，阅古人调剂，必是通法。盖通阳则浊阴不聚，守补恐中焦易钝。喻氏谓能变胃而不受胃变，苟非纯刚之药，曷胜其任？议于暮夜服玉壶丹(即扁鹊玉壶丸：硫黄八两、麻油八两。编者注)五分，晨进。

人参、半夏、姜汁、茯苓、枳实、干姜。(《临证指南医案·肿胀》)

【徐大椿注】肾胃阳虚。(《徐批临证指南医案·肿胀》)

肾阳虚则乏纳气之权,浊阴凝瘕,少腹渐觉有形为胀。脾阳虚则健运失司,食少易滞。受病既属内伤,固以理脏真为最要。益火暖土,使中下之阳得安,迄今图治。至冬至一阳来复,必获全效。

川椒、附子、白芍、茯苓、甘草。(《叶氏医案存真》)

薛,十九。腹满下至少腹,三阴都已受伤。而周身疥疮,数年不断,脉络中必有湿热。就腹痛泄泻,腑阳不通,不独偏热偏寒之治,常用四苓散。

猪苓三钱,茯苓三钱,泽泻一钱半,生於术一钱,椒目五分。(《临证指南医案·肿胀》)

【徐大椿眉批】腹满等病,必须有出路。古人兼以针刺为治,但其道甚微不知其理而变针之。(《徐批临证指南医案·肿胀》)

泄　泻

泄泻,注下症也。经云:"湿多成五泄,曰飧,曰溏,曰鹜,曰濡,曰滑。"飧泄之完谷不化,湿兼风也;溏泄之肠垢污积,湿兼热也;鹜溏之澄清溺白,湿兼寒也;濡泄之身重软弱,湿自胜也;滑泄之久下不能禁固,湿胜气脱也。是以胃风汤治有血之飧泄,清六丸疗肠垢之热溏;鹜溏便清溺白,中有硬物,选用理中治中;滑泄脉微气脱,洞下不禁,急投四柱六柱饮;惟濡泄有虚有实,或以胃苓,或以术附。至于脾泄、胃泄、肾泄、大肠泄、小肠泄、大瘕泄、痰泄、郁泄、伤酒伤食泄,古方古法,条载甚详。其急则治标,必使因时随症,理固然也;及其缓则治本,惟知燥脾渗湿,义有未尽者乎?盖脾同坤土,本至静之体,而有乾健之用,生万物而役于万物,从水从火,为寒为热。历观协热下利者,十不得一二;从水之寒泄者,十常八九焉。言当然者,主治在脾。推所以然者,必求之水火。因思人身水火,犹权衡也,一胜则一负。火胜则水负,水胜则火负。五泄多湿,湿水同气,水之盛,则火之衰也。于是推少阳为三阳之枢,相火寄焉,风火扇胃,而熟腐五谷。少阴为三阴之枢,龙火寓焉,熏蒸脏腑,而转输糟粕。胃之纳,脾之输,皆火之运也。然非雷藏龙驯,何能无燥无湿?势有冒明燎上之眚。如果土奠水安,从此不泛不滥,定无清气在下之患矣。吾故曰:五泄之治,平水火者清其源,崇隄土者塞其流耳。今观叶氏诊记,配合气味,妙在清新,纵横治术,不离规矩。依然下者升,滑者固,寒者温,热者清,脉弦治风,脉濡渗湿。总之长于辨证立方,因而投剂自能辄效。所谓读古而不泥于古,采方而不执于方,化裁之妙,人所难能者。余友吴子翼文,昔在叶氏门墙,曾言先生洞达人情,谙练时务,使之应世,一人杰也。以故小道居此盛名,又闻其应酬之暇,好读两汉,出辞自必高古。惜乎著作长案,不能一见,令人叹息不忘耳。(《临证指南医案·泄泻》)

【成文注】这是蒋式玉根据叶氏诊治泄泻医案经验所做的总结。

【徐大椿注】治泻之法,不过分清降浊利水通气。案中方亦平妥,重复者七八。编书之人,意欲何为?凡泄泻无不有痰、有湿、有寒、有风,故肠内不和而生此病。案中一味蛮补蛮涩,人参、五味方居其半,无邪而纯虚者,或能有效;如正虽虚而尚有留邪者,则此症永无愈期矣。当时误人亦不少也。当时此老名重,凡延诊者,想必病重而久,故案中补涩之味甚多,而分清降浊者少也。(《徐批临证指南医案·泄泻》)

陈,关上,十九岁。瓜水辛寒伤阳,渴泻,腹鸣。

公丁香柄、诃子皮、官桂、生广木香、茯苓、炮黑姜、茅术、新会皮、厚朴。(《叶天士晚年方案真本》)

【徐大椿注】温中兜涩,燥湿通阳,诸法毕具。(《徐批叶天士晚年方案真本》)

陈,三八。厥阴三疟半年。夏至节交,春木退舍,大寒热而倏解。病伤未旺,雨湿蒸逼外临,内受水谷不运,洞泄之后,而神倦食减。湿伤脾胃清气,用东垣清暑益气主之。

清暑益气法(人参、黄芪、白术、苍术、青皮、陈皮、神曲、甘草、麦冬、五味、当归、黄柏、泽泻、升麻、葛根,加姜、枣。编者注)。(《临证指南医案·脾胃》)

【徐大椿注】湿伤脾胃。(《徐批临证指南医案·脾胃》)

程。久泻延虚,痛后而泻,气弱不司运行。病因小产而来,法当中下两调。

人参、炒菟丝子、木香、茯苓、炒白芍、炒补骨脂。(《临证指南医案·产后》)

【徐大椿注】阳气虚久泻。(《徐批临证指南医案·产后》)

戴,太兴,二十八岁。色脉是阴虚,其喉妨纳,乃阴乏上承,热气从左升,内应肝肾阴火。前议复脉,大便滑泄,知胃气久为病伤,不受滋阴,必当安间静室以调,非偏寒偏热药能愈。

人参、扁豆、川斛、茯神、木瓜、北沙参。(《叶天士晚年方案真本》)

【徐大椿注】阴虚不用阴药,别开生面,但养肺胃津液,培中宫元气,此为务本之图。凡咽喉妨纳,总因气火上升,阴精不能承载于上。然竟养肝肾之阴,脾胃必受滋腻,一或泄泻阴液更下走矣,惟养胃阴升于肺,甚为快捷方式。(《徐批叶天士晚年方案真本》)

丁,二十二岁。劳怯在前,痛利后加,外如寒,内必热,阴伤及阳矣。病深且多,医药焉能瞻前顾后。姑以痛坠少缓,冀其胃苏,非治病也。

理阴煎去炮姜,加白芍。(《叶天士晚年方案真本》)

【徐大椿注】恐辛燥伤阴。

外如寒,内必热,此之阴伤及阳,是阴精已夺。阴火燔灼,身中元阳尽为阴火灼耗,此之谓阴伤及阳。(《徐批叶天士晚年方案真本》)

凡三阳证,邪未入里归腑,尚在散漫之时,用承气汤误下之,则热不解而下利,神虚妄言见矣。拟苦清以通腑气,仍用葛根解肌开表,斯成表里两解之法耳。

葛根、黄芩、黄连、甘草。(《叶氏医案存真》)

【周学海注】此热内陷欲成痞,而表仍未解也。舒氏注《伤寒论》疑之浅矣,苦清何能通腑?凡误下有伤津伤气两途。伤津者,或变白虎,或变承气。伤气者,为结胸、痞气,更有下利不止,脉微欲绝者,各因其逆而救之,若津气俱未伤,仍从本病治。(《评点叶案存真类编·时疫》)

【张寿颐注】仲景葛根芩连汤,人皆知为阳明经主方,然须知证是热在阳明之经,而兼有协热下利,且必有表寒未罢,恐其利下太过,损伤脾胃清阳,故以芩连清在经之热,即以葛根升举脾胃清气,兼以解未尽之表,双管齐下,三面俱到。经方精义,必证情悉得,而后始为合拍。其已经误下下利,而表亦未罢者,则必不变白虎、承气证,亦不为结胸痞气证,乃亦以是方清在经之热,举陷解表。病状既同,而方药亦同,是为见证治症,一定不易之理,本不以既下及未下而有区别。周澄之谓表邪未解洵然,而"热内陷"三字尚有可议。下利诚是协热,葛根诚是升清,唯古人用药之意,是恐其利多而损害中焦清阳,正欲升举以振作清阳之气,并非欲清其内陷之热。芩、连是为热在经而设,亦非以治热陷,此与热入结胸气痞,证固截然不同,所以药亦大异。若使此证果系热邪深陷,则清泄犹虞不及,安有升提止利之理! 近贤且谓温热下利,正是内热去路,误用葛根,直同鸩毒。此是伤寒、温热二者,症状相似而病理治法大相矛盾者,亦以温热之在阳明,已无太阳表未罢之见症,斯葛根尤不合拍。颐尝谓陆九芝封翁,注重阳明之白虎、承气,最以挽救近世医林浩劫,功德不在禹下。唯于阳明经热,尚守仲景葛根芩连一法,未免泥古太过,不能识破伤寒、温热二者不同之界限,尚是贤者之过。读《世补斋前集》者,须于此条自具只眼,否则升胃透表,正犯温病大忌,祸亦不小。叶氏此案,虽在既下下利之后,究竟是否伤寒之协热利,抑是温热之热有出路,不详脉舌,无从辨别,则袭用仲师此方,果否合宜,尚非今日所能揣测。但就案语言之,已多可议,既谓神虚妄言,岂芩、连之大苦大寒所宜妄试? 且证已自利,腑气自通,何故再曰苦清以通腑? 抑且"苦清"二字,亦非通腑之法。澄之讥之,确是正论。仲景之以葛根解表者,本是解恶寒未尽之表,非解热邪在经之表。此案止言热不解,不言寒不解,则既无恶寒,当已发热,葛根升胃解表,实是大错。窃疑此证之热不解而有妄语,已是温热病之阳明热盛谵语,所以可用芩、连,则温热下利,必不可升举止利,反令热壅于上,助桀为虐。乃用葛根,尤其错之又错。自谓表里两解,却是表里两误。叶氏温热,套用仲圣成方,貌是神非,真有毫厘千里之谬。而耳食者每谓此老熟于古法,所以一盲群盲,随其流而扬其波者,所在多有,遂令此学常在黑暗之中,亘二百年不见天日。此乡愿之所以可恶,而少正卯之所以可诛也欤! (张寿颐《古今医案平议·阳明热病》)

范升九。四肢乍冷,自利未已,目黄稍退,而神倦不语。湿邪内伏,足太阴之气不运。经言:脾窍在舌。邪滞窍必少灵,以致语言欲謇。法当分利佐辛香,以默运坤阳,是太阴里症之法。

生於术、草果仁、厚朴、木瓜、茯苓、泽泻。

第二案:身体稍稍转动,语謇神呆,犹气机未为灵转,色脉非是有余,而湿为阴邪,不徒偏寒热已也。

生於术、石菖蒲汁、郁金、茯苓、远志、米仁。

第三案:湿滞于中,气蒸于上,失降不得寐,口起白疮,仍不渴饮。开上郁,佐中运,利肠间,亦是宣通三焦也。

生於术、寒水石、米仁、桔梗、广皮、猪苓、泽泻。

第四案:湿胜中宫不运,易生痰饮,不欲食,须使神机灵泛,少佐疏滞。外台茯苓饮(茯苓、人参、白术、枳实、橘皮、生姜。编者注)去广皮,加天竺黄、石菖蒲。

第五案:人参、金斛、枳实、於术、茯苓、广皮。

第六案:脾胃不醒,皆从前湿蒸之累。气升痰咳,参药缓进。

炒川贝、茯苓、地骨皮、米仁、郁金、淡芩。(《叶氏医案存真》)

【徐大椿眉批】此等症多由风痰盘踞上焦所致,概以清湿之法治之,恐有未当。(《徐批临证指南医案·湿》)

【周学海注】是湿温治法。渗药究宜少用,不渴饮者,湿之结也。运中开上,便可去之。起白疹者,热之结也。渗利太过则津不上承,热更亢而莫制矣。

陈范两案,皆病温也。一化燥,一兼湿,其药不同宜矣。而一寒一热者何也?陈必其人虚寒体质,其病温必是冬不藏精,伏气所成。范则直是时今湿温而已。读者须于此等处用心,方有入处,方有悟时。(《评点叶案存真类编·温热》)

【成文注】《临证指南医案》也录有本案:不但次序有异,而且还少两诊。"口起白疮"为"口数白疮",后者意难解。原案如下:

范。四肢乍冷,自利未已,目黄稍退,而神倦不语。湿邪内伏,足太阴之气不运。经言脾窍在舌,邪滞窍必少灵,以致语言欲謇。必当分利,佐辛香以默运坤阳,是太阴里症之法。

生於术三钱,厚朴五分,茯苓三钱,草果仁七分,木瓜五分,泽泻五分。

又 身体稍稍转动,语謇神呆,犹是气机未为灵转。色脉非是有余,而湿为阴邪,不徒偏寒偏热已也。

生於术、茯苓、苡仁、郁金、炒远志、石菖蒲汁。

又 脾胃不醒,皆从前湿蒸之累。气升咳痰,参药缓进。

炒黄川贝、茯苓、苡仁、郁金、地骨皮、淡竹叶。

又 湿滞于中,气蒸于上,失降不得寐,口数白疮,仍不渴饮。开上郁,佐中运,利肠间,亦是宣通三焦也。

生於术五钱,苡仁三钱,寒水石一钱半,桔梗七分,猪苓一钱,泽泻一钱,广皮白一钱半。(《临证指南医案·湿》)

方,五泾庙前,二十六岁。温通血分之浊不效,痛泄不已,两足筋纵。议三建驱阴邪以通脉。(《叶天士晚年方案真本》)

【徐大椿注】天雄、生附、川乌、沉香、木香。大力量，大胆识。(《徐批叶天士晚年方案真本》)

戈，六十岁。便泻几年，粪内带血，肌肉大瘦，色黄无力，延及夏秋，食物大减，是积劳阳伤，受得温补，可望再苏。

附子理中汤。(《叶天士晚年方案真本》)

【徐大椿注】中下之阳已困。阳伤。(《徐批叶天士晚年方案真本》)

久泻欲呕，腹中有形，升起痛楚，小便不利，喜食麦面，皆肝厥，内风袭胃之症。缘稚年惊恐，多烦多哭，气逆风旋，蛔不自安而动。久调必痉，必当苦降辛宣酸泄，风木得和，脾胃可安。东垣老人治脾胃，必先远肝木矣！

川黄连、白芍、乌梅、干姜、桂木、人参、川楝子、川红椒(炒黑)。

为末，乌梅肉为丸，每服二钱，米饮下，忌食甘。(《叶氏医案存真》)

李，二九。劳怯，形色夺，肌肉消，食减便滑，兼痰呛喉痛。知医理者，再无清咽凉肺滋阴矣。病患述心事操持病加，显然内损，关系脏真。冬寒藏阳，人身之阳升腾失交，收藏失司，岂见病治病肤浅之见识。据说食进逾时，必有痛泻。经言食至小肠变化，屈曲肠间有阻，常有诸矣。凡汤药气升，宜丸剂疏补。资生丸[人参、白术(土炒)、苡仁各三两，山楂肉、神曲、橘红各二两，扁豆、莲肉、厚朴各一两，山药、茯苓、麦芽、芡实各一两半，桔梗、甘草(炙)、藿香各五钱，泽泻、川黄连、白豆蔻各三钱半。蜜丸，每丸重二钱，每服一丸，醉饱后二丸，细嚼，淡姜汤下。编者注]，食后服。

晨服：人参、坎气、茯苓、黑壳建莲、五味、芡实，山药浆丸。(《临证指南医案·虚劳》)

【徐大椿注】脾肾兼虚。(《徐批临证指南医案·虚劳》)

李，五十六岁。少腹满胀，必在夜卧而甚，晨起肠泄浊气，白昼仍可办事。延及几年。气冲胃脘高突而冷，舌根亦胀痛，自胸及于舌。医用吴萸、川楝，苦辛温佐苦寒降泄不安，则知有年。下元已虚，气散漫不为下归摄矣。

八味丸三钱。(《叶天士晚年方案真本》)

【徐大椿注】此即西昌老人所谓地气加于天之症也。治法清切，尚嫌迟钝，应先用炒枯肾气汤几服。(《徐批叶天士晚年方案真本》)

某。夏令寒热,经阻,少腹痛胀,血结洞泻不爽。乃内伤气血不和,兼有时令湿邪。

茯苓皮三钱,大腹皮一钱半,生益智一钱,厚朴一钱,蓬莪术五分,青皮子五分(炒研)。

又 服五剂后,气已略平。

葱白丸(熟地四两,白芍、当归、川楝子、茯苓各二两,川芎、枳壳、厚朴、青皮、神曲、麦芽各一两半,三棱、蓬术各一两,干姜、大茴、木香各七钱,肉桂五钱。用葱白汁丸。编者注)。

用生薪艾三分、红枣十五枚,煎清汤送。(《临证指南医案·调经》)

【徐大椿注】 湿滞,腹痛,泻。(《徐批临证指南医案·调经》)

某。阳虚体质,食入不化,饮酒厚味即泻,而肠血未止。盖阳微健运失职,酒食气蒸湿聚,脾阳清阳日陷矣。当从谦甫先生法。

人参二钱半,干姜二钱半(煨),附子三钱,茅术五钱,升麻三钱,白术二钱半,厚朴二钱半,茯神二钱半,广皮二钱半,炙草二钱半,归身一钱半,白芍一钱半,葛根二钱半,益智一钱半,地榆三钱半,神曲一钱半。

上药各制,姜枣汤丸。(《临证指南医案·便血》)

【徐大椿注】 中虚湿下陷。(《徐批临证指南医案·便血》)

潘。入夜咽干欲呕,食纳腹痛即泻。此胃口大伤,阴火内风劫烁津液。当以肝胃同治,用酸甘化阴方。

人参一钱半,焦白芍三钱,诃子皮七分,炙草五分,陈仓米三钱。

又 去陈米,加南枣一枚。

又 咽干不喜汤饮,腹鸣溺浊。五液消烁,虚风内风扰于肠胃。

人参、木瓜、焦白芍、赤石脂、炙草。(《临证指南医案·泄泻》)

【徐大椿眉批】 补涩增病。(《徐批临证指南医案·泄泻》)

齐,四十八岁。四五月暴暖,雨湿泄泻,是劳烦气弱,易受时令之气。今见症脾胃不和,乃长夏热泄元气,胃津伤,口必不辨五味。

人参、砂仁、桔梗、米仁、乌梅、白蔻仁、橘红、谷芽。(《叶天士晚年方案真本》)

【徐大椿注】 以缩脾饮加减。(《徐批叶天士晚年方案真本》)

舌心黄边白，渴饮水浆，停胃脘欲吐，微微冷呃，自利稀水，小便不利，诊脉坚劲不和。八旬又二，暑热湿邪内著。必脾胃气苏，始可磨耐，以尊年不敢过用清消矣。议用清暑益气方。

人参、茯苓、广皮、猪苓、石莲子、川连、黄芩、厚朴、泽泻、煨葛根。（《叶氏医案存真》）

【周学海眉批】败象，此真阳之败也。（《评点叶案存真类编·暑暍》）

汪。长夏湿气，主伤脾胃中阳，湿是阴浊之气，不饥泄泻，湿滞气阻，升降不利，咳声震动而血溢。医知风寒火颇多，而明暑湿燥绝少，愈治愈穷，茫茫无效。到吴已易三方，病减及半，推原和中为要。

生谷芽、茯苓、白芍、炙甘草、米仁、北沙参。（《叶天士晚年方案真本》）

【徐大椿注】病是因湿致血，但宣气滞不必顾血，而血自已，此治病求其本者。药味清和，治湿不致燥烈动血。（《徐批叶天士晚年方案真本》）

王。过食泄泻，胃伤气陷。津不上涵，卧则舌干微渴。且宜薄味调摄，和中之剂，量进二三可安。

人参、葛根、生谷芽、炙甘草、广皮、荷叶蒂。（《临证指南医案·泄泻》）

【徐大椿注】食伤。（《徐批临证指南医案·泄泻》）

胃主纳，脾主运。能食不化，泄泻，治在太阴脾脏。此脏为柔脏，阳动则能运，凡阴药取味皆静，归、地之属，反助病矣。

淡附子、淡干姜、生益智、生砂仁、人参、茯苓。（《叶氏医案存真》）

【周学海注】完谷不化，何事归地，此不待言。（《评点叶案存真类编·吞酸食不化》）

杨。夏季暑湿，必入气分，谓二邪亦是一股气。同气相感，如泄泻溲少，皆湿郁阻气。以六和汤、甘露饮，有凭可证之方。已后不分气血。凉热互进，气分之邪，引之入血，此亦如五胡乱华，贤如温祖，难救神州陆沉。

杏仁、蔻仁、大麦仁、米仁、浙苓、橘红、佩兰叶。（《叶天士晚年方案真本》）

【徐大椿注】气分之邪仍从气分宣泄，末二句必有所指，非王即薛也。（《徐批叶天士晚年方案真本》）

叶,五七。平素操持积劳,五志之火易燃,上则鼻窍堵塞,下有肛痔肠红。冬春温邪,是阳气发越,邪气乘虚内伏。夫所伏之邪,非比暴感发散可解,况兼劳倦内伤之体。病经九十日来,足跗日肿,大便日行五六次,其形粘腻,其色黄赤紫滞,小便不利,必随大便而稍通。此肾关枢机已废,二肠阳腑失司。所进水谷,脾胃不主运行,酿湿坠下,转为瘀腐之形。正当土旺入夏,脾胃主气,此湿热内淫,由乎脾肾日伤。不得明理之医,一误再误,必致变现腹满矣。夫左脉之缓涩,是久病阴阳之损,是合理也。而右脉弦大,岂是有余形质之滞?即仲景所云弦为胃减,大则病进。亦由阳明脉络渐弛,肿自下日上之义。守中治中,有妨食滋满之弊。大旨中宜运通,下宜分利。必得小溲自利,腑气开阖,始有转机。若再延绵月余,夏至阴生,便难力挽矣。

四苓加椒目、厚朴、益智、广皮白。

又 服分消方法五日,泻减溺通,足跗浮肿未消。要知脾胃久困,湿热滞浊,无以运行,所进水谷,其气蒸变为湿,湿胜多成五泻。欲使湿去,必利小便。然渗利太过,望六年岁之人,又当虑及下焦。久病入夏,正脾胃司令时候。脾脏宜补则健,胃腑宜疏自清。扶正气,驱湿热,乃消补兼施治去。晚服资生丸[人参、白术(土炒)、苡仁各三两,山楂肉、神曲、橘红各二两,扁豆、莲肉、厚朴各一两,山药、茯苓、麦芽、芡实各一两半,桔梗、甘草(炙)、藿香各五钱,泽泻、川黄连、白豆蔻各三钱半。上制为末,炼蜜丸,每丸重二钱,每服一丸,醉饱后二丸,细嚼,淡姜汤下。编者注],炒米汤送下。

早服:人参、广皮、防己、厚朴、茯苓、生术、泽泻、神曲、黄连、吴萸。(《临证指南医案·泄泻》)

叶。自五月间生产,将交白露,日泻五六次,每泻必先痛形寒战栗,气冲入脘欲呕,脉来右濡,下坠入尺,以冷湿挟阴浊,致阻遏阳气流行。法当辛温宣通阳痹。

川椒(炒黑)、煨广木香、天台乌药、川楝子、生益智仁、生香附。(《叶天士晚年方案真本》)

【徐大椿注】脉症如此,虚寒显然。

气厚味薄,专主温通,更妙川楝一味,阳中有阴。(《徐批叶天士晚年方案真本》)

袁,四十五岁。平日郁气化火,久则深藏入阴,三时温暑湿热,异气有触,

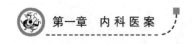

伏热内应而动,是气滞为胀,湿郁为泻。热移于下,湿腐侵肌。

凡湿与热,皆气分病,既久蔓延,延及血分,自深秋经逾旬日,越两月不来,而消渴形寒,足胫跗骨中热灼燥痒。大凡风热淫于内,必以甘寒,乃和梨汁、蔗浆之属。盖胃阴制伏肝阳内风之动,正合《内经》和阳益阴,肝胃忌刚之旨。

日间服桑麻丸,用青果汁丸,夜服梨汁、蔗浆熬膏。(《叶天士晚年方案真本》)

【徐大椿注】一气贯注,倍见精神。

五行木气克土,盖木得水土滋养,土膏尽为之吸取,实是土中升发木气,长养栽培,使之畅茂条达,即是木克土也。胃中津液充裕,肝木从兹吸取,滋和畅遂,即是斯义。

胃中阴液充旺,足供肝木滋养,而肝风不动,盖土中升木,乃是木克土也。(《徐批叶天士晚年方案真本》)

便　溏

程,四十七岁。肌色淡白,脉右弦左缓弱,大便久溏,嗳噫哕声不已。日前谓吐蛔起见,以酸苦和胃理肝,病患述用药不饥脘闷,乃中宫阳微,味多酸浊。酸苦属阴,不中病矣。议运行中焦之阳气,辛可以胜酸。

人参、茯苓、益智仁、生姜、胡芦巴、厚朴。(《叶天士晚年方案真本》)

【徐大椿注】用药不知转换变通,必先伤脾胃之阳,此事须极灵活人方能入道。(《徐批叶天士晚年方案真本》)

戈。小便短涩混浊,大便频溏,不欲纳谷。此伤食恶食也,当分消土。

生益智、广皮、茯苓、泽泻、炒白芍、炒山楂。(《临证指南医案·脾胃》)

【徐大椿注】食伤。(《徐批临证指南医案·脾胃》)

陆,西淮,六十一岁。人到花甲,下元先亏,嗜酒湿聚便滑,视面色雄伟,精采外露。加劳怒,内风突来,有痱中之象。

七宝美髯丹加三角胡麻。(《叶天士晚年方案真本》)

【徐大椿注】精采外露,下元愈亏,内风一动,无根蒂以立基地矣。故痱中也。(《徐批叶天士晚年方案真本》)

某。脉数,形疲,咳,经闭半年,已经食减,便溏,浮肿。无清嗽通经之理,扶持中土,望其加谷。

四君子汤。(《临证指南医案·调经》)

【徐大椿注】脾胃阳虚。(《徐批临证指南医案·调经》)

述胸脘胀痞,不饥不食,大便溏滑,已有五年。夫胸中乃清气转旋,清阳失运,浊气凝聚为患,水谷气蒸之湿,湿胜遂成五泄,阳气日微。宣脾阳,可使气机之运,气行湿自去耳。

生白术、益智仁、真茅术、厚朴、茯苓、荜拨、广木香、新会皮。(《叶氏医案存真》)

汤,胥门,五十六岁。酒客大便久溏,世俗谓聚湿脾伤损肾,脾病入肾,有久泻久痢为肾病矣。失血用滋阴凉降者,十居七八,以少年阴虚火炎为多。如中年积劳走动欲喘,久立肛坠后重,所宜在乎摄肾固纳。理中汤劫胃水,能止上下失血。王损庵法立见,非是杜撰,不效之所以然,以肾虚恶燥耳。

人参、萸肉、茯苓、石莲子、木瓜、炙甘草、五味子。(《叶天士晚年方案真本》)

【徐大椿注】察症细密已精,而益求其精。盖少年所虑在阴虚,老年所虑阳虚耳。以酸味固纳,兼以酸甘化阴。肾气乃先天真阳,主收摄一身之元气,肾气充足,既不上升逆冲,亦不下坠后重。一经散漫,上下交失,冲气既有咳呛之虞,二便时有欲出之势,葆真者免夫!(《徐批叶天士晚年方案真本》)

王,十八。冲年形瘦,腹胀食减便溏。自上秋失血以来,日加孱弱,脉左坚右涩。虽阴虚起见,而中焦为急,此非小恙。

人参、茯苓、炙草、白芍、广皮、厚朴。(《临证指南医案·吐血》)

【徐大椿注】劳伤中气虚。(《徐批临证指南医案·吐血》)

便 秘

大便燥结,本有承气汤、更衣等丸下之,外用猪胆蜜、煎润之,可谓无遗蕴矣。然竟有效不效者,盖因燥粪未尝不至肛门,奈肛门如钱大,燥粪如拳大,纵使竭力努挣,而终不肯出,下既不得出,则上不能食而告危矣。余友教人先以胆汁或蜜煎导之,俟粪既至肛门,令病者亲手以中指染油,探入肛门内,将燥粪渐渐挖碎而出,中指须要有指甲者为妙。竟有大便一次,燥粪挖作百余块而

出者。据云此法辗转授人,已救四五十人矣。若患此证者,切勿嫌秽而弃之。(《临证指南医案·便闭》)

【成文注】这是华岫云根据叶氏诊治便秘医案经验所做的总结。

肠痹本与便闭同类,今另分一门者,欲人知腑病治脏,下病治上之法也。盖肠痹之便闭,较之燥屎坚结,欲便不通者稍缓,故先生但开降上焦肺气,上窍开泄,下窍自通矣。若燥屎坚闭,则有三承气、润肠丸、通幽汤及温脾汤之类主之。然余谓便闭之症,伤寒门中当急下之条无几,余皆感六淫之邪,病后而成者为多。斯时胃气未复,元气已虚,若遽用下药,于理难进,莫若外治之法为稳,用蜜煎导法。设不通爽,虚者间二三日再导。余见有渐导渐去燥粪五六枚,或七八枚,直至二旬以外第七次,导去六十余枚而愈者,此所谓下不嫌迟也,学者不可忽诸。(《临证指南医案·肠痹》)

【成文注】这是华玉堂根据叶氏诊治便秘医案经验所做的总结。

瘅疟肺病,未经清理,致热邪透入营中,遂有瘀血暴下。今诊舌白不渴,不能纳食,大便九日不通,乃气痹为结。宗丹溪上窍闭则下窍不出矣。

杏仁、枇杷叶、栝蒌皮、川郁金、香豉、苡仁。

又　用手太阴药,即思纳谷,阳明气痹无疑。

紫菀、杏仁、枇杷叶、栝蒌皮、郁金、黑山栀。(《临证指南医案·肠痹》)

【徐大椿注】便闭之症,总以肠中血枯而有伏火者为多,开肺顺气等法偶或有之,非尽然也。(《徐批临证指南医案·肠痹》)

顾。气闭久则气结,不饥,不食,不大便。

川贝母、白蔻仁、郁金、杏仁、金银花、绿豆壳。

又　气结必化热,乃无形之病,故徒补无益。

鲜省头草、川斛、甜杏仁、川贝母、麻仁。(《临证指南医案·痞》)

【徐大椿注】气闭化热。(《徐批临证指南医案·痞》)

顾妪。阳明脉大,环跳尻骨筋掣而痛,痛甚足筋皆缩,大便燥艰常秘。此老年血枯,内燥风生,由春升上僭,下失滋养。昔喻氏上燥治肺,下燥治肝。盖肝风木横,胃土必衰,阳明诸脉,不主束筋骨流利机关也。用微咸微苦以入阴方法。

鲜生地八钱,阿胶三钱,天冬一钱半,人中白一钱,川斛二钱,寒水石一钱。

又 咸苦治下入阴,病样已减。当暮春万花开放,阳气全升于上,内风亦属阳化,其下焦脂液悉受阳风引吸,燥病之来,实基乎此。高年生生既少,和阳必用阴药,与直攻其病者有间矣。

生地三钱,阿胶二钱,天冬一钱,麦冬一钱,柏子霜二钱,松子仁二钱。

丸方:虎潜丸(熟地、虎胫骨、龟板、黄柏、知母、锁阳、当归、牛膝、白芍、陈皮、羯羊肉。编者注)去锁阳,加咸苁蓉,猪脊筋丸。(《临证指南医案·便闭》)

黄,江西,六十三岁。病是劳倦内伤,客途舟中,往来复受时令暑湿。病已过月,不饥不大便,脉微小属阴,暑湿皆属阴浊,气分为浊阴蔽塞,仲景谓阴结湿结,肠胃无阳气营运,强通大便,浊反逆致。此入夜阴用事而痛甚矣。

淡干姜、黑附子(生炒)、炙黑甘草、生大白芍。(《叶天士晚年方案真本》)

【徐大椿注】(病是劳倦内伤):已是伤阳本质。

精理名言,如印沙划泥,谁具嗣音乎?脉法精深,人皆忽略矣。

处方清切,通阳更以甲己法和阴止腹痛。(《徐批叶天士晚年方案真本》)

江。脾宜升则健,胃宜降则和。盖太阴之土,得阳始运;阳明阳土,得阴自安。以脾喜刚燥,胃喜柔润。仲景急下存津,治在胃也;东垣大升阳气,治在脾也。今能食不运,医家悉指脾弱是病。但诊脉较诸冬春盛大兼弦,据经论病,独大独小,斯为病脉。脾脏属阴,胃腑属阳,脉见弦大,非脏阴见病之象。久病少餐,犹勉强支撑,兼以大便窒塞,泄气不爽,坐谈片刻,嗳气频频,平素痔疮肠红,未向安适。此脉症,全是胃气不降,肠中不通,腑失传导变化之司。古人云:九窍不和,都属胃病。六腑为病,以通为补。经年调摄,不越参、术、桂、附,而毫乏应效,不必再进汤药。议仿丹溪小温中丸,服至七日,俾三阴三阳一周,再议治义。

小温中丸二两一钱。(《临证指南医案·便闭》)

【徐大椿注】湿热小肠痹。(《徐批临证指南医案·便闭》)

金,二十。汤饮下咽,嗳噫不已,不饥不食,大便干,坚若弹丸。大凡受纳饮食,全在胃口,已经胃逆为病,加以嗔怒,其肝木之气贯膈犯胃,斯病加剧。况平昔常似有形骨梗,脉得左部弦实,血郁血结甚肖。进商辛润方法。

桃仁、冬葵子、皂荚核、郁李仁、大黄、降香、郁金。(《临证指南医案·

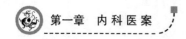

便闭》)

【徐大椿注】血结。

【徐大椿眉批】将成膈症。(《徐批临证指南医案·便闭》)

李,四九。诊脉如前,服咸苦入阴,大便仍秘涩。针刺一次,病无增减,可谓沉锢之疾。夫病着深远,平素饮酒厚味,酿湿聚热,渍筋烁骨。既已经年不拔,区区汤液,焉能通逐?议以大苦寒坚阴燥湿方法,参入酒醴引导,亦同气相求之至理。

黄柏、茅术、生大黄、干地龙、金毛狗脊、川连、萆、晚蚕砂、穿山甲、汉防己、仙灵脾、海金沙、川独活、北细辛、油松节、白茄根。黄酒、烧酒各半,浸七日。(《临证指南医案·便闭》)

【徐大椿注】湿火。(《徐批临证指南医案·便闭》)

廉,三二。诊脉论体,从遗精漏疡,继而环跳穴痛,遂不堪行走。脏阴伤及腑阳,阳气日加窒塞,经脉不司舒展。食入雍脘欲吐,大便旬日不通,痹阻日甚,而为痿症。《内经》论治痿独取阳明,无非流通胃气,盖胃脉主乎束筋骨,利机关窍也。议用加味温胆汤。

又 大便旬日不通,用更衣丸[朱砂五钱(研),芦荟七钱(研)。好酒和丸,每服一钱二分。编者注]。取意小肠火腑非苦不通,非下不夺也。(《临证指南医案·痿》)

【徐大椿注】胃气窒筋骨不利。

【徐大椿眉批】更衣丸治大肠火闭,非润肠药也。此等方有存而不论可也。千人之中,筑有一二人可用耳。(《徐批临证指南医案·痿》)

脉沉,右小,左虚大,脐上有动气,膜胀不嗜食,艰于大便。此中气大虚,肝气内变,忌用攻伐消导,宜泄肝和胃。

茯苓、益智仁、郁金、谷芽、乌梅。(《叶氏医案存真》)

【周学海注】肝以酸为泄。

【周学海眉批注】心肺也虚。(《评点叶案存真类编·肿胀》)

某。芪术守中,渐生满胀,小便少,大便窒,肠气亦滞。病久延虚,补汤难进。议以每日开水送半硫丸(半夏、硫黄。编者注)一钱五分,以通经腑之阳。

（《临证指南医案·便闭》）

【徐大椿注】虚风便闭。（《徐批临证指南医案·便闭》）

沈，三十四岁。六腑阳气不行，浊凝便艰，浊结则痛，半硫丸热药中最滑，入肠泄浊。阴沉滞胃，阳当未醒复，薄味相宜。

生川附（炒）、生淡干姜，葱白汁泛丸。（《叶天士晚年方案真本》）

【徐大椿注】惟半硫丸最滑，故入肠速而不留恋于胃，胃阳尚未醒复。（《徐批叶天士晚年方案真本》）

唐。脉小涩，失血呕逆之后，脘中痞闷，纳谷䐜胀，小便短赤，大便七八日不通。此怒劳致气分逆乱，从肺痹主治。

鲜枇杷叶、土栝蒌皮、黑栀皮、郁金、杏仁、杜苏子、紫降香、钩藤。

又　更衣丸［朱砂五钱（研），芦荟七钱（研）。好酒和丸，每服一钱二分。编者注］。（《临证指南医案·肺痹》）

【徐大椿注】：怒劳气逆。（《徐批临证指南医案·肺痹》）

王，三一。居经三月，痞闷膨胀，无妊脉发现。询知劳碌致病，必属脾胃阳伤，中气愈馁，冲脉乏血贮注，洵有诸矣。

大腹皮绒、半夏曲、老苏梗、橘红、炒山楂、茺蔚子。

又　经停，腹满，便秘。

郁李仁、冬葵子、柏子仁、当归须、鲜杜牛膝。（《临证指南医案·调经》）

【徐大椿注】气血虚滞兼湿。（《徐批临证指南医案·调经》）

王，五三。老年血气渐衰，必得数日大便通爽，然后脘中纳食无阻。此胃汁渐枯，已少胃气下行之旨，噎症萌矣。病乃操持太过，身中三阳燔燥烁津所致，故药饵未能全功。议用丹溪法。

麦冬汁、鲜生地汁、柏子仁汁、甜杏仁什、黑芝麻汁、杜苏子汁、松子仁浆。

水浸布纸，绞汁滤清，炖自然膏。（《临证指南医案·噎膈反胃》）

【徐大椿注】烦劳阳亢，肺胃津液枯。（《徐批临证指南医案·噎膈反胃》）

王。日来便难溺涩，是下焦幽门气钝血燥。议东垣通幽意。

咸苁蓉一两,细生地二钱,当归一钱半,郁李仁二钱(研),柏子霜一钱半,牛膝二钱。(《临证指南医案·便闭》)

【徐大椿注】血液枯燥。(《徐批临证指南医案·便闭》)

吴妪。脉右如昨,左略小动,肝风震动,里气大燥。更议镇重苦滑,以通火腑。逾六时,便通浊行,亦肝喜疏泄之一助。

更衣丸(朱砂五钱,芦荟七钱。好酒和丸。编者注)一钱五分。(《临证指南医案·便闭》)

【徐大椿注】火腑不通。(《徐批临证指南医案·便闭》)

席,东山,五十岁。血痹气滞,腹中不和,而大便燥结不润。夏季以柔药辛润,交霜降土旺,连次腹痛,目眦变黄,此非黄胆,湿热瘀留阻壅乃尔。

炒桃仁、郁李仁、蕤蔚子、冬葵子、菠菜干。(《叶天士晚年方案真本》)

【徐大椿注】血痹之故。血蓄久必涩,故行瘀兼以滑可去涩,药味总不妄投。

血主流行,痹则血结而气滞,不甚血虚,当用宣通法,药品精细。(《徐批叶天士晚年方案真本》)

谢。形神劳烦,阳伤,腑气不通,疝瘕阴浊从厥阴乘犯阳明,胃为阴浊蒙闭,肠中气窒日甚。年前邪势颇缓,宣络可效。今闭锢全是浊阴,若非辛雄刚剂,何以直突重围?胀满日增,人力难施矣。

生炮川乌头、生淡川附子、淡干姜、淡吴萸、川楝子、小茴香、猪胆汁。(《临证指南医案·肿胀》)

【徐大椿眉批】此非大热之药可治,当消其滞。(《徐批临证指南医案·肿胀》)

叶,二十。阳气郁勃,腑失传导,纳食中痞,大便结燥。调理少进酒肉坚凝,以宣通肠胃中郁热可效。

川连、芦荟、莱菔子、炒山楂、广皮、川楝子、山栀、厚朴(姜汁炒)、青皮。

又 热郁气阻,三焦通法。

杏仁、郁金、厚朴、广皮白、芦荟、川楝子。(《临证指南医案·便闭》)

【徐大椿注】大便闭郁热燥结。(《徐批临证指南医案·便闭》)

张,双林,二十七岁。痛而喜按属虚,痰多肢冷是脾厥。病大便三四日,乃津液约束。

炒桃仁、火麻仁、片姜黄、淡归须、炒延胡。(《叶天士晚年方案真本》)

【徐大椿注】脾厥虽由脏寒,总是脾营失养不运。(《徐批叶天士晚年方案真本》)

张,四九。少腹微胀,小便通利方安,大便三四日一通,而燥坚殊甚。下焦诸病,须推肝肾,腑络必究幽门二肠。阅所服药,是香砂六君以治脾,不思肾恶燥耶。

当归、苁蓉、郁李仁、冬葵子、牛膝、小茴、茯苓、车前。

蜜丸。(《临证指南医案·便闭》)

朱,二十二岁。夏热秋燥,伤于气分,胸痞多嗳,大便燥结,凡上燥清肺,不取沉腻滋降。

大沙参、玉竹、苏子、桑叶、麦冬汁、橘红(蜜炒)。(《叶天士晚年方案真本》)

【徐大椿注】一病到手,先分明在气在血,名手过人处因此。(《徐批叶天士晚年方案真本》)

朱,湖州,三十八岁。太阴腹胀,是久劳伤阳,不饥不饱,二便不通爽,温以通阳,苦温疏滞。

制附子、熟大黄、草果、生厚朴、生姜、广皮。(《叶天士晚年方案真本》)

【徐大椿注】温下法,从许学士温脾汤来。(《徐批叶天士晚年方案真本》)

朱。足麻偻废,大热阴伤,内郁,大便不通,由怀抱不舒病加。先用滋肾丸(黄柏、知母、肉桂。编者注)四钱,盐汤下,四服。(《临证指南医案·便闭》)

【徐大椿注】肾燥热。(《徐批临证指南医案·便闭》)

痢 疾

痢症,古名滞下,惟夏秋暑湿夹积者居多,其次则风淫火迫寒侵也。推之燥气,独不为患。考前法,悉有定例,不必再述。至于暑者,有阴暑阳暑之源,其邪必兼乎湿。夫阴暑由于人之阳气先亏，加以贪凉喜冷，郁折生阳，故主于温。阳暑由于天之热伏，阻气化浊，则重于清。而医之下手工夫，于此须细心认定。但邪之来也，似水之流，脏腑间一有罅隙，则乘虚而著，故有在气在血之分，伤脏伤腑之异。若表之邪郁，而气机下流不息者，喻氏论人参败毒散。里之积壅塑，而寒热交粘者，洁古立芍药汤。在气分，有苦辛调气与辛甘益气等法。在血分，有酸苦行血及咸柔养血诸方。若表症急，从乎三阳，有桂枝汤、葛根芩连汤、小柴胡汤；里势实，专究脾胃，有小承气汤、温脾汤。总之，治腑以三焦见症为凭，治脏以足三阴为要领。辨得虚实之情形，酌以或通或涩之法，则临症权宜，庶乎不错突。但是症不治之条甚多。最难愈者，莫如休息痢，攻补之法非一，予亦不赞。最危险者，莫如噤口痢，却有两端。若因暑湿邪充，格拒三焦者，气机皆逆传而闭，上下之势，浑如两截。若治不得其要，则邪无出路，正立消亡。此丹溪立法最高，后世都宗其旨。先生又借用半夏泻心汤，减去守中之品，取补以运之，辛以开之，苦以降之，与病情尤为允协。所以先生之见长，是集之奥妙，每每在此。又因脾肾之阳素虚，阴邪从中而下者，先伤太阴，继伤少阴，关闸大开，痛泄无度。戊癸少化火之机，命阳无蒸变之力，此不饥不食，为呕为胀，理宜然矣。与邪多积热之候相比，绝然不同。参之仲景理中汤、肾气丸，及景岳理阴煎、胃关煎（熟地、白术、山药、扁豆、炮姜、吴萸、炙草。编者注）等法可也。吾乡姚颐真先生，化出捷径良法，以大剂苁蓉，配人参、归、姜、附、桂、制白芍之类治之，靡不应手而愈。想苁蓉之性，温能达下，咸可利胃，质之柔润，以补阳中之阴，较地黄、阿胶尤胜。与之肠膏竭尽，络脉结涩而痛者，堪称神品。自此推广，用治甚多。若曰某方某药但治某症，不知活用，反称杜撰，则禁绝后人灵活之心，无从施发矣。（《临证指南医案·痢》）

【成文注】这是邵新甫根据叶氏诊治痢疾医案经验所做的总结。

【徐大椿注】夏秋之痢，总由湿热积滞，与伤寒传入三阴之痢不同，案中合法者亦甚多。一遇老年及久痢，即混入阴经治法，并参、附、乌梅、五味等，全不对症，随笔乱书。并与案中之论，亦自己相背，想是习气使然，抑此中实无定见也。后人竟用温补，以为本之此老。杀人无算，触目伤怀。（《徐批临证指南医案·痢》）

鲍。舌心黄边白，渴饮，水浆停胃脘，干呕，微微冷呃，自痢稀水，小便不利，诊脉坚劲不和。八旬又二，暑湿热邪内著。必脾胃气醒，始可磨耐，以高年不敢过清过消。用清暑益气方法。

川连、黄芩、石莲子、煨干葛、青皮、人参、茯苓、厚朴、猪苓、泽泻。

又　口中干燥，小水全无，泉源已竭，阴液无以上承。痢症噤口，都是湿热壅于胃口。下元衰惫，冲脉气震高突。此攻病保真，理难捉摸矣。

川连、黄芩、草决明、石莲子、乌梅、白芍。(《临证指南医案·痢》)

蔡。神气索然，腹中动气，舌红嗌干，寒热日迟。平素积劳致虚，邪伏厥阴，脉促细坚，温清难用。勉议复脉汤，存阴勿涸，希图援救。

复脉汤(炙甘草汤，编者注)。

又　两投复脉，色脉略转。所言平素积虚，不但疟邪内陷，阳结于上则胸痞，阴走于下则频利，非徒开泄攻邪也。

救逆汤去姜。

又　奔脉动气，皆是阳虚浊泛，当和营理阳。

人参、茯苓、归身、炙草、桂心、牡蛎、煨姜、大枣。

又　冲气填塞，邪陷下痢，势非轻小。用泻心法。

人参、淡干姜、熟附子、川连、黄芩、枳实。

又　人参、淡干姜、生地、炒桃仁。(《临证指南医案·痢》)

【徐大椿眉批】痢症总不宜用热药，犯者不死即迁延时日。(《徐批临证指南医案·痢》)

陈妪。泻痢两月，肢体浮肿，高年自属虚象。但胸脘痞闷，纳谷恶心，每利必先腹痛。是夏秋暑热，郁滞于中。虚体挟邪，焉有补涩可去邪扶正之理？恐交节令变症，明是棘手重症矣。

人参、茯苓、川连、淡干姜、生白芍、枳实。(《临证指南医案·痢》)

【徐大椿眉批】论是方非。(《徐批临证指南医案·痢》)

矫。初起无寒热，即泻痢，呕恶不食，乃噤口痢重病。夫暑邪之伤，由口鼻吸气而入，邪与水谷交混，蒸变湿热，酿为积滞脓血。肠胃气窒，欲解不能通爽，遂致里结后重。香连苦辛，理气导湿清热，初用颇是。皆缘劳碌之人，非膏粱温养之质。淡薄积劳，中气易伤。四十日来，积少痛缓，医称病解，而食不下咽，不知饥饱。诊得脉弦，形衰，舌白，不渴饮水，日泻数行。全属胃倒气夺，中宫损极，下关不摄。谷不能咽，焉能承受汤药？药味气劣，胃衰必恶。久痢久泻，务在能食。古人非醒脾胃，即安肾摄纳。再询粉浆下咽，或呛或噎。议以上脘宜通其清阳，下焦当固摄其滑脱。仿古方中参苓白术散（人参、茯苓、白术、甘草、山药、扁豆、苡仁、建莲、砂仁、桔梗、陈皮。编者注）末，当以米饮日服二次。间以不腻滑之物，食些少勿多，以示胃之所喜为补。必得胃气渐醒，方有转危为安。

人参二钱，焦术一钱半，茯苓一钱半，炙草五分，炒扁豆二钱，苡仁一钱半，桔梗一钱，砂仁七分（炒），炮姜炭一钱，肉豆蔻一钱。

上药研细，秤准分两。每次用香粳米饮汤调服一钱五分，上药须日进二次。（《临证指南医案·痢》）

【徐大椿眉批】 得古方服药之法。（《徐批临证指南医案·痢》）

秋季寒热滞下，总是长夏为暑湿病。盖夏令脾胃司气，治失其宜，致腹满泄泻，跗浮囊肿，皆湿邪无以走泄，阻遏流行气机使然。肿胀势减，仍不饥少食，兼吐瘀浊痰血，要知湿是阴浊，久郁于中，必从热化，初伤气分，久而入络。《病能》篇中，以湿肿属脾。以脾为阴土，得阳乃运。今气困无以运行诸经，腑为窒痹。消则愈困，补则壅滞，当疏腑养脏为宜。凡腑以宣通为补，非徒偏热偏寒治矣。

茯苓、厚朴、生谷芽、新会皮、生益智、泽泻。

兼用仲淳资生丸[人参、白术（土炒）、苡仁各三两，山楂肉、神曲、橘红各二两，扁豆、莲肉、厚朴各一两，山药、茯苓、麦芽、芡实各一两半，桔梗、甘草（炙）、藿香各五钱，泽泻、川黄连、白豆蔻各三钱半。上制为末，炼蜜丸，每丸重二钱，每服一丸，醉饱后二丸，细嚼，淡姜汤下。编者注]去黄连，每早粥后嚼一丸，约二钱。（《评点叶案存真类编·肿胀》）

沈。暑必挟湿，伤在气分，古称滞下。此滞字，非停滞饮食，言暑湿内侵，腑中流行阻遏，而为滞矣。消导，升举，温补，暑邪无有出路。胸痞，不饥不食，粘腻未已，而肛门沉坠里结。三焦皆受邪蒸，上下浑如两截。延为休息痢疾，缠绵展转，岂旦晚骤愈之病。

淡干姜、生姜、小川连、淡黄芩、人参、枳实。（《临证指南医案·痢》）

【徐大椿注】 暑湿热。

【徐大椿眉批】 按语极明。立方与案相反，何故？（《徐批临证指南医案·痢》）

吴，三十九岁。夏季用苦润，通小肠火腑，病患说大便仍不爽，肛门下坠，里急后重。始而脐旁,渐及胃脘,按之而痛,食入胀加,遇嗔怒病甚。姑以解郁和中之药。

生香附、乌药、苏梗、茯苓、新会皮、生益智。(《叶天士晚年方案真本》)

【徐大椿注】此方及案不过求免无过,略有文理而已,未见心思。(《徐批叶天士晚年方案真本》)

徐。夏季痢症,多是湿热食积。初起宜分消其邪。但肌柔白嫩,乃气虚之质。且性情畏药,只宜少与勿过。

槟榔汁、青皮、陈皮、厚朴、川连、黄芩、木香、炒黑山楂。

又　湿热下痢,必用苦辛寒为治。粟壳涩肠止泻,久痢成方。当此热邪未清,宜通斯滞可去。因色白气弱,未敢峻攻耳。

厚朴、黄芩、川连、木香汁、楂肉、炒银花、麦芽。(《临证指南医案·痢》)

【徐大椿眉批】此乃正法。何与前方不类也。(《徐批临证指南医案·痢》)

第四节　肝胆病医案

肝为风木之脏,又为将军之官,其性急而动,故肝脏之病,较之他脏为多,而于妇女尤甚。肝病必犯土,是侮其所胜也,本脏现症。仲景云:"厥阴之为病,消渴,气上撞心,心中疼热,饥而不欲食,食则吐蛔,下之利不止"。又《内经》所载肝病,难以尽述。大凡其脉必弦,胁或胀或疼,偏寒偏热,先厥后热。若一犯胃,则恶心干呕,脘痞不食,吐酸水涎沫;克脾则腹胀,便或溏,或不爽,肢冷肌麻。案中治法,有阴阳虚实之殊,略举而叙述之。若肝阴胃阴未亏,肝阳亢逆犯胃,先生立法用药则远柔用刚,泄肝如吴萸、椒、桂,通胃如夏、姜汁、姜、附,加益智、枳、朴等,则兼运脾阳。中虚必用人参,故大半夏汤、附子粳米汤、进退黄连汤、泻心法、治中法、温胆等汤是也。若肝阴胃汁已虚,木火炽盛,风阳扰胃,用药忌刚用柔,养肝则阿胶、生地、白芍、麻仁、木瓜,养胃则人参、麦冬、知母、粳米、秫米等是也。至于平治之法则刚柔寒热兼用,乌梅丸、安胃丸、逍遥散。若四君、六君、异功、戊己,则必加泄肝之品。用桑叶、丹皮者,先生云:"桑叶轻清,清泄少阳之气热;丹皮苦辛,清泄肝胆之血热"。用金铃子散者,川楝苦寒,直泄肝阳;延胡专理气滞血涩之痛。此皆案中之纲领也。余另分此一门者,因呕吐不食,胁胀脘痞等恙,恐医者但认为脾胃之病,不知实由肝邪所致,故特为揭出,以醒后人之目耳。且世人但知风、劳、臌、膈为四大重症,不知土败木贼，肝气日横，脾胃日败，延至不救者多矣，可不究心于此哉！诸案大抵皆胸痹痞满，及痰饮内蓄之症。治痞痹之方，最忌人参，而此欲其壮土以制木，用者甚多，必有遗病。至于蓄痰证，全不齿及，尤属辨证不清。其中精思巧意，中病处颇多，亦得失参半也。（《临证指南医案·木乘土》）

【成文注】这是华岫云根据叶氏诊治肝病医案经验所做的总结。

肝者将军之官，相火内寄，得真水以涵濡，真气以制伏，木火遂生生之机，本无是症之名也。盖因情志不舒则生郁，言语不投则生嗔，谋虑过度则自竭。斯罢极之本，从中变火，攻冲激烈，升之不熄为风阳，抑而不透为郁气。脘胁胀闷，眩晕猝厥，呕逆淋闭，狂躁见红等病，由是来矣。古人虽分肝风、肝气、肝火之殊，其实是同一源。若过郁者宜辛宜凉，乘势达之为妥。过升者宜柔宜降，缓其旋扰为先。自竭者全属乎虚，当培其子母之脏。至于犯上、侮中、乘下诸累，散见各门可考。（《临证指南医案·肝火》）

【成文注】这是邵新甫根据叶氏诊治肝病医案经验所做的总结。

黄　疸

黄疸，身黄目黄溺黄之谓也。病以湿得之，有阴有阳，在腑在脏。阳黄之作，湿从火化，痰热在里，胆热液泄，与胃之浊气共并，上不得越，下不得泄，熏蒸遏郁，侵于肺则身目俱黄，热流膀胱，溺色为之变赤，黄如橘子色。阳主明，治在胃。阴黄之作，湿从寒水，脾阳不能化热，胆液为湿所阻，渍于脾，浸淫肌肉，溢于皮肤，色如熏黄。阴主晦，治在脾。《伤寒》发黄，《金匮》黄疸，立名虽异，治法多同，有辨证三十五条，出治一十二方。先审黄之必发不发，在于小便之利与不利；疸之易治难治，在于口之渴与不渴。再察瘀热入胃之因，或因外并，或因内发，或因食谷，或因酗酒，或因劳色，有随经蓄血，入水黄汗。上盛者，一身尽热；下郁者，小便为难。又有表虚里虚，热除作哕，火劫致黄。知病有不一之因，故治有不紊之法。于是脉弦胁痛，少阳未罢，仍主以和；渴饮水浆，阳明化燥，急当泻热。湿在上以辛散，以风胜；湿在下以苦泄，以淡渗。如狂蓄血，势所必攻；汗后溺白，自宜投补。酒客多蕴热，先用清中，加之分利，后必顾其脾阳；女劳有秽浊，始以解毒，继之滑窍，终当峻补肾阴。表虚者实卫，里虚者建中，入水火劫，以及治逆变证，各立方论，以为后学津梁。若云寒湿在里之治，"阳明篇"中惟见一则，不出方论，指人以寒湿中求。盖脾本畏木而喜风燥，制水而恶寒湿。今阴黄一证，外不因于六淫，内不伤于嗜欲，惟寒惟湿，譬以卑监之土，须暴风日之阳，纯阴之病，疗以辛热无疑矣。方虽不出，法已显然,故不用多歧,恐滋人惑耳。今考诸家之说,丹溪云:不必分五疸,总是如盦酱相似。以为得治黄之扼要,殊不知是言也,以之混治阳黄,虽不中窾,不致增剧;以之治阴黄,下咽则毙,何异操刃? 一言之易,遗误后人。惟谦甫罗氏,具有卓识,力辨阴阳,遵伤寒寒湿之指(疑为旨。编者注),出茵陈四逆汤之治,继往开来,活人有术,医虽小道,功亦茂焉。喻嘉言阴黄一证,竟谓仲景方论亡失,恍若无所循从,不意其注《伤寒》、注《金匮》,辨论数千言,而独于关键处明文反为之蒙昧,虽云智者一失,亦未免会心之不远也。总之,罗氏可称勤求古训,朱氏失于小成自狃,嘉言喻氏病在好发议论而已。今观叶氏黄疸之案,寥寥数则,而于案中所云,夏秋疸病,湿热气蒸而成,其阳黄之治,了然于胸中。案中又有治黄也,而有非黄之论,揣其是病,必求虚实,于是知其是病必辨阴阳。如遇阴黄,求治于先生者,决不以治阳之法治阴,而天人长命也。苟非师仲景而貌丹溪,博览群贤之论而不陷于一偏之说者,乌能及此? 名不浮于实,道之得以久行也固宜。(《临证指南医案·疸》)

【成文注】这是蒋式玉根据叶氏诊治黄疸医案经验所做的总结。

【徐大椿注】疸之变症不一,案中只有泻湿热一法,其余并无良方。不知黄疸之疾,轻者即愈;重者有黄水成窠,久而不化,变态百出,以至伤生。消水泉之法,不可不考。(《徐批临证指南医案·疸》)

嵇,石塔头,四十八岁。夏月黄胆,是脾胃湿热气化,治疸茵陈,乃苦清淡渗,右胁之傍为虚里穴,久进寒药,胃伤气阻成瘕。问大便不爽。

用阿魏丸,每服一钱。(《叶天士晚年方案真本》)

【徐大椿注】久进寒药,后之变相黄胆,湿热留着,阿魏丸消克之。(《徐批叶天士晚年方案真本》)

刘,三九。心下痛,年余屡发,痛缓能食,渐渐目黄溺赤。此络脉中凝瘀蕴热,与水谷之气交蒸所致。若攻之过急,必变胀满,此温燥须忌。议用河间金铃子散,合无择谷芽枳实小柴胡汤法。

金铃子、延胡、枳实、柴胡、半夏、黄芩、黑山栀、谷芽。(《临证指南医案·疸》)

【徐大椿注】脉络瘀热。(《徐批临证指南医案·疸》)

脉大弦缓,目黄,纳食后中脘滞痛,腹鸣泄泻。夏病至深冬未安,缘濒海潮湿久蒸,兼以怀抱少畅,脾胃之阳日困,所受水谷之气少运,清浊升降失度,外因六气未去,留连脾胃内伤。法当辛香调气醒中,阳气流行,湿郁可去,腥膻重味宜忌。

煎方:杜藿香、煨木香、生茅术、草果、陈皮、生香附汁、茯苓、厚朴。

服十剂。

丸方:生於术、人参、益智仁、生茅术、砂仁、茯苓、小青皮、厚朴、新会皮。(《叶氏医案存真》)

【周学海注】服十剂,少加桃仁、山楂、降香更好,陈皮、厚朴微嫌伤气,久病慎用。(《评点叶案存真类编·湿温》)

脉浮缓,身热不止,汗出不为汗衰。此风湿郁表,瘀热为黄。拟麻黄连翘赤小豆汤。

麻黄、杏仁、生梓白皮、生姜、连翘、细赤豆、甘草、大枣。(《叶氏医案存真》)

【周学海注】麻黄汗多者忌,以其迅也。东垣胜湿汤用羌活,不必泥古也。(《评点叶案存真类编·湿温》)

脉弦缓,面目肌肤皆黄,舌白滑腻,胸脘膈间胀闭,病名湿温。由濒海潮湿,气入口鼻至募原,分布三焦,此为外因。仍食水谷腥物,与外入秽浊之邪,两相交混,湿甚热郁,三焦隧道气血不通,遂变黄色。发汗不愈者,湿家本有汗也。清热消导不愈者,热从湿中而起,湿不去则热不除也。夫湿邪无形质,攻滞乃有形治法,其不效宜矣。昔河间治湿热,必取乎苦辛气寒。盖苦降以逐湿,辛香以祛秽,寒取乎气,借气行不闭寒于内也。当世医者,混以伤寒表里为治,殊不知秽湿气入口鼻,游走三焦,不与伤寒同治。

绵茵陈、白豆蔻、厚朴、川通草、炒广皮白、茯苓皮、半夏曲、块滑石。

湿浊内蒸,瘀热发黄,三焦壅遏,浊气迷漫,又非有形质滞。此辛香逐秽,宣通是一定法。日期既多,恐浊闭神昏,另以银花汤,化至宝丹二粒。

绵茵陈、白豆蔻、茯苓皮、厚朴、草果、滑石、杏仁、木通、鲜菖蒲根汁。

复诊:绵茵陈、厚朴、江枳实、草果仁、细木通、黑山栀、云茯苓、黄柏。

痰滞得秽浊胶结,湿中热起,蒸变发黄,脘中痞闷,病在气分。两进消导理气,面目黄色略减,而痞结如故,议与治疸疏滞,兼以苏合香丸逐秽为法。

茵陈、草果仁、枳实、厚朴、广皮、木通。

暮服苏合香丸(苏合香、安息香、犀角、冰片、麝香、香附、木香、熏陆香、沉香、丁香、白术,炼蜜丸,朱砂为衣,外作蜡丸。编者注),一丸三服。

复诊:生白术、茯苓块、茵陈、猪苓、厚朴、滑石、泽泻。(《叶氏医案存真》)

【周学海眉批】论极畅达。(《评点叶案存真类编·湿温》)

面目悉黄,微见黑滞,烦渴腹满,左脉弦数,右脉空大,此内伤发黄,为厥阴肝木,太阴脾土,二脏交伤之候也。夫肝为风脏,其性喜伸而恶屈,郁则木不得伸而屈矣。郁极则其气盛,而风乃发,风发必挟其势以贼脾。脾为湿土之司,土受克,而气不行,则湿胜矣。风性虽善行,遇湿以留之,反壅滞经络而不解,由是湿停热痛,而烦渴有加,其发黄也必矣。虽曰风湿所致,实由木亢而不宁,土困而不舒,非外来风湿之比。况黑色见于面,则知并伤其肾,以脾病不行胃中谷气,入肾反将脾中浊气下流,故于黄中见黑滞耳。即其腹满,亦是中气不行,虚热内塞,非结热当下之比。若误下之,则脏气空虚,风从内生矣。若误汗之,则阳气外解,湿愈不能行矣。为商治法,平肝之亢,扶土之虚,兼解郁热,以清气道,除湿蒸而和中气。

人参、白术、白芍、黄连、山栀、归身、丹皮、茵陈、秦艽、柴胡、甘草、半曲(疑为半夏曲。编者注)。(《叶氏医案存真》)

【周学海注】此案不似先生手笔。

【周学海眉批】脾湿热盛则频入胃,然阳气不伸,面色亦黯。(《评点叶案存真类编·湿温》)

沈,十九。能食烦倦,手足汗出,目微黄,常鼻衄。夫热则消谷,水谷留湿,湿甚生热,精微不主四布,故作烦倦,久则痿黄谷疸。

当与猪肚丸(白术、苦参、牡蛎、猪肚一具。编者注),苍术换白术,重用苦参。(《临证指南医案·疸》)

【徐大椿注】谷疸。(《徐批临证指南医案·疸》)

王。右胁高突刺痛,身面发黄,不食不便。瘀热久聚,恐结痈疡。

大豆黄卷、木防己、金银花、生牡蛎、飞滑石、苡仁。(《临证指南医案·疸》)

【徐大椿注】湿热郁蒸。(《徐批临证指南医案·疸》)

徐。左脉数,舌白目黄,遍身发黄,左腰胁间痹痛。卧则气逆,或嗳气,或咳呛则痛不可忍。湿热着于络中,气机阻遏不宣。况时邪一、九日,正邪势方张之候,故攻病药饵,往往难投,轻药为稳。

豆卷、白蔻、通草、茵陈、米仁、杏仁、猪苓、泽泻。(《叶氏医案存真》)

【周学海眉批】经云,无治其盛。(《评点叶案存真类编·湿温》)

杨,七十。夏热泄气,脾液外越为黄,非湿热之疸。继而不欲食,便溏。用大半夏汤通胃开饮,已得寝食。露降痰血,乃气泄不收,肃令浅。不必以少壮热症治,顺天之气,是老年调理法。

人参、炙草、生扁豆、山药、茯神、苡仁。(《临证指南医案·疸》)

【徐大椿注】脾液外越。(《徐批临证指南医案·疸》)

由黄胆变为肿胀,湿热何疑?法亦不为谬。据述些少小丸,谅非河间、子和方法。温下仅攻冷积,不能驱除湿热。仍议苦辛渗利。每三日兼进浚川丸(牵牛子、大黄、甘遂、芒硝、郁李仁、轻粉。编者注)六七十粒。

鸡肫皮、海金沙、厚朴、大腹皮、猪苓、通草。(《临证指南医案·疸》)

【徐大椿注】疸变肿胀。(《徐批临证指南医案·疸》)

郑,三十四岁。雨淋卫阳受伤,热水洗澡,迫其冷湿深入,水谷之气与冷热互蒸,肌肉发黄。陈无择曰:谷瘅能食不饥,舌有黄胎,一年之久,寒湿已酿湿热。凡湿伤必太阴脾,热必在阳明胃,不分经络乱治,乃不读书医工。

人参、川黄连、生谷芽、熟半夏、枳实、嫩柴胡、淡黄芩、陈皮白,姜汁泛丸。(《叶天士晚年方案真本》)

【徐大椿注】言言指点分明,后学最当着意。(《徐批叶天士晚年方案真本》)

胁　痛

胁痛一症,多属少阳、厥阴。伤寒胁痛,皆在少阳胆经,以胁居少阳之部。杂症胁痛,皆属厥阴肝经,以肝脉布于胁肋。故仲景旋覆花汤,河间金铃子散,及先生辛温通络、甘缓理虚、温柔通补、辛泄宣瘀等法,皆治肝著胁痛之剂。可谓曲尽病情,诸法毕备矣。然其症有虚有实,有寒有热,不可概论。苟能因此扩充,再加详审,则临症自有据矣。(《临证指南医案·胁痛》)

【成文注】这是邹时乘根据叶氏诊治胁痛医案经验所做的总结。

【徐大椿注】案中用药,颇能变通,心思有不可及处。惟用补之处,未免太

重耳。(《徐批临证指南医案·胁痛》)

卜。有年冬藏不固,春木萌动,人身内应乎肝。水弱木失滋荣,阳气变化内风,乘胃为呕,攻胁为痛。仲景以消渴心热属厥阴,《内经》以吐涎沫为肝病。肝居左而病炽偏右,木犯土位之征。经旨谓肝为刚脏,非柔不和。阅医药沉、桂、萸、连,杂以破泄气分,皆辛辣苦燥,有刚以治刚之弊,倘忽厥逆瘛疭奈何?议镇阳熄风法。

生牡蛎、阿胶、细生地、丹参、淮小麦、南枣。

又 内风阳气鼓动变幻,皆有形无质,为用太过。前议咸苦入阴和阳,佐麦、枣以和胃制肝获效。盖肝木肆横,胃土必伤,医治既僻,津血必枯。唇赤,舌绛,咽干,谷味即变酸腻,显是胃汁受劫,胃阴不复。夫胃为阳明之土,非阴柔不肯协和,与脾土有别故也。

生牡蛎、阿胶、细生地、小麦、炒麻仁、炒麦冬、炙草。(《临证指南医案·胁痛》)

【徐大椿眉批】 此症属痰饮,此方不切。此痰饮而有火之症。(《徐批临证指南医案·木乘土》)

曹。疟热攻络,络血涌逆,胁痛咳嗽,液被疟伤,阳升入巅为头痛。络病在表里之间,攻之不肯散,搜血分留邪伏热。

生鳖甲、炒桃仁、知母、丹皮、鲜生地、寒水石。(《叶天士晚年方案真本》)

【徐大椿注】 此是疟止后见症。疟热太峻,火炽烁津,而逼血上溢。"络病在表里之间"一句,指示迷途。

搜血分留邪伏热,真水清石见之用药,刀刀见血。(《徐批叶天士晚年方案真本》)

陈,四四。苦寒多用,胃阳久伤。右胁痛,呕酸浊,皆浊阴上干。用辛甘温中补虚,痛减。病患述早上腹宽,暮夜气紧微硬,大便不爽,有单腹胀之忧。

人参、生白术、茯苓、肉桂、归身、益智、广皮、煨姜。(《临证指南医案·肿胀》)

【徐大椿注】 脾胃阳虚。(《徐批临证指南医案·肿胀》)

古人治胁痛法有五,或犯寒血滞,或血虚络痛,或血着不通,或肝火抑郁,或暴怒气逆,皆可致痛。今是症脉细弦数不舒,此由肝火抑郁。火郁者络自燥,治法必当清润通络。

潮栝楼、炒香桃仁、归身、新绛、炒白芍、炙甘草。(《叶氏医案存真》)

【周学海注】六气,其五气皆有正化,惟燥是转化,从他气郁化而来,前人皆未发明及此,但知热燥,而不知有坚燥、干燥也。五气之郁,俱见燥化。

【周学海眉批】郁则化燥。(《评点叶案存真类编·胁痛》)

郭,三五。痛必右胁中有形攻心,呕吐清涎,周身寒凛,痛止寂然无踪。此乃寒入络脉,气乘填塞阻逆。以辛香温通法。

荜拨、半夏、川楝子、延胡、吴萸、良姜、蒲黄、茯苓。(《临证指南医案·胁痛》)

【徐大椿注】寒入络脉气滞。(《徐批临证指南医案·胁痛》)

胡,三四。诊脉右弦,左小弱涩。病起积劳伤阳,操持索思,五志皆逆。而肝为将军之官,谋虑出焉,故先胁痛。晡暮阳不用事,其病渐剧。是内伤症,乃本气不足,日饵辛燥,气泄血耗。六味滋柔腻药,原非止痛之方,不过矫前药之谬而已。《内经》肝病三法,治虚亦主甘缓。盖病既久,必及阳明胃络,渐归及右,肝胃同病。人卧魂藏于肝,梦寐纷纭,伤及无形矣。议用甘药,少佐摄镇。

人参、枣仁、茯神、炙草、柏子仁、当归、龙骨、金箔。

桂圆肉煮浓汁,捣丸。(《临证指南医案·胁痛》)

【徐大椿注】肝肾皆虚。(《徐批临证指南医案·胁痛》)

施。诊脉右虚,左小弦。面色黄,少华采。左胁肋痛,五六年未愈。凡久恙必入络,络主血,药不宜刚。病属内伤,勿事腻补。录仲景旋覆花汤,加柏子仁、归须、桃仁。

又　初服旋覆花汤未应,另更医谓是营虚,用参、归、熟地、桂、芍、炙草,服后大痛。医又转方,用金铃、半夏、桃仁、延胡、茯苓,服之大吐大痛。复延余治,余再议方,谓肝络久病,悬饮流入胃络,致痛不已。议太阳阳明开阖方法。

人参、茯苓、炙草、桂枝、煨姜、南枣。

服苦药痛呕,可知胃虚。以参、苓阖阳明,用草、桂开太阳,并辛香入络,用姜、枣通营卫,生姜恐伐肝,故取煨以护元气,而微开饮气也。

又　前方服之痛止,议丸方。

人参、半夏、川椒、茯苓、桂枝、煨姜,南枣汤丸。(《临证指南医案·痰饮》)

【徐大椿眉批】胁痛五六年,此必有瘀血顽痰积而不散,病属有形,非仅气血偶阻也。当消去其根。所引诸方皆不中病。(《徐批临证指南医案·痰饮》)

孙,北濠,二十六岁。食后左胁气逆痛,是肝胆气热。

丹皮、钩藤、生地、川石斛、柏子仁、茯苓。(《叶天士晚年方案真本》)

【徐大椿注】老笔。(《徐批叶天士晚年方案真本》)

温邪兼劳倦,从内伤治,已获小效。独左胁痛难转侧,咳嗽气触必加闪痛。想因平素操持,肝阳易炽,营阴暗耗。《内经》以肝为将军之官,谋虑出焉。故身中左升之气属肝主之,右降之气属肺主之。今面微赤而咳频,前此上焦畏热烦躁,其左升之令不已,右降之气失司,已经洞悉。经以左右为阴阳之道路,升降周行,一日夜行五十度,平旦交会于气口。既为拂逆情志,而里气郁遏,冷热外加,营卫因之窒阻。此阴阳道路流行或迟或速,无平旦清明之气,是以发散消导、清火利痰之品,昧于身中,转旋有若天地也。再论平昔精力颇健,今已大年。下焦先虚。夫下虚者上必实,眩晕、神昏、自利可见矣。以冬令藏聚,返根之候,见症若是为忽然中厥,亦属常有。此授药之难,自宜瞻前顾后,议用钱氏地黄汤意,栽培三阴脏阴,疏其三阳腑阳,伴脏主藏,腑主通,佐以咸降理逆,谷味有加,再为进商可也。

熟地、白芍、山药、泽泻、丹皮、茯苓、牡蛎、阿胶。(《叶氏医案存真·地黄汤》)

【周学海注】非肝阳也,乃肝阴郁结也。阳炽者必头颅眩晕,脑额空胀,孔窍干抢也,近日皆误以肝阴为肝阳。桑、菊、芩、胆,日日浇灌,愈浇愈郁,将真火焖熄而死,仍诿肝阳莫制,可慨也。凡饮食劳倦所伤,中枢不运,则清阳不升,浊阴上逆。东垣真识高于古。

【周学海眉批】前方少疏饮之品。

此亦痰闭,若气离根非常有矣。(《评点叶案存真类编·温热》)

形充,脉弦,饮食如常。述左胁久胀,上年肿突肌溃,收结已来,胁中痛胀仍发,入夜更甚,仅仅仰卧,不可转侧,此支脉结饮,阻其周行气机,病根非外非内,宜通其脉络为是。

熟半夏、青黛、土贝母、白芥子、昆布、海藻、海浮石、土瓜蒌仁、蛤蜊壳粉、竹沥一小杯、姜汁三十匙,泛丸。(《叶氏医案存真》)

【周学海注】胁痛脉弦,而饮食如常,肝不犯胃,痛有定处,确实络膜饮邪留结,但既溃复结,已成痼疾。治宜补气破血,重药轻服,方味颇斟酌得宜,仍需外用敷熨。(《评点叶案存真类编·胁痛》)

询左胁下,每日必有小痛,逾时其痛势布散胸臆背部,从来不延及于腹中下焦,是腑络为病。凡久病从血治为多,今既偏患于上,仍气分之阻,而致水饮瘀浊之凝,此非守中补剂明甚,但攻法必用丸以缓之,非比骤攻暴邪之治,当用稳法。议以阳明少阳方法,俾枢机开阖舒展,谅必有裨益矣。

生钩藤(另研粉)、生香附(水磨澄粉)、风化硝、炒半夏、茯苓、生白蒺藜(去刺)。

竹沥姜汁泛丸。(《叶氏医案存真》)

【周学海注】(风化硝)恐引入下焦,便坚尚可。方有巧思,此真通络之剂矣。(《评点叶案存真类编·胁痛》)

张氏。据说丧子悲哀,是情志中起,因郁成劳。知饥不能食,内珠忽陷忽胀,两胁忽若刀刺,经先期,色变瘀紫。半年来医药无效者,情怀不得解释,草木无能为矣。

人参、当归、生白芍、炙草、肉桂、炒杞子、茯苓、南枣。(《临证指南医案·郁》)

【徐大椿眉批】药方俱清稳,惟重复可厌。(《徐批临证指南医案·郁》)

赵,六二。脉左涩右弦,始觉口鼻中气触腥秽,今则右胁板痛,呼吸不利,卧着不安。此属有年郁伤,治当宣通脉络。

金铃子、延胡、桃仁、归须、郁金、降香。(《临证指南医案·郁》)

【徐大椿注】血络郁痹右胁痛。(《徐批临证指南医案·郁》)

胁 胀 不 舒

陈。诊右关前弦动,述右胁胛下似胀不舒,思少阳阳木必犯阴土,木郁土中,温开不应。议解郁安中。

人参、茯苓、柴胡、白芍、神曲、生姜。(《叶天士晚年方案真本》)

【徐大椿注】立方清真。(《徐批叶天士晚年方案真本》)

积聚/癥瘕

夫癥者征也,血食凝阻,有形可征,一定而不移。瘕者假也,脏气结聚,无形成假,推之而可动。昔有七癥八瘕之说,终属强分名目,不若有形无形之辨为明的也。二症病在肝脾,而胃与八脉亦与有责。治之之法,即从诸经,再究其气血之偏胜。气虚则补中以行气,气滞则开郁以宣通,血衰则养营以通络,血瘀则入络以攻痹,此治癥瘕之大略。古方甚多,而葱白丸、乌鸡煎丸尤为神效。癥瘕之外,更有痃癖、肠覃、石瘕、内疝等症,古人论之已详,兹不必赘。今参先生方案,如营伤气阻者,于益营之中,佐通泄其气。如络虚则胀,气阻则痛者,以辛香苦温入络通降。又如肝胃两病者,以泄肝救胃。肝胃脾同病者,则扶土制木。肝脏之气独郁不宣者,辛香专治于气。血痹络逆失和者,辛香专理其血。病由冲任扰及肝胃之逆乱者,仍从肝胃两经主治,以疏降温通。凡此悉灵机法眼,药不妄投。总之治癥瘕之要,用攻法宜缓宜曲,用补法忌涩忌呆。上逆则想肝脏冲病之源头,下垂则究中气阴邪之衰旺。吞酸吐水,必兼刚药;液枯肠结,当祖滋营。再辨脉象之神力,形色之枯泽,致病之因由,则治法自然无误矣。(《临证指南医案·癥瘕》)

【成文注】这是龚商年根据叶氏诊治癥瘕积聚医案经验所做的总结。

【徐大椿眉批】凡治病,通套话最可厌,何人不如此?只有近时之名医。浙江则一八味加减,江南则不外人参、熟地、附、桂等温补药数味,并此亦不能知。若略知医理者,视此等议论皆属陈言耳。

案中方论,平正清切,又极和润,无刚燥克削等弊。但有形之疾,多有凝结而不可破者,古人青丸蒸熨等法,必不可少。此则全未见及,恐沉痼之疾,断不能除也。(《徐批临证指南医案·癥瘕》)

自《难经》分出积者阴气也,五脏所生;聚者阳气也,六腑所成。后《巢氏病源》另立癥瘕之名,以不动者为癥,动者为瘕。究之,亦即《经》积聚之意也。前贤有云:积聚者,就其肓膜结聚之处,以经脉所过部分,属脏者为阴,阴主静,静则坚而不移;属腑者为阳,阳主动,动则移而不定。故是案中又从而悟出云:著而不移,是为阴邪聚络,大旨以辛温入血络治之。盖阴主静,不移即主静之根,所以为阴也。可容不移之阴邪者,自必无阳动之气以旋运之,而必有阴静之血以倚伏之,所以必藉体阴用阳之品,方能入阴出阳,以施其辛散温通之力也。又云：初病气结在经，久则血伤入络，辄仗蠕动之物，松透病根，是又先生化裁之妙，于古人书引伸触类而得。若夫荟、肫之去热滞，芥、蛤之豁凝痰，不过为先生用古处也。案中积症，第见伏梁，不能尽备。然宋时诸贤，于五积、九积治法，载在书籍者颇多。大略消补兼施，并以所恶者攻，所喜者诱尔，业医者自当知之稔也。（《临证指南医案·积聚》）

【成文注】这是姚亦陶根据叶氏诊治癥瘕积聚医案经验所做的总结。

【徐大椿注】积聚之症各殊，治法亦迥别。案中皆泛泛之方，治积聚之法，未及百分之一。学者宜广求之。（《徐评临证指南医案·积聚》）

曹，长善浜，二十二岁。产后寒入胞门，经水逾期不爽，少腹瘕形渐大，面色清皧，肉瘦。自上秋产蓐瘕起，今夏诊二次，议以瘕属气结，用大全方葱白丸，暨乌骨鸡煎丸，温通冲任脉，令气血自和。两方不效，是下元虚冷，再攻必变胀矣。

人参、云茯苓、交桂心、生蕲艾、当归身、鹿角玄霜、小茴香、生香附。（《叶天士晚年方案真本》）

【徐大椿注】因在少壮，用药逐层走进，便有次第，不致动辄蛮补。（《徐批叶天士晚年方案真本》）

曹。著而不移，是为阴邪聚络。诊脉弦缓，难以五积、肥气攻治，大旨以辛温入血络治之。

当归须、延胡、官桂、橘核、薤白。（《临证指南医案·积聚》）

【徐大椿注】脉络凝痹。（《徐批临证指南医案·积聚》）

昌，二四。三疟皆邪入阴络，故汗下为忌。经年疟罢，癥瘕疟母，仍聚季胁。邪攻血气之结，攻逐瘀聚，升降以通阴阳，乃仲景成法。但诊脉细微，食减神衰。攻法再施，恐扰中满。前与温补通阳颇安，然守中之补，姑缓为宜。

人参、当归、淡附子、淡干姜、茯苓、肉桂。

鳖甲胶丸。（《临证指南医案·疟》）

【徐大椿注】疟母。（《徐批临证指南医案·疟》）

陈，十八。湿胜脾胃，食物不化。向有聚积，肠腑不通，热气固郁，当进和中。忌口勿劳，不致变病。

黄芩、枳实、广皮、莱菔子、白芍、白术、苍术、鸡肫皮。

水泛丸。(《临证指南医案·积聚》)

【徐大椿注】湿热食滞。(《徐批临证指南医案·积聚》)

丁,廿五岁。蓐劳自春入秋,肌肉消,色萎黄,外加微寒,心腹最热,脏阴损不肯复,气攻络中,腹有瘕形,血空气聚,非有物积聚也。

人参、煨木香、茯苓、生菟丝子粉、小茴(炒)、当归(炒)。(《叶天士晚年方案真本》)

【徐大椿注】此病先用辛温入络散瘕,继以滋养阴血为周备。

血空气聚四个字,形容瘕病之所以然,深入显出之笔。(《徐批叶天士晚年方案真本》)

高,陆墓,二十岁。少壮脉小涩属阴,脐左起瘕,年来渐大而长,此系小肠部位。小肠失司,变化传导,大便旬日始通,但脾胃约束津液不行,古人必用温通缓攻,但通肠壅,莫令碍脾。

麻仁、桂心、桃仁、大黄,蜜丸,服二钱。(《叶天士晚年方案真本》)

【徐大椿注】因大便旬日始通,故脐左起瘕,确指其为小肠部位,聪明过人。

从来通肠壅之药,必碍脾胃,以汤能荡涤耳。今改作丸药,只用二钱,令每日渐积流入肠中,而通泄法自脾约丸来。桃仁承气加入润肠之药。(《徐批叶天士晚年方案真本》)

葛,四一。用丹溪小温中丸(白术二两,茯苓一两,陈皮一两,熟半夏一两,甘草三钱,炒神曲一两,生香附一两半,炒苦参五钱,炒黄连五钱,朱砂一两半。为末,醋水各半,打神曲糊为丸,桐子大。每服七八十九,白术六钱,陈皮一钱,生姜一片,煎汤下。编者注),胀利自减,知肠胃湿热,皆阻腑阳之流畅,水谷之气不主游溢。瘕属气聚,癥为血结,由无形酿为有形。攻坚过急,药先入胃,徒致后天气乏,恐胀病必至矣。俗有痞散成蛊之说,可为治此病之戒律。

老韭根(生晒)一钱,桃仁一两,生香附一两,炒楂肉一两,当归须一两,山甲片一两,小茴香三钱,桂枝木三钱。(《徐批临证指南医案·癥瘕》)

庚,四十九岁。瘕结阴络,络病善胀,自古及今,无硝黄攻伤其阴之理。腹胀忌咸,谓水寒逆犯脾阳,此胀误在频频攻荡,阴亡液损,二便不通。《内经》谓食酸令人癃闭,医药言食酸忌咸,乃目不知书。

桑叶、柏子仁、松子仁、黑芝麻,青果汁丸。(《叶天士晚年方案真本》)

【徐大椿注】处方以阴亡液损着笔,此症是不忌咸而忌酸者。(《徐批叶天士晚年方案真本》)

庚,太平,四十九岁。右胁有形,渐次腹大,每投攻下泄夺,大便得泻,胀必少减,继而仍然不通,频频攻下,希图暂缓。病中胀浮,下焦加针刺决水,水出肿消,病仍不去。病患六载,三年前已经断。想此病之初,由肝气不和,气聚成瘕。频加攻泻,脾胃反伤。古云:脐突伤脾,今之所苦,二便欲出,痛如刀针刺割。盖气胀久下,再夺其血,血液枯,气愈结,宣通宜以利窍润剂。

琥珀一钱,大黑豆皮五钱,麝香一分,杜牛膝一两。

二便通后,接服:芫蔚子、郁李仁、杜牛膝、当归、冬葵子(《叶氏医案存真·卷三》也录有本案,除病变部位不同,其他大同小异:太平,四十九。左胁有形,渐次腹大,每投攻下泄夺,大便得泻,胀必少减,继则仍然不通。频频攻下,希图暂缓。病中胀浮,下部加针刺以决水之出,肿消,病仍不去。病患六年,久已断想此病之愈。要知此病初由肝气不和,气聚成瘕,屡发攻泻,脾胃反伤。古云:脐突伤脾。今之所苦,二便欲出,痛如刀刺。盖气胀久下,再夺其血,血液枯,气愈结矣。宣通宜以利窍润剂。琥珀屑一钱,麝香一分,大黑豆皮四钱,杜牛膝一两。二便通后,接服:芫蔚子、郁李仁、杜牛膝、当归身、冬葵子。编者注)。(《叶天士晚年方案真本》)

【徐大椿注】初由瘕病蛮弄成胀,先伤气,继伤血,血液既伤,而气愈结,以致二便痛艰。到此地步,非宣通利润更有何法?此相时度势而占得好地步也。(《徐批叶天士晚年方案真本》)

【周学海注】方不可解,愚见宜用甘润辛温,鼓舞大气,力建中枢,使上下升降流通。专用利药降药,阳何由振?(《评点叶案存真类编·肿胀》)

胡,四六。悲泣,乃情怀内起之病,病生于郁,形象渐大,按之坚硬,正在心下。用苦辛泄降,先从气结治。心下痞结。

川连、干姜、半夏、姜汁、茯苓、连皮栝蒌。(《临证指南医案·郁》)

【徐大椿眉批】此恐成外症,忌用热药。(《徐批临证指南医案·郁》)

蒋,四七。天癸将止之年,小腹厥阴部位起瘕,动则满腹胀痛,形坚。或时脊巅掣痛,必有秽痰血筋吐出。此起于郁伤,久则液枯气结,内风阳气烦蒸,则心热,痞结,咽阻。已属固疾,治必无效。倘腹大中满则剧矣。

牡蛎、生地、阿胶、小胡麻、茯苓、稆豆皮。(《临证指南医案·癥瘕》)

【徐大椿注】郁伤液涸阳升痛胀。(《徐批临证指南医案·癥瘕》)

李,二十七岁。两年久病,决非风寒暑湿。据云腹鸣不和,左胁下坚硬,直至少腹,睾丸偏大,子和七疝主肝为多。男子纵欲,伤及冲任亦多,是病辛香流气,壮年可用。

小茴香、真橘核、茯苓、泽泻、川楝子、青木香、黑栀仁、青皮子,水泛为丸。(《叶天士晚年方案真本》)

【徐大椿注】精血阳气所以防御下焦阴寒,既因纵欲伤及奇脉,先用辛香流通气分。(《徐批叶天士晚年方案真本》)

李,四十岁。臭秽不正之气,入自口鼻,着于募原,不饥呕逆,中焦病也。宣通浊痹为正,发散清寒为忌。

草果、槟榔、藿梗、厚朴、杏仁、白蔻、半夏、姜汁。(《叶天士晚年方案真本》)

【徐大椿注】达原饮。

臭秽虽属无形浊气,但黏着募原,必与浊滞有形凝结,不饥呕逆,恶寒发热,浊邪并结坚聚,非达原饮不除。(《徐批叶天士晚年方案真本》)

马,三二。病后食物失和,肠中变化传导失职,气滞酿湿,郁而成热,六腑滞浊为之聚。昔洁古、东垣辈,于肠胃宿病,每取丸剂缓攻,当仿之。

川连、芦荟(箬叶上炙)、鸡肫皮(不落水去垢,新瓦上炙脆)、煨木香、小青皮、莱菔子、南山楂、紫厚朴。蒸饼为小丸。(《临证指南医案·积聚》)

【徐大椿注】气聚湿热腑聚。(《徐批临证指南医案·积聚》)

某。脐下瘕形渐大,气塞至心胸及咽喉,饮不解渴,遂气攻至背部,经水百余日不来,小溲得利,大便不爽,气滞血瘀。皆因情志易郁,肝胆相火内灼,冲脉之血欲涸。丹溪谓:气有余便是火。口甜,食后痞。用苦辛清降。

胡黄连八分,山栀仁一钱半,南山楂三钱,芦荟一钱,鸡脆皮(不落水去垢,炙脆)五钱。

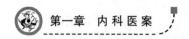

化服回生丹半丸。(《临证指南医案·癥瘕》)

【徐大椿注】木火郁,气滞血瘀。(《徐批临证指南医案·癥瘕》)

秋深曾诊,拟议此病为里湿,更伤瓜果。辛甘寒分利,脾阳又受辛寒之累,致浊气聚形,频遭食复,阳屡被戕。凡身中脾阳宜动,动则运;肾阴宜藏,藏则固。斯为病根,《局方》大健脾丸,仲淳资生丸[人参、白术(土炒)、苡仁各三两,山楂肉、神曲、橘红各二两,扁豆、莲肉、厚朴各一两,山药、茯苓、麦芽、芡实各一两半,桔梗、甘草(炙)、藿香各五钱,泽泻、川黄连、白豆蔻各三钱半。上制为末,炼蜜丸,每丸重二钱,每服一丸,醉饱后二丸,细嚼,淡姜汤下。编者注],多以补虚、通滞、芳香合用者,取其气通浊泄,人参补正之力得矣。

人参、茯苓、益智仁、煨木香、厚朴、新会皮。(《叶氏医案存真》)

谭。瘕聚有形高突,痛在胃脘心下,或垂界腰少腹,重按既久,痛势稍定,经水后期,色多黄白。此皆冲脉为病,络虚则胀,气阻则痛。非辛香何以入络?苦温可以通降。

延胡、川楝、香附、郁金、茯苓、降香汁、茺蔚子、炒山楂、乌药。

又　瘕聚病结,痛胀妨食,得食不下,痛甚,今月经阻不至,带淋甚多。病由冲任脉络扰及肝胃之逆乱,若不宣畅经通,日久延为蛊疾矣。

炒桃仁、当归须、延胡、川楝子、青皮、小茴、吴萸、紫降香、青葱管。(《徐批临证指南医案·癥瘕》)

通下,下脘脘中仍结,上下格拒者,乃上热下寒。古人用麻沸汤煮凉药以解上,浓煎温补以治下,使阳气不脱,郁热自罢,今仿之。

黄芩、小川连、枳实。

上三味,入滚水中煮五十沸即滤。

人参、淡附子、干姜。

上三味,煎浓汁一杯,和入前药服。(《叶氏医案存真》)

【周学海注】既云下寒,何遽通下?或者久秘上喘,暂用温通以救急耶。

分煎合服,即复方法,人参可删,当再加生附子,熟者守补,生者乃能去格逐寒。(《评点叶案存真类编·噎膈反胃》)

王,无锡。冲脉为病,男子成疝,女子带下瘕聚,经水仍来,是气攻入络脉为有形矣。况产后又十六年不育,冲任病显然。

　　小茴香、川楝子、橘核、桂枝、茯苓、南楂。(《叶天士晚年方案真本》)

　　【徐大椿注】凡食入脘中即痛,必是肝火上逆阻滞。若食入胃中而痛,则积滞为患居多。(《徐批叶天士晚年方案真本》)

　　王,二一。初病寒热,半年经水不来,少腹已有瘕形,食又减半,当此年犯干血劳虑。

　　焦术、茯苓、广皮、香附、当归、南山楂、白芍。(《临证指南医案·癥瘕》)

　　【徐大椿注】寒热食减干血劳。(《徐批临证指南医案·癥瘕》)

　　翁,四十四岁。夏月露宿,冷湿下入阴络,少腹坚凝有形,两傍筋绊牵引,自述梦遗。然有形固结,非补助之症,当与结疝同治,乃络中病。

　　南木香、穿山甲、金铃子、橘核、延胡、蓬术、麝香。葱白汁丸。(《叶天士晚年方案真本》)

　　【徐大椿注】治法平正通达。(《徐批叶天士晚年方案真本》)

　　吴,三。右胁有形高突,按之无痛,此属瘕痞。非若气聚凝痰,难以推求。然病久仅阻在脉,须佐针刺宣通,正在伏天宜商。

　　真蛤粉、白芥子、栝蒌皮、黑栀皮、半夏、郁金、橘红、姜皮。(《临证指南医案·癥瘕》)

　　【徐大椿注】痰凝脉络。(《徐批临证指南医案·积聚》)

　　谢,六十一岁。《内经》论诸痛在络,络护脏腑外郭,逆气攻入络脉为痛,久则络血瘀气凝滞,现出块垒为瘕。所吐黑汁,即瘀浊水液相混。初因嗔怒动肝,肝传胃土,以致呕吐。老人脂液日枯,血枯则便艰。辛香温燥,愈进必凶,渐成反胃格症矣。肝性刚,凡辛香取气皆刚燥,议辛润柔剂,无滞腻浊味,以之治格,不失按经仿古。

　　桃仁(炒熟)、青葱管、黑芝麻(炒)、当归须、桑叶、冬葵子。(《叶天士晚年方案真本》)

　　【徐大椿注】络脉可张可弛,气血宁静,营卫流行,便尔安舒弛缓。若肝气逆冲而入络脉,便胀急张大,营卫涩滞,气血不行,留着而痛。痛久积瘀,渐致枯燥。此治络贵乎辛润柔剂滑利也。(《徐批叶天士晚年方案真本》)

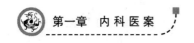

因嗔怒心胸痞胀三年,左胁下坚凝有形,偶触劳忿,则寒热无汗。此属郁痹气血,延成肥气。治当宣通营卫,流行脉络,佐入攻坚,俾寒热得止再议。

炒柴胡、生香附、半夏曲、丹皮、桃仁、青皮、姜汁炒栀仁、生牡蛎;临服入鳖血五匙。(《叶氏医案存真》)

【周学海注】 此症何不径用蟅虫佐煎方以和营卫?(《评点叶案存真类编·诸虚劳损》)

予(指俞震,编者注)曾亲见叶先生治一妇,产后着恼,左边小腹结一块。每发时,小腹胀痛,从下攻上,膈间乳上皆痛,饮食入胃即吐,遍医不效。先生用炒黑小茴香一钱,桂酒炒当归二钱,自制鹿角霜一钱五分,生楂肉三钱,川芎八分,菟丝子一钱五分,水煎送阿魏丸七分,八剂而愈。次用乌鸡煎丸原方半料,永不复发。(《古今医案按》)

【俞震按】 慎斋书云,凡积不可用下药,徒损真气,病亦不去。当用消积药,使之熔化,则除根矣。积去须大补,诚格言也。即此二案,亦平淡之神奇。又尝考消积之方,知桃仁煎用大黄、蟅虫、芒硝,黑神丸用生漆、熟漆;东垣五积丸俱用川乌、巴霜,《局方》圣散子、三棱煎丸俱用硇砂、干漆,此皆峻厉之药,用而中病,固有神效。若妄尝轻试,鲜不败事矣。《千金》硝石丸,人参、硝、黄并用,丹溪犹以为猛剂,治婢一案,每与补药迭进,此真善治病者也。丹溪治积聚案有数十条,轻重曲折,适至病所,惜不能多载。再阅叶氏医案积聚门,只用鸡肫皮、莱菔子、蛤粉、芥子、蜣螂、蟅虫、青、朴等,并无古方狠药,其理尤可想见。

阿魏丸方甚多,如《医林》阿魏十四味,内有石碱、风化硝;小阿魏丸七味,乃棱、蓬、胡椒、青皮、木麝二香;《心统》消积阿魏丸共八味,内有三棱、莪术、牵牛、穿山甲;丹溪阿魏丸,治肉积者只四味;又《医林》小阿魏丸,即丹溪治陈里长男之三味,却无阿魏。犹之琥珀膏,只大黄、朴硝各一两为末,以大蒜捣膏贴之,并无琥珀也。总须对证择用之。(《古今医案按》)

【张寿颐注】 叶氏是案,确已将为肠痈。然恼怒而起,仍是肝络郁结为患,但必有寒证,故可用桂酒,及小茴香至一钱之多,非凡是小腹结块胀痛,皆当拘守此方,读者必不可误认。俞氏谓峻剂不可妄投,确是见道之言,平人皆应谨慎,亦不仅为产后言之。生漆最毒,嗅其气者,尚能发肿,甚且皮肤腐烂,岂可以入肠胃?所不可解者,《本草经》竟以干漆列入上品,且谓生者久服轻身耐老云云,殊觉可骇。意者古之漆,必非今之漆也。否则传抄之误,读古书者,胡可为赵奢之子。(《沈氏女科辑要笺正·小腹痛瘀血成脓》)

【成文注】本案出自俞震《古今医案按·积聚》：一人左胁下有块，右关脉豁大，周用乌药一两，以附子五钱浓煎制之，将乌药日磨二三分，酒送下。俟积行动，乃以补中益气汤加附子服之，九用六君子。是俞氏按语中所举医案。王士雄在《沈氏女科辑要按·产后诸病·小腹痛瘀血成脓》中也录有本案，张寿颐进行了评析。但本案叶氏医案中未能找到，俞谓亲见，极有可能。因为俞氏生于1709年，卒年不详，浙江嘉善人，其《古今医案按》撰写于1778年；叶氏生于1667年，卒于1746年，江苏吴县人；从年龄及地域上来看有交集之可能。

张，三十六岁。据说三年前，病后左胁起有形坚凝，无痛胀，但未交冬，下焦已冷。议温通阳，望其开结。

生左牡蛎、天南星（姜汁炒）、真甜交桂、竹节白附子、当归身、小川芎，姜汁泛丸。（《叶天士晚年方案真本》）

【徐大椿注】有形无痛胀，是痰凝气聚，故温通软坚消痰，缺一不可。（《徐批叶天士晚年方案真本》）

张，万年桥，二十八岁。半产重于大产，左胁有形，是气乘肝络，攻之则变中满。从前胎坠，寒热呕逆，震动之伤。当培养气血，不可怠忽，不致劳怯。

归身、鳖血制柴胡、广皮、南枣肉、白芍、茯苓、蒸於术、炙甘草。（《叶天士晚年方案真本》）

【徐大椿注】言言警策。每见阳气震动。虚人一经寒热，营卫真气立散，不可复收，故当用补法。（《徐批叶天士晚年方案真本》）

张。久痛在络，营中之气结聚成瘕。始而夜发，继而昼夜俱痛，阴阳两伤。遍阅医药，未尝说及络病。便难液涸，香燥须忌。

青葱管、新绛、当归须、桃仁、生鹿角、柏子仁。（《临证指南医案·癥瘕》）

【徐大椿注】营络气聚结底。（《徐批临证指南医案·癥瘕》）

赵。脉小，身不发热，非时气也。凡经水之至，必由冲脉而始下。此脉胃经所管，医药消导寒凉，不能中病，反伤胃口，致冲脉上冲，犯胃为呕，攻胸痞塞，升巅则昏厥。经言冲脉为病，男子内疝，女子瘕聚。今小腹有形，兼有动气，其病显然。夫曰结曰聚，皆奇经中不司宣畅流通之义。医不知络脉治法，所谓愈究愈穷矣。

鹿角霜、淡苁蓉、炒当归、炒小茴、生杜仲、茯苓。

用紫石英一两,煎汤煎药。(《临证指南医案·癥瘕》)

【徐大椿注】 肝逆犯胃,奇络虚滞。(《徐批临证指南医案·癥瘕》)

臌　胀

龙,五六。久郁气血不行,升降皆钝。外凉内热,骨节沉痛,肌肿腹膨,肤腠无汗。用药务在宣通五郁六郁大旨。

香附汁、白蒺藜、钩藤、丹皮、山栀、抚芎、泽兰、姜黄、神曲。(《临证指南医案·郁》)

【徐大椿注】 经络气血郁痹。(《徐批临证指南医案·郁》)

某。向有宿瘕,夏至节一阴来复,连次梦遗,遂腹形坚大,二便或通或闭。是时右膝痛肿溃疡,未必非湿热留阻经络所致。诊脉左小弱,右缓大,面色青减,鼻准明亮,纳食必腹胀愈加,四肢恶冷,热自里升,甚则衄血牙宣。全是身中气血交结,固非积聚停水之胀。考古人于胀症,以分清气血为主,止痛务在宣通。要知攻下皆为通腑,温补乃护阳以宣通。今者单单腹胀,当以脾胃为病薮,太阴不运,阳明愈钝。议以缓攻一法。

川桂枝一钱,熟大黄一钱,生白芍一钱半,厚朴一钱,枳实一钱,淡生干姜一钱。三帖。

又　诊脉细小,右微促,畏寒甚,右胁中气触入小腹,著卧即有形坠著。议用局方禹余粮丸,暖水脏以通阳气。早晚各服一钱,流水送,八服。

又　脉入尺,弦胜于数。元海阳虚,是病之本,肝失疏泄,以致膜胀,是病之标。当朝用玉壶丹,午用疏肝实脾利水,分消太阳太阴之邪。

紫厚朴(炒)一钱半,缩砂仁(炒研)一钱,生於术二钱,猪苓一钱,茯苓块三钱,泽泻一钱。

又　脉弦数,手足畏冷,心中兀兀,中气已虚。且服小针砂丸,每服八十粒,开水送,二服。以后药压之。

生於术、云茯苓、广皮。

煎汤一小杯。后服。

又　脉如涩,凡阳气动则遗,右胁汩汩有声,坠入少腹。可知肿胀非阳道不利,是阴道实,水谷之湿热不化也。议用牡蛎泽泻散(牡蛎、泽泻、海藻、蜀漆、葶苈、商陆根、瓜蒌根。编者注）。

左牡蛎四钱（泄湿），泽泻一钱半，花粉一钱半，川桂枝木五分（通阳），茯苓三钱（化气），紫厚朴一钱。

午服。

又 脉数实，恶水，午后手足畏冷。阳明中虚，水气聚而为饮也。以苓桂术甘汤劫饮，牡蛎泽泻散止遗逐水。

照前方去花粉，加生於术三钱。

又 手足畏冷，不喜饮水，右胁汩汩有声，下坠少腹，脉虽数而右大左弦。信是阳明中虚，当用人参、熟附、生姜，温经补虚之法。但因欲回府调理数日，方中未便加减，且用前方，调治太阳太阴。

生於术三钱，左牡蛎（生）四钱，泽泻（炒）一钱，云苓三钱，生益智四分，桂枝木四分，炒厚朴一钱。

午后食远服。

朝服小温中丸五十粒，开水送，仍用三味（指人参、熟附子、生姜。编者注）煎汤压之。（《徐批临证指南医案·肿胀》）。

汪。脉右涩左弱，面黄瘦，露筋。乃积劳忧思伤阳，浊阴起于少腹，渐至盘踞中宫，甚则妨食呕吐。皆单鼓胀之象大著，调治最难。欲驱阴浊，急急通阳。

干姜、附子、猪苓、泽泻、椒目。

又 通太阳之里，驱其浊阴，已得胀减呕缓。知身中真阳，向为群药大伤。议以护阳，兼以泄浊法。

人参、块茯苓、生干姜、淡附子、泽泻。

又 阴浊盘踞中土，清阳蒙闭，腹满膜胀，气逆腹痛。皆阳气不得宣通，浊阴不能下走。拟进白通法。

生干姜、生炮附子。

冲猪胆汁。（《临证指南医案·肿胀》）

【徐大椿注】阳虚单胀，浊阴凝滞。（《徐批临证指南医案·肿胀》）

王，木渎，三十九岁。瘀血壅滞，腹大蛊鼓，有形无形之分，温通为正法，非肾气汤丸治阴水泛滥。

桃仁、肉桂、制大黄、椒目、陈香橼二两，煎汤泛丸。（《叶天士晚年方案真本》）

【徐大椿注】肾气汤丸治阴水之法,非治阳水也。(《徐批叶天士晚年方案真本》)

瘀积于肝,邪正错乱,脏腑之气交伤而成膨疾,腹胀气壅。拟禹余粮丸,破血泄肝,通利二便治之。

禹余粮丸十粒。(《叶氏医案存真》)

【周学海注】此即血臌。(《评点叶案存真类编·肿胀》)

张,三十一岁。单单腹大,按之软,吸吸有声。问二便不爽,平日嗜饮,聚湿变热,蟠聚脾胃。盖湿伤太阴,热起阳明,湿本热标。

绵茵陈、茯苓皮、金斛、大腹皮、晚蚕砂、寒水石。(《叶天士晚年方案真本》)

【徐大椿注】是乃湿热,不是寒凝。湿伤太阴,热起阳明,指明令人豁然。胀因湿热停住蟠聚,当从湿热例治。用药灵巧,不得概用温补肾气法也。(《徐批叶天士晚年方案真本》)

头　痛

头风一症,有偏正之分。偏者主乎少阳,而风淫火郁为多。前人立法,以柴胡为要药,其补泻之间,不离于此。无如与之阴虚火浮,气升吸短者,则厥脱之萌,由是而来矣。先生则另出心裁,以桑叶、丹皮、山栀、荷叶边,轻清凉泄,使少阳郁遏之邪亦可倏然而解。倘久则伤及肝阴,参入咸凉柔镇可也。所云正者,病情不一,有气虚血虚,痰厥肾厥,阴伤阳浮,火亢邪风之不同。按经设治,自古分晰甚明,兹不再述。至于肝阴久耗,内风日旋,厥阳无一息之宁,痛掣之势已极,此时岂区区汤散可解?计惟与复脉之纯甘壮水,胶黄之柔婉以熄风和阳,俾刚亢之威一时顿熄。予用之屡效如神,决不以虚谀为助。(《临证指南医案·头风》)

【成文注】这是邵新甫根据叶氏诊治头痛医案经验所做的总结。

头为诸阳之会,与厥阴肝脉会于巅,诸阴寒邪不能上逆,为阳气窒塞,浊邪得以上据,厥阴风火乃能逆上作痛。故头痛一症,皆由清阳不升,火风乘虚上入所致。观先生于头痛治法,亦不外此。如阳虚浊邪阻塞,气血瘀痹而为头痛者,用虫蚁搜逐血络,宣通阳气为主。如火风变动,与暑风邪气上郁而为头痛者,用鲜荷叶、苦丁茶、蔓荆、山栀等,辛散轻清为主。如阴虚阳越而为头痛者,用仲景复脉汤,甘麦大枣法,加胶、芍、牡蛎,镇摄益虚,和阳熄风为主。如厥阳风木上触,兼内风而为头痛者,用首乌、柏仁、稽豆、甘菊、生芍、杞子辈,熄肝风、滋肾液为主。一症而条分缕析,如此详明,可谓手法兼到者矣。(《临证指南医案·头痛》)

【成文注】这是邹时乘根据叶氏诊治头痛医案经验所做的总结。

【徐大椿注】头风一症,往往本热而标寒。案中多清火之药,固能愈风火轻症。或有寒邪犯脑,或有风寒外束,则温散之法,固不可略,而外提之法,尤当博考也。(《徐批临证指南医案·头痛》)

程。既知去血过多,为阴虚阳实之头痛,再加发散,与前意相反矣。

复脉(复脉汤:炙草、桂枝、人参、麻仁、生地、阿胶、麦冬、生姜、大枣。编者注)去参、姜、桂,加左牡蛎。

又　脉数虚而动,足征阴气大伤,阳气浮越。头痛筋惕,仍与镇摄之法。

牡蛎、阿胶、人参、生地、炙草、白芍、天冬。(《临证指南医案·头痛》)

【徐大椿注】血虚阳浮。(《徐批临证指南医案·头痛》)

冯,宁波,二十五岁。面起疡疮,疮愈头痛,牙关不开。凡头面乃阳气游行之所,不容浊气留着,外疡既合邪痹入骨骹,散风药仅走肤膜,上焦气多,血药无能为干上部之隧。

角针、蜂房、淡豆豉、牙皂、甜瓜蒂、大豆卷。(《叶天士晚年方案真本》)

【徐大椿注】说穿似觉寻常,而他人已不能道及,言言至理。

读天翁方案,虽为病人设法,其实处推开精论,治病道理,警醒当世聋瞆语,教人看病下手处,后学得此,便有主张,不致一病到手,即慌忙心无措也,有功千古。(《徐批叶天士晚年方案真本》)

何,四一。右偏风头痛,从牙龈起。

炒生地三钱,蔓荆子(炒)一钱,黄甘菊一钱,茯苓一钱半,炒杞子二钱,冬桑叶一钱,炒丹皮一钱,川斛一钱半。(《临证指南医案·头风》)

【徐大椿注】木火上炎。(《徐批临证指南医案·头风》)

江,五六。劳倦过月,气弱加外感,头痛恶风,营卫二气皆怯,嗽则闪烁筋掣而痛。大凡先治表后治里,世间未有先投黄连清里,后用桂枝和表。此非医药。

当归建中汤。(《临证指南医案·头风》)

【徐大椿注】风伤营卫误治。(《徐批临证指南医案·风》)

马,三十二岁。巅顶腹痛,溺淋,便难。

龙荟丸二钱。(《叶天士晚年方案真本》)

【徐大椿注】此肝火闭结,逆乘横行肆虐之证。(《徐批叶天士晚年方案真本》)

某,十九。时邪外袭,卫痹发热,头痛。先散表邪。

淡豆豉、苏梗、杏仁、厚朴、木防己、茯苓皮。(《临证指南医案·寒》)

【徐大椿注】寒邪兼湿。(《徐批临证指南医案·寒》)

沈,五十二岁。巅顶近脑,久痛骨陷,乃少年时不惜身命,真精走泄,脑髓不满,夏月乏阴内护,痛软不能起床。五旬有二,向衰谅难充精复元。

龟腹甲心、黄柏、虎胫骨、熟地、锁阳、牛膝(盐水炒)。

蜜丸。(《叶天士晚年方案真本》)

【徐大椿注】夏月气泄伤阳,而阴乏亦不能内护,抵当热气,此病机所以难执一也。(《徐批叶天士晚年方案真本》)

史。头形象天,义不受浊。今久痛有高突之状,似属客邪蒙闭清华气血。

熟半夏、北细辛、炮川乌、炙全蝎、姜汁。

又 阳气为邪阻,清空机窍不宣。考《周礼》采毒药以攻病,藉虫蚁血中搜逐,以攻通邪结,乃古法而医人忽略者。今痛滋脑后,心下呕逆,厥阴见症。久病延虚,攻邪须兼养正。

川芎、当归、半夏、姜汁、炙全蝎、蜂房。(《临证指南医案·头痛》)

【徐大椿注】厥阴气血邪痹。

【徐大椿眉批】风毒。然常饵桂、附、河车,亦未见其害。思身半以上属阳,而元首更为阳中之阳。大凡阳气先虚,清邪上入,气血瘀痹,其痛流连不息。法当宣通清阳,勿事表散。以艾炳按法灸治,是一理也。(《徐批临证指南医案·头痛》)

孙,二四。肾气攻背,项强,溺频且多,督脉不摄,腰重头疼,难以转侧。先与通阳,宗许学士法。

川椒(炒出汗)三分,川桂枝一钱,川附子一钱,茯苓一钱半,生白术一钱,生远志一钱。(《临证指南医案·肩臂背痛》)

【徐大椿注】背痛。(《徐批临证指南医案·肩臂背痛》)

汪,吴趋坊,四十五岁。清窍在上焦气分,搐鼻宣通气固妙。但久恙气锢,湿痰必生。

茶调散卧时服五分。(《叶天士晚年方案真本》)

【徐大椿注】推进一层,眼光独到,有形之湿痰不理,气分决不宣通,清窍断难疏利。些微小恙治法,迥不犹人,可敬!(《徐批叶天士晚年方案真本》)

王,五一。中年阴中之阳已虚,内风偏头痛,冷泪出。

还少丹(熟地、山药、牛膝、枸杞、山萸、茯苓、杜仲、远志、五味子、楮实、小茴、巴戟、苁蓉、菖蒲。编者注)。(《临证指南医案·头风》)

【徐大椿注】阴中阳虚。(《徐批临证指南医案·头风》)

温邪有升无降,经腑气机交逆,营卫失其常度为寒热。津液日耗,渴饮不饥。阳气独行,则头痛面赤,是皆冬春骤暖,天地失藏,人身应之,患此者最多。考古人治温病,忌表散,误投即谓劫津。逆传心包,最怕神昏,谵语,妄狂,治病以辛甘凉润为主。盖伤寒入足经,温邪入手经也。上润则肺降,不致膹郁。胃热下移,知饥,渴解矣。

嫩竹叶、桑叶、杏仁、蔗汁、麦冬、生甘草、石膏。(《叶氏医案存真》)

【周学海注】(石膏)水净糖炒。

【周学海眉批】是有新感。忌直用表散也,辛甘凉润,生津、清热,仍从汗解。(《评点叶案存真类编·温热》)

【张寿颐注】有寒有热,虽是温邪,必有是感,周评甚是。案语明言有升无降,经腑气机交逆,渴饮不饥,则中脘闭室,痰涎凝滞,盖亦可见。虽不言舌苔,窃料苔必浊腻。治宜宣泄肺气,疏通痰浊,始有捷效。方中甘草、麦冬,必嫌滋腻。头痛面赤,诚是冬令不藏,阳气独发。治忌表散,只忌温升辛燥,本非并轻清泄风,开宣肺气诸药,而一概忌之。桑叶、蒺藜、牛蒡,荆芥、兜铃、薄荷之类,何一非温热解表之药;而杏仁、象贝、竹茹、枳壳、瓜蒌、郁金等,开泄中脘,化痰顺气,尤为多升少降、气机阻塞者必需之品。叶氏亦知肺降则不致膹郁,何以不与宣通,反投腻滞,则"凉润"二字误之。周氏亦误认生津可以清热,不知甘寒滋腻,助长痰涎,反以阻塞气机,肺何能降? 热何由清? 留恋不已,仍是劫津而为昏谵狂妄之基础,正不待逆传心包,而始有此等恶候。叶老一生,只为误认温邪传手一语,遂将阳明一经,最多最要诸症,屏绝不谈,是其弥天大罪。何幸此案中竟有"胃热下移"四字,不可谓非一灵之不昧。然甘、麦之滞,何能使肺胃下降,独有石膏,最是清胃主药,而偏用冰糖拌炒,尤为怪不可识。总之唯恐其肺气能降,胃热下移而已。此老每治温病,恒若与病人有不共戴天之仇,不杀之而不快于心者,终是三生宿孽而已,尚何言哉!(《古今医案平议·阳明热病》)

【成文注】《眉寿堂方案选存·春温》也录有本案。嫩竹叶为嫩青竹叶,石膏为白糖炒石膏,桑叶为经霜桑叶,蔗汁为甘蔗汁。张氏引用周氏注略有不同:寒热是有新感。又曰:忌表散者,忌直用表散也。辛甘凉润,生津清热,仍从汗解。

徐,四一。头风既愈复发,痛甚呕吐不已。阳明胃虚,肝阳化风愈动,恐有失明之忧。

炒半夏、茯苓、苦丁茶、菊花炭、炒杞子、柏子霜。(《临证指南医案·头风》)

【徐大椿注】胃虚风阳上逆。

【徐大椿眉批】头风之疾,轻者易愈,其重者风毒上攻,络血横逆,重则颐冒,久则伤目,必重剂并外治诸法,方能有效。案中所载诸方,仅能应酬轻病,不能愈大病也。(《徐批临证指南医案·头风》)

徐。当年下虚,曾以温肾凉肝获效。春季患目,是阳气骤升,乃冬失藏聚,水不生木之征也。频以苦辛治目,风阳上聚头巅,肝木横扰,胃受戕贼,至于呕吐矣。今心中干燥如焚,头中岑岑震痛,忽冷忽热,无非阴阳之逆。肝为刚脏,温燥决不相安,况辛升散越转凶,岂可再蹈前辙。姑以镇肝益虚,冀有阳和风熄之理。

阿胶、小麦、麦冬、生白芍、北沙参、南枣。

又 候冷忽热,心烦巅痛,厥阳之逆,已属阴液之亏。前案申明刚药之非,代赭味酸气坠,乃强镇之品,亦刚药也。考七疝中,子和惯投辛香走泄,其中虎潜一法亦采,可见疝门亦有柔法。医者熟汇成法,苟不潜心体认,皆希图附会

矣。今呕逆既止,其阴药亦有暂投,即水生涵木之法。议以固本成方,五更时从阳引导可也,加秋石。(《临证指南医案·头痛》)

徐氏。火升头痛,来去无定期。咽喉垂下,心悸,二便不爽,带下不已。固奇经,通补阳明,及养肝熄风,展转未能却病。病从情志内伤,治法惟宜理偏。议先用滋肾丸(黄柏、知母、肉桂。编者注)三钱,早上淡盐汤送,四服。(《临证指南医案·郁》)

【徐大椿注】阴火上炎。(《徐批临证指南医案·郁》)

杨,四二。太阳脉行,由背抵腰,外来风寒,先伤阳经。云雾自下及上,经气逆而病发,致呕痰涎,头痛。小溲数行病解,膀胱气通,斯逆者转顺矣。当通太阳之里,用五苓散。倘外感病发再议。(《临证指南医案·寒》)

【徐大椿注】寒客太阳膀胱经气逆。(《徐批临证指南医案·寒》)

张,二二。太阳痛连颧骨、耳后、牙龈,夏令至霜降不痊,伏邪未解。治阳明少阳。

连翘、羚羊角、牛蒡子、葛根、赤芍、白芷、鲜菊叶。(《临证指南医案·头痛》)

【徐大椿注】胆胃伏邪。(《徐批临证指南医案·头痛》)

章。形壮脉弦,肢麻,胸背气不和,头巅忽然刺痛,是情志内郁,气热烦蒸,肝胆木火变风,烁筋袭巅。若暴怒劳烦,有跌蹼痱中之累。

人参、茯苓、真半曲、木瓜、刺蒺藜、新会皮。(《叶天士晚年方案真本》)

【徐大椿注】识得透此症必热蒸化痰,不但木火上沸矣。已参用二陈矣。盖形壮者,脉弦主痰饮也。(《徐批叶天士晚年方案真本》)

赵。右偏头痛,鼻窍流涕,仍不通爽,咽喉疳腐,寤醒肢冷汗出。外邪头风,已留数月,其邪混处,精华气血,咸为蒙闭,岂是发散清寒可解?头巅药饵,务宜清扬。当刺风池、风府,投药仍以通法。苟非气血周行,焉望却除宿病?

西瓜衣、鲜芦根、苡仁、通草煎送腊矾丸(黄蜡、白矾。编者注)。(《临证指南医案·头风》)

【徐大椿注】暑热上蒙清窍。

【徐大椿眉批】此症当刺少阳阳明所过之穴,不刺风池、风府。此老于针灸之书未尝读也。(《徐批临证指南医案·头风》)

朱,五四。头痛神烦,忽然而至。五行之速,莫如风火。然有虚实内外之因,非徒发散苦寒为事矣。如向有肝病,目疾丧明,是阴气久伤体质。今厥阴风木司天,春深发泄,阳气暴张,即外感而论,正《内经》冬不藏精,春必病温。育阴可使热清,大忌发散。盖阴根久伤,表之再伤阳劫津液,仲景谓"一逆尚引日,再逆促命期"矣。余前主阿胶鸡子黄汤,佐地、冬壮水,芍、甘培土,亟和其厥阳冲逆之威,咸味入阴,甘缓其急,与《内经》肝病三法恰合。今已入夏三日,虚阳倏上,烦躁头痛。当大滋肾母,以苏肝子,补胃阴以杜木火乘侮。旬日不致反复,经月可望全好。

人参、熟地、天冬、麦冬、龟胶、阿胶、北味、茯神。(《临证指南医案·肝火》)

【徐大椿注】肝肾阴虚,风阳上升。(《徐批临证指南医案·肝火》)

朱。据说就凉则安,遇暖必头痛筋掣,外以摩捣可缓。大凡肝风阳扰,胃络必虚。食进不甘,是中焦气馁。虽咸润介属潜阳获效,说来依稀想像,谅非入理深谈。聊以代煎,酸甘是商。且五旬又四,中年后矣。沉阴久进,亦有斫伐生气之弊。半月来,乏少诊之功。姑为认慎,用固本膏。(《临证指南医案·头痛》)

【徐大椿注】肝阳犯胃上逆。

【徐大椿眉批】此风变火之症。(《徐批临证指南医案·头痛》)

头　昏

阙,十八。诵读吟咏,身虽静坐,而心神常动。凡五志之动皆阳,阳冒无制,清灵遂蒙。《易》旨以蒙乃外加之义。述病发之时,头中欲掐,脘欲抚摩,二便必不自利。此腑气之窒,由乎肝胆厥怫逆起见矣。议从手经上焦治。

羚羊角、连翘心、元参、石菖蒲根、郁金、麦冬、竹叶。(《临证指南医案·肝火》)

【徐大椿注】劳心阳动,木火上蒙。(《徐批临证指南医案·肝火》)

头 胀

不饥不欲纳食，仍能步趋，长夏湿蒸，著于气分，阳逆则头中胀闷，肌色萎黄。与宣气方法。

西瓜翠衣、飞滑石、米仁、芦根、通草、郁金。（《叶氏医案存真》）

【周学海注】头中胀闷，非阳逆乃阴逆也，浊气潜居阳位，所谓因于湿首如裹也。果是阳逆于上，岂可再用宣气。（《评点叶案存真类编·湿温》）

酒家湿胜于内，暑邪秽气亦由口鼻而入，内外相因，延蔓三焦，汗多寒热不解，非风寒从表而散，头胀脘闷，呕恶而渴不多饮，两足反冷，是热在湿中而来。古称湿上甚为热，不与伤寒同论。

杏仁、半夏、茵陈、白蔻、厚朴、广皮、茯苓皮、六一散、鲜菖蒲。（《叶氏医案存真》）

【周学海注】酒家亦忌太辛温燥。（《评点叶案存真类编·湿温》）

某，二二。客邪外侵，头胀，当用辛散。

苏梗、杏仁、桔梗、桑皮、橘红、连翘。（《临证指南医案·寒》）

【徐大椿注】寒邪客肺。（《徐批临证指南医案·寒》）

王氏。入夏呛血，乃气泄阳升。幸喜经水仍来，大体犹可无妨。近日头胀，脘中闷，上午烦倦。是秋暑上受，防发寒热。

竹叶、飞滑石、杏仁、连翘、黄芩、荷叶汁。（《临证指南医案·吐血》）

【徐大椿注】此症颇多，细参。（《徐批临证指南医案·吐血》）

尤。面垢油亮，目眦黄，头胀如束，胸脘痞闷。此暑湿热气内伏，因劳倦，正气泄越而发。既非暴受风寒，发散取汗，徒伤阳气。按脉形濡涩，岂是表症？凡伤寒必究六经，伏气须明三焦。论症参脉，壮年已非有余之质。当以劳倦伤，伏邪例延医。

滑石、黄芩、厚朴、醋炒半夏、杏仁、蔻仁、竹叶。

又 胸痞自利，状如结胸。夫食滞在胃，而胸中清气悉为湿浊阻遏，与食滞两途。此清解三焦却邪汤药，兼进保和丸消导。

淡黄芩、川连、淡干姜、厚朴、醋炒半夏、郁金、白蔻仁、滑石。

送保和丸（山楂、神曲、茯苓、半夏、陈皮、卜子、连翘。编者注）三钱。（《临证指南医案·痞》）

【徐大椿注】 暑湿伏邪夹食。（《徐批临证指南医案·痞》）

雨湿地蒸，潮秽经旬，人在气交之中，口鼻吸受，从上内侵，头胀脘闷，肉刺骨痛。盖肺位最高，其气主周身贯穿，既被湿阻，气不运通。湿甚生热，汗出热缓，少间再热。凡风寒得汗解，湿邪不从汗解耳。仲景云：湿家不可发汗，汗之则痉。谓湿本阴晦之邪，其伤必先及阳，故汗、下、清热、消导与湿邪不相干涉也。

湿也，热也，皆气也，能蒙蔽周身之气，原无有形质可攻，由上不为清理，漫延中下二焦，非比伤寒六经，自表传里相同。河间畅发此义，专以三焦宣通为法。明张司农亦以苦辛寒主治，总以气分流利为主，气通则湿解矣。今两旬不愈，入暮昏厥。厥者，逆乱之称。以邪深入至阴之中，热蒸上冒，致神明为邪所蒙蔽矣。初湿邪下注，而大便为溏，今则气窒结闭，而大便不通，古称热深厥深。又云：厥少热多则病退，厥多热少则病进。凡厥多隶厥阴也。

掘地坎三五尺，全无瓦砾，方是真土，入新汲井水，用木棍淘二三百下，取泥浆水，澄清二盏，另以绿豆皮、野赤豆皮、马料豆皮各五钱，入地浆水中，煎汤一茶杯许，候温，入生珍珠细粉约七八分、冰片半厘，匀三次服。（《叶氏医案存真》）

【周学海注】 案中论湿邪禁汗，却不尽然。但汗之有法，如伤寒中风，时时汗出，卫气不谐，以桂枝复汗则愈，是有正汗、邪汗之分，故风寒也有得汗不解，湿亦有得汗而解。寒湿阳虚，宜温中；暑湿气虚，宜益气；俱不得经行发散，致如水淋漓。

【周学海眉批】 初则阳气能运湿下出，继则气用难运也。（《评点叶案存真类编·湿温》）

眩　晕

经云，诸风掉眩，皆属于肝。头为六阳之首，耳目口鼻，皆系清空之窍。所患眩晕者，非外来之邪，乃肝胆之风阳上冒耳，甚则有昏厥跌仆之虞。其症有夹痰、夹火、中虚、下虚，治胆、治胃、治肝之分。火盛者，先生用羚羊、山栀、连翘、花粉、元参、鲜生地、丹皮、桑叶，以清泄上焦窍络之热，此先从胆治也。痰多者，必理阳明，消痰如竹沥、姜汁、菖蒲、橘红、二陈汤之类。中虚则兼用人参,《外台》茯苓饮是也。下虚者,必从肝治,补肾滋肝,育阴潜阳,镇摄之治是也。至于天麻、钩藤、菊花之属,皆系熄风之品,可随症加入。此症之原,本之肝风,当与肝风、中风、头风门合而参之。(《临证指南医案·眩晕》)

【成文注】这是华岫云根据叶氏诊治眩晕医案经验所做的总结。

【徐大椿注】眩晕清火养肝,固为正治。但阳气上升,至于身体不能自主,此非浮火之比。古人必用金石镇坠之品,此则先生所未及知也。忆余初至郡中治病,是时喜用唐人方,先生见之,谓人曰:"有吴江秀才徐某,在外治病,颇有心思,但药味甚杂,此乃无师传授之故。"以后先生得宋版《外台秘要》读之,复谓人曰:"我前谓徐生立方无本,谁知俱出《外台》。可知学问无穷,读书不可轻量也。"先生之服善如此,犹见古风。所谓药味杂,即指金石品也。因附记于此。(《徐批临证指南医案·眩晕》)

陈,二七。色苍脉数,是阴不足。心中泛泛,即头晕腹痛,经水仍来,兼有带下。肝阳内扰,风木乘土。法当酸以和阳,咸苦坚阴。

生白芍、细生地、清阿胶、牡蛎、椿根皮、黄柏。

又 乌骨鸡、生地、阿胶、牡蛎、天冬、白芍、白薇、杜仲、川断、湖莲。(《临证指南医案·淋带》)

【徐大椿注】风阳乘土。(《徐批临证指南医案·淋带》)

陈氏。未病先有耳鸣眩晕,恰值二之气交,是冬藏根蒂未固,春升之气泄越,无以制伏。更属产后精气未复,又自乳耗血,血去液亏,真阴日损,阳气不交于阴,变化内风,上巅犯窍,冲逆肆横,胃掀吐食,攻肠为泻,袭走脉络,肌肉皆肿。譬如诸门户尽撤,遂致暴风飘漾之状。医者辛散苦降重坠,不但病未曾理,致阳更泄,阴愈涸。烦则震,动即厥,由二气不能自主之义。阅王先生安胃一法,最为卓识。所参拙见,按以两脉,右手涩弱,虚象昭然,左脉空大,按之不实,亦非肝气肝火有余,皆因气味过辛散越,致二气造偏。兹以病因大旨,兼以经义酌方。

人参、茯苓、半夏、白芍、煨姜、炒粳米。(《临证指南医案·呕吐》)

【徐大椿眉批】此症乃瘀血留中之病,此老那能知之。(《徐批临证指南医案·呕吐》)

枫桥,廿七。眩晕呕水,心中热,神迷若痫,皆操持运机,君相升举。蒙冒清神。生姜辛可通神,但气温先升,佐入凉降剂中乃可。

温胆汤(陈皮、半夏、茯苓、甘草、枳实、竹茹。编者注)。(《叶氏医案存真》)

【周学海注】二陈加竹茹、枳实,是实证治法。(《评点叶案存真类编·痿》)

肝风上巅,头旋耳鸣,麻痹足寒,微呕便涩,经阻三年,久病治从血络中法。

茺蔚子、柏子仁、枸杞子、料豆皮、制首乌、甘菊。(《叶氏医案存真》)

【周学海注】此厥阳上逆,不能顺降,亦不能旁通也。治宜潜阳,仍宜助阳气旁达,从血络治,原不甚错,但方味不合。

此岂通络之剂,不但不能鼓舞旁通,亦并不能降纳。(《评点叶案存真类编·眩晕》)

高年液涸风动,酒湿气蒸,足趾曾经腐疡,经年来或麻痹,或牵制,不能转侧,已成筋骨之痿,兼之火升眩晕,头面清窍常似不爽,大便艰涩,四五日始一更衣。阳气不能潜伏,阴液日就枯槁。老来痿躄,原无复元之法,诊得脉数动疾,温燥之补,无益反害,仿丹溪虎潜(虎潜丸:熟地、虎胫骨、龟板、黄柏、知母、锁阳、当归、牛膝、白芍、陈皮、羯羊肉。编者注)之制,稍为加减,冀得津液少存,亦安闲永年之算,非攻病也。

大生地一斤,淡天冬三两,肉苁蓉一两五钱,怀牛膝二两,生白芍三两,虎骨胶二两,柏子仁二两,肥知母一两,川黄柏一两。(《评点叶案存真类编·痿》)

江,五十。脉弦动,眩晕痰多,胸痹窒塞。此清阳少旋,内风日沸。当春地气上升,最虑风痱。

明天麻、白蒺藜、桂枝木、半夏、橘红、茯苓、苡仁、炙草。

又 头额闷胀,痰多作眩。

《外台》茯苓饮(茯苓、人参、白术、枳实、橘皮、生姜。编者注)加羚羊角、桂枝、竹沥、姜汁法丸。(《临证指南医案·眩晕》)

【徐大椿注】内风夹痰。(《徐批临证指南医案·眩晕》)

金式兼。按:太阳经之膀胱俞,在脊骨间十九椎之旁,小便后从兹出汗,是太阳之气不固也。凡天将雨,则头眩目花。经云:头眩,其过在巨阳,是清气之不升也。劳则梦寐不安而遗,饮食不适意即作泻,是逆其志而运化失常。此泻在下焦,统属太阳病,诸阳不能保举,而生种种之疾。议茸珠丸、大安肾丸(附子、肉桂、川乌、川椒、巴戟、菟丝子、破故、赤石脂、远志、茯神、茯苓、苍术、山茱萸、杜仲、胡芦巴、石斛、韭子、小茴、苁蓉、柏子仁、川楝子、鹿茸、青盐、山药。编者注)理膀胱气,自必获效。

鹿茸、茯神、人参、苁蓉、萆薢、菟丝饼、秋石、柏仁、川斛、补骨脂、白蒺藜、桑螵蛸。(《叶氏医案存真》)

【周学海注】此症也恐由思虑太过,心气不固,下方甚合。不因头眩用平肝药有知。(《评点叶案存真类编·诸虚劳损》)

李,七三。高年颇得纳谷安寝,春夏以来,头晕跗肿,不能健步。此上实下虚,肾气衰,不主摄纳,肝风动,清窍渐蒙。大凡肾宜温,肝宜凉,温纳佐凉,乃复方之剂。

附都气(六味地黄丸加五味子,再加附子名附都气丸。编者注)加车前、淡天冬、建莲丸。(《临证指南医案·眩晕》)

【徐大椿注】下虚。(《徐批临证指南医案·眩晕》)

梁。木火体质,复加郁勃,肝阴愈耗,厥阳升腾。头晕,目眩,心悸。养肝熄风,一定至理。近日知饥少纳,漾漾欲呕,胃逆不降故也。先当泄木安胃为主。

桑叶一钱,钩藤三钱,远志三分,石菖蒲三分,半夏曲一钱,广皮白一钱半,金斛一钱半,茯苓三钱。

又 左脉弦,气撑至咽,心中愦愦,不知何由,乃阴耗阳亢之象。议养肝之体,清肝之用。

九孔石决明一具,钩藤一两,橘红一钱,抱木茯神三钱,鲜生地三钱,羚羊角八分,桑叶一钱半,黄甘菊一钱。(《临证指南医案·肝风》)

【徐大椿注】泄肝和胃。(《徐批临证指南医案·肝风》)

某,二四。晕厥烦劳即发此水亏不能涵木,厥阳化风鼓动,烦劳阳升,病斯发矣。据述幼年即然,药饵恐难杜绝。

熟地四两,龟板胶三两,牡蛎三两,天冬一两半,萸肉二两,五味一两,茯神二两,牛膝一两半,远志七钱,灵磁石一两。(《临证指南医案·眩晕》)

【徐大椿注】阴虚阳升。(《徐批临证指南医案·眩晕》)

某。阳升风动,眩晕心悸,鼻衄,经停两月。

生地、阿胶、麦冬、白芍、柏子仁、枣仁、茯神、炙草。(《临证指南医案·调经》)

【徐大椿注】阴虚风阳动。(《徐批临证指南医案·调经》)

秦,四十七岁。血虚肝风头晕。

天冬、生地、杞子、桂元、菊花、石膏。(《叶天士晚年方案真本》)

【徐大椿注】玉女煎加减,方如鲜花,恰当病情。(《徐批叶天士晚年方案真本》)

茹素胃弱,向系肝阳热炽,今微眩,耳鸣,心怔。议甘以养胃缓热,少佐酸味。

酸枣仁、柏子仁、炙甘草、鲜白藕汁、大生地、甜细真北沙参、大麦冬、云茯苓、萸肉炭。(《叶氏医案存真》)

【周学海注】甘酸是治虚阳上冒定法。(《评点叶案存真类编·眩晕》)

上年起病,食物不甘美,头晕耳鸣,足力痿软,年周甲子,向老日衰,下元二气渐漓,水乏生木之司,液少则肝木内风鼓动,木乘胃土,必食无味。风阳上巅攻窍,上实下虚,医为肾虚,萸地填阴,原不为过,但肾水内寄真火,宜温肝木。相火宜凉,凡益肾取乎温养,必佐凉肝以监制,方无偏党。是症倘加暴怒烦劳,必有卒中之累,戒酒肉浊味上气,肃清填下,无痰火阻碍,清闲怡悦,五志气火不燃。内起之病,关系脏真,不徒求治于药也。

熟地、石斛、天冬、菊炭、巴戟肉、肉苁蓉、沙蒺藜、沙白芍、怀牛膝、线鱼胶。

蜜丸打入青盐四两。(《评点叶案存真类编·痿》)

头中清窍痹窒,风火夹阳上升,味变酸浊,明是火化。火郁发之,治从经旨,以茶调散一钱,卧时用真苦丁茶一钱五分,煎汁调服,俾上窍内膜无阻,冀有小效。

藁本、辛夷、苍耳子、蔓荆子、川芎、菊花。

苦丁茶为末。(《叶氏医案存真》)

【周学海眉批】耳鸣、头眩、吞酸。(《评点叶案存真类编·眩晕》)

王,六三。辛甘寒,眩晕已缓。此络脉中热,阳气变现,内风上冒,是根本虚在下,热化内风在上。上实下虚,先清标恙。

羚羊角、元参心、鲜生地、连翘心、郁金、石菖蒲。

又 照前方去菖蒲、郁金,加川贝、花粉。(《临证指南医案·眩晕》)

【徐大椿注】络热。(《徐批临证指南医案·眩晕》)

吴。脉弦小数,形体日瘦,口舌糜碎,肩背掣痛,肢节麻木,肤腠瘙痒,目眩晕,耳鸣,已有数年。此属操持积劳,阳升内风旋动,烁筋损液。古谓壮火食气,皆阳气之化。先拟清血分中热,继当养血熄其内风。安静勿劳,不致痿厥。

生地、元参、天冬、丹参、犀角、羚羊角、连翘、竹叶心。

丸方:何首乌、生白芍、黑芝麻、冬桑叶、天冬、女贞子、茯神、青盐(《临证指南医案·肝风》)

【张寿颐注】此案《指南·肝风门》亦有之,病情与立斋案中之口舌赤烂者一条相似,而叶老所用之药,乃以养阴涵阳为主,毕竟此公非浪得虚名者,视薛氏之馈馈,不可以道里计。读者须由此类病同药异之中,细细寻绎而熟玩之,万不可走马看花,囫囵略过。(《古今医案平议·眩晕门》)

【成文注】本案张氏转录于魏玉璜《续名医类案》而非直接选自《临证指南医案》。

徐。脉左浮弦数,痰多,脘中不爽,烦则火升眩晕,静坐神识稍安。议少阳阳明同治法。

羚羊角、连翘、香豆豉、广皮白、半夏曲、黑山栀。(《临证指南医案·眩晕》)

【徐大椿注】痰火。(《徐批临证指南医案·眩晕》)

杨,二八。肝风厥阳,上冲眩晕,犯胃为消。

石膏、知母、阿胶、细生地、生甘草、生白芍。(《临证指南医案·三消》)

【徐大椿注】肝阳犯胃。(《徐批临证指南医案·三消》)

杨,三一。自幼作劳即患头眩,加之刮痧,一月之内必发数次。前岁产后,体甚不健,右耳日夜响鸣,鸣即头眩,神色衰夺,唇黄舌白,带下,手冷脚肿,脉右大,是阳明空,气泄不固。暖下温中主之。

人参二两,桑螵蛸三两(制),鹿角霜一两半,淡苁蓉一两半,炒杞子二两,柏子霜一两半,茯苓一两半,紫石英一两半(醋煅,飞),白龙骨一两半。

红枣四两、薪艾五钱,水煮捣丸,服四钱。(《临证指南医案·产后》)

【徐大椿注】胃虚下焦虚寒。(《徐批临证指南医案·产后》)

张,三十九岁。半产是下焦先虚,血少内风鼓动眩晕,腰椎不和,胃弱恶心,勿以温燥。

茯神、阿胶、川斛、天冬、生地、女贞子、枸杞子、菊花炭。(《叶天士晚年方案真本》)

【徐大椿注】眩晕总是内风鼓动。(《徐批叶天士晚年方案真本》)

张。肝风内沸,劫烁津液,头晕,喉舌干涸。

大生地、天冬、麦冬、萸肉、阿胶、生白芍。(《临证指南医案·眩晕》)

【徐大椿注】肝风。(《徐批临证指南医案·眩晕》)

赵,五十七岁。头晕心嘈二十年,向老年岁,血耗阳化内热,近来减食,不必偏寒偏热,以甘柔缓热熄风,无燥热戕胃之累。

桂圆、枸杞、天冬、生地、茯神、柏子仁。(《叶天士晚年方案真本》)

【徐大椿注】好好阳气,一经血耗,便化内热,即阴虚生内热之变文也。新极。

甘柔药味平和,可以缓热熄风。盖甘能生液,柔则养阴,老年人调摄要着。盖老人久病,全要调扶胃气,一切庞杂驳劣之药,概不可投,以其戕贼胃气也。(《徐批叶天士晚年方案真本》)

中 风

风为百病之长,故医书咸以中风列于首门。其论症,则有真中、类中、中经络、血脉、脏腑之分。其论治,则有攻风劫痰,养血润燥,补气培元之治。盖真中虽风从外来,亦由内虚,而邪得以乘虚而入,北方风气刚劲,南方风气柔和,故真中之病,南少北多。其真中之方,前人已大备,不必赘论。其类中之症,则河间立论云,因烦劳则五志过极,动火而卒中,皆因热甚生火。东垣立论,因元气不足,则邪凑之,令人僵仆卒倒如风状,是因乎气虚。而丹溪则又云,东南气温多湿,由湿生痰,痰生热,热生风,故主乎湿。三者皆辨明类中之由也,类者伪也,近代以来,医者不分真伪,每用羌、防、星、半、乌、附、细辛,以祛风豁痰,虚症实治,不啻如枘凿之殊矣。今叶氏发明内风,乃身中阳气之变动,肝为风脏,因精血衰耗,水不涵木,木少滋荣,故肝阳偏亢,内风时起,治以滋液熄风,濡养营络,补阴潜阳,如虎潜、固本、复脉之类是也。若阴阳并损,无阴则阳无以化,故以温柔濡润之通补,如地黄饮子、还少丹之类是也。更有风木过动,中土受戕,不能御其所胜,如不寐不食,卫疏汗泄,饮食变痰,治以六君、玉屏风、茯苓饮、酸枣仁汤之属,或风阳上僭,痰火阻窍,神识不清,则有至宝丹芳香宣窍,或辛凉清上痰火,法虽未备,实足以补前人之未及,至于审症之法,有身体缓纵不收,耳聋目瞀,口开眼合,撒手遗尿,失音鼾睡,此本实先拨,阴阳枢纽不交,与暴脱无异,并非外中之风,乃纯虚症也。故先生急用大剂参附以回阳,恐纯刚难受,必佐阴药,以挽回万一,若肢体拘挛,半身不遂,口眼㖞邪,舌强言謇,二便不爽,此本体先虚,风阳夹痰火壅塞,以致营卫脉络失和,治法急则先用开关,继则益气养血,佐以消痰清火、宣通经隧之药,气充血盈,脉络通利,则病可痊愈,至于风痱、风懿、风痹、瘫痪,乃风门之兼症,理亦相同,案中种种治法,余未能尽宣其理,不过略举大纲,分类叙述,以便后人观览,余门仿此。(《临证指南医案·中风》)

【成文注】这是华岫云根据叶氏诊治中风医案经验所做的总结。

【徐大椿注】凡风淫所胜之病,自《内经》以及唐宋名家,皆以辛凉甘寒为本,而佐以驱风益血之药,至河间有地黄饮子之法,此乃治肾虚痹症,有类中风,并非以此方治中风之急症,乃近日诸医遇中风之症,总以人参、附、桂为开手第一方,轻者不起,重者立毙,问所从来,曰本之叶先生,余始亦信其说果从叶氏出,私拟以为此翁造此恶孽,将来必有恶报。及阅此书,乃知此翁学有渊源,心思灵变,与前人所论,分毫不背,其人参亦于病势已退后,用以培元养气。当病甚时,必与驱风之药同用,其分两亦不过几分至钱,无不中度。乃今之窃附其门墙,盗取其余论者,事事相反,此翁有知,能无痛恨! 而以此等邪说诬此翁以害人者,对此书能无愧死!(《徐批临证指南医案·中风》)

包。老年隆冬暴中,乃阴阳失交本病。脉左大右濡,内风掀越,中阳已虚。第五日已更衣,神惫欲寐。宗王先生议,阳明厥阴主治法以候裁。

人参、茯苓、白蒺藜、炒半夏、炒杞子、甘菊。(《临证指南医案·中风》)

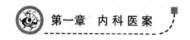

【徐大椿注】肝胃同治。(《徐批临证指南医案·中风》)

陈，五九。中络，舌喑不言，痛自足起渐上，麻木膜胀，已属痼疾。参苓益气，兼养血络，仅堪保久。

人参、茯苓、白术、枸杞、当归、白芍、天麻、桑叶。(《临证指南医案·中风》)

【徐大椿注】中脏则舌不能言，此乃《金匮》之文也。(《徐批临证指南医案·中风》)

陈。脉左数，右弦缓，有年形盛气衰。冬春之交，真气不相维续，内风日炽。左肢麻木不仁，舌歪言謇，此属中络。调理百日，戒酒肉，可望向愈。

羚羊角、陈胆星、丹皮、橘红、连翘心、石菖蒲、钩藤、川斛。

又 羚羊角、元参、连翘、花粉、川贝母、橘红、竹沥。

又 丹溪云：麻为气虚，木是湿痰败血。诊左脉濡涩，有年偏枯，是气血皆虚。方书每称左属血虚，右属气虚，未必尽然。

人参、半夏、广皮、茯苓、归身、白芍、炙草、桑枝。

又 经络为痰阻，大便不爽。昨日跌仆气乱，痰出甚艰。转方以宣经隧。

炒半夏、石菖蒲、广橘红、茯苓、胆星、枳实、竹沥、姜汁。(《临证指南医案·中风》)

【徐大椿注】痰火阻络。(《徐批临证指南医案·中风》)

【张寿颐注】既知内风，而又谓中络，古书误人，谁能摆脱净尽？以所用诸药清热平肝、化痰泄降，尚属纯粹，较之专以驱风为通络者，尚有上下床之别。(《古今医案平议·内风类中血冲脑经病门》)

【成文注】张寿颐选录本案时省略多次复诊内容。

陈。夏季阳气暴升，烦劳扰动，致内风上阻清窍，口喝舌强，呵欠，机窍阻痹不灵，脉数，舌胎(此处原书似丢字。编者注)。忌投温散，乃司气所致，非表邪为病也。

犀角、羚羊角、郁金、菖蒲、胆星、钩藤、连翘、橘红、竹沥、姜汁。

又 清络得效，火风无疑，忌投刚燥。

犀角、羚羊、郁金、菖蒲、连翘、生地、元参、广皮、竹沥、姜汁。

又 脉数面赤，肝风尚动，宜和阳熄风。

鲜生地、元参、羚羊角、连翘、菖蒲根、鲜银花、麦冬。(《临证指南医

案·肝风》)

【徐大椿注】热络窍痹。(《徐批临证指南医案·肝风》)

程。脉濡无热，厥后右肢偏痿，口㖞舌歪，声音不出。此阴风湿晦中于脾络，加以寒滞汤药蔽其清阳，致清气无由展舒。法宗古人星附六君子汤益气，仍能攻风祛痰。若曰风中廉泉，乃任脉为病，与太阴脾络有间矣。

人参、茯苓、新会皮、香附汁、南星(姜汁炒)、竹节白附子(姜汁炒)。(《临证指南医案·肝风》)

【徐大椿注】风湿中脾络。(《徐批临证指南医案·中风》)

高，六十六岁。问不头痛身热，已非外邪，何用发散？述熬夜后，口㖞舌强，肢麻，老年人因劳气泄，用如东垣所议。

生黄芪、炙甘草、当归、桂枝、生姜、南枣。(《叶天士晚年方案真本》)

【徐大椿注】清药助阳，以治内伤之热。(《徐批叶天士晚年方案真本》)

龚，五七。厥症，脉虚数，病在左躯。肾虚液少，肝风内动，为病偏枯，非外来之邪。

制首乌、生地、杞子、茯神、明天麻、菊花、川斛。(《临证指南医案·中风》)

【徐大椿注】肾阴虚肝风动。(《徐批临证指南医案·中风》)

金。失血有年，阴气久伤，复遭忧悲悒郁，阳挟内风大冒，血舍自空，气乘于左。口㖞肢麻，舌暗无声，足痿不耐行走。明明肝肾虚馁，阴气不主上承。重培其下，冀得风熄。议以河间法。

熟地四两，牛膝一两半，萸肉二两，远志一两半(炒黑)，杞子二两，菊花二两(炒)，五味一两半，川斛二两四钱，茯神二两，淡苁蓉干一两二钱。

加蜜，丸，服四钱。(《临证指南医案·中风》)

【徐大椿眉批】若近日耳食之辈，则必用熟地，此老何曾有此！(《徐批临证指南医案·中风》)

【张寿颐注】既已失血有年，确是阴虚阳浮，虽不言舌脉，而证情可想。方用地黄饮子，去桂、附、巴戟之温肾，而加牛膝以引升浮之气还归下元，于法极合。但既知血舍空虚，而气上乘，自宜加介类潜镇以速之下行，方有捷效。是证阴不涵阳，内风上冒，其势孔亟，自当以汤药急起直追，始能迅速桴应，丸药力薄性缓，断不济事。徐氏反谓此方作煎剂者大误，盖亦未之思耳。又徐氏谓口㖞舌暗，尚有留邪。寿颐读洄溪案，于中风一门，恒以外风为虐，毕竟为《千金》《外台》所误。要知此案全是内风，证情确有可据，反谓留邪，实属大谬。果有留邪，则此方熟地、萸肉、杞子、五味，皆是毒药矣。前后语气，大相矛盾，洄溪自诩聪明，原来懵懂若此！案中"阴气不主上承"一句，大有语病。此惟下元真阴大虚，所以阳气无根而升浮。若谓阴气宜使上承，岂欲令下焦之阴上浮耶？（《古今医案平议·脱证》）

【成文注】 张氏在案后引用徐批时使用《增补临证指南医案》本，故有以下：咸味治下无大害，然口㖞舌暗，尚有留邪，亦宜兼顾，更当服煎方治上。

吕，五九。阳邪袭经络而为偏痹，血中必热，艾灸反助络热，病剧废食。清凉固是正治，然须柔剂，不致伤血，且有熄风功能。

犀角、羚角、生地、元参、连翘、橘红、胆星、石菖蒲。（《临证指南医案·中风》）

【徐大椿注】 艾灸络热。（《徐批临证指南医案·中风》）

马，五十岁。形壮，脉小数，口㖞，左肢麻木，男子虚风，内虚肝藏，养血可以熄风，非外邪驱风攻痰。

枸杞、白蒺藜、玉竹、北沙参、当归身、经霜桑叶。（《叶天士晚年方案真本》）

【徐大椿注】 痰为风火所逼，养阴痰自不升。（《徐批叶天士晚年方案真本》）

脉象左部稍振，水亏木中风动，左牙痛，盖风从内旋，乃阳之化风，只以春深地气上升之候，多升少降，无非下元不司收纳，虚证何疑？况因目恙，频用韭子烟熏，查本草药性，辛辣升腾助阳，孙真人于遗浊用之，藉其升阳以涵阴，更无漏泄耳。今痹中八日，声音渐振者，乃精气略有宁静，里窍略有灵机，是顺境也。乃不明此理，仍用辛以泄气，加人参亦是清散上焦之药，以肝肾脏虚，在于至阴，若再投辛以伤其阴，必致虚症蜂起焉。望其向安，倘必以上有火热，古称实火宜清，虚火宜补，温养柔和，与温热刚燥迥异，幸勿疑讶。

生地、川斛、麦冬、茯神、阿胶、女贞子。（《叶氏医案存真》）

【周学海眉批】目齿诸痛,虚证常有,但不肿为异,更有不红名。(《评点叶案存真类编·类中风》)

【张寿颐注】周辨目齿之痛,以不肿不红为虚证,极是阅历之言,且不独目痛齿痛之为然也,喉舌之痛,皆当以是为虚实之辨,惟虚证不多见。若足冷而咽喉、目舌、口齿作痛,不肿不红,皆是虚阳。

此案原本与上案[右痪舌暗,足痱头岑,面戴阳,呵欠微呃,诊脉小濡而缓。此肾纳失司,肝风震动。但病起耳后暴肿,必兼温热客气,清上轻扬,肿势颇减,七日以来,当阴阳经气一小周天,不必以时邪引病为惑。昔河间《宣明方论》中,谓舌强难言,其咎在乎舌下筋脉不主流动,以肾脉萦及舌本耳。其主地黄饮子,取意浊药轻投,机关渐灵,并无碍乎上气痰热,仿此法。熟地、肉苁蓉(漂淡)、远志(炒黑)、川石斛、茯神、枸杞子、牛膝、石菖蒲。编者注]相联,似即前案之复诊。虚阳上升,而仅滋填其下,无介石潜镇之品,终是少此一法,所以未能速效。叶氏案中,每多似通非通,文气不完之句。此案"升阳涵阴"四字,大是不通,阳升则阴更不能涵矣,直是自相矛盾。又"上有火热"一句,亦与下句不能贯串。(《古今医案平议·脱证》)

【成文注】张寿颐评点本案时引用周学海眉批多处与原文出入:目齿诸痛,虚证恒多,惟以不肿为虚证,且亦有不红者。

脉左大右濡,肝风震动,阳明脉空,舌强肢软。是属中络,议用缓肝熄风。

连翘、丹参、元参、茯神、细生地、羚羊角。(《叶氏医案存真》)

【周学海注】大而濡是类中常脉,水虚木亢,火盛土衰之候。(《评点叶案存真类编·类中风》)

脉左细数而劲,右数大而虚,此肾精肝血内亏,水不涵木,阳夹内风,暴起莫制,指臂拘挛,口目喎斜在左。盖肝风阳气从左而升,冲气撞心,消渴晕厥,仲景列于"厥阴篇"中。凡肝属阴木,必犯胃之阳土,饮食热气入胃,引动肝阳,即病发矣。此恙已六七年,阴损已极,必屏绝俗扰,怡悦情怀,然后滋养,堪固其阴,必有小效,无骤期速功。

炒松熟地、陈阿胶、大淡菜、黄肉、五味、芡实、金樱子粉。(《叶氏医案存真》)

【周学海注】厥因食而发,是木郁内热之证也。不必由于食痹,所谓食入于阴、长气于阳也。胃实气滞,肝邪无以泄越,遂迫令横逆妄行矣。此可见肝胃之相关,故凡怒于食前后者,必作厥仆。

方甚不合,恐肝脾愈郁矣,宜用通摄。(《评点叶案存真类编·厥》)

某。内风,乃身中阳气之动变,甘酸之属宜之。

生地、阿胶、牡蛎、炙草、萸肉炭。(《临证指南医案·肝风》)

【徐大椿注】肝阴虚。(《徐批临证指南医案·肝风》)

钱。偏枯在左,血虚不营筋骨,内风袭络,脉左缓大。

制首乌四两(烘),枸杞子(去蒂)二两,归身二两(用独枝者,去梢),怀牛膝二两(蒸),明天麻二两(面煨),三角胡麻二两(打碎,水洗十次,烘),黄甘菊三两(水煎汁),川石斛四两(水煎汁),小黑豆皮四两(煎汁)。

用三汁膏加蜜,丸极细。早服四钱,滚水送。(《临证指南医案·中风》)

【徐大椿注】肝肾虚,内风动。(《徐批临证指南医案·中风》)

沈,四十九岁。脉细而数,细为脏阴之亏,数为营液之耗。上年夏秋病伤,更因冬暖失藏,入春地气升,肝木风动,遂令右肢偏痿,舌本络强言謇,都因根蒂有亏之症。庸俗泄气降痰,发散攻风,再劫真阴,渐渐神愦如寐。倘加昏厥,将何疗治? 议用仲景复脉法。

复脉汤去姜、桂。

又 操持经营,神耗精损,遂令阴不上朝,内风动跃,为痱中之象。治痰攻劫温补,阴愈损伤,枯槁日甚,幸以育阴熄风小安。今夏热益加发泄,真气更虚。日饵生津益气勿怠,大暑不加变动,再商调理。固本丸去熟地,加北味。

天冬、生地、人参、麦冬、五味。(《临证指南医案·中风》)

【徐大椿注】液虚风动。"痱中"二字不连。(《徐批临证指南医案·中风》)

【张寿颐注】据案语先经病伤,虚是显然。当春深木动之令,而偏废言謇,则阴虚阳越,冲激脑经,病情了如指掌,然虽是上实下虚,而脉已细数,则上实亦非真实。神思昏瞀,固已几几欲脱。叶谓根蒂有亏,尚能窥见其隐,而世俗何知,惟有认作外风,发散疏泄,宁不助其震撼、速其飞扬? 所以昏愦有加,嗜睡不醒,是其阴阳离绝,固已邻于一膜不视,脱证之尤重者,实是险极之候。然叶虽能知发散之劫阴,而终不能悟到潜阳摄纳,可以使之气不上升,则论虽是而药尤不切。复脉套方,甚非精当治法,何能图效!

此案据《指南》止标一"又"字,明与上案同是一人,但前方在春,而此已在长夏耳。所谓育阴熄风,当即指复脉汤去姜、桂而言,炙甘、参、麦、生地、阿胶,培本滋填,与育阴熄风之旨尚合,但不能潜藏收摄,终非精切佳方。此案在长夏阳气大泄之时,参、味、麦冬,益阴敛阳,治此气火升浮之病,亦向切近。灵胎反谓不宜酸敛,盖徐老意中,终谓此是风证,必当兼治外邪,实是泗溪之大误处。读徐氏医案,及所批《指南》中风一门,时时脱不了一"邪"字,则此老之见解可知。寿颐所以谓内风类中一门,古今名家,固无一人不在梦中说梦也。(《古今医案平议·脱证》)

【成文注】张氏评议本案时将其分为二案分别阐述。并引用《增补临证指南医案》上批注:又曰:此病用此方太顽。又曰:人参无意味。又曰:此等证总不宜酸敛。

沈。风中廉泉,舌肿喉痹,麻木厥昏。内风亦令阻窍,上则语言难出,下则二便皆不通调。考古人吕元膺每用芳香宣窍解毒,勿令壅塞致危也。

至宝丹四丸,匀四服。(《临证指南医案·中风》)

【徐大椿注】胞络热邪阻窍。

【徐大椿眉批】凡治厥阴皆以通窍为急。(《徐批临证指南医案·中风》)

唐,六六。男子右属气虚,麻木一年,入春口眼歪邪,乃虚风内动。老年力衰,当时令之发泄,忌投风药,宜以固卫益气。

人参、黄芪、白术、炙草、广皮、归身、天麻、煨姜、南枣。(《临证指南医案·中风》)

【徐大椿注】气虚。凡中风症,有肢体缓纵不收者,皆属阳明气虚,当用人参为首药,而附子、黄芪、炙草之类佐之。若短缩牵挛,则以逐邪为急。(《徐批临证指南医案·中风》)

【张寿颐注】六六之年,本已右体麻木,神经之病,早有端倪,至春阳发动,而口眼㖞斜,苟非急急潜摄,何能有济?叶能知为虚风内动,而谓忌投风药,尚是能见其真,但可惜药太庞杂,不能必其有效。孰料灵胎批此,竟于"口眼㖞斜"之旁,注以"非风而何"四字,又于"忌投风药"之旁,注以"不得纯用风药则可"八字,一似病属风邪,非风药表散不可者。徐老于此,实是谬戾已极,点金成铁,何贵有此乱道之批语!《指南》此条后有注语数行曰:凡中风证,有肢体缓纵不收者,皆属阳明气虚,当用人参为首药,而附子、黄芪、炙草之类佐之;若短缩牵掣,则以逐邪为急。凡弛缓之证,俱属风痰云云。当是华、邵辈之所评注者。所谓阳明气虚一层,虽能皮傅医经,却是向壁虚构。欲与六朝、唐代续命诸方寻踪学步,实是此病之鸩毒。而灵胎徐氏,竟于"逐邪为急"四字之旁,圈而又圈,总之皆为古方所误。须知金元以来,"类中"二字,已显然与汉、唐真中一层划清界限,徐老并此而不能区别,是其毕生之大误,后有学者,不可不以此为戒。(《古今医案平议·脱证》)

杨。中后不复,交至节四日,寒战汗泄,遂神昏不醒。是阴阳失于交恋,真气欲绝,有暴脱之虑。拟进回阳摄阴法。

人参、干姜、淡附子、五味、猪胆汁。

又 人参三钱,附子三钱。

又 人参、附子、五味、龙骨、牡蛎。(《临证指南医案·中风》)

【张寿颐注】本已类中,交大节而寒战汗泄,脱象显著。姜、附、参、味,皆是要药,然案中并不言真寒假热脉证,胆汁何所用之? 且即使戴阳格阳,亦非胆汁所宜。仲圣白通加尿胆古法,已不如后人热药冷服之精当。若非格阳,更觉无谓。岂假托仲师,速可自诩善于学古? 第二方只用参、附,尤其呆笨,断不能切合病情,所以再进无功,乃只得不着一字,欲以掩人耳目。至第三方加以龙、牡,稍为切近,然尚宜随证加味,庶几应有尽有。灵胎评其二方:谓此方用于寒战汗泄者尚宜,若一转关,即当易法。大是确论。盖回阳为暂时救急之计,阳气得回,自当随风转舵,讵可呆守参、附,一成不变。此案三方,皆用参、附,正可见前二方之呆板不灵,致无大效,迫后加以龙、牡,则效果必较胜一筹。(《古今医案平议·脱证》)

叶。初春肝风内动,眩晕跌仆,左肢偏痿,舌络不和,呼吸不爽。痰火上蒙,根本下衰。先宜清上痰火。

羚羊角、茯苓、橘红、桂枝、半夏、郁金、竹沥、姜汁。

又 风热烁筋骨为痛,痰火气阻,呼吸不利。照前方去郁金、竹沥、姜汁,加白蒺藜、钩藤。

又 炒半夏、茯苓、钩藤、橘红、金石斛、石菖蒲、竹沥、姜汁。

又 人参、半夏、枳实、茯苓、橘红、蒺藜、竹沥、姜汁。(《临证指南医案·中风》)

【张寿颐注】案中"风热"二字,亦以内风而言。蒺藜、钩藤,仍是息风之

药。但桂枝何以能治风热,终是为古方所误。(《古今医案平议·内风类中血冲脑经病门·昏愦》)

【成文注】张寿颐选录本案时略去三诊与四诊。

右痪,舌喑,足痱,头岑,面戴阳,呵欠,微呃,诊脉小濡而缓,此肾纳失司,肝风震突。但病起耳后暴肿,必兼温热客气。清上轻扬,肿势颇减,七日以来,当阴阳经气一小周天,不必以时邪引病为惑。昔河间《宣明方论》中谓:舌强难言,其咎在乎舌下。筋脉不主流动,以肾脉萦及舌本耳。其主地黄饮子,取意浊药清投,机关渐灵,并无碍乎上气痰热,仿此为法。

熟地、肉苁蓉(漂淡)、远志(炒黑)、川石斛、茯神、枸杞子、牛膝、石菖蒲。(《叶氏医案存真》)

【周学海眉批】少阳有邪。(《评点叶案存真类编·类中风》)

俞氏。寡居一十四载,独阴无阳。平昔操持,有劳无逸。当夏四月,阳气大泄主令,忽然右肢麻木,如堕不举,汗出麻冷,心中卒痛,而呵欠不已,大便不通。诊脉小弱,岂是外感?病象似乎痱中,其因在乎意伤忧愁则肢废也。攻风劫痰之治,非其所宜。大旨以固卫阳为主,而宣通脉络佐之。

桂枝、附子、生黄、炒远志、片姜黄、羌活。(《徐批临证指南医案·中风》)

【张寿颐注】孀居愁思郁结,加以辛苦操劳,肝脾气滞,结而不舒,适当夏月发泄,因而肝木横决,气血上菀,遂冲激脑经而为类中。汗出麻冷,已是阳虚欲脱;心痛呵欠,亦是气升太过,肝旺有余,来侮胃脘;所幸大便不通,尚未上厥下竭。叶谓岂是外感,所见甚真。此当回阳育阴,而兼以潜敛摄纳者。桂枝、芪、附,固卫回阳,未尝不是,但无填阴,尚不能护持根本。而又谓宣通络脉为佐,则不知脑经为病,致有是误,此不当求全责备者。徐批谓艻病,于附子旁加一竖,则大不合此病真理,且谓汗出麻冷,为阴气欲脱,更误。此明明再欲脱,何以反认阴脱?泂溪于类中病情,终未了了,一生议论,无不隔膜,而此批则阴脱阳脱亦能误认,尤为可晒。(《古今医案平议·脱证》)

张。脉细小带弦,冬季藏纳少固,遂至痱中。百余日来,诸患稍和。惟语言欲出忽謇,多言似少相续,此皆肾脉不营舌络,以致机窍少宣,乃虚象也。

早用地黄饮子(熟地、巴戟、山萸、苁蓉、附子、官桂、石斛、茯苓、菖蒲、远志、麦冬、五味。编者注)煎法以治下,晚用星附六君子以益虚宣窍。(《徐批

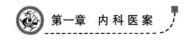

临证指南医案·中风》)

【张寿颐注】 冬阳不藏,而阴虚于下者应子,气血冲激,肢废言謇,脉细小而弦,已非肝胆火浮可比。地黄饮子似尚相合,而星附六君则开痰套药,未能精切,徐于地黄饮旁加评语曰:非风痰卒中,此方尚宜。盖洄溪意中,终谓此证风痰,多是外感,必如是案之无痰,乃始与外风无涉,则类风暴中,痰壅昏迷者,假令徐老治之,必有百害而无一利。(《古今医案平议·脱证》)

张石顽(指清初三大家的张璐,编者注)治春榜赵明远,平时六脉微弱,己酉九月,患类中风,经岁不痊。邀石顽诊之,其左手三部弦大而坚,知为肾脏阴伤,壮火食气之候,且人迎斜内向寸,又为三阳经满溢,入阳维之脉,是不能无颠仆不仁之虞。右手三部浮缓,而气口以上微滑,乃痰沫壅塞于膈之象。以清阳之位,而为痰气占据,未免侵渍心主,是以神识不清,语言错误也。或者以其神识不清,语言错误,口角常有微涎,目睛恒不易转,以为邪滞经络,而用祛风导痰之药,殊不知此本肾气不能上通于心,心脏虚热生风之症,良非燥药所宜,或者以其小便清利倍常,以为肾虚,而用八味壮水之剂,殊不知此症虽虚,而虚阳伏于肝脏,所以阳事易举,饮食易饥,又非益火销阴药所宜。或者以其向患休息久痢,大便后常有淡红渍沫,而用补中益气,殊不知脾气陷于下焦者可用升举之法,此阴血久利之余疾,有何清气在下可升发乎?若用升柴,升动肝肾虚阳,鼓激膈上痰饮,能保其不为喘胀逆满之患乎?是升举药,不宜轻服也。今举河间地黄饮子助其肾,通其心,一举而两得之,但不能薄滋味,远房室,则药虽应病,终无益于治疗也。惟智者善为调摄为第一义。

熟地、巴戟天、苁蓉、山萸肉、茯苓、薄荷、淡熟川附、肉桂、五味子、麦冬、川石斛、远志、鲜石菖蒲。(《叶氏医案存真》)

【周学海注】 此盖全录石顽案以为式。

宜去茯苓、肉桂,加牛膝、天冬、白芍、青皮、桂皮。

【周学海眉批】 中风之善脉也。

此肝燥而疏泄之令妄行,少阴不合,亦气脱之渐也。(《评点叶案存真类编·类中风》)

郁 证

《素问·六元正纪大论》言五郁之发,乃因五运之气有太过不及,遂有胜复之变。由此观之,天地且有郁,而况于人乎?故六气著人,皆能郁而致病。如伤寒之邪,郁于卫,郁于营,或在经在腑在脏。如暑湿之蕴结在三焦,瘟疫之邪客于募原,风寒湿三气杂感而成痹症。总之,邪不解散,即谓之郁,此外感六气而成者也,前人论之详矣。今所辑者,七情之郁居多,如思伤脾、怒伤肝之类是也。其原总由于心,因情志不遂,则郁而成病矣。其症心、脾、肝、胆为多。案中治法,有清泄上焦郁火,或宣畅少阳,或开降肺气,通补肝胃,泄胆补脾,宣通脉络。若热郁至阴,则用咸补苦泄。种种治法,未能按症分析详论。今举其大纲,皆因郁则气滞,气滞久则必化热,热郁则津液耗而不流,升降之机失度。初伤气分,久延血分,延及郁劳沉疴。故先生用药大旨,每以苦辛凉润宣通,不投燥热敛涩呆补,此其治疗之大法也。此外,更有当发明者,郁则气滞,其滞或在形躯,或在脏腑,必有不舒之现症。盖气本无形,郁则气聚,聚则似有形而实无质。如胸膈似阻,心下虚痞,胁胀背胀,肤闷不食,气瘕攻冲,筋脉不舒。医家不察,误认有形之滞,放胆用破气攻削,迨至愈治愈剧,转方又属呆补。此不死于病,而死于药矣。不知情志之郁,由于隐情曲意不伸,故气之升降开阖枢机不利。虽《内经》有泄、折、达、发、夺五郁之治,犹虑难获全功,故《疏五过论》有始富后贫,故贵脱势,总属难治之例。盖郁症全在病者能移情易性,医者构思灵巧,不重在攻补,而在乎用苦泄热而不损胃,用辛理气而不破气,用滑润濡燥涩而不滋腻气机,用宣通而不揠苗助长,庶几或有幸成。若必欲求十全之治,则惟道家有一言可以蔽之曰:欲要长生,先学短死。此乃治郁之金丹也。(《徐批临证指南医案·郁》)

【成文注】 这是华岫云根据叶氏诊治郁证医案经验所做的总结。

大凡攻病驱邪,药以偏胜,知《内经》"咸胜苦、苦胜辛"之类,藉其克制,以图功耳。今则情志内因致病,系乎阴阳脏腑不和,理偏就和,宜崇生气,如天地间四时阴阳迭运,万物自有生长之妙。案中曰阳冒不潜,法当和阳以就阴。牡蛎体沉味咸,佐以白芍之酸,水生木也。地黄微苦,菊微辛,从火炒变为苦味,木生火也。益以甘草、大枣之甘,充养阳明,火生土也。药虽平衍无奇,实参轩岐底蕴。世皆忽略不究,但执某药治何病者多类。

经云:"东方生风,风生木,木生酸,酸生肝。"故肝为风木之脏,因有相火内寄,体阴用阳,其性刚,主动主升,全籁肾水以涵之,血液以濡之,肺金清肃下降之令以平之,中宫敦阜之土气以培之,则刚劲之质,得为柔和之体,遂其条达畅茂之性,何病之有?倘精液有亏,肝阴不足,血燥生热,热则风阳上升,窍络阻塞,头目不清,眩晕跌仆,甚则痉疭痉厥矣。先生治法,所谓缓肝之急以熄风,滋肾之液以驱热,如虎潜、侯氏黑散、地黄饮子、滋肾丸、复脉等方加减,是介以潜之,酸以收之,厚味以镇之,或用清上实下之法。若思虑烦劳,身心过动,风阳内扰,则营热心悸,惊怖不寐,胁中动跃,治以酸枣仁汤、补心丹、枕中丹加减,清营中之热,佐以敛摄神志。若因动怒郁勃,痰、火、风交炽,则有二陈、龙荟。风木过动,必犯中宫,则呕吐不食,法用泄肝安胃,或填补阳明。其他如辛甘化风,甘酸化阴,清金平木,种种治法,未能备叙。然肝风一症,患者甚多,因古人从未以此为病名,故医家每每忽略,余不辞杜撰之咎,特为拈出,另立一门,以便后学考核云。(《临证指南医案·肝风》)

【成文注】这是华岫云根据叶氏诊治郁证医案经验所做的总结。

【徐大椿注】肝风即中风一类,南方最多,却不必另立一门。(《徐批临证指南医案·肝风》)

悲忧哭泣致病,不饥欲呕,病属郁症。治当条达肝胃,第胃为阳土,肝寄相火,虽结痕气,燥热未宜。

制半夏、白茯苓、炒丹皮、炒神曲、吴茱萸、夏枯草、黑山栀、川连。(《叶氏医案存真》)

【周学海注】理极是也,但治痕气,本无庸燥热耳。

悲忧哭泣,属肺金制木,木郁则克土,宜疏肺宣肝健脾。方温升与淡渗同用甚妙。而大旨仍是苦降辛开法。(《评点叶案存真类编·诸虚劳损》)

曹氏。离愁菀结,都系情志中自病。恰逢冬温,阳气不潜。初交春令,阳已勃然。变化内风,游行扰络。阳但上冒,阴不下吸,清窍为蒙,状如中厥,舌暗不言。刘河间谓将息失宜,火盛水衰,风自内起,其实阴虚阳亢为病也。既不按法论病设治,至惊蛰雷鸣,身即汗泄,春分气暖,而昼夜寤不肯寐,甚至焦烦,迥异于平时,何一非阳气独激使然耶?夫肝风内扰,阳明最当其冲犯,病中暴食,以内风消烁,求助于食。今胃脉不复,气愈不振,不司束筋骨以利机关,致鼻准光亮,肌肉浮肿。考古人虚风,首推侯氏黑散,务以填实肠胃空隙,庶几内风可熄。奈何医者不曰清火豁痰,即曰腻补,或杂风药。内因之恙,岂有形质可攻,偏寒偏热,皆非至理。

生牡蛎、生白芍、炒生地、菊花炭、炙甘草、南枣肉。(《临证指南医案·肝风》)

【徐大椿注】风阳扰胃。

【徐大椿眉批】(离愁菀结,都系情志中自病):医案亦甚明简,以后自以为通人者,万不能及。

(夫肝风内扰,阳明最当其冲犯):木克土也。

菊花、白术、防风、桔梗、黄芩、细辛、茯苓、牡蛎、人参、矾石、当归、干姜、川芎、桂枝。为散,酒服。(《徐批临证指南医案·肝风》)

客邸怀抱不舒,肝胆郁遏,升降失度,气坠精开为遗泄,地、萸、龙、牡钝涩,气郁者更郁,理气和肝获效,未经调理全功。当今冬令,温舒收藏之气未坚,失血之后,胸中隐隐不畅,未可凝阴,只宜降气和血。

钩藤钩、降香、米仁、郁金、茯苓、杜苏子、丹皮、炒桃仁。(《叶氏医案存真》)

【周学海眉批】见理精透,论治亦极有法。(《评点叶案存真类编·诸虚劳损》)

陆,二五。病起忧虑上损,两年调理,几经反复。今夏心胸右胁之间,常有不舒之象。此气血内郁少展,支脉中必有痰饮气阻。是宣通流畅脉络,夏季宜进商矣。

天竺黄、茯神、郁金、橘红、远志、石菖蒲、丹参、琥珀。

竹沥法丸。(《临证指南医案·郁》)

【徐大椿注】郁损脉络,痰饮阻气。(《徐批临证指南医案·郁》)

汪。到吴诸恙向愈,金从两和脾胃,近日家中病患纠缠,以有拂郁肝胆,木火因之沸起。气从左胁上撞,即丹溪上升之气,自肝而出,木必犯土,胃气为减。

人参、茯苓、炙甘草、生谷芽、木瓜、川斛。(《叶天士晚年方案真本》)

【徐大椿注】病虽向愈,元气未固,肝胆木火最易沸起,况气从左升,病机显然。(《徐批叶天士晚年方案真本》)

许。厥阴少阴,脏液干涸,阳升结痹于喉舌,皆心境失畅所致。药无效者,病由情怀中来,草木凉药,仅能治六气外来之偏耳。

熟地、女贞、天冬、霍山石斛、柏子仁、茯神。(《临证指南医案·郁》)

【徐大椿注】肝肾液涸,阳升喉痹。(《徐批临证指南医案·郁》)

于,五五。郁损心阳,阳坠入阴为淋浊。由情志内伤,即为阴虚致病。见症乱治,最为庸劣。心藏神,神耗如惯,诸窍失司。非偏寒偏热药治,必得开爽,冀有向安。服药以草木功能,恐不能令其欢悦。

妙香散(人参、龙骨、益智仁、茯神、茯苓、远志、甘草、朱砂。编者注)。(《临证指南医案·郁》)

【徐大椿注】郁损心阳。(《徐批临证指南医案·郁》)

张,四十三岁。思虑悲忧,由心肺二脏,不宜攻劫峻利。盖手经例以轻药,谓二脏处位最高,问饮酒过量,次日必然便溏。盖湿聚变痰,必伤阳阻气,痰饮由阳微气弱而来,悲忧又系内起情怀之恙。务以解郁理气,气顺即治痰矣。

枇杷叶、薏苡仁、白蔻仁、茯苓、杜苏子、新会橘红、鲜石菖蒲根汁、降香汁。(《叶天士晚年方案真本》)

【徐大椿注】解郁理气不用辛燥,转多辛润之品,以郁气之人必有郁火,阳气虽薄,不可辛燥,以助火耳。心极细矣。(《徐批叶天士晚年方案真本》)

中虚阳郁,胸膈不舒,饮食不快,拟逍遥散,疏肝和脾,使甲胆清阳上达,生化气行,病可痊愈。

人参、柴胡、茯苓、归身、炙黑甘草、焦术、广皮、丹皮、炒白芍。(《叶氏医案存真》)

【周学海注】按语字字精切。阳郁非虚,故不用大温。(《评点叶案存真类编·胸痹》)

朱。情怀悒郁,五志热蒸。痰聚阻气,脘中窄隘不舒,胀及背部。上焦清阳欲结,治肺以展气化。务宜怡悦开怀,莫令郁痹绵延。

鲜枇杷叶、杏仁、栝蒌皮、郁金、半夏、茯苓、姜汁、竹沥。

又 脉左大弦数,头目如蒙,背俞䐜胀。都是郁勃热气上升,气有余便是火。治宜清上。

羚羊角、夏枯草、青菊叶、栝蒌皮、杏仁、香附、连翘、山栀。

又 苦辛清解郁勃,头目已清,而膈暖气,颇觉秽浊,此肝胆厥阳由胃系上冲所致,丹溪谓上升之气自肝而出,是其明征矣。

川连、姜汁、半夏、枳实、桔梗、橘红、栝蒌皮。(《临证指南医案·郁》)

【徐大椿注】木火上升,肺不肃降。(《徐批临证指南医案·郁》)

疟 病

诸疟由伏邪而成,非旦夕之因为患也。六淫之气,惟燥不能为害。而新凉收束,实属有关。考之圣训,独手三阳、手厥阴,却无其症名。医者当辨其六气中所伤何气,六经中病涉何经。若小柴胡专主少阳,岂能兼括也。夫温疟瘅疟,痰食瘴疠诸疟,皆有成方,予不复赘。但此症春月及冬时间有,惟夏秋暑湿为患者居多。暑必夹湿,专伤气分。第一要分别其上焦、中焦之因,暑湿二气,何者为重。若暑热重者,专究上焦肺脏清气。疟来时,必热重而寒微,唇舌必绛赤,烦渴而喜凉饮,饮多无痞满之患,其脉色自有阳胜之候。当宗桂枝白虎法,及天水散加辛凉之品为治。若湿邪重者,当议中焦脾胃阳气。疟来时,虽则热势蒸燔,舌必有粘腻之苔,渴喜暖汤,胸脘觉痞胀呕恶,其脉色自有阳气不舒之情状。当宗正气散,及二陈汤去甘草,加杏、蔻、生姜之类主之。必要阳胜于阴,而后配和阳之剂,日后方无贻累。倘症象两兼,则两法兼之可也。大凡是症,若邪气轻而正不甚虚者,寒热相等,而作止有时。邪气重而正气怯者,寒热模糊,来势必混而不分。又云:邪浅则一日一发,邪稍深则间日一发,邪最深则三日一发,古称为三阴大疟,以肝、脾、肾三脏之见症为要领。其补泻寒温,亦不离仲景治三阴之法为根蒂。可知阳经轻浅之方,治之无益也。所云移早则邪达于阳,移晏则邪陷于阴,阴阳胜复,于此可参。若久而不已,必有他症之虞。太阴之虚浮胀满,有通补之理中法、开腑之五苓汤。少阴之痿弱成劳,有滋阴之复脉汤、温养之升奇法。厥阴之厥逆吐蛔,及邪结为疟母,有乌梅丸与鳖甲煎法。又如心经疟久,势必动及其营,则为烦渴见红之累。肺经疟久,理必伤及其津,则为胃秘肠痹之候。一则凉阴为主,一则清降为宜。然而疟之名目不一,而疟之兼症甚多,若不达权通变,而安能一一尽善。即如暑湿格拒三焦,而呕逆不纳者,宗半夏泻心法。秽浊蒙蔽膻中,而清灵昧甚者,用牛黄清心丸。心阳暴脱,有龙蛎之救逆。胃虚呕呃,有旋覆代赭之成方。如表散和解,通阳补气,滋阴化营,搜邪入络,动药劫截,辛酸两和,营气并补,及阳疟之后养胃阴,阴疟之后理脾阳等法,已全备矣。汇集诸家,融通无拘,所谓用药如用兵,先生不愧良工之名也。(《临证指南医案·疟》)

【成文注】这是邵新甫根据叶氏诊治疟病医案经验所做的总结。

【徐大椿注】皆依样画葫芦之谈。

古圣凡一病必有一主方,如疟疾小柴胡汤主方也。疟象不同,总以此方加减。或有别症,则不用原方亦可。盖不用柴胡汤而亦可愈者,固有此理。若以为疟而断不可用柴胡,则乱道矣。余向闻此老治疟禁用柴胡,耳食之人相传以为秘法,相戒不用。余以为此乃妄人传说,此老决不至此。今阅此案,无一方用柴胡,乃知此语信然。则此老之离经叛道,真出人意表者矣。夫柴胡汤少阳经之主方,凡寒热往来之症,非此不可,而仲景用柴胡之处最多。《伤寒论》云:凡伤寒之柴胡症有数论,"但见一症便是,不必悉具"。其推崇柴胡如此,乃此老偏与圣人相背,独不用柴胡。手之太阳症独不许用桂枝,阳明症独不许用葛根,此必无知妄人,岂有老名医而有此等议论者?真天下之怪事也。

【徐大椿眉批】疟乃大症,患者甚多。故《内经》言之最详,总由风暑入于少阳,在太阳、阳明之间,难有出路,故先圣所立小柴胡汤一方,专治此病,如天经地义不可易也。其方中用人参,专以助柴胡之力以驱邪耳。若寒多之疟,并人参亦当不用。今此老诸案,无方不用人参,而独去柴胡。又不问其寒热轻重,一概用温热之药,此其意欲高出仲景之上,而不知已自蹈于深阱之中矣。呜呼!其自蹈固不足惜,而当时受其荼毒者诚何罪也!(《徐批临证指南医案·疟》)

陈,六十三岁。三疟是邪入阴经,缘年力向衰,少阴肾怯。夏秋间所受暑热风湿,由募原陷于入里。交冬气冷收肃,藏阳之乡,反为邪踞,正气内入,与邪相触,因其道路行远至三日,遇而后发。凡邪从汗解,为阳邪入腑可下。今邪留阴经,络脉之中,发渐日迟,邪留劫铄五液,令人延缠日月,消铄肌肉。盖四时气候更迁。使人身维续生真,彼草木微长,焉得搜剔。留络伏邪,必须春半阳升丕振,留伏无藏匿之地。今日之要,避忌暴寒,戒食腥浊,胃不受伤,不致变病。

生牡蛎、黄柏、清阿胶、甜桂枝、北细辛、寒水石。(《叶天士晚年方案真本》)

【徐大椿注】擒住少阴便有把握。步步着实。笔致风神,俱臻绝顶超妙。除病根虽在将来,而眼前亦须善于调摄,占好地步,此之谓丝丝入扣。致病之由,藏病之地,发病之机,病缠之累,历历如绘。病情与笔力俱深入显出,其治法须俟天地大气升泄,方能借势铲除,乘势待时,事半功倍。凡事皆然,宁医理独不由此?病深用药亦深。(《徐批叶天士晚年方案真本》)

伏邪留于少阴、厥阴之间,为三日疟,百日不愈,邪伤真阴,梦遗盗汗,津液日枯,肠燥便难。养阴虽似有理,但深沉疟邪,何以追拔扫除?议以早服仲景鳖甲煎丸三十粒,开水送,午后服养阴通阳药,用复脉汤(炙甘草汤:炙草、桂枝、人参、麻仁、生地、阿胶、麦冬、生姜、大枣。编者注)加减。

生牡蛎、鹿角霜、酸枣仁、阿胶、麦冬、炙草、生地、桂枝、大枣。(《叶氏医案存真》)

【周学海注】此与前用救逆案意同。

可加细辛以通阴阳,有诸润药不虑燥也,即前救逆方中蜀漆之义。

【周学海眉批】极是。凡因病致虚,总先治病(疑多一病字。编者注)病本,虚标也。(《评点叶案存真类编·疟》)

顾氏。进护阳方法,诸症已减,寒热未止。乃久病阳虚,脉络未充,尚宜通补为法。

人参、生鹿茸、当归、紫石英、茯苓、炙草、煨姜、大枣。

又　经邪不尽,寒热未止。缘疟久营卫气伤,脉络中空乏。屡进补法,仅能填塞络中空隙,不能驱除蕴伏之邪。拟进养营法,取其养正邪自却之意。

人参、当归、杞子、生白芍、茯神、桂心、炙草、远志、煨姜、南枣。(《临证指南医案·疟》)

【徐大椿眉批】寒邪总为有邪未尽,从古无纯用温补之理,此千古不易之法,何极浅之说尚未知也!若纯虚之寒世亦有之,不得入于疟病中也。寒邪为外邪,散寒则有之,未有补其寒者。惟无邪而阳虚之寒,则有温补之法。阅此老诸案,此理竟茫然也,奇哉!(《徐批临证指南医案·疟》)

海盐,四十二。据述缘季秋,外邪变疟,延及百日始愈。凡秋疟,是夏月暑湿热内伏,新凉外触,引动伏邪而发。俗医但知柴葛解肌,暑湿伤在气分,因药动血,血伤挛痹,筋热则弛,筋寒则纵,遂致酿成痿痹难效症。

当归身、桑寄生、生虎骨、枸杞子、抚芎、沙苑蒺藜。(《评点叶案存真类编·痿》)

胡。按仲景云:脉如平人,但热无寒,骨节烦疼,微呕而渴者,病名温疟。桂枝白虎汤主之。

桂枝白虎汤。

盖今年夏秋之热,口鼻吸暑,其初暑邪轻小,不致病发。秋深气凉外束,里热欲出,与卫营二气交行,邪与二气遇触,斯为热起。临解必有微汗者,气邪两泄。然邪不尽,则混处气血中矣。故圣人立法,以石膏辛寒,清气分之伏热,佐入桂枝,辛甘温之轻扬,引导凉药以通营卫,兼知母专理阳明独胜之热,而手太阴肺亦得秋金肃降之司,甘草、粳米和胃阴以生津。此一举兼备。

方下自注云:一剂知,二剂已。知者,谓病已知其对症。已者,中病当愈之称耳。(《临证指南医案·疟》)

经云:夏伤于暑,秋为痎疟。今时已孟冬,疟始发动。盖以邪气内藏于脏,为厥、少两阴经疟也,拟以温脏法。

厚朴、制附子、生牡蛎、炙甘草、大枣。(《叶氏医案存真》)

【周学海注】邪伏久则阴亏,有不可温者,宜察脉证。(《评点叶案存真类编·疟》)

吕,北濠,廿八岁。暑邪先受,饮瓜汁水寒,胃口再为冷湿凝着,此疟是脾胃病。舌白背寒,从里症治。

杏仁、萆薢、广皮、厚朴、草果、白蔻仁、桔梗、枳壳。(《叶天士晚年方案真本》)

【徐大椿注】表里辨别明确,都用里药。(《徐批叶天士晚年方案真本》)

某。伏暑冒凉发疟,以羌、防、苏、葱辛温大汗。汗多,卫阳大伤,胃津亦被劫干,致渴饮,心烦无寐。诊脉左弱右促,目微黄。嗜酒必中虚谷少,易于聚湿蕴热。勿谓阳伤骤补,仿《内经》辛散太过,当食甘以缓之。

大麦仁、炙草、炒麦冬、生白芍、茯神、南枣。

又 药不对症,先伤胃口。宗《内经》辛苦急,急食甘以缓之。仲景谓之胃减,有不饥不欲食之患。议用《金匮》麦门冬汤,苏胃汁以开痰饮。仍佐甘药,取其不损阴阳耳。

《金匮》麦门冬汤(麦冬、半夏、人参、甘草、大枣、粳米。编者注)去枣米,加茯神、糯稻根须。

又 脉右大,间日寒热,目眦微黄,身痛。此平素酒湿,挟时邪流行经脉使然。前因辛温大汗,所以暂养胃口。今脉症既定,仍从疟门调治。

草果、知母、人参、枳实、黄芩、半夏、姜汁。(《徐批临证指南医案·疟》)

【徐大椿注】胃阳虚湿聚。(《徐批临证指南医案·疟》)

某氏。建中法甚安,知营卫二气交馁。夫太阳行身之背,疟发背冷,不由四肢,是少阴之阳不营太阳,此汗大泄不已矣。孰谓非柴、葛伤阳之咎欤?议用桂枝加熟附子汤。

人参桂枝汤加熟附子。(《徐批临证指南医案·疟》)

【徐大椿眉批】柴胡是疟疾主药,葛根不得并言。(《徐批临证指南医案·疟》)

疟病,《内经》谓风邪入中,虽云十二经之疟,总不离乎少阳。少阳肝脏相附,疟久盘踞,未免凝痰积血,即成病根矣。虚者补正为先,补正不应,法当破血。

柴胡、草果、炒桃仁、青蒿、半夏、归尾、桂枝、炒黑蜀漆。(《叶氏医案存真》)

【周学海注】先补后攻,非误补改攻也。(《评点叶案存真类编·疟》)

疟发三日,三月不止。邪留在阴,热解无汗,气冲胸闷,痰涎甚多。问寒起腰髀及背部,议从督脉升阳。

人参、炒黑川椒、鹿茸、茯苓、炒黑小茴、炒当归。(《叶氏医案存真》)

【周学海注】凡疟,须问发时寒自何起最为要诀。起四肢属脾,起腰脊属太阳,久病属督属肾,起肩胁属肺,起心中属三焦包络。阴疟多因寒湿下受,由太阳入督,故证如此。(《评点叶案存真类编·疟》)

疟有十二经,然不离少阳、厥阴。此论客邪之伤,若夹怫郁嗔怒,致厥阴肝气横逆,其势必锐。经言:肝脉贯膈入胃,上循喉咙,而疟邪亦由四末扰中,故不饥不食,胃受困也。夫治病先分气血,久发频发之恙,必伤及络,络乃聚血之所,久病血必瘀闭,香燥破血,凝滞滋血,皆是症之禁忌也。切宜凛之。

青蒿、生鳖甲、炒桃仁、当归尾、郁金、橘红、茯苓。

又方:桃仁、柏子仁、新绛屑、青葱管、归须。(《叶氏医案存真》)

【周学海注】读此可见先生通络之义,非孟浪,亦非怪僻也。徐灵胎、陈修园未曾熟读《内经》,情可同言马肿背。

【周学海眉批】病发四肢,是脾胃病。(《评点叶案存真类编·疟》)

疟起四肢,扰及中宫,脾胃独受邪攻,清气已伤,不饥不食,胃中不和,夜痛不寐,小溲赤浊,即经言:中气不足,溲溺为变。须疟止之期,干支一周,经腑乃和。明理用药,疏痰气,补脾胃,清气转旋,望其纳谷。

熟半夏、生益智、人参、厚朴、茯苓、广皮。

临服入姜汁三分。(《叶氏医案存真》)

【周学海注】前案(指疟有十二经……案,编者注)方味重泄肝,此重补脾。视本之虚实、邪之盛衰而用之。(《评点叶案存真类编·疟》)

三阴疟,是阴分伏邪。汗之、清之不解,但与腻滞补药,邪无出路,遂致吐衄,寒自背起,督脉应乎太阳。

川桂枝、熟半夏、炒白芍、炒黑蜀漆、生牡蛎。(《叶氏医案存真》)

【周学海注】此寒湿下受,伤于太阳,由督入巅,初起二活、威灵仙、生附子,诸辛通督脉之品,逐寒湿仍从下出,自易愈而无余患。

疟门套药,一概无功。曾治一疟初起,大寒大热,腰以下无汗而衄血不止,即用诸药而愈。(《评点叶案存真类编·疟》)

唐。未病形容先瘦,既病暮热早凉。犹然行动安舒,未必真正重病伤寒也。但八九日,病来小愈,骤食粉团腥面。当宗食谷发热,损谷则愈。仲景未尝立方。此腹痛洞泻,食滞阻其肠胃,大腑不司变化。究其病根,论幼科体具纯阳,瘦损于病前,亦阳亢为消烁。仲景谓:瘅疟者,单热不寒。本条云:阴气孤绝,阳气独发,热灼烦冤,令人消烁肌肉。亦不设方,但云以饮食消息之。嘉言主以甘寒生津可愈,重后天胃气耳。洞泻既频,津液更伤。苦寒多饵,热仍不已。暮夜昏谵,自言胸中格拒,腹中不和。此皆病轻药重,致阴阳二气之残惫。法当停药与谷,谅进甘酸,解其烦渴,方有斟酌。

又 鼻煤,唇裂舌腐。频与芩、连,热不肯已。此病本轻,药重于攻击,致流行之气结闭不行,郁遏不通,其热愈甚。上则不嗜饮,不纳食,小溲颇利,便必管痛。三焦皆闭,神昏痉痓有诸。

连翘心三钱,鲜石菖蒲汁一钱半,川贝母三钱,杏仁二十粒,射干二分,淡竹叶一钱半。

又 自停狠药,日有向愈之机。胃困则痞闷不欲食,今虽未加餐,已知甘美,皆醒之渐也。童真无下虚之理,溲溺欲出,尿管必痛,良由肺津胃汁因苦辛燥热烈气味劫夺枯槁,肠中无以营运。庸医睹此,必以分利。所谓泉源既竭,当滋其化源。九窍不和，都属胃病。

麦门冬二钱，甜杏仁四钱，甜水梨皮三钱，蔗浆一木杓。(《徐批临证指南医案·疟》)

王。汗出不解，心下有形，自按则痛，语言气窒不爽，疟来鼻准先寒。邪结在上，当开肺痹。医见疟治疟，焉得中病？

桂枝、杏仁、炙草、茯苓、干姜、五味。

又　汗少喘缓，肺病宛然，独心下痞结不通，犹自微痛。非关误下，结胸、陷胸等法未妥。况舌白渴饮，邪在气分。仿仲景软坚开痞。

生牡蛎、黄芩、川桂枝、姜汁、花粉、炒黑蜀漆。

又　照前方去花粉，加知母、草果。

又　鳖甲煎丸(鳖甲、乌扇、黄芩、柴胡、鼠妇、干姜、大黄、芍药、桂枝、葶苈、石韦、厚朴、丹皮、瞿麦、紫葳、半夏、人参、蟅虫、阿胶、蜂窠、赤硝、蜣螂、桃仁、煅灶下灰、清酒。编者注)一百八十粒。

【徐大椿注】热邪痞结肺痹。(《徐批临证指南医案·疟》)

邪深入阴，三日乃发，间疟至，必腰腹中痛，气升即呕，所伏之邪，必在肝络，动则犯胃，故呕逆烦渴。肝乃木火内寄之脏，胃属阳土宜凉，久聚变热，与初起温散不同，邪久不祛，必结瘕形疟母。

生鳖甲、生桃仁、知母、滑石、醋炒半夏、草果仁。(《叶氏医案存真》)

【周学海注】西医谓人病疟死者，剖视其肝脾，大于常人二三倍。腰痛欲呕，肝脾渐大之征也，非鳖甲煎丸莫治。(《评点叶案存真类编·疟》)

邪与气血交凝，则成疟母。病在络，自左胁渐归于中焦，木乘土位。东垣谓：疟母必伤脾胃。既成形象，宣通佐芳香乃能入络。凡食物肥腻呆滞，尤在禁例，所虑延成中满。

人参、茯苓、木香、草果、陈皮、香附汁、厚朴、青皮(《叶氏医案存真》)

【周学海注】宜急加破血之品，橘、朴伤气，且在所禁。(《评点叶案存真类编·疟》)

阳虚阴亦伤损，疟转间日，虚邪渐入阴分，最多延入三日阴疟。从前频厥，专治厥阴肝脏而效。自遗泄至今，阴不自复，鄙见早服金匮肾气丸四五钱，淡盐汤送,午前进镇阳提邪方法,两路收拾,阴阳仍有泄邪功能,使托邪养正,两无妨碍。

人参、生龙骨、生牡蛎、炒黑蜀漆、川桂枝、淡熟附子、炙草、南枣、生姜。

此仲景救逆汤法也,龙属阳入肝,蛎属阴入肾。收涩重镇,脏真自固,然二者顽钝呆滞,藉桂枝以入表,附子以入里,蜀漆飞入经络,引其固涩之性,趋走护阳,使人参、甘草以补中阳,姜、枣以和营卫也。(《叶氏医案存真》)

【周学海注】大病迭见,最难措手,此与前案(指高年正气已衰……案,编者注)皆精心结选之作,不可以录用成方而忽之。

仲景是因误治,扰动真阴,致热痰上涌,将有痰厥或狂越之患。故以此救之,先生移治此证恰合。读古方不可不熟求其理,理熟则运用在心,不袭成迹矣。(《评点叶案存真类编·疟》)

张,茜泾,三十七岁。三疟已十三个月,汗多不解,骨节痛极,气短嗳噫,四肢麻,凡气伤日久,必固其阳。

人参、蜀漆(炒)、生左牡蛎、桂枝、淡熟川附子、五花生龙骨、老生姜、南枣肉。(《叶天士晚年方案真本》)

【徐大椿注】立方周密。(《徐批叶天士晚年方案真本》)

颤 证

江。左胁中动跃未平,犹是肝风未熄,胃津内乏,无以拥护,此清养阳明最要。盖胃属腑,腑强不受木火来侵,病当自减。与客邪速攻,纯虚重补迥异。

酸枣仁汤(枣仁、甘草、知母、茯苓、川芎。编者注)去川芎,加人参。

又 诸恙向安,惟左胁中动跃多年,时有气升欲噫之状。肝阴不足,阳震不息,一时不能遽已。今谷食初加,乙癸同治姑缓。

人参、茯神、知母、炙草、朱砂染麦冬,调入金箔。

又 鲜生地、麦冬(朱砂拌)、竹叶心、知母。(《临证指南医案·肝风》)

冲冷参汤。

【徐大椿注】肝胃阴虚。(《徐批临证指南医案·肝风》)

第五节 肾病医案

水 肿

肿胀证,大约肿本乎水,胀由乎气。肿分阳水阴水,其有因风因湿,因气因热,外来者为有余,即为阳水。因于大病后,因脾肺虚弱,不能通调水道,因心火克金,肺不能生肾水,以致小便不利,因肾经阴亏,虚火烁肺金而溺少,误用行气分利之剂,渐至喘急痰盛,小水短赤,酿成肿证,内发者为不足,即为阴水。若胀病之因更多,所胀之位各异。或因湿因郁,因寒因热,因气因血,因痰因积因虫,皆可为胀。或在脏在腑,在脉络在皮肤,在身之上下表里,皆能作胀。更或始因于寒,久郁为热,或始为热中,末传寒中。也胀不必兼肿,而肿则必兼胀,亦有肿胀同时并至者。其病形变幻不一,其病机之参伍错综,更难叙述。故案中诸症,有湿在下者,用分利;有湿在上中下者,用分消。有湿而著里者,用五苓散通达膀胱;有湿郁热兼者,用半夏泻心法苦辛通降。有湿热气郁积者,用鸡金散加减,消利并行。有气血郁积,夹湿热之邪久留而不散者,用小温中丸,清理相火,健运中州。有湿热与水寒之气交横,气喘溺少,通身肿胀者,用禹余粮丸,崇土制水,暖下泄浊。有寒湿在乎气分,则用姜、附;有寒湿入于血分,则用桂、附。有湿上甚为热,则用麻、杏、膏、苡等味,清肃上焦之气;有湿下著为痹,则用加味活络等剂,宣通下焦之郁。有藉乎薤白、瓜蒌者,滑润气机之痹结于腹胁也;有藉乎制黄、归尾者,搜逐血沫之凝涩于经隧也。有藉乎玉壶、控涎、神保、神芎者,视其或轻或重之痰饮水积而驱之也。此皆未损夫脏气,而第在腑之上下,膜之表里者也。若有胃阳虚者,参、苓必进;脾阳衰者,术、附必投。更有伤及乎肾者,则又需加减八味、济生等丸矣。其他如养阳明之大半夏汤,疏厥阴之逍遥散,盖由证之牵连而及,是又案中法外之法也已。(《临证指南医案·肿胀》)

【成文注】这是姚亦陶根据叶氏诊治水肿医案经验所做的总结。

【徐大椿注】胀满之为病,即使正虚,终属邪实,古人慎用补法。又胀必有湿,湿则有热,《内经》所以指为热证。今多用温补之药,内虽有通利之品,而臣不胜主,贻误必多。细阅诸案,恐愈者少,而不治者多也。胀满必有有形之物,宜缓缓下之。(《徐批临证指南医案·肿胀》)

陈,三八。诊脉右大而缓,左如小数促。冬季寒热身痛,汗出即解,自劳役饥饱嗔怒之后,病势日加。面浮足肿,呼吸皆喘,目泪鼻衄,卧着气冲欲起,食纳留中不运。时序交夏,脾胃主候,睹色脉情形,中满胀病日来矣。盖此症属劳倦致损,初病即在脾胃。东垣云:胃为卫之本,脾乃营之源。脏腑受病,营卫二气。昼夜循环失度,为寒为热,原非疟邪半表半里之症。斯时若有明眼,必投建中而愈。经言劳者温之,损者益之。建中甘温,令脾胃清阳自立,中原砥定,无事更迁。仲景亦谓男子脉大为劳。则知《内经》仲景、东垣垂训,真规矩准绳至法。且汗泄积劳,都是阳伤。医药辛走劫阳,苦寒败胃。病患自述饮蔗即中脘不舒,顷之,少腹急痛便稀,其胃阳为苦辛大伤明甚。又述咳频,冲气必自下上逆。夫冲脉隶于阳明,胃阳伤极,中乏坐镇之真气,冲脉动则诸脉交动,浊阴散漫上布,此卧着欲起矣。愚非遥指其胀,正合《内经》浊气在上则生䐜胀,太阴所至为腹胀相符也。昔有见痰休治痰,见血休治血,当以病因传变推求,故辨论若此。

厚朴、杏仁、人参、茯苓、蜜煨姜、南枣。

厚朴、杏仁,取其能降气,参、苓、姜、枣,取其创建胃中之清阳,而和营卫也。(《临证指南医案·肿胀》)

【徐大椿眉批】论极明而方不中病,本属难治。面浮足肿,无用人参之理。镇气消痰,养营利水,庶几近之。(《徐批临证指南医案·肿胀》)

陈。进神芎导水丸(大黄、黄芩、滑石、牵牛子。编者注)二日,所下皆粘腻黄浊形色。余前议腑气窒塞,水湿粘滞,浊攻犯肺为痰嗽,水渍脉隧为浮肿。大凡经脉六腑之病,总以宣通为是。《内经》云:六腑以通为补。今医不分脏腑经络,必曰参术是补,岂为明理?然肢节足跗之湿,出路无由,必针刺以决其流,此内外冀可皆安。

戊己丸三钱,用二日后,再进前药一服。(《临证指南医案·肿胀》)

【徐大椿注】湿热壅塞经隧。

【徐大椿眉批】句句名言,此老有时与此相背,不知何故。(《徐批临证指南医案·肿胀》)

程。今年长夏久热,热胜阳气外泄,水谷运迟,湿自内起,渐渐浮肿,从下及上,至于喘咳不能卧息。都是浊水凝痰,阻遏肺气下降之司,但小溲不利,太阳气亦不通调。此虽阳虚症,若肾气汤中萸地之酸腻,力难下行矣。

茯苓、桂枝木、杏仁、生白芍、干姜、五味、生牡蛎、泽泻。(《临证指南医案·肿胀》)

【徐大椿眉批】五味与干姜同用,止嗽之圣药,但于热证有碍。(《徐批临证指南医案·肿胀》)

顾,四二。腹满坚实,足跗胫痛肿,二便皆不通利,因湿热壅其腑气也。此非中虚,当以宣通为法。

黄芩、黄连、厚朴、枳实、青皮、卜子、丹皮、山栀皮。(《临证指南医案·便闭》)

【徐大椿注】湿热壅肺。(《徐批临证指南医案·便闭》)

脉沉迟,肿胀腹满,茎缩溺不利。起于上年冬底,痰饮咳嗽,气逆不得卧,误认肾虚水泛之恙疗治,遂致增剧难调,勉拟进浚川丸(黑牵牛、大黄、甘遂、芒硝、郁李仁、轻粉。编者注)以通水道,得小便频利,冀其势缓。久泻伤肾,下午黄昏为甚,非通套药所宜,拟温肾法。(《叶氏医案存真》)

【周学海注】宜略加鼓舞肺气药,子和濬川散大黄、郁李仁、甘遂、芒硝、牵牛,此称濬川丸,或当时药肆有制成此丸,抑或先生取丸以缓之,而此耳。(《评点叶案存真类编·肿胀》)

脉沉属水,初因食物之滞,继为下夺太速,脾阳顿伤,气窒湿聚,为肿胀矣。

大腹皮、茯苓皮、厚朴、猪苓、泽泻、老姜皮、新会皮、甜葶苈、杏仁。(《叶氏医案存真》)

【周学海注】因下夺太速,岂可再破气?必体强者或可。总不如鼓舞阳气,为稳且妙。(《评点叶案存真类编·肿胀》)

某,三七。肿胀由足入腹,诊脉细软,不能运谷,当治少阴太阴。

生白术、厚朴、茯苓、淡附子、淡干姜、荜茇。(《临证指南医案·肿胀》)

【徐大椿注】脾肾阳虚。(《徐批临证指南医案·肿胀》)

某。脉数,经闭,腹胀足肿。

茯苓皮、大腹皮、青皮、小香附、延胡、炒山楂、茺蔚子、炒砂仁。(《临证指南医案·调经》)

【徐大椿注】气滞湿凝肿胀。(《徐批临证指南医案·调经》)

唐,五十六岁。夏足跗肌浮,是地气着人之湿邪,伤在太阴。阳明初病失血,继而呕涩拒食,医不知湿伤脾胃,漫延乃尔。

五苓散去泽泻,加益智仁、厚朴、广皮、滑石。(《叶天士晚年方案真本》)

【徐大椿注】从来湿伤太阴,热起阳明,湿为阴邪,下先受之。(《徐批叶天士晚年方案真本》)

汪。肿自下起,胀及心胸,遍身肌肤赤瘰,溺无便滑。湿热蓄水,横溃经隧,气机闭塞,呻吟喘急。湿本阴邪,下焦先受。医用桂、附、芪、术,邪蕴化热,充斥三焦,以致日加凶危也。

川通草一钱半,海金沙五钱,黄柏皮一钱半,木猪苓三钱,生赤豆皮一钱半,真北细辛一分。

又 前法肿消三四,仍以分消。

川白通草、猪苓、海金沙、生赤豆皮、葶苈子、茯苓皮、晚蚕砂。

又 间日寒战发热,渴饮,此为疟。乃病上加病,饮水结聚以下,痛胀,不敢用涌吐之法。暂与开肺气壅遏一法。

大杏仁、蜜炒麻黄、石膏。

又 湿邪留饮,发红瘰,胸聚浊痰,消渴未已。用木防己汤(防己、石膏、桂枝、人参。编者注)。

木防己一钱,石膏三钱,杏仁三钱,苡仁二钱,飞滑石一钱半,寒水石一钱半。

通草煎汤代水。(《临证指南医案·肿胀》)

【徐大椿注】湿热壅塞经隧。(《徐批临证指南医案·肿胀》)

吴,荡口,四十六岁。面黄白,消瘦无神,腹大脐突,足冷肿重,自言如着囊沙,曾经因胀攻下,下必伤阳,而满胀如故,乃浊阴锢闭,真阳大伤,见症是不治之条。用药究理,暖以通阳泄浊。

生炒附子、椒目、炒黄干姜、炒小茴、车前。(《叶天士晚年方案真本》)

【周学海注】方甚好!(《评点叶案存真类编·肿胀》)

吴。平昔湿痰阻气为喘,兹因过食停滞,阴脏之阳不运,阳腑之气不通。

二便不爽,跗肿腹满,诊脉沉弦。犹是水寒痰滞,阻遏气分,上下皆不通调,当从三焦分治。顷见案头一方,用菟丝子升少阴,吴茱萸泄厥阴,不知作何解释,不敢附和。仍用河间分消定议。

大杏仁、莱菔子、猪苓、泽泻、葶苈子、厚朴、桑白皮、广皮、细木通。

又　三焦分消,泄肝通腑,二便不爽如昔。诊脉浮小带促,闻声呼息不利,是气分在上结阻,以致中下不通。喘胀要旨,开鬼门以取汗,洁净腑以利水,无非宣通表里,务在治病源头。据脉症参详,急急开上为法,合《金匮》风水反登义矣。

麻黄、杏仁、石膏、甘草、苡仁。(《临证指南医案·肿胀》)

【徐大椿注】湿壅三焦,肺气不降。(《徐批临证指南医案·肿胀》)

夏。夏四月,脾胃主气,嗔怒怫郁,无不动肝,肝木侮土,而脾胃受伤。郁久气不转舒,聚而为热,乃壮火害气,宜乎减食䐜胀矣。当作木土之郁调治。桂、附助热,萸、地滋滞,郁热益深,是速增其病矣。

钩藤、丹皮、黑山栀、川连、青皮子、紫厚朴、莱菔子、广皮白、薄荷梗。

又　胀势已缓,脉来弦实,此湿热犹未尽去。必淡泊食物,清肃胃口,以清渗利水之剂,服五六日再议。

猪苓、泽泻、通草、海金沙、金银花、茯苓皮、黑穞豆皮。

又　诊脉浮中沉,来去不为流利。气阻湿郁,胶痰内着。议用控涎丹(甘遂、大戟、白芥子。编者注)六分,缓攻。

又　服控涎丹,大便通而不爽,诊右脉弦实,目黄舌燥,中焦湿热不行。因久病神倦,不敢过攻。议用丹溪小温中丸(白术二两,茯苓一两,陈皮一两,熟半夏一两,甘草三钱,炒神曲一两,生香附一两半,炒苦参五钱,炒黄连五钱,朱砂末一两半。为末,醋水各半,打神曲糊为丸,桐子大。每服七八十丸,白术六钱,陈皮一钱,生姜一片,煎汤下。编者注),每服三钱,乃泄肝通胃,以缓治其胀。(《临证指南医案·肿胀》)

【徐大椿眉批】极是。乃常自犯此戒何也?(《徐批临证指南医案·肿胀》)

颜,六三。今年风木加临,太阴阳明不及,遂为䐜胀,小便不利,两跗皆肿,大便涩滞。治在腑阳,用分消汤方。

生於术、茯苓、泽泻、猪苓、厚朴、椒目。

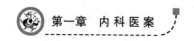

海金沙汤煎。(《临证指南医案·肿胀》)

【徐大椿注】肝犯脾胃，阳虚有湿。(《徐批临证指南医案·肿胀》)

姚，四八。据说情怀不适，因嗔怒，痰嗽有血。视中年形瘁肉消，渐渐腹胀跗肿，下午渐甚，阳气日夺。

早服肾气丸三钱，昼服五苓散。(《临证指南医案·肿胀》)

【徐大椿注】肾阳虚。(《徐批临证指南医案·肿胀》)

张。脉左弦，右浮涩。始因脘痛贯胁，继则腹大高凸，纳食减少难运，二便艰涩不爽。此乃有年操持萦虑太甚，肝木拂郁，脾土自困，清浊混淆，胀势乃成。盖脏真日漓，腑阳不运。考古治胀名家，必以通阳为务。若滋阴柔药，微加桂、附，凝阴沍浊，岂是良法？议用《局方》禹粮丸，暖其水脏，攻其秽浊，俟有小效，兼进通阳刚补，是为虚症内伤胀满治法。至于攻泻劫夺，都为有形而设，与无形气伤之症不同也。

《局方》禹余粮丸〔蛇含石三两，禹余粮三两，钢针砂五两。三物各研极细，配入下项药：羌活、川芎、三棱、蓬术、白蔻、白蒺、陈皮、青皮、木香、大茴(炒)、牛膝、当归、炮姜、附子(炮)、肉桂各五钱。上制为末，神曲糊为丸，如桐子大。食前，或温酒，或白汤送下三十九至五十九。最要忌盐，一毫不可入口，否则病发愈甚。编者注〕。(《临证指南医案·肿胀》)

【徐大椿注】肝郁犯胃。(《徐批临证指南医案·肿胀》)

朱。初因面肿，邪干阳位，气壅不通，二便皆少。桂、附不应，即与导滞。滞属有质，湿热无形，入肺为喘，乘脾为胀。六腑开合皆废，便不通爽，溺短混浊，时或点滴，视其舌绛，口渴。腑病背胀，脏病腹满，更兼倚倒左右，肿胀随着处为甚。其湿热布散三焦，明眼难以决胜矣。经云：从上之下者治其上。又云：从上之下，而甚于下者，必先治其上，而后治其下。此症逆乱纷更，全无头绪，皆不辨有形无形之误。姑以清肃上焦为先。

飞滑石一钱半，大杏仁(去皮尖)十粒，生苡仁三钱，白通草一钱，鲜枇杷叶(刷净毛，去筋，手内揉)三钱，茯苓皮三钱，淡豆豉一钱半，黑山栀壳一钱。

急火煎五分服。

此手太阴肺经药也。肺气窒塞，当降不降，杏仁微苦则能降。滑石甘凉，渗湿解热。苡仁、通草，淡而渗气分。枇杷叶辛凉，能开肺气。茯苓用皮，谓诸

皮皆凉。栀、豉宣其陈腐郁结。凡此气味俱薄,为上焦药,仿齐之才轻可去实之义。(《临证指南医案·肿胀》)

【徐大椿眉批】喘胀此方甚合,足见心思灵巧。如此等治法,真可编入医案,其重复套大半可删。(《徐批临证指南医案·肿胀》)

<h2 style="text-align:center">淋　证</h2>

淋有五淋之名,浊有精浊、便浊之别,数者当察气分与血分,精道及水道,确认何来。大凡秘结宜通,滑脱当补。痛则为淋,不痛为浊。若因心阳亢而下注者,利其火腑;湿热甚而不宣者,彻其泉源。气陷用升阳之法,血瘀进化结之方。此数端,人所易晓也。独不知厥阴内患,其症最急,少腹绕前阴如刺,小水点滴难通,环阴之脉络皆痹,气化机关已息。先生引朱南阳方法,兼参李濒湖意,用滑利通阳,辛咸泄急,佐以循经入络之品,岂非发前人之未发耶? 若夫便浊之恙,只在气虚与湿热推求。实者宣通水道,虚者调养中州。若虚实两兼,又有益脏通腑之法。精浊者,盖因损伤肝肾而致,有精瘀、精滑之分。精瘀,当先理其离宫腐浊,继与补肾之治。精滑者,用固补敛摄,倘如不应,当从真气调之。景岳谓理其无形,以固有形也。然此症但知治肝治肾,而不知有治八脉之妙。先生引孙真人九法,升奇阳,固精络,使督任有权,漏危自已。可见平日若不多读古书,而临症焉知此理? 若不经先生讲明,予今日亦不知此方妙处。又尿血一症,虚者居多,若有火亦能作痛,当与血淋同治。倘清之不愈,则专究乎虚。上则主于心脾,下则从乎肝肾,久则亦主于八脉。大约与前症相同,要在认定阴阳耳。(《临证指南医案·淋浊》)

【成文注】这是邵新甫根据叶氏诊治淋证医案经验所做的总结。

【徐大椿注】治淋之法,有通有塞,要当分别。有瘀血积塞住溺管者,宜先通;无瘀积而虚滑者,宜峻补。不但煎丸各别,并外治之法亦复多端,宜博识而详考之。案中并未见及也。(《徐批临证指南医案·淋浊》)

八旬又四,下元虚惫,膀胱不开,溺淋窒痛。肾藏之阳,通纳皆少,惟峻补元海,可冀小效。至于全好,恐难深许。

当归、鹿茸、茯苓、柏子仁、苁蓉、杞子、熟地、牛膝。(《叶氏医案存真》)

【周学海注】宜佐生津理气,以利升降。(《评点叶案存真类编·淋浊溺血》)

戈，四五。脉左细劲，腰酸，溺有遗沥，近日减谷难化。此下焦脏阴虚馁，渐及中焦腑阳。收纳肝肾，勿损胃气。

熟地、杞子、柏子仁、当归身、紫衣胡桃、补骨脂、杜仲、茯苓、青盐。蜜丸。（《临证指南医案·淋浊》）

【徐大椿注】肾气不摄。（《徐批临证指南医案·淋浊》）

顾，二四。败精宿于精关，宿腐因溺强出，新者又瘀在里，经年累月，精与血并皆枯槁，势必竭绝成劳不治。医药当以任督冲带调理，亦如女人之崩漏带下。医者但知八正、分清，以湿热治，亦有地黄汤益阴泻阳，总不能走入奇经。

鹿茸、龟甲、当归、杞子、茯苓、小茴、鲍鱼。（《临证指南医案·淋浊》）

【徐大椿注】奇脉病。

【徐大椿眉批】此方不能通逐败精。（《徐批临证指南医案·淋浊》）

精腐瘀血，阻闭溺窍为痛。似淋非淋，久则阳维脉伤，寒热起，五液枯耗为便难，乃虚症也。

鹿茸、淡苁蓉、柏子仁、枸杞子、沙蒺藜、茯神、当归。

接服：盐水炒骨脂、淡苁蓉、沙蒺藜、枸杞子、厚杜仲、茯神、鹿茸、龟板。

丸方：河车胶、沙蒺藜、龟板、水煮熟地、麋茸、茯神、苁蓉。（《叶氏医案存真》）

【周学海注】丸方可用。（《评点叶案存真类编·淋浊溺血》）

淋属肝胆，而酒性湿热之气，肝胆先受滓汁，次及肠胃。湿甚热郁，溺窍气阻，茎管窄隘。久病积热愈深，不受温补，当忌酒肉厚味。分利虽投，不能却病。从经义苦味祛湿，参以解毒。

料豆皮、牡丹皮、黑山栀、芦荟、龙胆草、真青黛、金银花、胡黄连。（《叶氏医案存真》）

【周学海注】酒毒热积，内膜必伤，太苦太辛不宜肆用。其鸡距、葛花、天花粉虽是例药，却宜略佐。

【周学海眉批】：本无温补法，有热散法。（《评点叶案存真类编·淋浊溺血》）

马，常熟，三十二岁。寡居无欢悦之意，肝胆中郁勃气火，直上直下，莫能

制伏,失其所泄之用,小溲成淋,谓肝脉环绕阴窍,用龙胆泻肝汤。(《叶天士晚年方案真本》)

【徐大椿注】直捷痛快,但不留余地耳。(《徐批叶天士晚年方案真本》)

某,四五。淋浊,溺短涩痛,先通阳气。

萆薢三钱,乌药一钱,益智五分,赤苓三钱,远志四分,琥珀末五分。

【徐大椿注】下焦阳不流行。(《徐批临证指南医案·淋浊》)

汪,二十八岁。视色究脉,损在奇经诸脉,晨起瘕泄,午后夜溺淋痛楚,任督为阴阳二海,脂液枯竭,由阴损损及乎阳,引导令其渐交,非时下可以速功。

人参、鹿茸、舶茴香、龟板心、生菟丝子粉、当归身。

用生羊肾十二枚,去脂蒸烂捣丸,另煎漂淡鲍鱼汤送三钱。(《叶天士晚年方案真本》)

【徐大椿注】即是导引法。

药之气味,都用与奇经气味相类之品以治,引导奇经之妙,所谓异类有情,竹破竹补之法也。病在任督,绝不用地黄、杞子、山萸通套补药,取血肉而遗草木,真认定奇经任督而导引也。(《徐批叶天士晚年方案真本》)

萧,四一。脉沉淋浊。

分清饮(川萆薢、菖蒲、乌药、益智仁、甘草梢、食盐、茯苓。编者注)加山栀、丹皮、茯苓、猪苓。(《临证指南医案·淋浊》)

【徐大椿注】心火下陷。(《徐批临证指南医案·淋浊》)

徐,五四。五旬又四,劳心阳动,阴液日损。壮年已有痔疡,肠中久有湿热,酒性辛温,亦助湿热,热下注为癃为淋,故初病投八正、五苓疏气之壅也。半年不痊,气病渐入于血络。考古方惟虎杖散最宜。

虎杖散。(《临证指南医案·淋浊》)

【徐大椿注】败精浊瘀阻窍。(《徐批临证指南医案·淋浊》)

徐。由淋痛渐变赤白浊,少年患此,多有欲心暗动,精离本宫,腐败凝阻溺窍而成,乃有形精血之伤。三年久病,形消肉减,其损伤已非一脏一腑。然补精充髓,必佐宣通为是。自能潜心安养,尚堪带病延年。

熟地、生麋角、苁蓉、炒远志、赤苓、牛膝。(《临证指南医案·淋浊》)

【徐大椿注】 安得此时真诠。(《徐批临证指南医案·淋浊》)

薛,二十五岁。少年心阳下注,肾阴暗伤,尿血血淋,非膀胱协邪热也。夫阴伤忌辛,肾虚恶燥。医投东垣辛甘化燥变热,于病悖极,生脉中有五味,亦未读食酸令人癃闭之律。溺出茎痛,阴液枯寂。

茯神、柏子仁、黑芝麻、豆衣、天冬、川石斛。(《叶天士晚年方案真本》)

【徐大椿注】 (夫阴伤忌辛):名言。

(医投东垣辛甘化燥变热,于病悖极,生脉中有五味,亦未读食酸令人癃闭之律):才大心细,八面玲珑。

确断肾阴暗伤,由于心阳下注,是手少阴累及足少阴也。病标在肝肾,病本在心主,所以不用填补肾肝之药,而惟宁神敛液,清火润燥以戢神明耳。(《徐批叶天士晚年方案真本》)

叶,二七。淋属肝胆,浊属心肾。据述病,溺出混浊如脓,病甚则多,或因遗泄后,浊痛皆平,或遗后痛浊转甚。想精关之间,必有有形败精凝阻其窍,故药中清湿热,通腑及固涩补阴,久饵不效。先议通瘀腐一法。考古方通淋通瘀用虎杖汤,今世无识此药,每以杜牛膝代之。

用鲜杜牛膝根,水洗净,捣烂绞汁大半茶杯,调入真麝香一分许,隔汤炖温,空心服。只可服三四服,淋通即止,倘日后病发再服。

又 淋病主治,而用八正、分清、导赤等方,因热与湿俱属无形,腑气为壅,取淡渗苦寒,湿去热解,腑通病解。若房劳强忍精血之伤,乃有形败浊阻于隧道,故每溺而痛。徒进清湿热、利小便无用者,以溺与精同门异路耳,故虎杖散小效,以麝香入络通血,杜牛膝亦开通血中败浊也。

韭白汁九制大黄一两,生白牵牛子一两,归须五钱,桂枝木三钱(生),炒桃仁二两,小茴三钱。

韭白汁法丸。(《临证指南医案·淋浊》)

【徐大椿注】 败精浊瘀阻窍。

【徐大椿眉批】 有理。(《徐批临证指南医案·淋浊》)。

又 心气久耗,营液暗伤,渐枯涸窒塞,小肠火腑失其变化传导,溲溺欲痛,舌刺欲缩,色仍白晦,岂是血滞实火?当滋液以救蟠燥,仍佐苦味,以通火液。

鲜浙江生地、元参、竹卷心、人参、川连、菖蒲、百部、桔梗。(《叶氏医案存真》)

【周学海注】谓通火中之液也，究竟火液二字太生，道书云心含赤液。(《评点叶案存真类编·温热》)

张，四十一岁。此膏淋也。是精腐离位壅隧，精溺异路，出于同门，日久精血化瘀，新者亦留腐败。考古法用虎杖散。(《叶天士晚年方案真本》)

【徐大椿注】虎杖，草名，生田野中，即土牛膝也，俗名臭花娘。(《徐批叶天士晚年方案真本》)

赵，二十三岁。当年厥症，用填精固摄乃愈。知少壮情念内萌，阴火突起，乱其神明。今夏热食减厥发，继而淋浊，热入伤阴，苟不绝欲，未必见效。

人参、茯苓、扁豆、炙甘草、麦冬(炒)、川石斛。(《叶天士晚年方案真本》)

【徐大椿注】伤阴热入而伤胃阴也，勿被瞒过。阴火最能冲乱神明，试观灯檠煤头，带火坠下，火焰冲起，盏上之火即摇动不宁，非明证欤。(《徐批叶天士晚年方案真本》)

祝，五四。中年以后，瘦人阴亏有热，饮酒，湿热下坠，精浊痔血。皆热走入阴，则阴不固摄。前方宗丹溪补阴丸，取其介属潜阳，苦味坚阴。若用固涩，必致病加。

水制熟地、龟板胶、咸秋石、天冬、茯苓、黄柏、知母，猪脊筋捣丸。(《临证指南医案·淋浊》)

【徐大椿注】精浊阴虚。(《徐批临证指南医案·淋浊》)

浊腻膏淋日下，最易损人津液，络脉遂槁。况八脉隧道纤远，泛然补剂，药力罔效。《难经》谓十二经属通渠，旋转循环无端，惟奇经如沟渠，满滋流入深河，不与十二经并行者也，树根草皮，此症亦难奏效，须用血肉填补固涩，庶可希其获效。

麋茸、河车、人参、蒸黑於术、茯苓、湘莲、缩砂、雀卵、蕙茹、乌贼骨、河车，膏为丸。(《叶氏医案存真》)

【周学海注】此必肾虚或浊已愈，仍可用此填补。若初起必有致病之因，

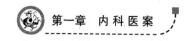

且有久浊亦湿痰下注，吾每以疏络导痰，强肝健脾，取效甚捷。

何不即用经方？（《评点叶案存真类编·淋浊溺血》）

癃 闭

小便闭者，若小肠火结，则用导赤。湿壅三焦，则用河间分消。膀胱气化失司，则用五苓。若湿郁热伏，致小肠痹郁，用小温中丸清热燥湿。若肾与膀胱阴分蓄热致燥，无阴则阳无以化，故用滋肾丸，通下焦至阴之热闭。以上诸法，前人虽皆论及，然经案中逐一分晰发明，不啻如耳提面命，使人得有所遵循矣。至若膏粱曲蘗，酿成湿火，渍筋烁骨，用大苦寒坚阴燥湿，仍用酒醴引导。又厥阴热闭为癃，少腹胀满，用秽浊气味之品，直泄厥阴之闭。此皆发前人未发之秘，学者尤当究心焉。大凡小便闭而大便通调者，或系膀胱热结，或水源不清，湿症居多。若大便闭而小便通调者，或二肠气滞，或津液不流，燥症居多。若二便俱闭，当先通大便，小溲自利。此其大略也。要之，此症当知肾司二便，肝主流泄，辨明阴结阳结，或用下病治上之法，升提肺气，再考三阴三阳开阖之理。至若胃腑邪热化燥便坚，太阳热邪传入膀胱之腑癃秘，又当于仲景伤寒门下法中承气、五苓等方酌而用之，斯无遗义矣。（《临证指南医案·便闭》）

【成文注】这是华岫云根据叶氏诊治癃闭医案经验所做的总结。

高。多郁多怒，诸气皆痹，肠胃不司流通，攻触有形，乃肝胆厥逆之气。木必犯土，呕咳恶心，致纳食日减。勉进水谷，小肠屈曲不司变化，为二便不爽。所谓不足之中而兼有余，医勿夯视。

丹溪小温中丸，每服二钱五分。（《临证指南医案·便闭》）

【徐大椿注】湿热小肠痹。（《徐批临证指南医案·便闭》）

金。湿热在经，医不对症，遂令一身气阻，邪势散漫，壅肿赤块。初因湿热为泄泻，今则窍闭，致二便不通。但理肺气，邪可宣通。

苇茎汤（苇茎、苡仁、桃仁、冬瓜子。编者注）去瓜瓣，加滑石、通草、西瓜翠衣。（《临证指南医案·便闭》）

【徐大椿注】湿热肺气不降。（《徐批临证指南医案·便闭》）

孔，六二。膏粱形体充盛，壮年不觉，酿积既久，湿热壅痹，致小肠火腑失其变化传导之司，二便闭阻日盛，右胁壅阻作疼。当以苦药通调，必臻小效。

芦荟、川楝子、郁李仁、炒桃仁、当归须、红花。

夜服小温中丸二钱。(《临证指南医案·便闭》)

【徐大椿注】二便俱闭，小肠火结。(《徐批临证指南医案·便闭》)

汪。秋暑秽浊，由吸而入，寒热如疟，上咳痰，下洞泄。三焦皆热，气不化则小便不通。拟芳香辟秽，分利渗热，必要小溲通为主。

藿香梗、厚朴、檀香汁、广皮、木瓜、猪苓、茯苓、泽泻、六一散。

又 昨进分消方，热势略减，小便略通。所有湿热秽浊，混处三焦，非臆说矣。其阴茎囊肿，是湿热甚而下坠入腑，与方书茎肿款症有间。议河间法。

飞滑石、石膏、寒水石、大杏仁、厚朴、猪苓、泽泻、丝瓜叶。

又 川连、淡黄芩、生白芍、枳实、六一散、广皮白、生谷芽。(《徐批临证指南医案·便闭》)

王。远行劳动，肝肾气乏，不司约束，肛门痛坠。若是痔症，初起必然寒热。排毒药味苦辛寒燥，下焦阴阳再伤，二便皆涩，此为癃闭。背寒烦渴，少腹满胀。议通厥阴。

老韭根、穿山甲、两头尖、川楝子、归须、小茴、橘红、乳香。

又 驱浊泄肝，仅仅泄气，二便仍不得通。仿东垣治王善夫癃闭意。

滋肾丸(黄柏、知母、肉桂。编者注)三钱，三服。

又 气郁肠中，二便交阻，清理肠胃壅热。

川连、黄柏、川楝子、吴萸、黑山栀、青皮。

通草五钱，海金沙五钱，煎汤代水。

又 苦辛已效，当约其制。

川连、黑山栀、丹皮、川楝子、吴萸、海金沙、飞滑石。(《临证指南医案·便闭》)

【徐大椿注】厥阴热闭。(《徐批临证指南医案·便闭》)

周，钮家巷，六十七岁。老年精血内枯，开阖失司，癃闭分利，仍是泻法。成形者，散漫之气也。

鹿茸二两，麝香二钱，归身一两。用生姜一两、羊肉四两，煎汤泛丸。(《叶天士晚年方案真本》)

【徐大椿注】赅括无数病机。精深之论,散漫之气,浊阴之气也。(《徐批叶天士晚年方案真本》)

阳　痿

男子以八为数,年逾六旬,而阳事痿者,理所当然也。若过此犹能生育者,此先天禀厚,所谓阳常有余也。若夫少壮及中年患此,则有色欲伤及肝肾而致者,先生立法,非峻补真元不可。盖因阳气既伤,真阴必损,若纯乎刚热燥涩之补,必有偏胜之害,每兼血肉温润之品缓调之。亦有因恐惧而得者,盖恐则伤肾,恐则气下,治宜固肾,稍佐升阳。有因思虑烦劳而成者,则心脾肾兼治。有郁损生阳者,必从胆治。盖经云:凡十一脏皆取决于胆。又云:少阳为枢。若得胆气展舒,何郁之有?更有湿热为患者,宗筋必弛纵而不坚举,治用苦味坚阴,淡渗去湿,湿去热清,而病退矣。又有阳明虚则宗筋纵,盖胃为水谷之海,纳食不旺,精气必虚,况男子外肾,其名为势,若谷气不充,欲求其势之雄壮坚举,不亦难乎?治惟有通补阳明而已。(《临证指南医案·阳痿》)

【成文注】这是华岫云根据叶氏诊治阳痿医案经验的总结。

【徐大椿注】阳痿之病,其症多端,更仆难尽,非专论数千言不明。容当另详,兹不复赘。(《徐批临证指南医案·阳痿》)

王,五七。述未育子,向衰茎缩。凡男子下焦先亏,客馆办事,曲运神思,心阳久吸肾阴。

用斑龙(鹿角胶、鹿角霜、熟地、菟丝子、柏子仁。编者注)、聚精[黄鱼螵胶一斤(切碎、蛤粉炒),沙苑蒺藜八两(马乳浸,隔汤煮一炷香)。上为末,炼蜜丸,每服八十丸,白汤下。编者注]、茸珠合方。(《临证指南医案·阳痿》)

【徐大椿注】劳心过度。(《徐批临证指南医案·阳痿》)

早　泄

陆,十六。知识太早,真阴未充,龙火易动,阴精自泄。痰吐带血,津液被烁,幸胃纳安谷。保养少动宜静,固阴和阳可痊。

熟地(水制)、萸肉、山药、茯苓、芡实、远志、五味、牡蛎、白莲须。

蜜丸。(《临证指南医案·吐血》)

【徐大椿眉批】如八味丸必有丹皮、泽泻,此义可思也。(《徐批临证指南医案·吐血》)

遗　精

遗精一症，前贤各有明辨，其义各载本门，兹不复赘。大抵此症变幻虽多，不越乎有梦、无梦、湿热三者之范围而已。古人以有梦为心病，无梦为肾病，湿热为小肠膀胱病。夫精之藏制虽在肾，而精之主宰则在心。其精血下注，湿热混淆而遗滑者，责在小肠、膀胱。故先生于遗精一症，亦不外乎宁心益肾、填精固摄、清热利湿诸法。如肾精亏乏，相火易动，阴虚阳冒而为遗精者，用厚味填精，介类潜阳，养阴固涩诸法。如无梦遗精，肾关不固，精窍滑脱而成者，用桑螵蛸散填阴固摄，及滑涩互施方法。如有梦而遗，烦劳过度，及脾胃受伤，心肾不交，上下交损而成者，用归脾汤、妙香散、参术膏、补心丹等方，心脾肾兼治之法。如阴虚不摄，湿热下注而遗滑者，用黄柏、草薢、黄连、苓、泽等，苦泄厥阴郁热，兼通腑气为主。如下虚上实，火风震动，脾肾液枯而为遗滑者，用二至、百补丸，及通摄下焦之法。如龙相交炽，阴精走泄而成者，用三才封髓丹（天冬、熟地、人参、黄柏、砂仁、甘草。编者注）、滋肾丸、大补阴丸，峻补真阴，承制相火，以泻阴中伏热为主。又有房劳过度，精竭阳虚，寐则阳陷而精道不禁，随触随泄，不梦而遗者，当用固精丸，升固八脉之气。又有膏粱酒肉，饮醇厚味之人，久之，脾胃酿成湿热，留伏阴中而为梦泄者，当用刘松石猪肚丸（白术、苦参、牡蛎、猪肚一具。编者注），清脾胃蕴蓄之湿热。立法虽为大备，然临症之生心化裁，存乎其人耳。（《临证指南医案·遗精》）

【成文注】这是邹滋九根据叶氏诊治遗精医案经验所做的总结。

【徐大椿注】遗精之法，固不外乎填精镇心，本无神妙方法。俗医往往用温热及粘腻等物，必至伤人，此老全不犯此。但此症总有伏邪为患，如火如痰，如湿如风，不能搜剔余邪，兼以调和脏气，委曲施治，方无变病。一味安神填肾，犹多未尽之理也。（《徐批临证指南医案·遗精》）

便浊、精浊两者迥殊。据述素有梦遗，浊发遗止，则知精浊矣。分清饮、八正散治浊套药，与此无涉，当固补下焦，不必分利。

熟地、远志、沙蒺藜、线鱼胶、山萸肉、覆盆子、菟丝饼、生龙骨、茯苓块。（《叶氏医案存真》）

【周学海注】宜清肝热而固心气，此案方论，皆未甚合拟方，侧柏叶、川芎、桃仁、生龙骨、菟丝子、煅牡蛎，脉实者加胆草。（《评点叶案存真类编·淋浊溺血》）

陈。厥后,吸短多遗。议摄下焦。

熟地四钱,桑螵蛸二钱,覆盆子一钱,五味一钱,湖莲三钱,芡实二钱,茯神三钱,山药二钱。(《临证指南医案·遗精》)

【徐大椿注】阴虚阳动。(《徐批临证指南医案·遗精》)

初以心动精泄,久则关键滑溜,食减至半,业已损及中焦。萸、地滋腻滞胃,下焦之阴,未得其益,中宫之阳,先受其累。至于黄柏味苦,苦更伤阴。当以妙香散(王荆公妙香散:人参、龙骨、益智仁、茯神、茯苓、远志、甘草、朱砂。编者注)加金箔治之为稳。

人参、龙骨、远志、茯神、金箔、益智、茯苓、朱砂、甘草。(《叶氏医案存真》)

【周学海注】心气不固,肝家疏泄之令妄行。宜固心气,清肝气。方极合。

【周学海眉批】议论极是,而常自犯之。芡、莲更甚于萸、地也。(《评点叶案存真类编·遗精》)

丁。阴精走泄,阳不内依,欲寐即醒,心动震悸。所谓气因精夺,当养精以固气。从前暖药不错,但不分刚柔为偏阳,是以见血,莫见血投凉。

龟板(去墙削光)一两,桑螵蛸壳三钱,人参一钱,当归一钱,青花龙骨三钱(飞),抱木茯神三钱。(《临证指南医案·遗精》)

【徐大椿注】心肾兼治。(《徐批临证指南医案·遗精》)

费。色苍脉数,烦心则遗。阳火下降,阴虚不摄。有湿热下注,此固涩无功。

萆薢、黄柏、川连、远志、茯苓、泽泻、桔梗、苡仁。(《临证指南医案·遗精》)

【徐大椿注】阴虚湿热。(《徐批临证指南医案·遗精》)

杭州,廿一。据述遗精频致哮喘,病发必甚。此肾虚失纳,真气散越之疾,少年形瘦,难用温药,治当导入任脉阴海以固之。

人参、龟腹甲、坎气、五味子、紫衣胡桃、黄柏、芡实,金樱子膏。(《叶氏医案存真》)

【周学海注】哮喘发而遗精甚者,是肝气被寒饮抑遏,不得上伸,而疏泄于

下也。(《评点叶案存真类编·咳嗽》)

胡，二十二岁。肾虚遗精，上年秋冬用填阴固摄而效，自交春夏遗发，吞酸不饥，痰多呕吐。显然胃逆热郁，且以清理。

川连、桔梗、广藿梗、薏苡仁、橘白、白蔻仁。(《叶天士晚年方案真本》)

【徐大椿注】肾为胃之关，关内空虚，浊阳上逆，胃亦气逆，郁热下损及中之类。

向有遗病，已用填阴固摄而效。今交春夏遗发，吞酸不饥，此阳明感挟湿热，热气失宣，蒸痰呕吐，与前症是两截，阅方便见。(《徐批叶天士晚年方案真本》)

华，二九。神伤于上，精败于下，心肾不交。久伤精气不复谓之损，《内经》治五脏之损，治各不同。越人有上损从阳，下损从阴之议。然必纳谷资生，脾胃后天得振，始望精气生于谷食。自上秋至今日甚，乃里真无藏，当春令泄越，生气不至，渐欲离散。从来精血有形，药饵焉能骤然充长。攻病方法，都主客邪，以偏治偏。阅古东垣、丹溪辈，于损不肯复者，首宜大进参、术，多至数斤，谓有形精血难生，无形元气须急固耳。况上下交损，当治其中，若得中苏加谷，继参入摄纳填精敛神之属。方今春木大泄，万花尽放，人身应之，此一月中，急挽勿懈矣。

参术膏，米饮调送。接进寇氏桑螵蛸散(人参、茯神、远志、石菖蒲、桑螵蛸、龙骨、龟板、当归。编者注)去当归。

此宁神固精，收摄散亡，乃涩以治脱之法。

又　半月来，服桑螵蛸散以固下，参术膏以益中，遗滑得止，其下关颇有收摄之机。独是昼夜将寝，心中诸事纷纷来扰，神伤散越，最难敛聚。且思虑积劳，心脾营血暗损，血不内涵，神乃孤独。议用严氏济生归脾方，使他脏真气咸归于脾。今夏前土旺司令，把握后天，于理最合。

归脾汤。

又　立夏四日，诊左脉百至余，颇有敛聚之意，右关及尺，芤动若革。按脐下过寸，动气似若穿梭，此关元内空，冲脉失养，而震跃不息。此女子胞胎，男子聚精之会也。大凡内损精血形气，其胃旺纳食者，务在滋填。今食减不纳，假寐片晌，必烦惊惕，醒而汗。自述五心热炽，四肢骨节热痠如堕。明是阴精内枯，致阳不交阴，转枯转涸，自下及中至上。前投桑螵蛸散，固涩精窍，遗滑经月不来。奈寝食不加，后天生气不醒，浓厚填补，于理难进。即参术甘温益气，又恐益其枯燥，宜参生脉以滋三焦。晨进人乳一杯，使气血阴阳引之导之，迎夏至一阴来复。早用人乳一盏，隔汤炖热服。午后略饥，用生脉四君子汤。

又　一月来虽经反复，参脉症形色，生阳颇有根蒂。近食蚕豆滞气，腹中微膨，食后口味酸浊。是久卧重者，脾阳运动之机尚少。而火升心烦，动气汗出，遗精虽减于昔，未得平复，总是内损已深。若调治合宜，只要精气复得一分，便减一分病象。长夏脾胃主令，培土助纳为要，而精气散越，仍兼摄固之法。刻下味酸微膨，补脾少佐疏胃，宜晚进。其早上另制补摄丸剂，益脏真以招纳散失之气。

晚服方：人参、茯苓、白术、炙草、广皮、麦冬、五味、神曲、麦芽、炒黄柏。

早上丸方：人参、桑螵蛸、白龙骨、淡苁蓉、五味、芡实、茯神、枣仁、金箔。

金樱膏丸，淡盐汤送三四钱。

又　形色有渐复之象，较之夏至，病去三四。但诊右脉弦大，尚少冲和，左脉细促未静。谷进运迟，有吞酸膜胀，寐中仍欲遗精。此中焦之阳，宜动则运，下焦之阴，固则能守，乃一定成法。

午后服异功散（人参、茯苓、白术、甘草、陈皮。编者注）加炒谷芽。

晨服：遗症固涩下焦，乃通套治法。想精关已滑，涩剂不能取效，必用滑药引导，同气相求，古法有诸。

牛骨髓、羊骨髓、猪脊髓、麋角胶、白龙骨、生牡蛎、熟地、萸肉、茯神、五味、山药、芡实、湖莲、远志、砂仁。

胶髓代蜜丸。晨服四钱，秋石二分化水下。（《临证指南医案·遗精》）

【徐大椿眉批】聪明人易于转悟，若能刻刻如此自考其学，必更进矣。

华氏五次医案功过相半，学者能于此处细细分别，学必大进。

有弦胃气难复。（《徐批临证指南医案·遗精》）

李，二十五岁。精泄，痿躄内枯，损及奇经，六年沉疴，药难取效。

淡苁蓉、锁阳、羊肉胶、舶茴香、菟丝子、青盐。（《叶天士晚年方案真本》）

【徐大椿注】阳跷、阴跷、阳维、阴维皆失其司矣。（《徐批叶天士晚年方案真本》）

林，线香桥，二十七岁。阴火扰动精走，用滋肾丸，每服三钱。（《叶天士晚年方案真本》）

【徐大椿注】以知柏泻之。(《徐批叶天士晚年方案真本》)

陆,二一。肌肉松柔,脉小如数,常有梦遗,阴精不固。上年冬令过温,温则腠理反疏,阳动不藏,诸气皆升,络血随气上溢。见症如头面热,目下肉瞤,心悸怔忡,四末汗出,两足跗肿,常冷不温,走动数武,即吸短欲喘。何一非少阴肾气失纳,阳浮不肯潜伏之征。况多梦纷扰,由精伤及神气。法当味浓填精,质重镇神,佐酸以收之,甘以缓之。勿因血以投凉,莫见下寒,辄进燥热。恪守禁忌以安之,经年冀有成功。所虑冲年志虑未纯,贻忧反复。

水制熟地、人参(秋石拌)、白龙骨、炒杞子、五味、炒山药、茯神、牛膝炭。(《临证指南医案·遗精》)

【徐大椿眉批】重复之方十居六七,令人心烦。(《徐批临证指南医案·遗精》)

吕,二四。成婚太早,精血未满久泄,必关键不摄。初则精腐变浊,久则元精滑溢。精浊之病,巢氏分晰彰着。经言肾虚气漫为胀,咸为肾味,上溢口舌,皆下失摄纳之权。

生菟丝子粉、蛇床子、覆盆子、陕沙苑子、家韭子、五味子。

鳇鱼胶丸。(《临证指南医案·遗精》)

【徐大椿注】肾气不摄。(《徐批临证指南医案·遗精》)

脉数多遗,脊酸腰坠,此督任失固,非通不能入脉,非涩无以填精,色苍形瘦,不宜温补。

熟地、牡蛎、远志、五花龙骨、五味、茯苓、芡实、山药、羊肾、脊髓。(《叶氏医案存真》)

【周学海注】宜滋肾强肝。(《评点叶案存真类编·遗精》)

脉细软涩,气冲失血,寐欲遗精,今纳谷不运,神思日倦,缘操持太过,上下失交,当治中焦,心脾之营自旺,诸症可冀渐复。偏热偏寒,都是斫丧真元。

人参、归身、於术、广皮、枣仁、茯神、白芍、炙草。(《叶氏医案存真》)

【周学海注】此阴津已虚,而阳未甚尨,治宜摄纳和肝,以杜其渐。

可加龙蛎镇冲摄遗精。(《评点叶案存真类编·吐血》)

潘，二十六岁。少年失血遗精，阴虚为多。夫精血有形，既去难复，即是内损阴虚，日久渐干阳位，肝肾病必延胃府。所列病原，大暑令节，乃天运地气之交替，人身气馁失司维续，必有不适之状。褚澄云：难状之疾，谓难以鸣诉病之苦况也。

妙香散。（《叶天士晚年方案真本》）

【徐大椿注】精深之论。

至明确，惟其病延胃府，所以人身气馁，失司维续也。节令交替，气旺者潜移不觉，中气虚衰少力，旋转枢纽，几于或息，故维续为难耳。（《徐批叶天士晚年方案真本》）

汪正中。填固包举，遗精已缓，新正劳烦气泄，病后神耗精夺，当此升泄气候，以安神固摄法。

桑螵蛸、金樱子粉、茯神、人参、生龙骨、当归身、金箔、龟板。（《叶氏医案存真》）

【周学海注】此心虚之病，方治甚协。（《评点叶案存真类编·遗精》）

王，杭州，二十一岁。据述遗精频至，哮喘病发必甚，此肾虚失纳不固，真气散越冲急。少年形瘦，难用温法，当导引入任脉阴海以固之。

龟腹板、人参、芡实、金樱膏、坎气、紫胡桃、五味、黄柏。（《叶天士晚年方案真本》）

【徐大椿注】千斟万酌，有此良治。（《徐批叶天士晚年方案真本》）

吴，二八。遗浊已久，上冬喉中哽噎，医投寒解，入夏不瘥。缘肾阴为遗消烁，龙雷不肯潜伏，于冬令收藏之候，反升清空之所。《内经》以少阴之脉循喉咙，挟舌本。阴质既亏，五液无以上承，徒有浮阳蒸灼，柔嫩肺日伤，为痹为宣，不外阴虚阳亢楷模。但养育阴气，贵乎宁静。夫思烦嗔怒，诵读吟咏，皆是动阳助热。不求诸己工夫，日啖草木药汁，生气暗伤，岂曰善策？然未尝无药也，益水源之弱，制火炎之炽。

早用六味减丹、泽，加阿胶、秋石、龟胶、牡蛎、湖莲肉之属以入下，介以潜阳，滋填涩固，却是至静阴药。卧时量进补心丹，宁神解热，俾上下得交，经年可冀有成。（《临证指南医案·虚劳》）

【徐大椿注】阴虚阳浮。（《徐批临证指南医案·虚劳》）

下利皆令伤阴,值冲年,情念正萌,遂患梦遗,劳烦饥馁更甚,以精血有形,必从水谷入胃,资其生长也。诊脉数,面亮,茎举则精出,溺后亦淋沥,是阴虚精窍不固,因阳气下坠所致,议固下阴以和阳。

熟地、旱莲草、生龙骨、怀山药、杜茨实、萸肉、云茯苓、莲蕊须、金樱子膏,炼蜜为丸。(《叶氏医案存真》)

【周学海注】肝肾下陷,心脾从之。治宜坚肝肾,助心脾。

方不甚合。宜养肝以升阳,过用酸涩,心气难固,中枢转滞。(《评点叶案存真类编·遗精》)

项。脉左弱右弦,色黄食少,腹胀便溏,常有梦遗泄。此非阴柔涩腻可服,用煦阳以涵阴。

生菟丝子、覆盆子、蛇床子、五味子、韭子、益智仁(煨)、补骨脂、龙骨。

建莲粉丸。(《临证指南医案·遗精》)

【徐大椿眉批】治病立方,必有妙义精思;一味蛮补,终有留邪之患。(《徐批临证指南医案·遗精》)

心中空洞,下焦寒冷,兼有遗精,便溏,议用三阴补方。

人参、山药(炒)、茯神、五味、杞子(炒)、建莲、线鱼胶、熟地。(《叶氏医案存真》)

【周学海注】据证是寒湿久郁,渐欲化燥,急宜温润以壮胃气,方味甚合。(《评点叶案存真类编·诸虚劳损》)

徐,十八岁。有梦乃遗,是心动神驰精散,用交心肾法。

熟地(水煮)、萸肉、远志肉、生龙骨、茯神、石菖蒲、茨实、湘莲子肉。(《叶天士晚年方案真本》)

【徐大椿注】用药渊微。(《徐批叶天士晚年方案真本》)

姚,二四。始于念萌不遂其欲,阳下坠而精泄。先梦者,心阳注肾。久则精血日损,不充养筋骨为痛。下损及中,食不运化。此非萸、地腻膈以及涩精可效。

妙香散(人参、龙骨、益智仁、茯神、茯苓、远志、甘草、朱砂。编者注)。(《临证指南医案·遗精》)

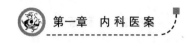
【徐大椿注】此亦一法。(《徐批临证指南医案·遗精》)

遗泄有梦属心,无梦属肾。据述气火下溜,即如溺出之状,茎管中痛,热气上冲咽喉,巅顶焮胀,语言皆怯。此任脉不摄,冲脉气逆。治法:引之导之,摄以固之,现在便溏食少,勿投沉阴腻滞之药。

炒砂仁、熟地、炒黑远志肉、炒莲须、元武版、白龙骨、锁阳、茯苓、杜芡实。以金樱子熬膏为丸。(《叶氏医案存真》)

【周学海注】此肝气直升直降为患,治宜使肝气出入横行可渐愈。

莲须、芡实吾但以治大肠久滑之病。(《评点叶案存真类编·遗精》)

幼年久有遗精,目疾,不耐劳烦。先后天未曾充旺,秋季疟邪再伤真阴,冬月夜热,嗽痰失血,不饥不食,盗汗伤阳,阳浮不藏,渐干胃口,皆久虚劳怯之象。此恙屏绝酒色怒烦,须安闲坐卧百日,必胃口渐旺,病可渐除,古称精生于谷食也。

北沙参、女贞实、茯苓、炒麦冬、米仁、川斛、芡实。(《叶氏医案存真》)

【周学海注】嗽痰总因外邪未清,虽不宜总须设法兼治,夜热盗汗,是阴分有邪,营气不安。

此证宜补阴中之阳,俾得鼓舞正气达邪于表,所谓胃口渐旺病可除,即此义也。沙参、麦冬清肃伤阳敛邪。

【周学海眉批】是阴伤而邪陷之。(《评点叶案存真类编·诸虚劳损》)

章。脉数虚,气冲心热,呛咳失血,屡因嗔怒,肝阳升则血涌,坠则精遗。春末土旺,入夏正当发泄主令,暮热晨汗,阴阳枢纽失固。议进摄真,其清寒肺药须忌。

鱼鳔胶、生龙骨、桑螵蛸、芡实、茯苓、五味、秋石调入。(《临证指南医案·遗精》)

【徐大椿注】兼失血。(《徐批临证指南医案·遗精》)

滑　精

李,二十六岁。壮年形瘦肌减,自述无因滑泄,长夏内阴不生旺而失血,显然阴虚,窍隧不固。大忌劳力奔走。虽在经营,当诸事慎养,身心调理之恙,不取药之寒热攻病也。

桑螵蛸散。(《叶天士晚年方案真本》)

【徐大椿注】阴虚之人略加劳力奔走,阳即上升,阴火即载血上溢矣。(《徐批叶天士晚年方案真本》)

宋,二三。无梦频频遗精,乃精窍已滑。古人谓有梦治心,无梦治肾。肾阴久损,阳升无制,喉中贮痰不清,皆五液所化。胃纳少而运迟,固下必佐健中。

人参、桑螵蛸、生龙骨、锁阳、芡实、熟地、茯神、远志。

金樱膏丸。(《临证指南医案·遗精》)

【徐大椿注】下损及中兼治脾胃。(《徐批临证指南医案·遗精》)

徐,二十六岁。少年读书久坐,心阳亢坠,皆令肾伤。医药乱治,胃伤虚里,胀闷吐水,而滑精未已,乃无形交损。

人参、抱木茯神、远志、茯苓、益智仁、砂仁壳、青花龙骨、炙甘草。(《叶天士晚年方案真本》)

【徐大椿注】妙香散。(《徐批叶天士晚年方案真本》)

不　育　症

初春脉动而不鼓,亦收藏之司浅矣。壮年未育,晨吐黑痰,皆水亏火炎,精气不充之象,胃旺能纳谷,当专理下焦,不必以痰为虑。

牛骨髓、羊骨髓、海参胶、线鱼胶、龟鹿胶、芡实、菟丝粉、金樱子粉、五味子、家韭子、大熟地、远志肉、建莲肉、淡菜胶、熟首乌、覆盆子。(《叶氏医案存真》)

【周学海注】黑痰必有腥腐气,乃瘀浊所化,若气味止如常痰,不足为病。

厚润而涩,中气不足者,恐难运化,转令胃倒。(《评点叶案存真类编·诸虚劳损》)

张,大兴。精未生来,强泄有形,最难充旺,至今未有生育,形瘦食少,易泄精薄,形脉不受刚猛阳药。议借血肉有情,充养精血。

淡苁蓉、鹿鞭、巴戟、牛膝、羊肾、锁阳、枸杞、青盐、菟丝、舶茴香。(《叶天士晚年方案真本》)

【徐大椿注】方药精实。(《徐批叶天士晚年方案真本》)

储，宜兴，三十三岁。问生不长育，自觉形体不为矫捷，阴中之阳不足，精气未能坚充，莫言攻病，务宜益体。夫生化之源，在乎水中有火，议斑龙丸。（《叶天士晚年方案真本》）

【徐大椿注】 从来生育之机，非阳不生，非阴不成，最重水中之火也。（《徐批叶天士晚年方案真本》）

詹，衢州，四十三岁。阅开列病原，肾精内损，心神不敛，脏阴不主内守，阳浮散漫不交。中年未老先衰，内伤脏真，心事情欲为多，问后嗣繁衍，绝欲保真，胜于日尝草木。

九制大熟地、人参、金箔、石菖蒲、远志肉、茯神、生白龙骨、生益智，红枣蜜丸。（《叶天士晚年方案真本》）

【徐大椿注】 不过阳不恋阴四字出自有笔人，便云脏阴不主内守，阳浮散漫不交，意新词湛。（《徐批叶天士晚年方案真本》）

第六节　杂病医案

血　证

失血一症，名目不一，兹就上行而吐者言之，三因之来路宜详也。若夫外因起见，阳邪为多，盖犯是症者，阴分先虚，易受天之风热燥火也。至于阴邪为患，不过廿中之一二耳。其治法总以手三阴为要领，究其病在心营肺卫如何。若夫内因起见，不出乎嗔怒郁勃之激伤肝脏，劳形苦志而耗损心脾，及恣情纵欲以贼肾脏之真阴真阳也。又当以足三阴为要领，再审其乘侮制化如何。若夫不内不外因者，为饮食之偏好，努力及坠堕之伤，治分脏腑经络之异。要知外因而起者，必有感候为先；里因而起者，必有内症可据。此三因根蒂用药，切勿混乱。大凡理肺卫者，用甘凉肃降，如沙参、麦冬、桑叶、花粉、玉竹、川斛等类。治心营者，以轻清滋养，如生地、玄参、丹参、连翘、竹叶、骨皮等类。以此两法为宗，随其时令而加减。若风淫津涸，加以甘寒，如芦根、蔗汁、薄荷、羚羊之品。若温淫火壮，参入苦寒，如山栀、黄芩、杏仁、石膏之品。若暑逼气分，佐滑石、鲜荷之开解。在营，与银花、犀角之清芳。秋令选纯甘以清燥，冬时益清补以助脏。凡此为外因之大略，所云阴邪为患者，难以并言也，旧有麻黄、人参、芍药汤，先生（指叶桂，编者注）有桂枝加减法。至于内因伤损，其法更繁。

若嗔怒而动及肝阳,血随气逆者,用缪氏气为血帅法,如苏子、郁金、桑叶、丹皮、降香、川贝之类也。若郁勃日久而伤及肝阴,木火内燃阳络者,用柔肝育阴法,如阿胶、鸡黄、生地、麦冬、白芍、甘草之类也。如劳烦不息,而偏损心脾,气不摄血者,用甘温培固法,如保元汤、归脾汤之类也。若纵欲而竭其肾真,或阳亢阴腾,或阴伤阳越者,有从阴从阳法,如青铅六味、肉桂七味,并加童便之类也。若精竭海空,气泛血涌者,先生用急固真元,大补精血法,如人参、枸杞、五味、熟地、河车、紫石英之类也。凡此为内因之大略。至于不内不外,亦非一种。如案中所谓烟辛泄肺,酒热戕胃之类,皆能助火动血,有治上治中之法,如苇茎汤、甘露饮、茅根、藕汁等剂,在人认定而用之可也。坠堕之伤,由血瘀而泛,大抵先宜导下,后宜通补。若努力为患,属劳伤之根,阳动则络松血滋,法与虚损有间,滋阴补气,最忌凝涩,如当归建中汤、旋覆花汤、虎潜丸、金刚四斤丸,取其有循经入络之能也。凡此为不内外因之大略。但血之主司者,如心肝脾三脏,血之所生化者,莫如阳明胃腑,可见胃为血症之要道,若胃有不和,当先治胃也。《仁斋直指》云,一切血症,经久不愈,每每以胃药收功。想大黄黄连泻心汤、犀角地黄场、理中汤、异功散,虽补泻寒温不同,确不离此旨,所以先生发明治胃方法独多。有薄味调养胃阴者,如《金匮》麦冬汤,及沙参、扁豆、茯神、石斛之类。有甘温建立中阳者,如人参建中汤及四君子加减之类。有滋阴而不碍胃,甘守津还者,如复脉汤加减之类。其余如补土生金法、镇肝益胃法、补脾疏胃法、宁神理胃法、肾胃相关法,无分症之前后,一遇胃不加餐,不饥难运诸候,每从此义见长,源源生化不息,何患乎病之不易医也。(《临证指南医案·吐血》)

【成文注】这是邵新甫根据叶氏诊治失血医案经验所做的总结。

【徐大椿注】此老治血症,其议论大端不信于古,而用药全然不知。此等医案,贻误后人,不可纪极,无容不辩。其大犯在用麦冬、五味、玉竹、沙参。夫麦冬乃补肺之重剂,肺气虚极,气不能续,则用之以补肺气,然仲景往往与半夏同用,如麦门冬汤、竹叶石膏是也,盖防其窒腻耳。若吐血咳嗽,乃肺家痰火盘踞之病,岂宜峻补!从此无愈日矣。至五味之酸,一味收敛,仲景用之以治上气咳逆肺脉不合之症,然必与干姜同用,以辛散寒邪,从无独用者。今吐血之嗽,火邪入肺,痰凝血涌,惟恐其不散不降,乃反欲其痰火收住肺中,不放一毫出路,是何法也!其沙参、玉竹之补肺,火略相近。呜呼!此又不明后世永无吐血不死之人类。举世尽然,今为尤甚。伤哉!古时虚劳与吐血确是二病,虚劳是虚寒证,以温补为主。吐血之症不一,大概属阴虚火旺者为多,此老颇得言之凿凿,但有时仍以建中汤为治,则又误以仲景虚劳治法,混入吐血门中,终是胸无定见也。五十年吐血者极少,诸前辈无不以服补肺药为戒,所以死者绝少。目今吐血者十人而五,不服药者无不生,服麦冬、五味者无不死。此虽时令使然,而药误亦不少也,可不畏哉! 医案亦多重复可删。大半十同八九,令阅者厌烦,编书无识可笑。(《徐批临证指南医案·吐血》)

血行清道,从鼻而出,古名曰衄,与浊道之吐略者不同。清道即指至高之分,由山根以上睛明之次而来也。其穴乃手足太阳、足阳明、阴阳跷五脉之会,及冲脉交会其间。可见诸经皆能为衄,不独肺胃而然。诸书虽已详明,惟景岳辨之尤切。但衄之为患,总由乎火。外为六淫之变化,内因五志之掀腾,气血日为错乱,阴阳为之相乘。天人交感之处,虚实故分矣。若风寒壅盛于经,阳气郁而迫营者,宜参麻黄桂枝症之大意。若温风暑热怫郁,而动血外溢者,用辛凉清润等剂,认定经络之高下。若火邪极甚,而载血上泛者,有苦寒咸寒之法,审其原委之浅深。此外因主治法也。至于烦冗曲运,耗及木火之营,肝脏厥阳化火风上灼者,甘咸柔婉,理所必需。多劳过欲,病及天一之真,阳浮引阴血以冒上窍者,滋潜厚味,法从峻补。血脱则挽回元气,格阳则导火归源,因酒用和阳消毒之剂,因努力用培中益下之方。此内因主治法也。学者惟审内外两因,庶乎施治无误矣。(《临证指南医案·衄》)

【成文注】这是邵新甫根据叶氏诊治衄血医案经验所做的总结。

【徐大椿注】治衄诸方,为案中最稳当。(《徐批临证指南医案·衄》)

便血一症,古有肠风、脏毒、脉痔之分,其见不外乎风淫肠胃、湿热伤脾二义,不若《内经》谓阴络受伤,及结阴之旨为精切。仲景之先便后血、先血后便之文,尤简括也。阴络即脏腑隶下之络,结阴是阴不随阳之征。以先后分别其血之远近,就远近可决其脏腑之性情,庶不致气失统摄,血无所归,如漏卮不已耳。肺病致燥涩,宜润宜降,如桑麻丸,及天冬、地黄、银花、柿饼之类是也。心病则火燃血沸,宜清宜化,如竹叶地黄汤,及补心丹之类是也。脾病必湿滑,宜燥宜升,如茅术理中汤,及东垣益气汤之类是也。肝病有风阳痛迫,宜柔宜泄,如驻车丸,及甘酸和缓之剂是也。肾病见形消腰折,宜补宜填,如虎潜丸,及理阴煎之类是也。至胆经为枢机,逆则木火煽营,有桑叶、山栀、柏子、丹皮之清养。大肠为燥腑,每多湿热风淫,如辛凉苦燥之治。胃为水谷之海,多气多血之乡,脏病腑病,无不兼之,宜补宜和,应寒应热,难以拘执而言。若努力损伤者,通补为主。膏粱蕴积者,清疏为宜。痔疮则滋燥兼投,中毒须知寒热。余如黑地黄丸以治脾湿肾燥,天真丸以大补真气真精,平胃、地榆之升降脾胃,归脾之守补心脾,斑龙以温煦奇督,建中之复生阳,枳术之疏补中土,禹粮赤脂以堵截阳明,用五仁汤复从前之肠液,养营法善病后之元虚。此皆先生祖古方运以匠心,为后学之津梁也。(《临证指南医案·便血》)

【成文注】 这是邵新甫根据叶氏诊治便血医案经验所做的总结。

【徐大椿注】 以上诸案,肠红、痔血俱不能分别,人参、姜、桂一概乱投,此老与此症竟茫然无知,误人不少。案中不但痔血一症混入肠红,即知其为痔血矣,而痔血之方又不中病。盖另有治法,不得与肠红方等也。便血肠中必有受之处,褚氏所谓"肠有窍便血杀人"是也。当知填窍之法,今惟知用人参、姜、附及五味等燥热收敛之药,助其肠中之火,而于脱血之后,更劫其阴。苟非纯虚,是益其疾矣。(《徐批临证指南医案·便血》)

查,二十。舌辣,失血,易饥。

生地、玄参、连翘心、竹叶心、丹参、郁金汁。(《临证指南医案·吐血》)

【徐大椿注】 心营热。(《徐批临证指南医案·吐血》)

肠血腹胀便溏,当脐微痛,脾胃阳气已弱。能食,气不运,湿郁肠胃,血注不已。考古人如罗谦甫、王损庵辈,用劫胃水法可效。

真茅术、紫厚朴、升麻炭、炙甘草、附子炭、炮姜炭、炒当归、炒白芍、煨葛根、新会皮。

以黄土法丸。(《叶氏医案存真》)

【周学海注】 据脐痛是有实邪,如瘀血凝痰寒结食滞之类,若脐旁天枢穴疼,按之作酸者,劳力伤络也。(《评点叶案存真类编·痔血便血》)

【备注】 罗谦甫指元代著名医家罗天益,著有《卫生宝鉴》。王损庵指明代著名医家王肯堂,著有《证治准绳》等。

陈,二七。吐血八日,脘闷胁痛,肢冷。络伤气窒,先与降气和血。

苏子、郁金、杏仁、茯苓、桃仁、降香。(《临证指南医案·吐血》)

【徐大椿注】 血络痹,胸胁痛。(《徐批临证指南医案·吐血》)

陈，葑门，六十七岁。老年仍有经营办事之劳，当暑天发泄之候，已经久嗽而后呛血。是阳升上冒，阴不承载之病。病中再患疡溃脓泄，阴液走漏，天柱骨倒，尪羸仅存皮骨，两交令节，生气不来，草木焉得挽回？固阴敛液，希图延挨日月而已。每日饮人乳一杯。（《叶天士晚年方案真本》）

【徐大椿注】是阴虚阳不恋阴之病，层次迤逦，而下述病情最细腻恬雅。（《徐批叶天士晚年方案真本》）

陈，三七。脉左虚涩，右缓大，尾闾痛连脊骨，便后有血，自觉惶惶欲晕，兼之纳谷最少。明是中下交损，八脉全亏。早进青囊斑龙丸（鹿角胶、鹿角霜、柏子仁、菟丝子、熟地、茯苓、补骨脂。编者注），峻补玉堂、关元。暮服归脾膏，涵养营阴。守之经年，形体自固。

鹿茸（生切薄，另研）、鹿角霜（另研）、鹿角胶（盐汤化）、柏子仁（去油，烘干）、熟地（九蒸）、韭子（盐水浸，炒）、菟丝子（另磨）、赤白茯苓（蒸）、补骨脂（胡桃肉捣烂蒸一日，揩净炒香）。

上溶膏炼蜜为丸。每服五钱。淡盐汤送。

鹿茸壮督脉之阳，鹿霜通督脉之气，鹿胶补肾脉之血。骨脂独入命门，以收散越阳气。柏子凉心以益肾，熟地味厚以填肾。韭子、菟丝，就少阴以升气固精。重用茯苓淡渗，本草以阳明本药，能引诸药入于至阴之界耳。不用萸、味之酸，以酸能柔阴，且不能入脉耳。（《临证指南医案·吐血》）

【徐大椿眉批】久痢纯虚，连及腰肾，此方可用。又为膏丸，尤合法度。耳食之人，以此作煎方，大无理矣。（《徐批临证指南医案·便血》）

陈女。常有衄血，今夏忽起神识如呆，诊脉直上鱼际。大忌惊恐恼怒，天癸得通可愈。

犀角、丹参、元参、生地、连翘、知母。（《临证指南医案·衄》）

【徐大椿注】胆火上升心营热。（《徐批临证指南医案·衄》）

陈氏。脉小，泻血有二十年。经云：阴络伤，血内溢。自病起十六载，不得孕育。述心中痛坠，血下不论粪前粪后。问脊椎腰尻酸楚，而经水仍至，跗膝常冷，而骨髓热灼。由阴液损伤，伤及阳不固密。阅频年服药，归、芪杂入凉肝，焉是遵古治病？议从奇经升固一法。

鹿茸、鹿角霜、枸杞子、归身、紫石英、沙苑、生杜仲、炒大茴、补骨脂、禹馀粮石。

蒸饼浆丸。(《临证指南医案·便血》)

【徐大椿注】奇脉伤。

【徐大椿眉批】即非痔血,总宜阴药。(《徐批临证指南医案·便血》)

程,十七。脉沉,粪后下血,少年淳朴得此,乃食物不和,肠络空隙所渗。与升降法。

茅术、厚朴、广皮、炮姜、炙草、升麻、柴胡、地榆。

又 脉缓濡弱,阳气不足,过饮湿胜,大便溏滑,似乎不禁,便后血色红紫,兼有成块而下,论理是少阴肾脏失司固摄,而阳明胃脉但开无合矣。从来治腑以通为补,与治脏补法迥异。先拟暖胃通阳一法。

生茅术、人参、茯苓、新会皮、厚朴、炮附子、炮姜炭、地榆炭。(《临证指南医案·便血》)

【徐大椿注】此乃痔血。不特此老不知,天下名医无一知者,我见以百计可为一噱。

【徐大椿眉批】不论肠红、痔血,总不宜用此方。谬极!(《徐批临证指南医案·便血》)

方。脉小左数,便实下血,乃肝络热腾,血不自宁。医投参、芪、归、桂,甘辛温暖,昧于相火寄藏肝胆。火焰风翔,上蒙清空。鼻塞头晕,呛咳不已。一误再误,遗患中厥。夫下虚则上实,阴伤阳浮冒,乃一定至理。

连翘心、竹叶心、鲜生地、元参、丹皮、川斛。

又 下血阴伤走泄,虚阳上升头目清窍,参、芪、术、桂,辛甘助上,致鼻塞耳聋。用清上五六日,右脉已小,左仍细数,乃阴亏本象,下愈虚则上愈实。议以滋水制火之方。

生地、元参、天冬、川斛、茯神、炒牛膝。

又 脉左数,耳聋胁痛,木失水涵养,以致上泛。用补阴丸。

补阴丸五钱。

又 虎潜丸(熟地、虎胫骨、龟板、黄柏、知母、锁阳、当归、牛膝、白芍、陈皮、羯羊肉。编者注),羊肉胶丸。(《临证指南医案·便血》)

【徐大椿注】血去阴伤,虚阳上冒。(《徐批临证指南医案·便血》)

高，二十九岁。向来阴虚热胜之质，夏至阴生，未能保摄安养。暑伏热气内迫，尤令伤阴。秋半气燥，热亦化燥，心中漾动失血，阳不下潜所致。

生地、麦冬、清阿胶、桑叶、知母、生石膏、生甘草。（《叶天士晚年方案真本》）

【徐大椿注】以玉女煎潜阳，何其清灵也。（《徐批叶天士晚年方案真本》）

顾。劳伤形气寒，脉小，失血，乱药伤胃，食减，必用人参益胃，凉药治嗽必死。

人参、炙甘草、南枣、饴糖、当归、白芍、桂枝。（《叶天士晚年方案真本》）

【徐大椿注】人参当归建中法去姜。（《徐批叶天士晚年方案真本》）

管，三十二岁。积劳气逆，肝胆热升，咯血胶痰，既有是恙，务宜戒酒勿劳。药用和肝胃之阳，阳和气顺，胸胁痛自已。

桃仁、丹皮、钩藤、山楂、栀皮、金斛、茯苓、麻仁。（《叶天士晚年方案真本》）

【徐大椿注】劳者气必上逆，劳字两火在上，即君相二火上升也，故用药下行之品居多，和肝胃之阳则气自顺下。（《徐批叶天士晚年方案真本》）

郭。脉右部不鼓击应指，惟左寸数疾。昨晚失血之因，因于伛偻拾物，致阳明脉络血升。今视面色微黄，为血去之象。不宜凉解妨胃，仿古血脱必先益气，理胃又宜远肝。

人参（秋石水拌，烘）、黄芪、阿胶、茯神、炙草、生白芍。（《临证指南医案·吐血》）

【徐大椿注】凡失血未定之时伛偻、必立吐，无不尽然。并有以此伤生者，医者、病者皆当知之。（《徐批临证指南医案·吐血》）

韩，新开湖，四十五岁。臭气入喉，呛咳失血。缘肾脉上循咽喉舌下，是肾虚气逆也。风药治表，清寒降气，无识者，皆然。病患说病来必先寒冷，阴中阳虚不收摄。

人参、枸杞、茯苓、沉香汁、坎气、建莲肉、人乳粉。（《叶天士晚年方案真本》）

【徐大椿注】吸字解勿作香臭，斯乃肾不纳气之病。(《徐批叶天士晚年方案真本》)

寒热如疟，便血不已，左胁有块，攻逆不已而作痛。脉弦数兼涩，弦则为风，数则为热，涩则气结。此肝脾之气，悒郁不宣，胸中阳和，抑而成火，故神明不精。肝之应为风，肝气动则风从之，故表见寒热也。人身左半，肝肾主之。肝风自逆，故左胁攻楚有块也。肝为藏血之地，肝伤则血不守。且以风淫热胜，益为亡血之由也。

生首乌、黄连、柴胡、黄芪、知母、枳实、厚朴。(《叶氏医案存真》)

【周学海注】此案亦不似先生手笔。(《评点叶案存真类编·痔血便血》)

胡，四三。冬季失藏吐血，四月纯阳升泄，病不致发，已属万幸。其痰嗽未宜穷治，用药大旨，迎夏至一阴来复，兼以扶培胃气为要。

人参、熟地、麦冬、五味、茯苓、山药。(《临证指南医案·吐血》)

【徐大椿眉批】最伤人者嗽也。此生死所关，无论如何，治法必宜兼顾也。(《徐批临证指南医案·吐血》)

胡用直，四十六岁。望色瘦少膏泽，按脉弦促而芤。问纳谷不旺，病几数年，每春夏阳升气泄，偶加烦冗，或情志不适，血必溢出上窍，已交中年，非少壮阴火相同。

夫心主血，脾统血，肝藏血，脏阴内虚，阳动乃溢，常服归脾汤减芪、术、木香加芍，和肝脾之阳，久进有益。宜静摄不宜烦劳，乃王道养正善药，不计骤功者。(《叶天士晚年方案真本》)

【徐大椿注】清真切当。(《徐批叶天士晚年方案真本》)

胡朴庵。脉动于右，气热易升，阴不上承，能食不能充津液，入春嗽血不止，养少阴之阴，勿苦降碍胃。

鸡子黄、阿胶、生地(炒)、柏叶(炒黑)、麦冬、茜草。

转方加天冬、抱木茯神。(《叶氏医案存真》)

【周学海注】是柔润熄风法，能食不充津液，乃胃有风火，俟津液回后。方中宜加川芎、香附子、陈皮疏肝。(《评点叶案存真类编·诸虚劳损》)

　　江。积瘀在络,动络血逆。今年六月初,时令暴热,热气吸入,首先犯肺,气热血涌,强降其血。血药皆属呆滞,而清空热气仍蒙闭于头髓空灵之所,诸窍痹塞,鼻窒瘜肉,出纳之气都从口出。显然肺气郁蒸,致脑髓热蒸,脂液自下,古称烁物消物莫如火。但清寒直泄中下,清空之病仍然。议以气分轻扬,无取外散,专事内通。医工遇此法则,每每忽而失察。

　　连翘、牛蒡子、通草、桑叶、鲜荷叶汁、青菊花叶。

　　临服,入生石膏末,煎一沸。(《临证指南医案·吐血》)

　　【徐大椿注】暑热郁肺阻窍。

　　【徐大椿眉批】此等医案可传矣。(《徐批临证指南医案·吐血》)

　　蒋,枫桥,十九岁。冲年阴火未宁,情志易动,加怒气火迸逆络,血上溢,问纳食不旺,气冲血上,必抚摩气降,血不出口,但络中离位之血,恐致凝遏,越日必气升涌逆矣!

　　杜苏子、降香末、炒桃仁、粉丹皮(炒)、炒南楂、薏苡仁。加老韭白汁。(《叶天士晚年方案真本》)

　　【徐大椿注】此证血气平静之后,补阴自不可少,以通瘀为主,识力俱老。用药到此地位,可谓择焉而精。(《徐批叶天士晚年方案真本》)

　　金,三十五岁。便泻下血多年,延及跗肿腹膨,食少色夺,无治痰嗽凉药之理。

　　九蒸熟白术、淡熟附子。(《叶天士晚年方案真本》)

　　【徐大椿注】脾肾兼温补。(《徐批叶天士晚年方案真本》)

　　久劳郁悖,夏季尿血,延及白露,溺出痛涩,血凝成块,阻著尿管。夫淋症,方书列于肝胆部,为有湿热阻其宣化气机,故治法苦辛泄肝,淡渗通窍,施于壮实颇效。今望八老翁,下焦必惫,况加精血自败,化为瘀浊,真气日衰,机窍日闭。诊候之际,病人自述,梦寐若有交接,未尝遗泄。心阳自动,相火随之,然清心安肾等法,未能速效,暂以清营通瘀宣窍之剂。

　　天冬、生蒲黄、龙胆草、龟板、生地、阿胶、丹皮、焦黄柏。(《叶氏医案存真》)

　　【周学海注】究竟精血何以自败?心阳何以自动?此必津少而血燥也。心肝主血,血燥则无以养神,而惟行不利,清营最合。

梦交不泄,是厥气客于阴器也。病在经络,不在心肾,犹为易治。

此证正宜加血余。(《评点叶案存真类编·淋浊溺血》)

据述泻血五日,血止即患咳呛,左胁下有形如梗,身动行走,必眩晕欲仆。春夏减食,秋冬稍加。交冬,人迎脉络结瘿,诊脉虚,左关尺数。此肝肾精血因惊恐忧劳所伤,阳失阴恋,络中空隙,阳化内风,鼓动不息,日就消烁不肯复,为郁劳之症。四旬以外,生气已浅,非治病可却。春夏,身中真气不耐发泄可知,屏绝家务,开怀颐养,望其病缓。

石决明、女贞实、杞子、黑芝麻、桑叶、阿胶、寄生、柏子仁、茯苓、炒当归。(《叶氏医案存真》)

【周学海注】此添化之幻证也,为百病中最难治之证,几添化多生于郁而郁久多见添化。治之总宜温润疏通之剂,观此与下案方药可见矣。

方对证而嫌轻,且病起瘀血,止宜加导瘀通络。(《评点叶案存真类编·诸虚劳损》)

李,二十八岁。酸梅泄气伤中,阳升失血,议养胃阴。

生白扁豆、肥白知母、生甘草、麦门冬、甜北沙参。(《叶天士晚年方案真本》)

【徐大椿注】酸主收敛,但过助木气,则肝强肆横,转主疏泄中气,木来侮土,胃血不宁而涌泄矣。议养胃阴,既足供木之吸取,兼以生血滋肺,而木有所制。(《徐批叶天士晚年方案真本》)

李,茜泾,二十一岁。务农劳力,周身脉络皆动,暑天负重,两次失血,况已先有泻血,血聚在络,络系脏腑外郭。盖静养血宁,必一年可以坚固。

熟地、归身、杞子、沙苑、茯苓、山药、杜仲、巴戟、川斛。(《叶天士晚年方案真本》)

【徐大椿注】血聚络而不用宣通药者,以上下皆溢,不可再用行血药,补则自达。(《徐批叶天士晚年方案真本》)

卢。有形血液,从破伤而损,神气无以拥护。当此冬令藏阳,阳微畏寒,奇脉少津,乏气贯布,行步欹斜,健忘若愦,何一非精气内夺之征?将交大雪,纯阴无阳,冬至一阳来复也,见此离散之态。平素不受暖补,是气元长旺。今乃精衰气竭之象,又不拘乎此例也。

人参、鹿茸、归身、炒杞子、茯苓、沙苑。(《临证指南医案·虚劳》)

【徐大椿注】阳虚。(《徐批临证指南医案·虚劳》)

陆,西津桥,二十二岁。节令嗽血复发,明是虚损,数发必重,全在知命调养。近日胸脘不爽,身痛气弱,腻滞阴药姑缓,议养胃阴。

生扁豆、北沙参、生甘草、麦冬(米拌炒)、白糯米。(《叶天士晚年方案真本》)

【徐大椿注】养胃阴所以降逆气也。以复从头走足之常。(《徐批叶天士晚年方案真本》)

陆。鼻左窍有血,左肩胛臂痛。皆君相多动,营热气偏。脉得右虚左数。先以清肝通络。

丹皮、山栀、羚羊角、夏枯草、蚕砂、钩藤、连翘、青菊叶。(《临证指南医案·肝火》)

【徐大椿注】络热。(《徐批临证指南医案·肝火》)

某,三四。此热蒸于水谷之湿,龈血衄,纳谷如昔,治在阳明。

熟地、知母、石膏、元参、牛膝。(《临证指南医案·衄》)

【徐大椿注】湿热胃火上蒸。(《徐批临证指南医案·衄》)

某,十八。便后下血,此远血也。

焦术一钱半,炒白芍一钱半,炮姜一钱,炙草五分,木瓜一钱,炒荷叶边二钱。(《临证指南医案·便血》)

【徐大椿注】脾不统血。(《徐批临证指南医案·便血》)

某,五十。脉数咳血,曾咯腥痰,若作肺痈。体质木火,因烦劳阳升逼肺,肺热不能生水,阴愈亏而阳愈炽,故血由阳而出也。当金水同治为主。

熟地四两,生地二两,天冬二两,麦冬二两,茯神二两,龟板三两,海参胶二两,淡菜胶二两,川斛膏四两,女贞一两半,北沙参二两,旱莲草一两半。

胶膏丸。(《临证指南医案·吐血》)

【徐大椿眉批】海参如何熬舟膏,若腥盐之汁,则人食之而必呕者也。造

此说者,必有一人,此人不可学也。(《徐批临证指南医案·吐血》)

某,五五。向衰之年,夏四月时令,阳气发泄,遇烦劳身中气泄,络血外溢,脏液少涵,遂痰嗽不已。俗医见嗽,愈投清肺滋阴,必不效验。此非少年情欲阴火之比,必当屏烦戒劳。

早进都气丸(六味地黄丸加五味子,再加附子,名附都气丸。编者注),晚进归脾,平补脏真。再用嗽药,必然胃减。(《临证指南医案·吐血》)

【徐大椿注】脾肾兼虚。(《徐批临证指南医案·吐血》)

某。凡有痔疾,最多下血。今因嗔怒,先腹满,随泻血,向来粪前,近日便后,是风木郁于土中。气滞为膨,气走为泻。议理中阳,泄木佐之。

人参、附子、炮姜、茅术、厚朴、地榆、升麻(醋炒)、柴胡(醋炒)。(《临证指南医案·便血》)

【周学海注】此案《指南》有之,粪结便溏,作粪前粪后,便于上下不实。

参附姜术,俱为所直,然壮土以举木正宜此种,惟姜辛燥,须炮透,不宜多用。(《评点叶案存真类编·痔血便血》)

某。风温上受,吐血。
桑叶、薄荷、杏仁、连翘、石膏、生甘草。(《临证指南医案·吐血》)

【徐大椿注】风温。(《徐批临证指南医案·吐血》)

某。脉动极无序,血涌如泉,汗出畏冷,少焉热躁。此无根之阳上冒,血凝成块,非凉药可止。

熟地炭、生龙骨、茯神、五味、浔桂、生白芍、盐水炒牛膝。

又 人参、生龙骨、熟地炭、茯神、炒杞子、五味。(《临证指南医案·吐血》)

【徐大椿眉批】既非良药可治,则炮姜为古人之正治矣。(《徐批临证指南医案·吐血》)

某。食烧酒辛热,及青梅酸泄,遂衄血咳嗽,心腹极热。五味偏胜,腑阳脏阴为伤。此病以养胃阴和法。

生白扁豆、北沙参、麦冬、白粳米。(《临证指南医案·衄》)

【徐大椿注】酒热伤胃。(《徐批临证指南医案·衄》)

某。血后气冲形寒，法当温纳。

茯苓三钱，粗桂枝八分，炙草五分，五味七分。(《临证指南医案·吐血》)

【徐大椿注】血后冲气上逆。(《徐批临证指南医案·吐血》)

潘，二十岁。据述失血三年，不分四季而发，已逾数次。问未曾完姻及当家操持之累。必系先天禀薄，难耐动劳。

用都气加秋石。(《叶天士晚年方案真本》)

【徐大椿注】此亦无可奈何治法。(《徐批叶天士晚年方案真本》)

庞。血大去则络脉皆空，其伤损已非一腑一脏之间矣。秋分寒露，天气令降，身中气反升越，明明里不肯收摄，虚象何疑。今诊脉弱濡涩，肢节微冷，气伤上逆，若烟雾迷离，熏灼喉底，故作呛逆。大旨以上焦宜降宜通，下焦宜封宜固，得安谷崇土，再商后法。

人参、炒黑杞子、炒黑牛膝、茯神、生苡仁、炒山药。

又　血止，纳谷甚少，不饥泄泻。此脾胃大困，阴火上触，面赤忽嘈。先理中宫，必得加餐为主。大忌寒凉治嗽，再伐脾胃生气。

人参、茯神、新会皮、山药、炙草、炒白芍。

又　脉右濡，左未敛。

人参、茯神、熟术、广皮、南枣。

又　左脉静而虚，右如数，初进谷食。宜培中宫，霜降后五日以丸剂摄下。

人参、茯神、熟术、广皮、南枣、炒白芍、炙草。(《临证指南医案·吐血》)

【徐大椿注】一语是正诀，但用药能不悖否？(《徐批临证指南医案·吐血》)

钱。一阳初萌，血症即发。下焦真气久已失固，亡血后，饮食渐减，咳嗽则脘中引痛，冲气上逆。乃下损及中，最难痊愈。拟进摄纳方法。

人参、熟地、五味、茯神、川斛、紫衣胡桃。调入鲜河车胶。(《临证指南医案·吐血》)

【徐大椿注】下损及中。(《徐批临证指南医案·吐血》)

沈，槐树巷，二十二岁。自交秋初，皆令阴阳巅胀失血，三月怀妊，法当养阴固胎。

人参、黑壳建莲、子芩、阿胶、生白芍、桑寄生。

气有升无降，故得泄泻反爽，背椎必槌摩而胀减。盖脏阴之热，鼓动经腑中气，皆逆行上巅。春间经漏，议进滋清补方，亦从权随时令也。暑伏已过，肃降未至，以顺天之气，应乎人身推求。

川黄连、广藿香、生麦芽、茯苓皮、蓬术汁、胡黄连、泽泻、南楂、丹皮。（《徐批叶天士晚年方案真本》）

沈，五十三岁。操家君相多动，酒热先入肝胆，血溢在左鼻窍，左升热气，从肝胆而出，戒酒及怒气，肝血宁必止。医用犀角、地黄，乃阳明经降血之药，是不识经脏，无足道也。

丹皮（炒）、黑山栀、降香末、真青黛、小稽豆皮、柿饼炭（炒）、侧柏叶。

【徐大椿注】看病到此地位，清切不泛矣。指明醒后人眼目。

的是厥阴经药，一无夹杂。（《徐批叶天士晚年方案真本》）

沈。脉左坚上透，是肝肾病。血色紫，乃既离络中之色，非久瘀也。劳役暑蒸，内阴不生有诸。仿琼玉意，仍是阴柔之通剂。

鲜生地、人参、茯苓、琥珀末。（《临证指南医案·吐血》）

【徐大椿注】阴虚。（《徐批临证指南医案·吐血》）

孙，三五。脉小弦，血去食减。服地黄柔腻，反觉呆滞，且不喜肥甘。议两和肝胃。

苏子、茯苓、金石斛、降香、钩藤、黑山栀。（《临证指南医案·吐血》）

【徐大椿注】肝胃不和。（《徐批临证指南医案·吐血》）

谭，仙人塘，四十八岁。凡劳必身心皆动，动必生热，热灼络血上溢，肉瘦，脉数。中年生阴日浅，可与甘寒润剂。

生地、麦冬、扁豆、北沙参、甘蔗汁、白玉竹。（《叶天士晚年方案真本》）

【徐大椿注】甘寒以生胃阴，人身阴液无不从胃中敷布，先养胃阴，由中宫渐敷四脏，至理存焉。（《徐批叶天士晚年方案真本》）

王,二十。脉右大,失血知饥,胃阳上逆,咽干喉痒。

生地、扁豆、玄参、麦冬、川斛、新荷叶汁。(《临证指南医案·吐血》)

【徐大椿注】胃阴虚。(《徐批临证指南医案·吐血》)

王,淮安,二十九岁。平昔好饮,脾气已伤,醉后便溏不实。夫酒性湿而动血,聚湿必伤脾胃之阳,三年失血,食大减少,恶酒如仇,全是脾胃受困。世俗医者,见血见嗽,以滋降清肺治法,滋必滞腻,理嗽清寒,此中阳久困不苏,坠入劳损矣。

异功散。(《叶天士晚年方案真本》)

【徐大椿注】因好饮而伤中,致(疑为治,编者注)血当苏脾胃之阳而补中为急,好饮者每多此病。

中央脾胃,为酒湿所困,惫甚,至恶酒如仇,其中气之衰坏,莫此为甚。舍异功散之外,别无良法。多服人参,庶几有益。好饮者,比比皆是,须鉴诸。(《徐批叶天士晚年方案真本》)

王,六十五岁。老人下元久亏,二便不和,皆是肾病。肛坠下血,下乏关闸之固,医谓脾虚下陷,大谬,知肾恶燥烈。

人参、炙甘草、五味、萸肉、女贞、旱莲草。(《叶天士晚年方案真本》)

【徐大椿注】识见超老,议病明快,妙在不用熟地,温肾佐以凉肝。(《徐批叶天士晚年方案真本》)

王,女。阴虚,齿衄,肠血。未出阁,郁热为多。与养肝阴方。

生地、天冬、阿胶、女贞子、旱莲草、白芍、茯神、乌骨鸡。(《临证指南医案·郁》)

【徐大椿注】郁热伤肝阴。(《徐批临证指南医案·郁》)

王,唯亭,十八岁。读书身静心劳,夜坐浮阳易升,少年人虽未完姻,然偶起情欲之念,人皆有诸。致阴中龙雷挟木中相火,震动而沸,失血咳嗽,乃脏阴不宁,暂缓书卷,早眠晏起,百日中勿加杂念,扰乱神志,可以全愈。服草木图愈,非要领也。(《叶天士晚年方案真本》)

【徐大椿注】少年生阳勃勃,动跃莫遏。凡浊阳下注,乾变为离,洞开灵府,天机颖悟,盖惟虚故灵耳。然不知禁惧,虚捐天枉者比比。此案笔致飘逸,

体察工细,先生甚忠恕也。(《徐批叶天士晚年方案真本》)

王。禀质阳亢阴虚,频年客途粤土,南方地薄,阳气升泄,失血咳嗽,形寒火升盗汗。皆是阴损阳不内入交偶。医见嗽治肺,必延绵入凶。

熟地、芡实、五味、茯神、建莲、炒山药。(《叶天士晚年方案真本》)

【徐大椿注】火升者必形寒,盖阳气横散,手足遍体皆温。若火升巅顶,不得温煦肢末,故必形寒。(《徐批叶天士晚年方案真本》)

吴,三十九岁。自幼失血,是父母遗热,后天真阴不旺。幸胃纳颇强,不致延成损怯。血利十六个月,腹中不痛,但肛门下坠,刻刻如大便欲出。世俗见利,咸治肝胃,此系肾虚,阴阳下窍不固,固摄其下为是。

熟地炭、萸肉炭、山药、五味子、生白芍、茯苓。(《叶天士晚年方案真本》)

【徐大椿注】是虚症矣。肾气摄纳,紧固下元,始有关闸。若下坠如欲便出,气不固矣。若再加以湿热下注,晨起即大便欲出,不能耐久。(《徐批叶天士晚年方案真本》)

下血不已,汗出躁烦,心悸恍惚,头不安枕,转侧不能。两脉虚涩,虚为气虚,涩为阴伤。人身阳根于阴,阴附于阳,两相维系者也。今阴血暴亡,虚阳无偶,势必外越矣。虚阳外越,而阴愈无主,其能内固乎?阴阳相离,气血两亏,法宜兼补。然血有形,难以骤致;气无形,可以急固。固其气,则气自充。气充则不必治血,而血自守矣。先用归脾汤,继以大造丸。

人参、白术、茯神、枣仁、黄芪、龙眼肉、当归、远志、木香、甘草、生姜、大枣。(《叶氏医案存真》)

【周学海注】头不安枕,不能转侧属于风寒痰饮者可治,如因血络虚枯,万无生理。此案不似先生手笔。(《评点叶案存真类编·痔血便血》)

项,二十七岁。失血,如饥腹痛,是烦劳致伤,见血投凉,希图降止。乃胃伤减食,其病日凶。

熟地炭、湖莲肉、山药、茯神、芡实、炙甘草。(《叶天士晚年方案真本》)

【徐大椿注】烦劳者,必伤脾胃之阳,绝不用腻药。(《徐批叶天士晚年方案真本》)

谢，葑门，三十四岁。上下失血，头胀口渴溏泻。若是阴虚火升，不应舌白色黄，饥不纳食，忽又心嘈，五十日病中吸受暑气热气，察色脉须清心养胃。

人参、竹叶心、麦冬、木瓜、生扁豆、川石斛。(《叶天士晚年方案真本》)

【徐大椿注】辨症细切，用药清灵，工夫到此，踌躇满志矣。(《徐批叶天士晚年方案真本》)

许，四四。频频伤风，卫阳已疏，而劳怒亦令阳伤。此失血症，当独理阳明，胃壮则肝犯自少。脉右空大可证，若三阴之热蒸，脉必参于左部。

人参一钱、黄芪三钱、炙草五分、煨姜一钱、南枣二钱。

又 甘温益胃，血止五日。食腥嗔怒，血咳复来。不独卫阳疏豁，络脉空动若谷，岂沉寒堵塞，冀获片时之效。倘胃口拒纳，无法可投。按脉微涩，议治心营肺卫。

人参、黄芪、炙草、南枣、白及、茯神、枣仁。(《临证指南医案·吐血》)

【徐大椿注】胃阳虚卫疏。(《徐批临证指南医案·吐血》)

许，五十三岁。脉大而空豁，中年操持，形体劳瘁，此失血、食无味，乃气弱所致。见血投凉必凶。

小异功散。(《叶天士晚年方案真本》)

【徐大椿注】失血食无味，不责之阴亏，而责之气弱，只以脉大而空豁耳。(《徐批叶天士晚年方案真本》)

薛，范壮前，八十岁。禀阳刚之质，色厉声壮，迩来两月，肠红色深浓浊，卧醒咯痰已久，肺热下移于肠，肠络得热而泄，自言粪燥越日，金水源燥，因迫动血。

大生地、柿饼灰、生白芍、淡天冬、侧柏叶。(《叶天士晚年方案真本》)

【徐大椿注】了如指掌，上下一贯。(《徐批叶天士晚年方案真本》)

血症发后，体虚气弱。暑气外侵，而寒热腰痛，饥不欲食。虽咳嗽未减，当治其本，即急则治标之义也。

香薷、扁豆、木瓜、厚朴。(《叶氏医案存真》)

【周学海注】是治暑。凡暑皆挟湿，故用瓜、朴。

【周学海眉批】语意不实。(《评点叶案存真类编·吐血》)

叶,皋桥,五十一岁。过劳瘀从上下溢,胸闷格呕,先以辛润宣通血中之气。

桃仁(炒)、降香末、茯苓、苏子、大麻仁、橘红(蜜炒)。(《叶天士晚年方案真本》)

【徐大椿注】血上下溢,血中之气不畅达矣。治法极佳。(《徐批叶天士晚年方案真本》)

右寸浮数,余脉虚涩,失血,寒热已止,但喉中作痒咳嗽,大便又不坚固。此脾肺俱亏,正在润肺碍脾,补脾碍肺之时,清心静气,病可渐却,至嘱。

川贝、丹皮、玉竹、生地、茯苓、甘草、牛膝、橘红、北沙参。(《叶氏医案存真》)

【周学海注】凡喉痒非死血即外感搏结所致,与气由胸上呛作痒者不同,呛痒是饮邪射肺也。(《评点叶案存真类编·吐血》)

瘀浊久留,脾胃络中,黑粪自下,肌色变黄,纳食渐减,脘中时痛,不易运化,中宫阳气日伤,新血复为瘀阻。夫脾脏主统血,而喜温暖,逐瘀鲜效。读仲圣太阴丸条,仅仅温下一法,但温后必以温补醒阳,否则防变中满。

浔桂心、煨木香、生桃仁、制大黄。(《评点叶案存真类编·胃脘痛)

于,金坛,二十六岁。风热伤卫外之阳,再发散升药动阳,血自阳络而出,医用大黄逐瘀使下,下则阴伤,不饥痞闷,痰粘不渴。急急醒脾扶胃,再以清寒治嗽,决无愈期。

人参、白芍、生益智、茯苓、炙甘草、广皮。

服十剂后,接服异功散。(《叶天士晚年方案真本》)

【徐大椿注】盖卫应乎胃,卫外阳伤,当亟醒脾胃之阳,但治血溢之所以然,绝不于血分内瞻顾。盖治其本则标自愈,非如今人之见血治血也。

血从胃来,非关肺肾,故异治也。胃为多气多血之海,而脾实统之,是以少年从色欲致伤而失血者,久则尚须亟固脾胃。使精生于谷,以渐补肾肝。况因风热伤阳,再以发散升泄,阳不固而致血上溢者乎?治病安可通套耶!(《徐批叶天士晚年方案真本》)

张,二十五岁。血色浓浓,是肝肾阴虚。凡劳心情欲,必要禁忌,医药以寒凉滋清,久则胃伤减食变凶。

熟地、芡实、山药(炒)、湖莲肉、川石斛、茯苓。(《叶天士晚年方案真本》)

【徐大椿注】方中皆补而不滞之品。(《徐批叶天士晚年方案真本》)

张,荐门,三十九岁。过劳熬液,阳升咳血,痰多夜热,非因外感。尺脉中动左数,肝肾内虚,失收肃之象。

北沙参、玉竹、麦冬(炒)、扁豆、甘草(炙)、蔗汁。(《叶天士晚年方案真本》)

【徐大椿注】咳血而收肃肺气,今人必出养阴矣。

治节之权,若能收肃于上,纵有龙雷相火,亦宁静帖伏。如秋月气收,雷电即下伏而不升发。病因先劳熬液,液为血之先锋,液枯则继之以血溢。惟肺气肃上,则水藏有母,尺脉可宁矣。(《徐批叶天士晚年方案真本》)

张,官宰弄,三十一岁。酒客多湿,肠胃中如淖泥,阳气陷,血下注,昔王损庵以刚药劫胃水湿。

理中汤(人参、甘草、白术、干姜。编者注)加木瓜。(《叶天士晚年方案真本》)

【徐大椿注】阳气陷、血下注则病,在气不在血矣。

理中刚燥劫药,加木瓜则辛中有酸,以敛气而不散越。且木瓜宜宣通经络,于湿病相宜,收中有宣泄之妙。兼能酸甘化阴,不致刚燥劫津,此加味有巧思也。(《徐批叶天士晚年方案真本》)

【周学海注】酒家亦不宜太辛,故甘草、干姜宜减。(《评点叶案存真类编·痔血便血》)

张,十六岁。先天禀薄,真水不旺,先气不充,少壮诸事懒倦,竟夜阴中龙雷闪烁,早间齿龈血痕,风伤内攻,巅晕流泪,是根本之恙,胃口亦弱,不宜太清内热。

熟地、黑壳建莲、茯神、芡实、山药、炙甘草、川斛、木瓜。(《叶天士晚年方案真本》)

【徐大椿注】(先天禀薄,真水不旺):清新。

风阳内攻,巅晕泪流,意新词雅,笔力炼极。(《徐批叶天士晚年方案真本》)

周，三四。屡屡失血，饮食如故，形瘦面赤。禀质木火，阴不配阳。据说服桂枝治外感，即得此恙。凡辛温气味宜戒，可以无妨。

六味（指六味地黄丸，编者注）加阿胶、龟甲、天冬、麦冬。（《临证指南医案·吐血》）

【徐大椿注】风嗽挟火者，服桂枝必吐血，百试百验。（《徐批临证指南医案·吐血》）

朱。入暮腹痛鸣响，睾丸久已偏坠，春正下血经月，颜色鲜明。此痛决非伤瘀积聚，乃营损寒乘，木来侮土，致十四载之缠绵。调营培土，以甘泄木，散郁宜辛。节口戒欲，百天可效。

人参、炒当归、炒白芍、肉桂、炮姜、茯苓、炙草、南枣。

又　细推病情，不但营气不振，而清阳亦伤。洞泄不已，而辛润宜减，甘温宜加。从桂枝加桂汤立法。

人参、桂枝、茯苓、生白芍、炙草、肉桂、煨姜、南枣。

又　仍议理营。

人参、於术、茯苓、炮姜、桂心、白芍，真武丸二钱。（《临证指南医案·便血》）

【徐大椿眉批】肠红无十四年者，痔血则年久者甚多。（《徐批临证指南医案·便血》）

朱。形瘦虚数之脉，血屡次发，痰嗽不止，此非肺咳，乃血去阴伤，阴火如电烁而致咳。如日进清肺降气消痰，则内损不起矣。

都气法去丹泽，加脊髓、芡实、莲肉。（《叶天士晚年方案真本》）

【徐大椿注】阴火如电烁，最为驳劣难当，注射脏腑，最易烁肺金，焉得不咳。（《徐批叶天士晚年方案真本》）

朱女。冲年天癸未至，春阳升动，寒热，衄血。平昔溺后腰痛，耳目甚聪明。先天质薄，阴本难充易亏，最多倒经之虑。

雄乌骨鸡、生地、生白芍、茯神、天冬、知母、牛膝、茺蔚子、女贞子、阿胶。

诸药除阿胶，用水煎汁二次。其乌鸡去毛及翅足。另以童便一碗，青蒿汁四碗，醇酒二碗，米醋一碗，同煮。再加入前药汁收膏，入阿胶收。炖暖，服五钱。（《临证指南医案·调经》）

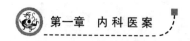

【徐大椿注】倒经。(《徐批临证指南医案·调经》)

邹,二四。向有失血,是真阴不旺。夏至阴生,伏天阳越于表,阴伏于里,理宜然矣。无如心神易动,暗吸肾阴,络脉聚血,阳触乃溢,阴伏不固,随阳奔腾。自述下有冲突逆气,血涌如泉。盖任脉为担任之职,失其担任,冲阳上冲莫制,皆肾精肝血不主内守,阳翔为血溢,阳坠为阴遗。腰痛足胫畏冷,何一非精夺下损现症。经言:精不足者,补之以味。药味宜取质静填补,重着归下。莫见血以投凉,勿因嗽以理肺。若此治法,元海得以立基,冲阳不来犯上。然损非旬日可复,须寒暑更迁,凝然不动,自日逐安适,调摄未暇缕悉也。

人参三钱,熟地(炒松成炭)四钱(冷水洗一次),鲜河车膏一钱(和服),茯苓一钱半,炒黑枸杞子一钱半,北五味一钱(研),沙苑一钱半,紫石英五钱(生研)。(《临证指南医案·吐血》)

【徐大椿注】血脱益气,用人参熟地两仪煎方,谓人参同阴药则补阴;茯苓入阳明,能引阴药入于至阴之乡;河车血肉温养,同石英收镇冲脉,兼以包固大气之散越;五味酸收,领其气液;枸杞温润,同沙苑之松灵入肝络。参方中之药,应乎取味。况肝肾之病,同一治也。(《徐批临证指南医案·吐血》)

瘀 血

荫门,六十九。望七精力不及壮盛,凡男子必下焦先虚。跌仆致损,乃系外伤,筋纵骨短,屈不能伸,是足外踝留著瘀凝。须俟夏月,令疡医磁针砭刺可愈。

还少丹(熟地、山药、牛膝、枸杞、山萸、茯苓、杜仲、远志、五味子、楮实、小茴、巴戟、苁蓉、菖蒲。编者注)。

熟地、山药、枸杞、萸肉、茯苓、杜仲、远志、五味、楮实、小茴、巴戟、苁蓉、石菖蒲。

加枣肉为丸(《叶天士晚年方案真本·杂症》也录有本案,文字略有不同。编者注)。(《叶氏医案存真》)

【徐大椿注】老年下元先虚,头转脚重,总为阳不下趋,浊阴上升清道也。故稍或不慎,最易跌仆致伤。还少丹温补下元之品多,最宜常服不辍,自然轻健。

男子年将五十,仰事俯育正繁,且练达人情,洞明世事,神明内烦,些微精血,只供操劳而已。生气日浅,下元安得不虚,所以头重脚轻,最易颠仆耳。

（《徐批叶天士晚年方案真本》）

　　韩，十七岁。病患说两年前初春，高处跳跃至地，入夜即有寒热，继而少腹形高，两足屈曲。医谓腹痛肠痈，从无脓血便出，自病至今，筋纵着骨而胀，即起寒热，瘀留深入厥阴，在躯壳间，久则成疡。

　　穿山甲、自然铜、川乌头、全蝎半两钱、地鳖虫、生青鳖甲、粉丹皮、麝香。黑豆皮煎汤泛丸。（《叶天士晚年方案真本》）

　　【徐大椿注】瘀留脉络。跳跃跌扑损伤，必有寒热，以动跃伤筋骨统引于厥阴肝，而肝为相火，所寄是动，则火必发而为热也。（《徐批叶天士晚年方案真本》）

　　姜，盐城，五十七岁。胁膈左右懊侬不舒，有呕逆带血，凡人脏腑之外，必有脉络拘绊，络中聚血。中年操持，皆令耗血。气攻入络，必有难以自明其病状之苦。况宜宣通血分以和络，俾不致瘀着，可免噎膈反胃。

　　新绛、青葱、橘叶、桃仁、钩藤、土萎皮。（《叶天士晚年方案真本》）

　　【徐大椿注】此中上二焦之病。络中留瘀，渐成血膈。此之积血若薛立斋治吴司马积血在肺胃之间。

　　肝气本居下焦，宁静即是生阳。动则逆攻入络，以致血液瘀聚，久生变幻。通络宣瘀，熄风，理厥阴之血气，有如此清灵松锐。（《徐批叶天士晚年方案真本》）

　　马，三六。脉实，病久瘀热在血，胸不爽，小腹坠，能食不渴，二便涩少。两进苦辛宣腑，病未能却。此属血病，用通幽法。

　　桃仁、红花、郁李仁、制大黄、归须、小茴、桂枝木、川楝子。（《临证指南医案·便闭》）

　　【徐大椿注】气血结痹。（《徐批临证指南医案·便闭》）

　　脉濡涩数，至暮昏乱，身热未尽，腹痛便黑。阳明蓄血，拟仲景桃仁承气以逐其邪。

　　桂枝木、大黄、甘草、芒硝、丹皮、桃仁。（《叶氏医案存真》）

　　【张寿颐注】腹痛便黑脉涩，皆蓄血的证，日暮昏乱，即仲景之所谓其人如狂，以身热未净，是为太阳随经入府之蓄血证。桃仁承气汤中有桂枝，仍为太阳而设,仲师少腹急结,桃仁承气一条,明言太阳证,即抵当汤丸主治三条,其二条有太阳病明文,且言太阳病六七日表证仍在,脉沉而微,反不结胸,其人发狂者,以热在下焦,少腹当硬满,小便自利,下血乃愈。太阳随经瘀热在里,论证何等明白,何以叶氏竟指为阳明蓄血? 须知仲师本论,自明以来,虽各家随意编次,互有出入,然蓄血四条,无有移入阳明篇中者。

饲鹤山人《贯珠集》且立一太阳传本证治之目,随经入府,谁谓不然。其阳明经蓄血证治二条,一则其人本有瘀血,一则热并于胃,先有消谷善饥,而后血瘀不行,皆用抵当,不用桃仁承气,尤其显分界域,不容含混。而叶氏于此,证则阳明,药则桃仁、桂枝,岂非指鹿为马,以此知其于仲师本论,涉猎不精,所以治伤寒温热,动辄贻误。孰谓仲景成法,可不细心寻绎也乎? (《古今医案平议·太阳里证》)

孙,北濠,二十六岁。气郁滞则血不行,当理血中之气。

南楂、生香附,另煎四物汤收入,烘炒磨末。(《叶天士晚年方案真本》)

【徐大椿注】制方极巧妙。益母膏丸,四物阴浊而滞,得楂、附以流通;楂、附气燥味辛,得四物以滋润。气血兼理,燥湿协和。再得益母以行血,血中之气宣顺矣。即有痰滞血凝者,亦可服也。(《徐批叶天士晚年方案真本》)

痰　饮

《内经》止有积饮之说,本无痰饮之名。两汉以前,谓之淡饮。仲景始分痰饮,因有痰饮、悬饮、溢饮、支饮之义,而立大小青龙、半夏苓桂术甘、肾气等汤,以及内饮、外饮诸法,可谓阐发前贤,独超千古。与后人所立风痰、湿痰、热痰、酒痰、食痰之法迥异。总之痰饮之作,必由元气亏乏,及阴盛阳衰而起,以致津液凝滞,不能输布,留于胸中,水之清者悉变为浊,水积阴则为饮,饮凝阳则为痰。若果真元充足,胃强脾健,则饮食不失其度,运行不停其机,何痰饮之有? 故仲景云:病痰饮者,当以温药和之。乃后人不知痰饮之义,妄用滚痰丸、茯苓丸消痰破气,或滋填腻补等法,大伤脾胃,堆砌助浊,其于仲景痰饮之法,岂不大相乖谬乎? 然痰与饮,虽为同类,而实有阴阳之别。阳盛阴虚,则水气凝而为痰;阴盛阳虚,则水气滋而为饮。故王晋三先生取仲景之小半夏、茯苓及外台饮三汤,从脾胃二经分痰饮立治法。而先生又取仲景之苓桂术甘、《外台》茯苓饮、肾气丸、真武汤,分内饮、外饮治法,而于痰饮之症,无遗蕴矣。愚历考先生治痰饮之法,则又有不止于此者。然而病变有不同,治法亦有异。如脾肾阳虚,膀胱气化不通者,取仲景之苓桂术甘汤、茯苓饮、肾气、真武等法,以理阳通阳,及固下益肾,转旋运脾为主。如外寒引动宿饮上逆,及膀胱气化不通,饮逆肺气不降者,以小青龙合越婢等法,开太阳膀胱为主。如饮邪伏于经络,及中虚湿热成痰者,则有川乌、蜀漆之温经通络,《外台》茯苓饮去甘草,少佐苦辛清渗理湿之法。其饮邪上冲腹中,及悬饮流入胃中而为病者,又有姜、附、南星、菖蒲、旋覆、川椒等,驱饮开浊,辛通阳气等法。丝丝入扣,一以贯之,病情治法,胸有成竹矣。非深于得道者,其孰能之?(《徐批临证指南医案·痰饮》)

【成文注】这是邹滋九根据叶氏诊治痰饮医案经验所做的总结。

痰症之情状,变幻不一。古人不究标本,每著消痰之方,立消痰之论者甚多。后人遵其法而用之,治之不验,遂有称痰为怪病者矣。不知痰乃病之标,非病之本也。善治者,治其所以生痰之源,则不消痰而痰自无矣。余详考之,夫痰乃饮食所化,有因外感六气之邪,则脾、肺、胃升降之机失度,致饮食输化不清而生者。有因多食甘腻肥腥茶酒而生者。有因本质脾胃阳虚,湿浊凝滞而生者。有因郁则气火不舒,而蒸变者。又有肾虚水泛为痰者,此亦因土衰不能制水,则肾中阴浊上逆耳,非肾中真有痰水上泛也。更有阴虚劳症,龙相之火,上炎烁肺,以致痰嗽者,此痰乃津液所化,必不浓厚,若欲消之,不惟无益,而徒伤津液。其余一切诸痰,初起皆由湿而生,虽有风火燥痰之名,亦皆因气而化,非风火燥自能生痰也。其主治之法,惟痰与气一时壅闭咽喉者,不得不暂用豁痰降气之剂以开之,余皆当治其本。故古人有见痰休治痰之论,此诚千古之明训。盖痰本饮食湿浊所化,人岂能禁绝饮食?若专欲消之,由于外邪者,邪散则痰或可清,如寒痰温之、热痰清之、湿痰燥之、燥痰润之、风痰散之是也。若涉本原者,必旋消旋生、有至死而痰仍未清者矣,此乃不知治本之故耳。今观案中治法,有因郁因火者,必用开郁清火为君,以消痰佐之。有因湿因热者,则用燥湿清热,略佐化痰之品。若因肝肾虚而生痰者,则纯乎镇摄固补,此真知治痰之本者矣。若因寒因湿者,更当于痰饮门兼参而治之。(《临证指南医案·痰》)

【成文注】这是华岫云根据叶氏诊治痰饮医案经验所做的总结。

【徐大椿注】所列方案,皆治肺胃浮痰之药。若透经入络,盘踞脏腑及三焦隐处之老痰,尚有峻厉制炼之方,此等方不能奏效也。(《徐批临证指南医案·痰》)

陈。胃虚,客气上逆为呃噎,痰带血星,咽中微痛。姑拟镇摄法。

人参、熟地炭、五味、茯神、青铅。

又 照前方去青铅,加麦冬、川斛、远志炭。(《临证指南医案·吐血》)

【徐大椿注】胃虚气逆。(《徐批临证指南医案·吐血》)

程,徽州,四十六岁。此痰饮宿病,劳怒遇冷即发,已十年之久,不能除根。桂苓甘味汤。(《叶天士晚年方案真本》)

【周学海注】此痰喘也,方甚合。与第二案合看,彼为正虚,此为邪盛。(《评点叶案存真类编·痰饮》)

【成文注】第二案是指顾氏用肾气丸案:顾,来安县,四十六岁。此病起痰饮咳嗽或外寒,劳倦即发。发必胸脘气胀,吐出稀涎浊沫,病退痰浓气降乃已,此饮邪皆浊饮久聚。两年渐渐腹中痞闷妨食,肛门尻骨,坐则无恙,行动站立,刻刻气坠。若大便欲下之象,肾虚不收摄显然。或于在前见痰嗽以肺治,苟非辛解,即以寒降,以致酿成痼疾。

肾气丸加紫衣胡桃、沉香汁。(《评点叶案存真类编·痰饮》)

【徐大椿注】总由肺肾不固。(《徐批叶天士晚年方案真本》)

荮门,三十九。过劳熬夜,阳升痰血。在土旺之令中,夜热非外感。脉尺中动,左数。肝肾内虚,失收肃之令。

北沙参、玉竹、麦冬、扁豆、生草、青甘蔗。(《叶氏医案存真》)

【周学海注】过劳夜热,脉尺动数,乃阳陷入阴,所谓卫降荣竭,治宜益荣以举卫。(《评点叶案存真类编·吐血》)

顾,来安县,四十六岁。此病起痰饮,咳嗽或外寒、劳倦即发。发必胸脘气胀,吐出稀涎浊沫,病退痰浓气降乃已,此饮邪皆浊饮久聚。两年渐渐腹中痞闷妨食,肛门尻骨,坐则无恙,行动站立,刻刻气坠。若大便欲下之象,肾虚不收摄显然。或于在前见痰嗽以肺治,苟非辛解,即以寒降,以致酿成痼疾。

肾气丸加胡桃肉、角沉香。(《叶天士晚年方案真本》)

【徐大椿注】阳气已薄极。肾虚气不归元,既不能温养脾阳以化食,以致饮邪浊阴久聚,此肾虚而脾益虚也。再经肾气不摄,逆上饮泛,病苦胸脘胀闷,必得肾气收摄,则诸症皆安。(《徐批叶天士晚年方案真本》)

侯,四十二岁。痰饮留伏而发,最详《金匮玉函》。仲景必分内外,以内饮治肾,外饮治脾。更出总括一论,谓饮邪当以温药和之。忆越数年举发,春夏秋之时,此因时寒暄感触致病,今屡发反频,势甚于昔,乃男子中年以后,下元渐衰也。

都气丸加坎气、胡桃肉。(《叶天士晚年方案真本》)

【徐大椿注】痰为火结,饮属阴邪。盖内寒之人真阳不能鼓动运行,水饮即为留着,且肾虚水泛最易成饮,故必以温药和之。(《徐批叶天士晚年方案真本》)

徽州,三十九。仲景论痰饮分二要:外饮治脾,内饮治肾。又云:凡饮邪必以温药和之。阅方从肾脏主治,不为背谬。阳气微弱,浊阴固聚,自下上逆,喘不着枕。附子走而通阳,深为合理。第其余一派滋阴,束缚附子之剽疾。

真武汤,茯苓、白芍、白术、附子、生姜。(《叶氏医案存真》)

【周学海眉批】仲景虽无此文,理却不差。

庸医每犯,此病即有一二,中病之品,每致掣肘。(《评点叶案存真类编·痰饮》)

李,三十六岁。浊秽中结,渴饮则呕。

苏合香丸。(《叶天士晚年方案真本》)

【徐大椿注】今人触冒秽气,动辄刮痧,苏合香丸远胜他药,但屡开则盛耳。(《徐批叶天士晚年方案真本》)

脉数小,不饥,痰多,阴虚伏热。

滑石、麦冬、竹叶、连翘、杏仁、鲜生地。(《叶氏医案存真》)

【周学海注】中气结而不运,宜加辛平补气宣郁。凡伏热不宜止从下泄之。(《评点叶案存真类编·诸虚劳损》)

某,六一。高年卫阳式微,寒邪外侵,引动饮邪,上逆咳嗽,形寒。仲景云:治饮不治咳,当以温药通和之。

杏仁三钱,粗桂枝一钱,淡干姜一钱半,茯苓三钱,苡仁三钱,炙草四分。(《临证指南医案·痰》)

【徐大椿注】外寒引动宿饮上逆。(《徐批临证指南医案·痰饮》)

某,五十。背寒咳逆,此属饮象。先当辛通饮邪,以降肺气。

鲜枇杷叶、杏仁、茯苓、橘红、生姜、半夏。(《临证指南医案·痰》)

【徐大椿注】饮上逆,肺气不降。(《徐批临证指南医案·痰饮》)

某。夏季阳气大升,痰多呛咳,甚至夜不得卧,谷味皆变,大便或溏或秘,诊脉右大而弦。议以悬饮流入胃络,用开阖导饮法。

人参、茯苓、桂枝、炙草、煨姜、南枣。

又 早诊脉,两手皆弦,右偏大。凡痰气上涌,咳逆愈甚,日来小溲少,下焦微肿。议通太阳以撤饮邪。

人参、茯苓、桂枝、炙草、五味、干姜。

又 脉弦略数,不渴不思饮,此饮浊未去,清阳不主营运。前方甘温,主乎开阖,能令胃喜。次法开太阳以撤饮邪,亦主阳通。据自述心下胃口若物阻呆滞,其浊锢阳微大着。其治咳滋阴,适为阴浊横帜矣。议用大半夏汤法。

大半夏汤(半夏、人参、白蜜。编者注)加炒黑川椒。(《临证指南医案·痰》)

【徐大椿注】以上治痰饮诸案深得古人治法,最为卓识。然当时见此老治饮症竟有不用此等法而误治者,不知何故?至于案中重复,竟成逐日号簿。此书每门,无不如此,编集之人真不得校集之法者也。惜哉!其论俱属影响。(《徐批临证指南医案·痰饮》)

芮。向来痰多食少,而参术服饵未合,此禀质为阳,不受温热刚燥之剂。上年冬季温暖,入春痰愈多,体中微倦,由乎藏聚未固,春气自地升举之征。法当摄肾固真,乃治痰之本,方为有益。

熟地、茯苓、补骨脂、胡桃肉、杞子、五味、牛膝、远志、车前。

蜜丸。(《临证指南医案·痰》)

【徐大椿注】肾虚痰多。(《徐批临证指南医案·痰》)

邵,三十三岁。五液变痰涎,皆肾液之化,阴不承载,咳痹痛甚,乃劳怯之未传,能勉强纳谷,可望久延。

阿胶、鸡子黄、黑豆皮、川石斛、戎盐。(《叶天士晚年方案真本》)

【徐大椿注】药用咸降。(《徐批叶天士晚年方案真本》)

沈，五六。色苍形瘦，木火体质，身心过动，皆主火化。夫吐痰冲气，乃肝胆相火犯胃过膈，纳食自少，阳明已虚。解郁和中，两调肝胃，节劳戒怒，使内风勿动为上。

枸杞子、酸枣仁、炒柏子仁、金石斛、半夏曲、橘红、茯苓。

黄菊花膏丸。（《临证指南医案·肝风》）

【徐大椿注】滋肝和胃。（《徐批临证指南医案·肝风》）

沈妪。冬温，阳不潜伏，伏饮上泛。仲景云：脉沉属饮，面色鲜明为饮。饮家咳甚，当治其饮，不当治咳。缘高年下焦根蒂已虚，因温暖气泄，不主收藏，饮邪上扰乘肺，肺气不降，一身之气交阻，熏灼不休，络血上沸。经云：不得卧，卧则喘甚痹塞，乃肺气之逆乱也。若以见病图病，昧于色诊候气，必致由咳变幻腹肿胀满，渐不可挽。明眼医者，勿得忽为泛泛可也。兹就管见，略述大意。议开太阳，以使饮浊下趋，仍无碍于冬温。

从仲景小青龙、越婢（麻黄、石膏、甘草、生姜、大枣。编者注）合法。

杏仁、茯苓、苡仁、炒半夏、桂枝木、石膏、白芍、炙草。（《徐批临证指南医案·痰饮》）

痰饮咳嗽，终夕不寐，面浮如盘。昔徽宗宠妃病此，治用真蚌粉，新瓦上炒红，入青黛少许，用淡齑水，滴麻油数滴，调服二钱。（《叶氏医案存真》）

【周学海注】方却甚好，是治饮邪兼有湿热者，与前后诸案不同。

【周学海眉批】语涉诙谐。（《评点叶案存真类编·痰饮》）

汪。痰火上盛，肾气少摄。朝用通摄下焦，暮服清肃上焦方法。

羚羊角、半夏、茯苓、橘红、黑栀皮、郁金。

苦丁茶煎汤法丸，暮服。

熟地、淡苁蓉、杞子、五味、牛膝、茯苓、远志、线胶。

蜜丸，早服。（《临证指南医案·痰》）

【徐大椿注】肝肾虚，上有痰火。（《徐批临证指南医案·痰》）

王，五十。素有痰饮，阳气已微，再加悒郁伤脾，脾胃运纳之阳愈惫，致食下不化，食已欲泻。夫脾胃为病，最详东垣，当升降法中求之。

人参、白术、羌活、防风、生益智、广皮、炙草、木瓜。（《临证指南医

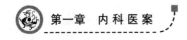

案·脾胃》)

【徐大椿注】脾胃阳虚。(《徐批临证指南医案·脾胃》)

吴，二七。壮年下元久虚，收纳气泄。每交秋冬受冷，冷气深入，伏饮夹气上冲，为咳喘呕吐。疏肺降气不效者，病在肾络中也。盖精血少壮不旺，难以搜逐，病根不去谓此。绝欲一年，小暑艾灸，静养一百二十天可愈。

附都气加车前。(《临证指南医案·痰》)

【徐大椿注】肾阳虚饮，逆喘咳呕。(《徐批临证指南医案·痰饮》)

吴，四十二岁。面色枯黄，枯若老颓，脉形全乏生阳，咽物必痰涎浊沫，上涌阻痹，述秽毒疳蚀，毒收即发。此病治反胃噎膈，决不效验。

【徐大椿注】是挟毒病，法当解毒安中。(《徐批叶天士晚年方案真本》)

徐。阳动内风，用滋养肝肾阴药，壮水和阳，亦属近理。夏季脾胃主司，肝胆火风，易于贯膈犯中，中土受木火之侮，阳明脉衰，痰多，经脉不利矣。议清少阳郁热，使中宫自安。若畏虚滋腻，上中愈实，下焦愈虚。

二陈(二陈汤，编者注)去甘草，加金斛、桑叶、丹皮。

又 脉左浮弦数，痰多，脘中不爽，烦则火升眩晕，静坐神识安舒。议少阳阳明同治。

羚羊角、连翘、广皮、炒半夏曲、黑山栀皮、香豉。

又 脉两手已和，惟烦动恍惚欲晕。议用静药，益阴和阳。

人参、熟地、天冬、金箔。(《临证指南医案·痰》)

【徐大椿注】木火犯中，胃虚生痰。(《徐批临证指南医案·痰》)

扬州，四十四。痰饮哮喘，遇寒劳怒即发，小青龙汤(麻黄、桂枝、白芍、干姜、细辛、五味子、甘草、半夏。编者注)去麻黄。(《叶氏医案存真》)

【周学海注】此亦新病治法也。按：哮喘有督脉证，有太阴肺证，有阳明胃证。肺督二证常相因，多起于风寒，遇寒即发，气急欲死。胃证多起于痰，内兼湿热，遇寒遇劳皆发，秋冬以后日夜如此，重涤胃矣。(《评点叶案存真类编·痰饮》)

叶，东山，五十岁。酒肉生热，因湿变痰，忧愁思虑，气郁助火，皆令老年中焦格拒阻食,姜、半之辛开,萎、连之苦降,即古人痰因气窒,降气为先。痰为热生,清火为要。但苦辛泄降,多进克伐,亦非中年以后,仅搏目前之效。议不伤胃气,冬月可久用者。

甜北梨汁五斤、莱菔子汁五斤,和匀熬膏。(《叶天士晚年方案真本》)

【徐大椿注】笔势展拓。有形无形交伤,中气克消,固不可滋补,亦非宜。惟选甘寒养胃,略带辛凉,以宣郁火,既不伤胃,又可久服,令中焦渐和,窒塞潜通,何其巧也。痰是身中津液所结,未结以前,津液为至宝,既结以后,浊滞为腐秽。病至津枯液涸。惟有气火上升逼烁,则干枯立至,犹幸有痰饮以滋养也。养火须以添油,辛凉滋豁,甘寒养胃,立法于无过之地,非名手不办。(《徐批叶天士晚年方案真本》)

张,二七。酒客,谷少中虚。常进疏散表药,外卫之阳亦伤。其痰饮发时,胸中痞塞,自述或饥遇冷病来,其为阳气受病何疑?不必见痰搜逐,但护中焦脾胃,使阳气健运不息,阴浊痰涎,焉有窃踞之理?

生於术、川桂枝、茯苓、淡姜渣、苡仁、泽泻。

姜枣汤法丸。(《临证指南医案·痰》)

【徐大椿注】脾阳不运。(《徐批临证指南医案·痰饮》)

张,葑门,六十九岁。老年下虚痰多,入夜冲气,起坐新凉内侵,肾水泛,气不收纳,常服肾气丸。

桂苓甘味汤。(《叶天士晚年方案真本》)

【徐大椿注】即是阳不内归。(《徐批叶天士晚年方案真本》)

张氏。用镇肝逆、理胃虚方法,脉形小弱,吐涎沫甚多,仍不纳谷,周身寒凛,四肢微冷。皆胃中无阳,浊上僭踞,而为膜胀。所谓食不得入,是无火也。

人参、吴萸、干姜、附子、川连、茯苓。(《临证指南医案·肿胀》)

【徐大椿注】肝犯胃阳虚。(《徐批临证指南医案·肿胀》)

消　渴

三消一症,虽有上、中、下之分,其实不越阴亏阳亢,津涸热淫而已。考古治法,唯仲景之肾气丸,助真火蒸化,上升津液。《本事方》之神效散(海浮石、蛤粉、蝉蜕,为细末,用鲫鱼胆七个调,服三钱。编者注),取水中咸寒之物,遂其性而治之。二者可谓具通天手眼,万世准绳矣。他如《易简》之地黄饮子,朱丹溪之消渴方,以及茯苓丸、黄芪汤、生津甘露饮,皆错杂不一,毫无成法可遵。至先生则范于法而不囿于法,如病在中上者,膈膜之地而成燎原之场,即用景岳之玉女煎,六味之加二冬、龟甲、旱莲。一以清阳明之热,以滋少阴;一以救心肺之阴,而下顾真液。如元阳变动而为消烁者,即用河间之甘露饮,生津清热,润燥养阴,甘缓和阳是也。至于壮水以制阳光,则有六味之补三阴,而加车前、牛膝,导引肝肾。斟酌变通,斯诚善矣。(《临证指南医案·三消》)

【成文注】这是邹滋九根据叶氏诊治消渴医案经验所做的总结。

【徐大椿注】消渴之病有数种,案中俱未备,宜详考之。

【徐大椿眉批】《金匮》之消渴,非三消症也,乃卒然之症。渴而小便多,则火在上而肾阳反亏,故用肾气以壮肾水。今认为三消之消渴,而欲使八味升津以养胃则笑谈矣。(《徐批临证指南医案·三消》)

胡,五七。元阳变动为消,与河间甘露饮方。

河间甘露饮(滑石、石膏、寒水石、甘草、白术、茯苓、泽泻、猪苓、肉桂。每服五钱。张子和去猪苓,减三石一半,加人参、干葛、藿香、木香,亦名桂苓甘露饮。编者注)。(《临证指南医案·三消》)

【徐大椿注】阳动烁津。(《徐批临证指南医案·三消》)

计,四十。能食善饥,渴饮,日加瘰瘦,心境愁郁,内火自燃。乃消症大病。生地、知母、石膏、麦冬、生甘草、生白芍。(《临证指南医案·三消》)

【徐大椿注】郁火。(《徐批临证指南医案·三消》)

渴饮不解,经谓之膈消,即上消症也,言心移热于肺,火刑金象。致病之由,操心太过,刻不宁静。当却尽思虑,遣怀于栽花种竹之间,庶几用药有效。

生地、天冬、枣仁、人参、柏子仁、知母、金石斛、生草、元参。(《叶氏医案存真》)

【张寿颐注】此是上消,虽曰心肺之火,然用药如此,亦何尝非治胃热。(《古今医案平议·胃火》)

善食而饥,经谓瘅成消中,膏粱蕴热过也。禁芳草药石,药石发癫,芳草发狂耳。自应清胃,淡薄蔬食,庶可获愈。

蒌皮、枳壳、川连、郁金、金石斛、连翘、焦神曲。(《叶氏医案存真》)

【张寿颐注】此是中消,然药味太轻,尚难有效,而枳壳、神曲,且更以助之消矣。芳草石药两句,大是无谓,古之石药,多用温热,如矾石、乳石之类,固不可用之于消症,然消中是火,伊谁不知,当无更用温热石药之呆汉,而寒凉清火之石药,如石膏、寒水石、浮海石之属,又是消中恒用之品,岂在禁例,而乃不问性情,一概为石药发颠,药如有知,能无叫屈。此老笔下,不辨菽麦,一至于此,令人笑倒。(《古今医案平议·胃火》)

万。暑邪不解,陷入厥阴。舌灰消渴,心下板实,呕恶吐蛔,寒热,下利血水,最危之症。

川连、黄芩、干姜、生白芍、川椒、乌梅、人参、枳实。

【徐大椿注】暑邪入厥阴。(《临证指南医案·暑》)

【徐大椿眉批】此症总有蕴热在内,立此等方贻误后人不少。此老偶一为之,近人则一概用此法矣。(《徐批临证指南医案·暑》)

王,四五。形瘦脉搏,渴饮善食,乃三消症也。古人谓:入水无物不长,入火无物不消。河间每以益肾水、制心火,除肠胃激烈之燥,济身中津液之枯,是真治法。

玉女煎(生石膏、熟地、麦冬、知母、牛膝。编者注)。(《临证指南医案·三消》)

【徐大椿注】肾阴虚,心火亢。(《徐批临证指南医案·三消》)

王,五八。肌肉瘦减,善饥渴饮。此久久烦劳,壮盛不觉,体衰病发,皆内因之症。自心营肺卫之伤,渐损及乎中下。按脉偏于左搏,营络虚热,故苦寒莫制其烈,甘补无济其虚,是中上消之病。

犀角三钱,鲜生地一两,元参心二钱,鲜白沙参二钱,麦冬二钱,柿霜一钱,生甘草四分,鲜地骨皮三钱。

又 固本加甜沙参。(《临证指南医案·三消》)

【徐大椿注】烦劳心营热。(《徐批临证指南医案·三消》)

俞,申衙前,五十岁。男子中年,下元先亏。肾脏阴中之阳,不司涵煦,阴不承载于上,遂渴饮,溲频溺,有硝卤之形。《内经》有遗热遗寒之分,上中之消

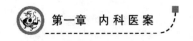

主气热,下消以摄肾,蒸阳以运津液。

八味汤。(《叶天士晚年方案真本》)

【徐大椿注】人到中年,生气日浅,肾肝精血因真阳衰而不生,不必戕贼生阳,有去无来,故下元先亏也。既指明下消之所以然,复分明三焦之治法,方成名案。

堂堂正治,波澜老成。(《徐批叶天士晚年方案真本》)

郁,葑门横街。易饥能食,阳亢为消,此溲溺忽然如淋,乃阴不足也。

天冬、麦冬、生地、熟地、知母、黄柏、人中白,阿胶为丸。(《叶天士晚年方案真本》)

【徐大椿注】溺道有病,即用溺道所出之物治之。(《徐批叶天士晚年方案真本》)

郁,三十八岁。秋暑暴热,烁津损液,消渴再灼,阴不承载于上,金水同乃子母生方。

人参、鲜生地、麦冬、柏子仁、知母、青甘蔗汁。(《叶天士晚年方案真本》)

【徐大椿注】处方如鲜花,抑何清灵也。(《徐批叶天士晚年方案真本》)

汗 证

经云:阳之汗以天地之雨名之。又云:阳加于阴谓之汗。由是推之,是阳热加于阴,津散于外而为汗也。夫心为主阳之脏,凡五脏六腑表里之阳,皆心主之,以行其变化,故随其阳气所在之处,而气化为津,亦随其火扰所在之处,而津泄为汗,然有自汗、盗汗之别焉。夫汗本乎阴,乃人身之津液所化也。经云:汗者心之液。又云:肾主五液。故凡汗症,未有不由心肾虚而得之者。心之阳虚,不能卫外而为固,则外伤而自汗,不分寤寐,不因劳动,不因发散,溱溱然自出,由阴蒸于阳分也。肾之阴虚,不能内营而退藏,则内伤而盗汗,盗汗者,即《内经》所云寝汗也,睡熟则出,醒则渐收,由阳蒸于阴分也。故阳虚自汗,治宜补气以卫外;阴虚盗汗,治当补阴以营内。如气虚表弱,自汗不止者,仲景有黄芪建中汤,先贤有玉屏风散。如阴虚有火,盗汗发热者,先贤有当归六黄汤、柏子仁丸。如劳伤心神,气热汗泄者,先生用生脉四君子汤。如营卫虚而汗出者,宗仲景黄芪建中汤,及辛甘化风法。如卫阳虚而汗出者,用玉屏风散、芪附汤、真武汤及甘麦大枣汤,镇阳理阴方法。按症施治,一丝不乱,谓

之明医也,夫复奚愧!(《临证指南医案·汗》)

【成文注】这是邹滋九根据叶氏诊治汗证医案经验所做的总结。

【徐大椿注】汗出总由于心火不宁,属热者多,属寒者少。今诸方皆用补阳治法,乃一偏之见,皆由不知汗出之液在何经也,误人多矣。亡阳之汗,乃阳气飞越,下焦空虚,此乃危急之症,非参、附不能回阳,与自、盗等大不相同。医者全然不知,并为一病,贻误无穷,深为可笑。(《徐批临证指南医案·汗》)

方。茹素恶腥,阳明胃弱,致厥阴来乘,当丑时溅然汗出,少寐多梦。

人参、龙骨、茯神、枣仁、炒白芍、炙草。

煎药吞送蒸熟五味子三十粒。

又　镇摄汗止,火升咳嗽。仍属阴虚难得充复,育阴滋液为治。

熟地炭、人参、炒麦冬、五味、炒萸肉、川斛、茯神、女贞子。

接服琼玉膏(地黄、茯苓、人参、白蜜、瞿仙,加琥珀、沉香。编者注)方。(《临证指南医案·汗》)

【徐大椿注】胃阴虚。(《徐批临证指南医案·汗》)

龚。脉数,寒热汗出,腹胁痛。病起经漏崩淋之后,是阴伤阳乘。消渴喜凉饮,不可纯以外邪论。和营卫调中,甘缓主治。

当归、白芍、淮小麦、炙草、南枣、茯神。(《临证指南医案·崩漏》)

【徐大椿注】营阴伤脏燥热。(《徐批临证指南医案·崩漏》)

某,二一。脉细自汗,下体怯冷,卫阳式微使然。

黄芪三钱,熟附子七分,熟於术一钱半,炙草五分,煨姜一钱,南枣三钱。(《临证指南医案·汗》)

【徐大椿注】卫阳虚。(《徐批临证指南医案·汗》)

某。汗多,身痛,自利,小溲全无,胸腹白疹,此风湿伤于气分。医用血分凉药,希冀热缓,殊不知湿郁在脉为痛,湿家本有汗不解。

苡仁、竹叶、白蔻仁、滑石、茯苓、川通草。(《临证指南医案·湿》)

【徐大椿注】湿郁经脉痛。(《徐批临证指南医案·湿》)

某。惊则气逆,阳泄为汗。用重镇压惊。

川桂枝木五分,黄芪(去心)二钱,人参一钱,龙骨一钱半,左顾牡蛎一钱半。(《临证指南医案·惊》)

【徐大椿注】气逆阳泄。(《徐批临证指南医案·惊》)

某。心中烦热,头上汗泄,汗止自安。易嘈。

淮小麦、柏子仁、茯神、炙草、南枣、辰砂。(《临证指南医案·嘈》)

【徐大椿注】心阳热。(《徐批临证指南医案·嘈》)

席,五七。脉来弦动而虚,望六年岁,阳明脉衰,厥阴内风暗旋不熄,遂致胃脉不主束筋骨以利机关,肝阳直上巅顶,汗从阳气泄越。春月病发,劳力病甚,此气愈伤,阳愈动矣。法当甘温益气,攻病驱风皆劫气伤阳,是为戒律。

人参、黄芪、当归、炙草、冬桑叶、麦冬、地骨皮、花粉。(《临证指南医案·肝风》)

【徐大椿注】胃虚表疏。(《徐批临证指南医案·肝风》)

【张寿颐注】此证已瘫痪不随,故有不束筋骨以利机关之语,附会阳明脉衰,不可谓非理想之能事,然今已审知神经作用,则凡勉强敷佐,似是实非之说,亦当一扫而空,方是斩除荆棘,开辟康衢之正旨,春升气浮,汗泄不已,叶能知是内风暗旋,肝阳泄越,病机在是,眼力不可谓不高,此老聪明,殊不易及。然既知为内风阳越,何以不用潜阳息风之药?反谓甘温益气,岂不与阳越一层自矛自盾?识力虽到而选药不切,亦胡能为此老讳,瑕瑜不掩,所造未醇。总之,尚未悟彻《素问》上实下虚之真旨耳。(《古今医案平议·脱证》)

阴虚汗泄精遗,理应固摄。但先哲涩固之药,必佐通滑以引导涩味,医知斯理者鲜矣。

熟地、萸肉、杜芡实、五味子、龙骨、远志、茯神。

用猪脊髓、金樱子膏捣和为丸。(《叶氏医案存真》)

【周学海注】究竟固摄,不在涩味。(《评点叶案存真类编·遗精》)

阴液枯槁,阳气独升,心热惊惕,倏热汗泄,议用复脉汤(炙甘草汤:炙草、桂枝、人参、麻仁、生地、阿胶、麦冬、生姜、大枣。编者注),甘以缓热,充养五液。

人参、阿胶、炙草、麦冬、牡蛎、麻仁、细生地。(《叶氏医案存真》)

【周学海注】肝主疏泄,心液不濡,则神不敛,肝气因之妄动,治宜养心震慑肝气。方甚合。(《评点叶案存真类编·诸虚劳损》)

张,嘉兴,十八岁。阴火从晡暮而升,寐中呻吟,是浮阳不易归窟,形瘦食少,盗汗。摄固为是。

六味(六味地黄丸,编者注)加人中白、阿胶。(《叶天士晚年方案真本》)

【徐大椿注】凡小儿夜寐,神魂不宁,多哭淋漓,时起躁扰者,的系阴虚体质,先天禀薄,非遭痘殇,即至长育二十左右,必成痨瘵,此屡试屡验者。

寐则阳气潜藏,魂气归于肝矣,肝阴不充,神魂少恋,故寐中呻吟。治以养阴降火为宜。(《徐批叶天士晚年方案真本》)

【周学海注】水不涵木则木气妄行,或乘心、乘肺、乘脾,凡神气津液散而不敛,皆是。(《评点叶案存真类编·诸虚劳损》)

张,五六。脉弦大,身热,时作汗出。良由劳伤营卫所致,经云劳者温之。

嫩黄芪三钱,当归一钱半,桂枝木一钱,白芍一钱半,炙草五分,煨姜一钱,南枣三钱。(《临证指南医案·汗》)

【徐大椿注】营卫虚。(《徐批临证指南医案·汗》)

朱,三六。脉微汗淋,右胁高突而软,色痿足冷,不食易饥,食入即饱。此阳气大伤,卫不拥护,法当封固。

人参、黄芪、制川附子、熟於术。(《临证指南医案·汗》)

【徐大椿注】既现汗症,必兼汗治。芪、附只能治阳虚之汗,若阳盛之汗则反有害。(《徐批临证指南医案·汗》)

朱,五十二岁。此操持太过,肝血胆汁内耗,致阳气上冒入巅,外泄汗淋,阳不入阴。阳跷穴空不寐,茎痿不举,非寒皆肝液无有,有暴仆暴厥之危。

小麦、萸肉、南枣、白芍、炙甘草、白石英。(《叶天士晚年方案真本》)

【徐大椿注】即是阳气烦劳则张,精绝使人煎厥之病。形容得出妙笔。(《徐批叶天士晚年方案真本》)

虚　损

虚损之症,经义最详,其名不一。考《内经》论五脏之损,治各不同。越人有上损从阳,下损从阴之议。其于针砭所莫治者,调以甘药。《金匮》遵之而立建中汤,急建其中气,俾饮食增而津血旺,以致充血生精,而复其真元之不足,但用稼穑作甘之本味,而酸辛咸苦在所不用。盖舍此别无良法可医。然但能治上焦阳分之损,不足以培下焦真阴之本也。赖先生引伸三才、固本、天真、大造、桂枝龙骨牡蛎、复脉等汤,以及固摄诸方,平补足三阴法,为兼治五脏一切之虚,而大开后人聋聩,可为损症之一助也。夫《金匮》又云:"男子脉大为劳,极虚亦为劳。"夫脉大为气分泄越,思虑郁结,心脾营损于上中,而营分萎顿,是归脾、建中、养营、四君、五味、异功等汤之所宜也。脉极虚亦为劳,为精血内夺,肝肾阴不自立,是六味、八味、天真、大造、三才、固本、复脉等汤,以及平补足三阴、固摄诸法所宜也。然仲景以后,英贤辈出,岂无阐扬幽隐之人?而先生以上,又岂无高明好学之辈?然欲舍仲景先生之法,而能治虚劳者,不少概见。即如东垣、丹溪辈,素称前代名医,其于损不肯复者,每以参、术为主,有用及数斤者,其意谓有形精血难复,急培无形之气为要旨。亦即仲景建中诸汤而扩充者也。又厥后张景岳以命门阴分不足,是为阴中之阴虚,以左归饮、左归丸为主;命门阳分不足者,为阴中之阳虚,以右归饮、右归丸为主。亦不外先生所用三才、固本、天真、大造等汤,以及平补足三阴、固摄诸法,而又别无所见也。故后人称仲景先生善治虚劳者,得其旨矣。(《临证指南医案·虚劳》)

【成文注】这是邹滋九根据叶氏诊治虚损医案经验所做的总结。

久虚不复谓之损,损极不复谓之劳。此虚劳损三者,相继而成也。参其致病之由,原非一种;所现之候,难以缕析。大凡因烦劳伤气者,先生用治上治中,所以有甘凉补肺胃之清津,柔剂养心脾之营液,或甘温气味、建立中宫,不使二焦日偏,营卫得循行之义。又因纵欲伤精者,当治下而兼治八脉。又须知填补精血精气之分,益火滋阴之异。或静摄任阴,温理奇阳之妙处。若因他症失调,蔓延而致者,当认明原委,随其机势而调之,揣先生之用意,以分其体质之阴阳为要领,上中下见症为着想,传变至先后天为生死断诀。若逐节推求,——有根荄可考,非泛泛然而凑用几味补药,漫言为治也。(《临证指南医案·虚劳》)

【成文注】这是邵新甫根据叶氏诊治虚损医案经验所做的总结。

【徐大椿注】此老治虚劳之法,不外清肺养胃滋肾,虽无大害,而毫无意义。轻者可愈,重者病日增而已。至其所遵仲景之法,又大失先贤本旨。当时仲景之所谓虚劳者,乃虚寒之证,故其脉浮大芤迟。又方中用饴糖,乃因腹中痛而设。今日之所谓虚劳,乃阴竭而浮火上炎,脉皆细数,与建中汤正相反,乃亦以此为治,此所谓耳食之学也。余曾目睹此老治阴虚火升之人,与建中而变喉痹血冒者,不下数人,当时此老竟不悟也。故附记于此。(《徐批临证指南医案·虚劳》)

陈升葵弟。劳病先伤阴气,继而阳伤,夏季脾胃不和,䐜胀腹鸣,晨泄。凡阳虚外寒,阴虚热蒸,皆虚不肯复元之象,非草木可为。病人述腹中气通小愈,用药当宗此旨。

人参、谷芽、茯苓、白芍、炙草、新会皮。(《叶氏医案存真》)

【周学海注】吾每用此法,据证立方,本应尔也,《内经》所谓临病人问所便,即此类。

病重药轻。(《评点叶案存真类编·诸虚劳损》)

程。脉左甚倍右,病君相上亢莫制,都因操持劳思所伤。若不山林静养,日药不能却病。

鲜生地、玄参心、天冬、丹参、茯神、鲜莲肉。(《临证指南医案·虚劳》)

【徐大椿注】劳伤心神。(《徐批临证指南医案·虚劳》)

当夏季反复变幻,因天地气机大泄,体气久虚,无以主持,故见病治病无功,而安中纳下,每每获效,入秋常进附子七味丸颇合。今秋分节,天气降,地气收,缘久热气伤,虚体未能收肃,是以肢节时寒,头巅欲冷。无非病久诸气交馁,斯外卫之阳少护,液髓暗耗,则血脉不营,而阴乏内守。凡此皆生气之浅鲜也,急当温养益气,填补充形,使秋冬助其收藏,预为来春生发之用。《内经》有四季调神之训,今投药亦当宗此旨。

鹿胎一具,羊内肾(生)十对,黄狗肾二十副,肉苁蓉一两五钱,大熟地四两(砂仁制),茯神一两五钱,五味一两五钱,湖莲肉二两,人乳粉一两五钱,柏子霜一两五钱,紫河车一具(漂),青盐八钱。

上用诸膏并捣地黄为丸,早服五钱,人参汤送。(《叶氏医案存真》)

【周学海眉批】(安中纳下):四字治损金针。

(温养益气,填补充形):句句有学问有本领。(《评点叶案存真类编·诸虚劳损》)

邓，二十七岁。精损在下，奇经久空，阳维脉络空隙，寒热已历几月，相沿日久，渐干中焦，能食仍有痞闷便溏，阴伤已入阳位，是虚损大症。俗医无知，惟有寒热滋降而已。

人参、麋茸、生菟丝子、川椒（炒黑）、茯苓、茴香（炒黑）。（《叶天士晚年方案真本》）

【徐大椿注】下损不得过脾，阴损及阳，已逾中焦矣。法在不治，尚幸能耐温燥。

阳维阴维二脉，主维系周身阴阳相续于不息之途，则营卫流行，血脉贯通，循环无已。阴阳交纽不撒。若二脉空隙，则阴阳将不相联属，寒热交作，元气散越矣。（《徐批叶天士晚年方案真本》）

杜，凤阳，三十八岁。疟后脾弱，肝乘中气不舒，易生嗔怒。

生益智仁、檀香末、茯苓块、新会皮、枳实皮。

为末，水泛丸。（《叶天士晚年方案真本》）

【周学海注】亦是阴津被灼，五脏不润，气亢神烦，不尽宜用辛温，凡津伤则神无所养，而烦怒生。（《评点叶案存真类编·疟》）

【成文注】周氏本中，"肝乘中气不舒，易生嗔怒"为：肝乃乘之，中气不舒，所以易生嗔怒。

肝阳化风为厥，肾液下衰，水不生木，而藏纳失职，此壮盛年岁，已有下虚上实之象。大意养肾主以温润，治肝须得清凉，乃仿复方之法。

大熟地、茯苓、远志、苁蓉、鹿茸、柏子仁、补骨脂、怀牛膝、黄柏、天冬。

精羊肉煮烂，捣为丸。（《叶氏医案存真》）

【周学海注】温不取辛则不入肝燥血，可以并行不背。（《评点叶案存真类编·类中风》）

顾，二十三岁。三日疟是入阴经而发，延及数月乃罢。其疟热在里，劫损肝血肾精，长夏一阴不复，遂加寒热汗出。此病伤成痨，淹淹肉消形软，必绝欲生出精血，有充复之理，草木无情无用。

人参、河车胶、茯神、萸肉、五味、芡实、山药、建莲。（《叶天士晚年方案真本》）

【徐大椿注】疟邪不可强截，截则寒热虽罢，而伏邪留着，逼烁精血，自有不适苦况，久之邪既不得外达，精血日就消亡，日深一日，势必延成痨损也。

【徐大椿眉批】有陈岐山亦因此丧身，确切之论。（《徐批叶天士晚年方案真本》）

顾，二十岁。内损是脏阴中来，缘少年欲念萌动未遂，龙雷闪烁，其精离位，精血虽有形象，损去药不能复，必胃旺安纳，古称精生于谷，迨病日久，阴损枯涸，渐干阳位。胃口淹淹不振，中乏砥柱，如妖庙焚燎莫制，阳主消铄，遂肌瘦喉刺。《褚氏遗书》论损怯，首云男子神志先散，为难治之症，此下损及中至上之义。问大便三日一行而枯涩，五液干枯，皆本乎肾。肾恶燥，味咸为补，佐苦坚阴，医以不按经义杂治，谈何容易。

人参、阿胶、鲜生地、茯神、龟板、柏子仁。（《叶天士晚年方案真本》）

【徐大椿注】肾脏精神依之如鱼得水，谓精足则神旺也。肾精既乏，不能上供神明，则神志因精衰而先散矣。盖下损及上，浊火乱其神明，此由下损及中至上奥义也。

药取清阴之品，不取浊腻滋填，早为胃中纳谷以生精作地步，应加黄柏少许。（《徐批叶天士晚年方案真本》）

顾，混堂巷，二十八岁。壮盛，色白肉瘦，脉细小如数下垂，察色凭脉是属肾虚。五液不运，精微内蒸，粘涎浊沫。凡有思虑烦劳，肝阳挟热气上升，痰沫随气乘胃而出上窍，其聚处在乎肾络。八味丸即古肾气丸，理阴阳以收肾气，使水沫不致上泛，不为差谬。少壮必先伤于阴，拙见议减桂，辛甘伐肝，加五味三倍，少用沉香，入少阴之络。考经旨：肾阴中有真阳温煦，生生自旺。若肝脏日刚，木火内寄，情志拂逆，必相火勃起，谓凉则肝宁。昔贤谓肝宜凉，肾宜温也。（《叶天士晚年方案真本》）

【徐大椿注】是致生涎沫之所以然。是吐涎沫所以然。一笔转到。仍跟上络字治病。可知减桂有妙理。

是大名家方案。肾虚，肾之真气虚也，真气虚则肾阴亦不生旺，无以养肝，而肝阳挟热逆上，火与元气不两立；真气即为元气，元气衰而火愈壮，肝为木火总司，故减桂为妥。肾虚是病根，肝阳旺是相因而致。肾阴肾阳，原难区分。盖精化为气，气化为精，未有精走而气不耗者，肾气耗散，而相火起矣。少壮肝阳正旺，减桂加入五味、沉香，此损益古方，最有斟酌。（《徐批叶天士晚年方案真本》）

顾,四十六岁。据云负重闪气,继而与人争哄,劳力气泄为虚,呕气怫意为实,声出于上,金空乃鸣。凡房劳动精,亦令阴火上灼,议左归法。(《叶天士晚年方案真本》)

【徐大椿注】孰虚孰实,了了分明。(《徐批叶天士晚年方案真本》)

顾。暑湿必伤脾胃,二邪皆阴,不必苦寒清热,调气分利水,此邪可去。中年病伤气弱,以强中醒后天。

人参、炒扁豆、木瓜、茯苓、炙甘草、广皮。(《叶天士晚年方案真本》)

【徐大椿注】中年人气分已不旺,再因病伤,气更弱矣。强中壮气,即是驱邪。

暑因乎湿,挟湿已蒸化为热,必须甘凉淡渗,亦不必用苦寒。若未经化热,不致伤津劫液,但调气分利水足矣。暑湿一门,变症最多,不可不辨。此必是未经化热者。(《徐批叶天士晚年方案真本》)

顾。向年操持劳心,心阳动上亢,挟肝胆相火,肾中龙火自至。阴藏之火,直上巅顶。贯串诸窍。由情志内动而来,不比外受六淫客邪之变火,医药如凉药清肺不效,改投引火归源以治肾。诊脉坚而搏指,温下滋补,决不相投,仿东垣王善甫法,用滋肾丸。(《叶天士晚年方案真本》)

【徐大椿注】此古人调摄所以必要清心寡欲也。(《徐批叶天士晚年方案真本》)

寒热半年,少时色黄,气短咳呕,是内损营卫迭偏,劳怯重病。

人参、茯苓、黄芪、炙草、煨姜、南枣。(《叶氏医案存真》)

评注:此等症候初起总因外感失治,邪气内陷。凡治此劳,须急安未受邪之地,如前二案。病在上中二焦,治之却宜下焦为定法。(《评点叶案存真类编·诸虚劳损》)

何,淮安,十九岁。性情固执,灵慧气钝。大凡心藏神,肾藏精,少年先病,精神不易生旺有诸。宜用六味加远志、菖蒲,开导心窍,肾精两相交合。(《叶天士晚年方案真本》)

【徐大椿注】聪敏智能本心肾窍通,锢闭则开通之,使之交合,真化工矣。

人当十五六岁,即愚顽薄劣者,到此时聪明渐启,知识渐开,读书便有领悟,世事略知二三。盖因浊火已泄,乾变为离也。

细极入微,惟虚故灵。(《徐批叶天士晚年方案真本》)

华,二八。劳损,加以烦劳,肉消形脱,潮热不息,胃倒泄泻,冲气上攻则呕。当此发泄主令,难望久延。

人参、诃子皮、赤石脂、蒸熟乌梅肉、新会皮、炒白粳米。(《临证指南医案·虚劳》)

【徐大椿注】 胃虚呕泻。(《徐批临证指南医案·虚劳》)

华,三七。春深地气升,阳气动,有奔驰饥饱,即是劳伤。《内经》劳者温之,夫劳则形体震动,阳气先伤。此温字,乃温养之义,非温热竞进之谓。劳伤久不复元为损,《内经》有损者益之之文。益者,补益也。凡补药气皆温,味皆甘,培生生初阳,是劳损主治法则。春病入秋不愈,议从中治。据述晨起未纳水谷,其咳必甚,胃药坐镇中宫为宜。(《临证指南医案·虚劳》)

《金匮》麦门冬汤(麦冬、半夏、人参、甘草、大枣、粳米。编者注)去半夏。

【徐大椿眉批】 按语和平切实,字字金玉。真善于读书体认之人,依症立方必用补血开胃滋养营气之法,如复脉、归脾之类。乃用麦冬汤去半夏,徒能补血益脾气,已不中病。又咳嗽而重用麦冬,尤属大忌,与医案全不照应。此盖于古圣人立方用药之理未尝深求,而又无师承授故也。集中如此甚多,深为可惜。今则能作此医者,我目中已未见其人也。(《徐批临证指南医案·虚劳》)

华,无锡,三十一岁。夏月带病经营,暑热乘虚内伏,秋深天凉,收肃暴冷,引动宿邪,寒热数发,形软减食,汗出,与归芪建中汤。(《叶天士晚年方案真本》)

【徐大椿注】 汗经寒热屡出,暑热宿邪已去,惟真阳不足,元气未充,益中上之阳,其病自愈。(《徐批叶天士晚年方案真本》)

嘉兴,十八。肾肝内损,必致奇经失职,俗医混称"阴虚",仅以钱仲阳小儿所用六味,曰"补阴和阳,益脏泄腑",要知此时仲阳非为虚损设立。

人参、紫河车、坎气、人乳粉、秋石、茯苓、五味子、紫衣胡桃。(《叶氏医案存真》)

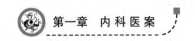

【周学海注】先生亦常治虚损，此盖病重药轻故也。

秋石太咸，咸能凝血伤津，且大损心阳，最不宜于咳喘多痰、失血、心阳虚之病，吾从脏证忌盐悟出。王好古云肉苁蓉骤用妨心，亦此义也。（《评点叶案存真类编·诸虚劳损》）

姜，十九。自上年冬失血，渐形减气弱，精血内损，不肯再复，延成劳怯。填养精血，务在有情，庶几不夺胃气。

人参、鲜河车胶、水制熟地、五味、茯神、山药、芡实、黑壳建莲。（《临证指南医案·虚劳》）

【徐大椿眉批】五味同河车、熟地服胃气必倒。（《徐批临证指南医案·吐血》）

蒋，枫镇，十九岁。血止，心脘热燥，当养胃阴。

生白扁豆、大北沙参、骨皮、玉竹、桑叶、甘草、青甘蔗汁。

【徐大椿注】血后余波。妥帖。（《叶天士晚年方案真本》）

从来养阴者，但知养肾肝之阴。不知胃气弱者，下元未受其益，中宫先受其滞，曷若先养胃阴，津液旁敷而不滞也。（《徐批叶天士晚年方案真本》）

交四之气，热胜元虚，乃气泄之候，营卫本乎脾胃，不耐夜坐，舌心腐碎，吸吸短气，似不接续，中焦喜按，始得畅达。目胞欲垂难舒，四肢微冷失和，从前调理见长，每以温养足三阴脏，兼进血气充形，病减七八。今当长夏，脾胃主气，气泄中虚，最防客气之侵，是质重之补宜缓，而养胃、生津、宁神、敛液仍不可少。俟秋深天气下降，仍用前法为稳，拟逐日调理方法。

人参、茯神、天冬、枣仁、知母、建莲肉、炙草、川石斛，熬膏。早上进丸药一次。

遇天气郁悖泛潮，常以鲜佩兰叶泡汤一二次，取芳香不燥，不为秽浊所犯，可免夏秋时令之病。鲜莲子汤亦好。若汗出口渴，夜坐火升舌碎，必用酸甘化阴，以制浮阳上亢，宜著饭蒸熟。

乌梅肉、冰糖，略煎一沸，微温和服一次。

饭后饮茶，只宜炒大麦汤，芥片，或香梗茶，其松萝、六安味苦气降，中气虚者不宜用。瓜果宜少，桃李宜忌。玉蜀黍坚涩难化，中虚禁用。香薷饮泄越渗利，颇不相宜，或有人参者，可以凉服。暂用煎药，当和中清暑，以雨湿已久，中焦易困耳。

人参、木瓜、扁豆、麦冬、茯苓、甘草、佩兰叶。

临晚进膏滋药：人参、熟地、远志、甘草、绵芪、茯苓、桂圆肉、归身、五味、枸杞。

照常法熬膏，不用蜜收，白水调服。（《叶氏医案存真》）

【周学海眉批】脾阳大虚，温养足三阴，必是质重之补，景岳一派是治虚损不秘之法，案中常有引用。《景岳方发挥》一书，迥非先生手笔。

佩兰疏湿，鲜莲清暑。

（乌梅肉、冰糖）多服便偾事。（《评点叶案存真类编·诸虚劳损》）

金，枚墩，二十四岁。瘦人易燥偏热，养胃阴，和肝阳，可以久服。

大生地、清阿胶、淡天冬、北沙参、麻仁、白芍。（《叶天士晚年方案真本》）

【徐大椿注】养胃阴即所以和肝阳，不分两段。（《徐批叶天士晚年方案真本》）

金，麒麟巷，五十九岁。平日操持，或情怀怫郁内伤，病皆脏真偏以致病。庸医但以热攻，苦辛杂沓，津枯胃惫，清气不司转旋，知饥不安谷。

大半夏汤。（《叶天士晚年方案真本》）

【徐大椿注】驳劣庞杂之药不能去病，反能造病，以致津枯胃惫，清窒塞转成痼疾矣。

常见有力之家，或父母年高，或已身微恙，往往十分珍重，药饵不绝于口。始以药之偏气。治身中气血之偏。不知久服药石，伤冲和清粹之气，尽为草木香移易。即参、苓日进，久之脏腑相安。倘遇缓急服之，亦呼应不灵。病气深而归于无益，此惟阅历深且久者，方知有此弊耳。（《徐批叶天士晚年方案真本》）

李，嘉兴。质虚不耐烦冗，动则阳升，由阴不和阳，深秋痢症虽愈，犹夏季致伤。

人参、茯苓、枣仁、炙甘草、小麦、青花、龙骨。（《叶天士晚年方案真本》）

【徐大椿注】用妙香法以和阳，是和心阳耳。（《徐批叶天士晚年方案真本》）

李,三十岁。农人入夏必烦倦,饮酒者,脾胃必弱。建中益气法。

熟於术、益智仁、茯苓、木瓜、广皮、生白扁豆。(《叶天士晚年方案真本》)

【徐大椿注】疏方清洁。(《徐批叶天士晚年方案真本》)

陆,虎邱,二十一岁。肾肝内损劳怯,必致奇经失职。俗医混称阴虚,仅以六味,曰补阴和阳,益脏泄腑,此时仲阳(指钱乙,编者注)非为阴损而设。

河车、坎气、紫衣胡桃霜、人参、茯苓、五味子、人乳粉、秋石。(《叶天士晚年方案真本》)

【徐大椿注】重方力大,借资于人者半,谓竹破竹补。(《徐批叶天士晚年方案真本》)

吕。冲年久坐诵读,五志之阳多升。咽干内热,真阴未能自旺于本宫。诊脉寸口动数,怕有见红之虑。此甘寒缓热为稳,不致胃枯耳。

生地、天冬、女贞、茯神、炙草、糯稻根须。(《临证指南医案·虚劳》)

【徐大椿注】阴虚阳浮兼胃阴虚。(《徐批临证指南医案·虚劳》)

脉微弱而细,鼻准独明,昼日形冷汗泄,不饥少纳,脘腹常痞,泄气自舒。此阳气失护卫,而寒栗汗出,阳失鼓运,而脾胃气钝。前进养营,亦主中宫,想因血药柔软,阳不骤苏,初进甚投,接用则力疲矣。询其不喜饮汤,舌颇明润,非邪结客热之比。议用理中汤法,专以脾胃阳气是理。不独治病,兼可转运日前之药。昔贤以疟称谓脾寒,重培生阳,使中州默运,实治法之要旨。

人参、生芍、熟术、附子、茯苓、干姜。(《叶氏医案存真》)

【周学海眉批】妙旨。(《评点叶案存真类编·湿温》)

脉细数舌绛,烦渴时热,病九日,邪气稍衰,正气已亏,不宜再作有余治。

鲜生地、阿胶、元参、麦冬、知母、麻仁。(《叶氏医案存真》)

【周学海注】据脉证乃邪陷膻中,大气不能轮转之象,案语无谓。(《评点叶案存真类编·温热》)

倪,枫桥,二十三岁。劳伤营卫,不任烦冗,元气不足,兼后天生真不旺。古人必以甘温气味,从中调之。

建中法加人参、桂心、当归。(《叶天士晚年方案真本》)

【徐大椿注】心营肺卫治法用药益见心为阳中之太阳也。

心营肺卫，实则兼统于心。以心为阳中之太阳，营卫惟太阳主之，建中加参、桂、当归，建心主之宫城也。(《徐批叶天士晚年方案真本》)

钱，五八。用力努挣，精从溺管沥出，已经两耳失聪。肾窍失司，显然虚象。凡肾液虚耗，肝风鸱张，身肢麻木，内风暗袭，多有痱中之累。滋液熄风，温柔药涵养肝肾。经言肝为刚脏，而肾脏恶燥，若攻风劫痰，舍本求末矣。

熟地、枸杞、苁蓉、石菖蒲、当归、沙苑、巴戟、远志。(《临证指南医案·中风》)

【徐大椿注】阴阳并虚。(《徐批临证指南医案·中风》)

沈，三十二岁。壮年，望色夺肉瘦，脉左细右空，此男子精损，真气不主收纳。自述少腹筑筑动气而痛，病形脉症，已在下焦。治肺嗽大谬，杂治日延劳怯。

薛氏八味丸三钱。(《叶天士晚年方案真本》)

【徐大椿注】少腹动气是关元、气海极虚，命蒂真气已离散，不可收拾，由下窜上，法在不治。(《徐批叶天士晚年方案真本》)

沈，塘楼，四十五岁。舌乃心苗，肾脉系焉。舌下肿硬，伸缩不得自然，乃心阳自亢，肾阴暗耗。内关脏液虚损，清热消肿无用，常服大补阴丸。(《叶天士晚年方案真本》)

【徐大椿注】灯火旺，盏油易涸；心火亢，肾水易耗。盖心火之下阴精承之也。(《徐批叶天士晚年方案真本》)

施。冲气贯胁上咽，形体日渐枯槁，此劳伤肝肾而成损怯。由乎精气不生，厥气上逆耳。议以通阳摄阴，冀其渐引渐收，非见病治病之方法矣。

苁蓉、熟地、五味、枸杞、柏子霜、茯苓、桑椹子、砂仁、青盐。

羊肉胶丸。(《临证指南医案·虚劳》)

【徐大椿注】阴阳并虚。(《徐批临证指南医案·虚劳》)

时，二十。脉细，属脏阴之损。平素畏寒怯冷，少年阳气未得充长。夏令暴泻，是时令湿热，未必遽然虚损若此。今谷减形瘦，步履顿加喘息，劳怯显然,当理脾肾。

早服加减八味丸,晚服异功散(人参、茯苓、白术、甘草、陈皮。编者注)。(《临证指南医案·虚劳》)

【徐大椿注】 下损及中。(《徐批临证指南医案·虚劳》)

宋,五十岁。《内经》曰:中气不足,溲便为变。不饥口苦,脾阳不得旋转,营运胃津。脉络久已呆钝,乃劳伤气分,暑邪虚实药中,议缩脾饮。

人参、广皮、乌梅肉、煨姜、益智仁、茯苓。(《叶天士晚年方案真本》)

【徐大椿注】 脾挟湿热则缓大弛长,不司旋转。缩之以甘补酸收,辛开淡渗。则健运矣。(《徐批叶天士晚年方案真本》)

孙,横山头,廿岁。男子及长,欲萌未遂,肾中龙火暗动,精血由此暗伤,阴虚自内脏而来,凉肝嗽药,必致败坏。盖胃口一疲,精血枯槁矣。

人参、熟地、茯神、五味、天冬、麦冬。(《叶天士晚年方案真本》)

【徐大椿注】 三才合生脉加茯神。(《徐批叶天士晚年方案真本》)

孙,三十四岁。内损精血,有形难复,淹淹年岁,非医药功能,病中安谷如饥,后天生气未惫,若究医药,必温煦血肉有情,有裨身中血气。冬春用天真丸。(《叶天士晚年方案真本》)

【徐大椿注】 冬春二字最有斟酌。

病中安谷知饥,阴损尚未及阳可知。先天精气虽损,犹赖后天水谷之精气以荫,治虚损必以脾胃为先务也。(《徐批叶天士晚年方案真本》)

唐。阅原案开列皆肝肾为下元,男子中年已后,精血先亏,有形既去难复,五液内夺。阳气易越。治法从阴引阳,勿以桂、附之刚。

鹿茸、角霜、当归、天冬、茯苓、苁蓉、杞子、天麻、浙黄菊。(《叶天士晚年方案真本》)

【徐大椿注】 五液内夺,里气必燥热有火,是以内风易起。(《徐批叶天士晚年方案真本》)

屠,二八。劳力伤阳,延三年,损伤延及中宫,状如反胃。诸气欹斜,交会失序,遂有寒热,脱力损伤脾胃,牛属坤土,当以霞天膏。(《临证指南

医案·虚劳》)

【徐大椿注】劳力伤脾胃。(《徐批临证指南医案·虚劳》)

汪,二十九岁。厥起五年,脉形细促,乃肾肝精血内怯。冬藏失降,脏阴不摄,致厥阳内风飞翔,冒昧精神,病在至阴,热气集于身半以上,皆是下元根蒂之浅,欲图其愈,必静居林壑,屏绝世务一年,寒暑隧道,阴阳交纽,不致离绝。

龟腹板心、活灵磁石、山萸肉、细川石斛、辰砂、川牛膝、人中白、黄柏。(《叶天士晚年方案真本》)

【徐大椿注】精神出色入理深谈。

隧道阴阳交纽,内景如绘。

此方乃补剂中之最灵动、最精深入微者。盖隧道阴阳交纽主一身督任,而言惟督任为阴阳脉之二海,天关地轴交纽,此身命根二海一空,即有渐致离绝之势,五脏失其根蒂,补剂讲究及此方为透入重关,非通套治病。

凡介虫三百六十,龟为之长。色黑为北方坎卦,水阴能潜娇阳,味咸纯阴,直入任脉阴海。磁石质重,入肾制肝阳上冒。以辰砂镇心神,交其水火。萸肉酸以入肝敛肝,牛膝佐入下焦。人中白咸,黄柏苦以入阴,咸苦制上浮。川斛清阴火,坚筋骨,此方大旨。

扁鹊见虢太子尸厥之病,曰:上有绝阳之络,下有破阴之纽。可见人身自有命蒂,根本交结,纽住阴阳,昼夜营运,循环无端,则五脏六腑,为生人根本。而脏腑之外,更有为脏腑根蒂者,此先天乾南坤北,后天南离北坎,皆于此为造化枢纽。品汇根柢,治病及此,何等深细微奥。

昔年潘凤翔治何虎占痰病,诊曰阴虚,疏方大半宗此旨,果效。(《徐批叶天士晚年方案真本》)

汪,水潭头。肾阴已怯,心阳遇烦多动,所谓脏阴络损之血,甘以缓热。酸以固阴。

熟地(炒枯,水洗一次)、旱莲草、茯神、萸肉、女贞、柏子仁、柿饼炭三钱。(《叶天士晚年方案真本》)

【徐大椿注】同一少阴耳。

少阴精血上承心阳,自尔宁静,劳心不以为烦,肾阴一怯,势必遇烦多动矣。(《徐批叶天士晚年方案真本》)

汪。夏湿化热,清肃气分,已愈七八,湿解渐燥,乃有胜则复。胃津未壮,食味不美,生津当以甘凉,如《金匮》麦门冬汤。(《叶天士晚年方案真本》)

【徐大椿注】(湿解渐燥,乃有胜则复):敏捷。

细玩如字,不必指定麦门冬汤为板方也。湿气甫解,即虑燥胜,心源活泼,呆钝人何从下手。(《徐批叶天士晚年方案真本》)

王,二二。此少壮精气未旺,致奇脉纲维失护。经云:形不足者,温之以气;精不足者,补之以味。今纳谷如昔,当以血肉充养。

牛骨髓、羊骨髓、猪骨髓、茯神、枸杞、当归、湖莲、芡实。(《临证指南医案·虚劳》)

【徐大椿注】阴虚。(《徐批临证指南医案·虚劳》)

王,六七。老人舌腐,肉消肌枯,心事繁冗,阳气过动,致五液皆涸而为燥。冬月无妨,夏月深处林壑,心境凝然,可以延年。

每早服牛乳一杯。(《临证指南医案·燥》)

【徐大椿注】心阳过动伤液。(《徐批临证指南医案·燥》)

王,同里,二十七岁。向成婚太早,精未充先泄。上年起于泄泻。继加痰嗽,食纳较多,形肌日瘦,深秋喉痛,是肾精内乏。当冬令潜降,阴中龙雷闪烁,无收藏职司。谷雨万花开遍,此病必加反复。

秋石拌人参、紫衣胡桃肉、茯神、紫石英、女贞子、北五味子。(《叶天士晚年方案真本》)

【徐大椿注】少阴不固。五液变痰。阴火内灼。循少阴脉上烈。逆天度矣。阳气大升大泄。

病情一路述来,分五层次第,着实说来,无捕风捉影之谈。(《徐批叶天士晚年方案真本》)

吴,东山,二十七岁。频失血已伤阴,冬至后脉弦,属不藏,是肾阴不足,虚浮热气之升。戒酒节欲,勿日奔驰,可免春深反复。

六味去丹泽,加龟腹版心、清阿胶、天冬、秋石。(《叶天士晚年方案真本》)

【徐大椿注】细腻风光。

脏真无日不宜深藏,故曰脏也。冬至更是万物归根之候,弦脉为春深发升之象,先时而见,恐当时反不能见矣,故曰不藏。(《徐批叶天士晚年方案真本》)

吴,三十五岁。据述咽中气冲,即起咳嗽,经年调治,渐致食减力乏。此皆不分外因。徒受治痰治嗽之累。凡久恙当问寝食,参视形色脉象,越人谓下损及胃是已。

建中法。(《叶天士晚年方案真本》)

【徐大椿注】气冲即咳,内损显然,尚徒治痰治嗽,何怪先生鄙夷。(《徐批叶天士晚年方案真本》)

吴江,廿七。肌肉日削,竟夜内热,是内损阴虚,渐延劳怯,安逸可久。天暖气泄,病必渐加。

早服牛乳一杯,另服补阴丸。(《叶氏医案存真》)

【周学海注】液耗竭难津复,治宜填阴撑阳,此证所谓阴虚阳往,卫降营竭也。

苦寒不能撑阳,所谓撑者,阴充则阳气外达而复其位也。

丹溪大补阴丸,黄柏、知母俱盐酒炒,地黄、龟板,猪脊髓丸。又有补阴丸即杨氏还少丹少楮实一味。(《评点叶案存真类编·诸虚劳损》)

【张寿颐注】阴虚夜热,而至彻夜不已,肌肉消癯,津液脂膏灼烁殆尽,瘵病末传,本非草木无情所能挽救,然人事不可不尽,亦必滋填峻养,以冀少缓须臾。此惟汤药清膏,最为直捷,丸药缓治,何能济急,渣滓并进,精华几何? 牛乳固可润燥,而车薪杯水,亦复何济! 以此敷衍,岂鼎鼎大名、病家所望于回天妙手者而忍出此? 丹溪有大补阴丸,乃知、柏、地黄、龟版,猪脊髓捣丸,以治此证,犹或近之。若别有所谓补阴丸者,则即杨氏还少丹去楮实,与此证更远。周氏"撑阳"二字甚奇,非自己注明,必不可解,然谓阴充则阳气外达,不过理想耳,究竟"撑阳"二字,半通不通。((《古今医案平议·虚火》)

【成文注】张氏引用周氏注时略去:"丹溪大补阴丸,黄柏、知母俱盐酒炒,地黄、龟板,猪脊髓丸。又有补阴丸即杨氏还少丹少楮实一味。"

徐,醋库巷。年多下元自馁,气少固纳,凡辛能入肾,辛甘润药颇效,阴中之阳气,由阳明脉上及鼻中,当以酸易辛为静药。

紫胡桃、萸肉、五味、茯苓、锁阳、补骨脂。

青盐丸。(《叶天士晚年方案真本》)

【徐大椿注】阴中气浊,此症必是独觉鼻中有秽气难耐也。故以酸易辛收之。

既以酸咸下降收束,又以锁阳锁住阳气。盖阴中之阳,乃是下元真火,本宜潜伏,不可上炎也。(《徐批叶天士晚年方案真本》)

杨,三十八岁。病未复元,勉强劳力伤气,胸腹动气攻冲,或现横梗,皆清阳微弱,不司转旋。

小建中汤。(《叶天士晚年方案真本》)

【徐大椿注】三阳少阳为枢,平日上升清道,为枢机转旋,升清降浊,三焦分理,皆是物也。病后清阳微弱,勉强劳力,伤在气分,枢机无力,转旋失司矣。(《徐批叶天士晚年方案真本》)

杨氏。背寒心热,胃弱少餐,经期仍至,此属上损。

生地、茯神、炒麦冬、生扁豆、生甘草。(《临证指南医案·虚劳》)

【徐大椿注】上损及胃。(《徐批临证指南医案·虚劳》)

仰,三十岁。产后自乳,三年肉消,夜热咳嗽蓐劳,皆产伤真阴,阴虚生热,络中无血,气入络,变化有形,为气聚之瘕。医攻瘕则谬,理嗽亦非。以下损之伤在肝肾,奇经之虚,肺药寒凉,望其止嗽,嗽必不效,胃伤经阻则凶。

炙甘草汤。(《叶天士晚年方案真本》)

姚,曹家巷,四十四岁。心腹如焚,肌腠寒冷,知饥不甘纳食,大便久溏。此属劳怯。医案(疑为家,编者注)见嗽,清肺清热,损者愈损,未必用药能除病。

黄精、白及、米仁、炙甘草。(《叶天士晚年方案真本》)

【徐大椿注】阳结于内。阳结于上则中下虚寒。病者到此地位,医者无可奈何,只得出此方矣!(《徐批叶天士晚年方案真本》)

叶,二十七岁。此肾损久泻亡阴,当暑热气自上吸入,气伤热炽,音哑痰多,水涸金痿,非小恙也。绝欲固下,勿扰烦以宁心,精气再苏,望其痊可。

熟地炭、生扁豆、人参、茯神、川石斛、女贞子。(《叶天士晚年方案真本》)

【徐大椿注】盖金从水养,母隐子胎,水涸而金必痿也。凡痨病肾精内夺,每声哑而死,亦此议也。(《徐批叶天士晚年方案真本》)

郁氏。失血咳嗽,继而暮热不止,经水仍来,六七年已不孕育。乃肝肾冲任皆损,二气不交,延为劳怯。治以摄固,包举其泄越。

鲜河车胶、黄柏、熟地、淡苁蓉、五味、茯神。

蜜丸。(《临证指南医案·虚劳》)

【徐大椿注】肝肾冲任皆虚。

【徐大椿眉批】此老于补剂中用五味极多,以其能收摄元气归于下焦,或收敛肺气不使上逆,皆历来医书相传之法,其实皆大谬也。五味专于收敛,倘有一毫风寒痰火内外之邪,用之则永远不出而成痼疾。故仲景治虚方宁用牡蛎、龙骨,从无用五味者;其咳症之用五味必与干姜同用,从无独用者。历考自知乃千余年竟无知者,而杀人无算矣。(《徐批临证指南医案·虚劳》)

张,二十九岁。劳伤阳气,当壮盛年岁,自能保养安逸,气旺可愈。

人参当归建中汤。(《叶天士晚年方案真本》)

【徐大椿注】直起喝破,惟老手能之,不可以为老生常谈。(《徐批叶天士晚年方案真本》)

张,黄埭,二十六岁。夏季寒热,入秋乃止,色黄脉弱,知饥不思纳食,举动痿软无力,明是久病伤损,已交白露不醒。议用养营法,去芪、术、五味、地黄,加南枣肉。(《叶天士晚年方案真本》)

【徐大椿注】久病损伤,气血必虚而滞,芪、术、地、味,乃重滞坚浓之品,恐骤进运掉不灵,转滋腻浊,故独用原方中灵动松利之药,加以南枣酸甘,俾胃虚脾弱之体,轻扰漫捻,渐次得益。此用补方之生心化裁不呆钝者,后学切须留意。(《徐批叶天士晚年方案真本》)

张,三十九岁。中年色萎黄,脉弦空,知饥不欲食,不知味,据说春季外感咳嗽,延秋气怯神弱,乃病伤成劳。大忌消痰理嗽。

麦门冬汤。(《叶天士晚年方案真本》)

【徐大椿注】胃阴枯矣。此一句(大忌消痰理嗽)保全无数生灵,人知消痰理嗽为要务,此以消痰理嗽为大忌,医理精超极矣。(《徐批叶天士晚年方案真本》)

赵,三七。气分本虚,卫少外护,畏风怯冷。冬天大气主藏,夏季气泄外越,此天热烦倦一因也。是气分属阳,故桂附理阳颇投。考八味,古称肾气,有通摄下焦之功,能使水液不致泛溢,其中阴药味厚为君,乃阴中之阳药,施于气虚,未为中窾。历举益气法,无出东垣范围,俾清阳旋转,脾胃自强。偏寒偏热,总有太过不及之弊。

补中益气加麦冬、北味。

又　间服四君子汤。(《临证指南医案·虚劳》)

【徐大椿注】中气虚。(《徐批临证指南医案·脾胃》)

郑。脉数,垂入尺泽穴中,此阴精未充早泄,阳失潜藏,汗出吸短。龙相内灼,升腾面目,肺受熏蒸,嚏涕交作。兼之胃弱少谷,精浊下注,溺管疼痛,肝阳吸其肾阴,善怒多郁,显然肾虚如绘。议有情之属以填精,仿古滑涩互施法。

牛骨髓四两,羊骨髓四两,猪脊髓四两,麋角胶四两,熟地八两,人参四两,萸肉四两,五味三两,芡实四两,湖莲四两,山药四两,茯神四两,金樱膏三两。

胶髓丸。(《临证指南医案·虚劳》)

【徐大椿眉批】虽多用血肉之品,皆切病而有本,近日学之者遂成笑柄矣。(《徐批临证指南医案·虚劳》)

朱,二十八岁。归脾汤以治嗽治血,谓操持劳心,先损乎上。秦越人云:上损过脾不治。不曰补脾曰归,以四脏皆归中宫,斯上下皆得宁静,无如劳以性成,心阳下坠为疡,疡以挂线。脂液全耗,而形寒怯风,不但肾液损伤,阴中之阳已被剥斫,劳怯多由精气之夺。

鲜河车胶、人参、炒枸杞、云茯苓、紫衣胡桃肉、沙苑。(《叶天士晚年方案真本》)

【徐大椿注】俗云偷粪老鼠,总因肾精亏竭,心阳下坠,为疡,总不脱少阴一经。(《徐批叶天士晚年方案真本》)

朱，临顿路。精血空隙在下，有形既去难生，但阴中之阳虚，桂附辛热刚猛，即犯劫阴燥肾，此温字若春阳聚，万象发生，以有形精血，身中固生气耳。

淡苁蓉、桑螵蛸、大茴香（炒黑）、锁阳、生菟丝子粉。（《叶天士晚年方案真本》）

【徐大椿注】温字洗剔精义，盖温剂总以柔阳立法。（《徐批叶天士晚年方案真本》）

朱，三六。辛温咸润，乃柔剂通药，谓肾恶燥也，服有小效。是劳伤肾真，而八脉皆以废弛失职。议进升阳法。

鹿茸、苁蓉、归身、杞子、柏子仁、杜仲、菟丝子、沙苑。（《临证指南医案·虚劳》）

【徐大椿注】阳虚奇脉兼病。（《徐批临证指南医案·虚劳》）

庄，长顺布行，二十九岁。开列病原，是精腐于下，系肾脏阴中之阳虚。凡肾火内藏真阳，喜温煦则生阳自充。若以姜、桂、乌、附燥热，斯燥伤肾矣。

鹿尾、大茴、苁蓉、菟丝、羊肾、云苓、巴戟、归身、骨脂、韭子、蛇床子。（《叶天士晚年方案真本》）

【徐大椿注】肾脏阴中之阳，所以煦养真精，不便腐者。

温是春升之气，万物发生燥热则如夏日之刚烈，秋阳之肃杀，煎熬血液，反涸本真，所以不可轻投也。（《徐批叶天士晚年方案真本》）

痹　证

此症（指痹证，编者注）与风病相似，但风则阳受之，痹则阴受之，故多重著沉痛。其在《内经》，不越乎风寒湿三气。然四时之令，皆能为邪，五脏之气，各能受病。其实痹者，闭而不通之谓也。正气为邪所阻，脏腑经络，不能畅达，皆由气血亏损，腠理疏豁，风寒湿三气得以乘虚外袭，留滞于内，致湿痰浊血，流注凝涩而得之。故经云：三气杂至，合而为痹。又云：风胜为行痹，寒胜为痛痹，湿胜为著痹，以及骨痹、筋痹、脉痹、肌痹、皮痹之义。可知痹病之症，非偏受一气足以致之也。然而病症多端，治法亦异，余亦不能尽述。兹以先生治痹之法，为申明一二。有卫阳疏，风邪入络而成痹者，以宣通经脉，甘寒去热为主。有经脉受伤，阳气不为护持而为痹者，以温养通补，扶持生气为主。有暑伤气,湿热入络而为痹者,用舒通经脉之剂,使清阳流行为主。有风湿肿痛而为痹者,用参、术益气,佐以风药壮气为主。有湿热伤气,及温热入血络而成痹者,用固卫阳以却邪,及宣通营络,兼治奇经为主。有肝阴虚,疟邪入络而为痹者,以咸苦滋阴,兼以通逐缓攻为主。有寒湿入络而成痹者,以微通其阳,兼以通补为主。有气滞热郁而成痹者,从气分宣通为主。有肝胃虚滞而成痹者,以两补厥阴、阳明为治。有风寒湿入下焦经隧而为痹者,用辛温以宣通经气为主。有肝胆风热而成痹者,用甘寒和阳,宣通脉络为主。有血虚络涩,及营虚而成痹者,以养营养血为主。又有周痹、行痹、肢痹、筋痹,及风寒湿三气杂合之痹,亦不外乎流畅气血,祛邪养正,宣通脉络诸法。故张景岳云:治痹之法,只宜峻补真阴,宣通脉络,使气血得以流行,不得过用风燥等药,以再伤阴气。亦见道之言也。(《临证指南医案·痹》)

【成文注】这是邹滋九根据叶氏诊治痹证医案经验所做的总结。另外,叶氏治疗痹证也喜用丸剂,适宜于痹证病久难愈。

【徐大椿注】案多重复,可删。既知风寒湿为痹,则尽属外邪可知。而用人参及温补之药者,十居二三,恐有留邪之患。凡属形体之疾,当外治。不明外治之法,服药虽中病,仅得医术之半耳。(《徐批临证指南医案·痹》)

东山,六十。血痹气滞,腹中不和,而大便燥,夏季以柔和辛润,交霜降土旺之运,连次腹痛,目眦变黄。此非黄疸,是湿热瘀留阻壅乃尔。

炒桃仁、郁李仁、茺蔚子、冬葵子、菠菜叶。(《叶氏医案存真》)

【周学海注】病证只是脾滞,恐其本由于肾水不足。(《评点叶案存真类编·湿温》)

杜,三三。温暖开泄,骤冷外加,风寒湿三气交伤为痹,游走上下为楚。邪入经隧,虽汗不解,贵乎宣通。

桂枝、杏仁、滑石、石膏、川萆薢、汉防己、苡仁、通草。

又　经脉通而痛痹减,络中虚则痿弱无力,周身汗出。阳泄已多,岂可再用苦辛以伤阳泄气乎?《内经》以筋缓为阳明脉虚,当宗此旨。

黄芪、防风、白术、茯苓、炙草、桂枝、当归、白芍、苡仁。

又　大凡邪中于经为痹,邪中于络为痿。今痹痛全止,行走痿弱无力。经脉受伤,阳气不为护持,法当温养通补。经旨春夏养阳,重在扶培生气耳。

黄芪四两,茯苓三两,生白术三两,炙草,淡苁蓉二两,当归三两,牛膝二两,仙灵脾二两,虎骨胶,金毛狗脊十二两(用无灰酒浸半日蒸,熬膏)。

胶膏为丸。(《徐批临证指南医案·痹》)

洪,四三。湿盛生热生痰,渐有痿痹之状。乃阳明经隧为壅,不可拘执左属血、右属气也。《金匮》云:经热则痹,络热则痿。今有痛处,治在气分。

生於术三钱,生黄芪三钱,片姜黄一钱,川羌活一钱,半夏一钱,防风五分,加桑枝五钱。

又 芪、术固卫升阳,左肩胛痛未已。当治营中,以辛甘化风法。

黄芪、当归、炙草、防风、桂枝、肉桂。(《临证指南医案·痹》)

【徐大椿注】湿热。(《徐批临证指南医案·痹》)

患痛风,发热神昏,妄言见鬼,手足瘛疭,大便不行,此少阴肾气受伤也。肾既受伤,病累及肝,肝旺火炽,神明内乱,木合火邪,内入则便闭,外攻则身痛,法当滋其内,则火自熄,风自除,痛自止。

生首乌、蒌仁、桂枝、秦艽、桔梗、黄连、知母、枳壳。

服一剂,症渐减,但心神不安,身体如在舟车,此肾气虚,而肝肺为之不治。正《内经》子虚母亦虚也,母病子亦病也。夫肝藏魂,肺藏魄。二脏不治,故魂魄为之失守耳。

人参、甘草、生地、麦冬、远志、枣仁、羚羊角、川贝、橘红、茯神。(《叶氏医案存真》)

【周学海注】脱阳者见鬼,谓阳气下脱也,而阳气外散,神明不固者亦然。肝燥妄泄,厥阴不合则魂散故也。

据案此证不宜疏肝,当用酸甘化阴法。方用苦辛不合。

前方既能见效,则发热神昏,必兼外感,而前案但力发阴虚何也。(《评点叶案存真类编·痹》)

金,三二。痹痛在下,重著不移,论理必系寒湿。但左脉搏数,经月遗泄三四,痛处无形,岂是六淫邪聚?然隧道深远,药饵未易奏功,佐以艾灸,冀得效灵。

枸杞子、肉苁蓉、虎骨胶、麋角胶、杜仲、桑椹子、天冬、沙苑、茯苓。

溶胶丸。(《临证指南医案·痹》)

【徐大椿注】精血虚。(《徐批临证指南医案·痹》)

刘,三八。《周礼》采毒药以供医事,盖因顽钝沉痼著于躯壳,非脏腑虚损,故必以有毒攻拔,使邪不留存凝著气血,乃效。既效矣,经云:大毒治病,十去其五。当此只宜爱护身体,勿劳情志,便是全功道理。愚人必曰以药除根,不知天地之气,有胜有复,人身亦然。谷食养生,可御一生;药饵偏胜,岂可久服?不观方士炼服金石丹药,疽发而死者比比。

何首乌、黑芝麻、桑枝,桂枝汤泛丸。(《临证指南医案·痹》)

【徐大椿注】血虚络涩。

【徐大椿眉批】明理之论。(《徐批临证指南医案·痹》)

马,陆家桥。浊止足肿,膝首肿痛,起于夏秋,必挟地气,湿自下受,酒客内湿互蒸。内外合邪,汤药决不取效。

蠲痛丹。(《叶天士晚年方案真本》)

【徐大椿注】浊病止则足肿,是湿邪无从泄泻,其从前浊病,亦是湿气下注膀胱,非关精窍为患。(《徐批叶天士晚年方案真本》)

某。冬月温舒,阳气疏豁,风邪由风池、风府流及四末,古为痹症。忽上忽下,以风为阳,阳主动也。诊视鼻明,阳明中虚可见。却邪之剂,在乎宣通经脉。

桂枝、羚羊角、杏仁、花粉、防己、桑枝、海桐皮、片姜黄。

又 症已渐安,脉络有流通意。仲景云:经热则痹,络热则痿。知风淫于内,治以甘寒,寒可去热,甘味不伤胃也。

甜杏仁、连翘、元参、花粉、绿豆皮、梨汁。

又 余热尚留,下午足寒,晨餐颈汗。胃未调和,食不甘美。因大便微溏,不必过润。

北沙参、麦冬、川贝、川斛、陈皮、谷芽。(《临证指南医案·痹》)

【徐大椿注】卫阳疏,风邪入络。(《徐批临证指南医案·痹》)

某。脉沉小数,营中留热,骱骨尚有微疼。宜通经络,佐清营热。
钩藤、细生地、当归须、白蒺藜、丹皮、片姜黄。(《临证指南医案·痹》)

【徐大椿注】营中热。(《徐批临证指南医案·痹》)

某。左脉如刃,右脉缓涩。阴亏本质,暑热为疟。水谷湿气下坠,肢末遂成挛痹。今已便泻,减食畏冷,阳明气衰极矣。当缓调,勿使成疾。

生白术、狗脊、独活、茯苓、木防己、仙灵脾、防风、威灵仙。

又 湿痹,脉络不通,用苦温渗湿小效。但汗出形寒,泄泻,阳气大伤,难以湿甚生热例治。通阳宣行,以通脉络,生气周流,亦却病之义也。

生於术、附子、狗脊、苡仁、茯苓、萆薢。(《临证指南医案·痹》)

【徐大椿注】寒湿。(《徐批临证指南医案·痹》)

邵,枫桥,七十七岁。高年四末肉肿骨大,乃气血已衰,不能涵注,内风暗起,谓风淫末疾。

桑寄生、枸杞子、虎掌骨、沙苑。照常熬膏,不用蜜收。

【徐大椿注】禀经酌雅。(《徐批叶天士晚年方案真本》)

沈,三七。用养肝血熄风方,右指仍麻,行走则屈伸不舒,戌亥必心热烦蒸。想前法不效,杞、归辛温,阳动风亦动矣。议去辛用咸,若疑虑途次疟邪未尽,致脉络留滞,兼以通逐缓攻亦妙。

熟地、龟胶、阿胶、秋石、天冬、麦冬、五味、茯神。

蜜丸,晨服。

桃仁、穿山甲、干地龙、抚芎、归须、丹皮、红花、沙苑。

香附汁丸,夜服。(《临证指南医案·痹》)

【徐大椿注】肝阴虚,疟邪入血络。(《徐批临证指南医案·痹》)

沈。从来痹症,每以风寒湿三气杂感主治。召恙之不同,由乎暑熇外加之湿热,水谷内蕴之湿热。外来之邪,著于经络;内受之邪,著于腑络。故辛解汗出,热痛不减,余以急清阳明而致小愈。病中复反者,口鼻复吸暑热也。是病后宜薄味,使阳明气爽,斯清阳流行不息,肢节脉络舒通,而痹痿之根尽拔。至若温补而图速效,又非壮盛所宜。

人参、茯苓、半夏、广皮、生於术、枳实、川连、泽泻。

竹沥姜汁法丸。

暮服白蒺藜丸。(《临证指南医案·痹》)

【徐大椿注】暑伤气,湿热入络。(《徐批临证指南医案·痹》)

宋。病者长夏霉天奔走,内踝重坠发斑,下焦痛起,继而筋掣,及于腰窝、左臂。经云:伤于湿者,下先受之。夫下焦奇脉不流行,内踝重著。阴维受邪,久必化热烁血。风动内舍乎肝胆,所谓少阳行身之侧也。诊得右脉缓,左脉实。湿热混处血络之中,搜逐甚难。此由湿痹之症失治,延为痿废沉疴矣。三年病根,非仓猝迅攻。姑进先通营络,参之奇经为治。考古圣治痿痹,独取阳明,惟通则留邪可拔耳。

鹿角霜、生白术、桂枝、茯苓、抚芎、归须、白蒺藜、黄菊花。(《临证指南医案·痹》)

【徐大椿注】湿热入血络。(《徐批临证指南医案·痹》)

王。风湿痹痛。

防己、生於术、川独活、茯苓、炒黄柏、生苡仁。

又　痹在四肢。

羚羊角、白蒺藜、海桐皮、滑石、大豆黄卷、苡仁。

又　照前方去蒺藜、苡仁,加连翘、青菊叶、花粉。

又　羚羊角、犀角、连翘、海桐皮、大豆黄卷、花粉、姜黄、金银花。(《临证指南医案·痹》)

【徐大椿眉批】以上诸方皆不中病。(《徐批临证指南医案·痹》)

王。努力经气受伤,客邪乘卫阳之疏而入,风湿阻遏经隧,为肿为痛。大汗连出,痛仍不止,而大便反滑。其湿邪无有不伤阳气,固卫阳以却邪,古人正治,以湿家忌汗耳。

生於术三钱,防风根五分,生黄芪三钱,片姜黄一钱,桂枝木五分,海桐皮一钱,羌活五分,独活五分。

又　人参一钱,生於术二钱,黄芪三钱,炒当归一钱半,川桂枝一钱,炙甘草五分,煨姜七分,南枣二枚。

又　风湿肿痹,举世皆以客邪宜散,愈治愈剧,不明先因劳倦内伤也。盖邪之所凑,其气必虚。参、术益气,佐以风药,气壮托出其邪,痛斯止矣。病患自云,手足如堕如无,讵非阳微不及行乎四末乎?此皆误治,致参药过费耳。

人参一钱,生於术二钱,黄芪二钱,归身一钱半,肉桂三分,炙甘草三分,煨姜一钱,南枣一枚。

又 遗泄阴伤,兼以敛摄。

人参一钱,生於术二钱,黄芪三钱,归身一钱,炙草五分,熟地三钱,茯神三钱,五味五分,白芍一钱。

丸方:人参二两,黄芪四两,茯神二两,杞子二两,鹿角霜二两,鹿茸二两,归身三两,炙草一两,菊花炭二两。

炼蜜丸。(《临证指南医案·痹》)

【徐大椿注】风湿。(《徐批临证指南医案·痹》)

吴。身重不能转移,尻髀板着,必得抚摩少安,大便不通,小溲短少,不饥少饮。此时序湿邪,蒸郁化热,阻于气分,经腑气隧皆阻,病名湿痹。

木防己一钱,杏仁二钱,川桂枝一钱,石膏三钱(研),桑叶一钱,丹皮一钱。

又 舌白,不渴不饥,大便经旬不解,皮肤麻痒,腹中鸣动。皆风湿化热,阻遏气分,诸经脉络皆闭。昔丹溪谓:肠痹宜开肺气以宣通。以气通则湿热自走,仿此论治。

杏仁、栝蒌皮、郁金、枳壳汁、山栀、香豉、紫菀。(《徐批临证指南医案·肠痹》)

徐,宿迁,四十七岁。冬月涉水之寒,深入筋骨,积数年发,胫膝骨冷筋纵,病在下为阴,久必气血与邪交混,草木不能驱逐。古人取虫蚁佐芳香,直攻筋骨,用许学士法。

炒乌头、山东地龙、全蝎、麝香。(《叶天士晚年方案真本》)

【徐大椿注】着筋着骨病邪,须服着筋着骨药品。(《徐批叶天士晚年方案真本》)

叶天士先生治嘉善周姓,体厚色苍,患痛风,膝热而足冷,痛处皆肿,夜间痛甚。发之甚时,巅顶如芒刺,根根发孔觉火炎出,遍身躁热不安,小便赤涩,口不干渴,脉沉细带数。用生黄芪五钱,生於术三钱,熟附子七分,独活五分,北细辛三分,汉防己一钱五分,四剂而诸证皆痊,惟肿痛久不愈,阳痿不举。接用知、柏、虎膝、龟板、苁蓉、牛膝,不应。改用乌头、全蝎各一两,穿山甲、川柏各五钱,汉防己一两五钱,麝香三钱,马料豆(生用)二两,茵陈汤泛丸。每服一钱,开水下而全愈。(《临证指南医案·痹》)

【俞震注】此与《指南》所载治鲍姓周痹,用蜣螂、全蝎、地龙、穿山甲、蜂房、川乌、麝香、乳香，以无灰酒煮黑大豆汁法丸者，各有妙义，非浅见寡闻者所能窥测。后张路玉案用安肾丸，亦有巧思。又与叶案之蠲痛丹、木防己汤诸方，可谓同工异曲。（《古今医案按》）

【成文注】俞震按中鲍姓周痹、张路玉用安肾丸案、叶案之蠲痛丹、木防己汤等原案如下：

鲍姓周痹原案：鲍，四四。风湿客邪，留于经络，上下四肢流走而痛。邪行触犯，不拘一处，古称周痹。且数十年之久，岂区区汤散可效？凡新邪宜急散，宿邪宜缓攻。

蜣螂虫、全蝎、地龙、穿山甲、蜂房、川乌、麝香、乳香。上药制末，以无灰酒煮黑大豆汁泛丸。（《徐批临证指南医案·痹·周痹》）

张路玉用安肾丸案：石顽治包山劳俊卿，年高孪废，山中诸医用错误！超链接引用无效。错误！超链接引用无效。错误！超链接引用无效。豨莶、错误！超链接引用无效。之类，将半年余，乃致跬步不能动移；或令服八味丸，亦不应。诊其脉，尺中微浮而细，时当九夏，自膝至足，皆寒冷如从水中出，知为肾虚，风雨所犯而成是疾，遂授安肾丸方，终剂而能步履，连服二料，终无痿弱之状矣。（张璐《张氏医通》）

叶案之蠲痛案：丹某，三七。寒湿滞于经络，身半以下筋骨不舒，二便不爽。若非迅疾飞走不能效。蠲痛丹。杨，四肢流走痹痛。风胜移走，湿凝为肿。下焦为甚，邪入阴分。蠲痛丹。（《徐批临证指南医案·痹》）

木防己汤案：汪。冬月温暖，真气未得潜藏，邪乘内虚而伏，因惊蛰节春阳内动，伏气乃发。初受风寒，已从热化。兼以夜坐不眠，身中阳气亦为泄越。医者但执风、寒、湿三邪合成为痹，不晓病随时变之理。羌、防、葛根，再泄其阳，必致增剧矣，焉望痛缓？

议用仲景木防己汤法。木防己、石膏、桂枝、片姜黄、杏仁、桑枝。（《徐批临证指南医案·痹》）

俞天音。脉左大，舌干白苔，肿痛流走四肢，此行痹。喘急不食二十日外矣。

羚羊角、木防己、白芍、桂枝、杏仁、姜黄。（《叶氏医案存真》）

【周学海注】风湿分治，颇为有理。（《评点叶案存真类编·痹》）

张，二九。四肢经隧之中，遇天令阴晦，疼痛拘挛。痛疽疡溃脓，其病不发,疡愈病复至,抑且时常衄衊。经以风寒湿三气合而为痹。然经年累月,外邪留著,气血皆伤,其化为败瘀凝痰,混处经络,盖有诸矣。倘失其治,年多气衰,延至废弃沉疴。

当归须四两,干地龙二两,穿山甲二两,白芥子一两,小抚芎一两,生白蒺二两。

酒水各半法丸。(《临证指南医案·痹》)

【徐大椿注】痰血壅塞经络。(《徐批临证指南医案·痹》)

张,五三。烦劳郁勃之阳,变现热气内风。《内经》以热淫风消,必用甘寒。前议谓酒客不喜甘味,且痰多食少,亦忌甘腻滋滞。用清少阳胆热者,酒气先入肝胆也。酒汁湿著,肠胃受之,理明以通胃,胃肠气机流行,食加,滑泄颇减。今者气热,当午上冒,经络痹痛亦减于平日。主以和阳甘寒,宣通经脉佐之。

童桑、羚羊角、天门冬、枸杞子、白蒺藜、丹皮、茯苓、霍山石斛。

共熬膏。(《临证指南医案·痹》)

【徐大椿注】肝胆风热。(《徐批临证指南医案·痹》)

痿 证

经云:肺热叶焦,则生痿躄。又云:治痿独取阳明。以及脉痿、筋痿、肉痿、骨痿之论。《内经》于痿症一门,可谓详审精密矣。奈后贤不解病情,以诸痿一症,或附录于虚劳,或散见于风湿,大失经旨。赖丹溪先生特表而出之,惜乎其言之未备也。夫痿症之旨,不外乎肝、肾、肺、胃四经之病。盖肝主筋,肝伤则四肢不为人用,而筋骨拘挛。肾藏精,精血相生,精则不能灌溉诸末,血虚则不能营养筋骨。肺主气,为高清之脏,肺虚则高源化绝,化绝则水涸,水涸则不能濡润筋骨。阳明为宗筋之长,阳明虚则宗筋纵,宗筋纵则不能束筋骨以流利机关,此不能步履,痿弱筋缩之症作矣。故先生治痿,无一定之法,用方无独执之见。如冲任虚寒而成痿者,通阳摄阴,兼实奇脉为主。湿热沉著下焦而成痿者,用苦辛寒燥为主。肾阳奇脉兼虚者,用通纳八脉,收拾散越之阴阳为主。如下焦阴虚,及肝肾虚而成痿者,用河间饮子、虎潜诸法,填纳下焦,和肝熄风为主。阳明脉空,厥阴风动而成痿者,用通摄为主。肝肾虚而兼湿热,及湿热蒸灼筋骨而成痿者,益下佐以温通脉络,兼清热利湿为主。胃虚窒塞,筋骨不利而成痿者,用流通胃气,及通利小肠火腑为主。胃阳、肾、督皆虚者,两固中下为主。阳明虚,营络热,及内风动而成痿者,以清营热、熄内风为主。肺热叶焦而成痿者,用甘寒清上热为主。邪风入络而成痿者,以解毒宣行为主。精血内夺,奇脉少气而成痿者,以填补精髓为主。先生立法精详,真可垂诸不朽矣。(《临证指南医案·痿》)

【成文注】这是邹滋九根据叶氏诊治痿证医案经验所做的总结。

【徐大椿注】下体痿弱,确是属虚者多。案中多温补肝肾,亦不为过。但其中必兼有风痰寒湿,一味蛮补,亦有未到之处。此等方起于宋而盛于明,古人不如是也。(《徐批临证指南医案·痿》)

陈。阳明脉空,厥阴风动,自右肩臂渐及足跗痿躄。长夏气泄,秋半不主收肃,显然虚症。先用通摄方法。

淡苁蓉、熟地、杞子、川牛膝、川斛、茯苓、远志(炒黑)、石菖蒲。(《临证指南医案·痿》)

【徐大椿注】肝胃虚,内风动。(《徐批临证指南医案·痿》)

钱,信心巷,四十三岁。肾精内夺,骨痿肉消,溺溲不禁如淋,大便不爽,气注精关。液枯窍阻。有形既去,草木不能生精血,莫若取血气填进冲任之脉络,必多服久进,肾液默生,可保身命。

河车、人乳,炼膏,煎参汤送。(《叶天士晚年方案真本》)

【徐大椿注】施泄无度,真气下注走熟,精随气泄,精关不收不固,溺溲如淋,骨髓不充,自当骨痿肉消。

语有斤两,惯用房术之人,逼勒脏腑之气,尽注阳道,病中不痿,临危方倒。(《徐批叶天士晚年方案真本》)

邱,钟由吉巷,四十七岁。病患述自腰以下颓然痿躄,肌肉麻木枯寂,二便皆不爽,上下气不接续。显然崩漏亡血,阳不下交于阴。中年日就衰夺,惟辛补润燥,冀络气顺利,乃久病之缓调。

松子仁、柏子仁、郁李仁、冬葵子、枸杞子、肉苁蓉、桑寄生、黑芝麻。(《叶天士晚年方案真本》)

【徐大椿注】凡自觉呼吸上下气不接续,总是阳虚不下交于阴。久病之缓剂精极。(《徐批叶天士晚年方案真本》)

沈。长夏湿热,经脉流行气钝。兼以下元络脉已虚,痿弱不耐步趋,常似酸楚,大便或结或溏,都属肝肾为病。然益下必佐宣通脉络,乃正治之法。倘徒呆补,恐季夏后,湿热还扰,须为预理。

鹿角霜、当归、生茅术、熟地(姜汁制)、茯苓、桑椹子、苁蓉、巴戟、远志、小茴。

金气狗脊三斤,酒蒸,水熬膏和丸,淡盐汤送下。(《临证指南医案·痿》)

【徐大椿注】湿热肝肾虚。(《徐批临证指南医案·痿》)

【周学海注】凡欲滋肾而恶其湿,凡者宜用鹿、龟、阿胶,诸血肉品最合,次则女贞、杞子,其质较清。(《评点叶案存真类编·痿》)

汤,六三。有年偏痿,日瘦,色苍脉数。从《金匮》肺热叶焦,则生痿躄论。

玉竹、大沙参、地骨皮、麦冬、桑叶、苦百合、甜杏仁。(《临证指南医案·痿》)

【徐大椿注】肺热叶焦。(《徐批临证指南医案·痿》)

吴,二十。雨湿泛潮外来,水谷聚湿内起,两因相凑,经脉为痹。始病继以疮痍,渐致痿软筋弛,气隧不用。湿虽阻气,而热蒸烁及筋骨,久延废弃有诸。

大豆黄卷、飞滑石、杏仁、通草、木防己。(《临证指南医案·痿》)

【徐大椿注】湿热蒸烁筋骨。(《徐批临证指南医案·痿》)

吴,三九。下焦痿躄,先有遗泄湿疡,频进渗利,阴阳更伤。虽有参、芪、术养脾肺以益气,未能救下。即如畏冷阳微,几日饭后吐食,乃胃阳顿衰,应乎外卫失职。但下焦之病,多属精血受伤。两投柔剂温通之补,以肾脏恶燥。久病宜通任督,通摄兼施,亦与古贤四斤、金刚、健步诸法互参。至于胃药,必须另用。夫胃腑主乎气,气得下行为顺。东垣有升阳益胃之条,似乎相悖,然芩、连非苦降之气味乎?凡吐后一二日,暂停下焦血分药,即用扶阳理胃二日,俾中下两固。经旨谓阳明之脉,束筋骨以利机关。谅本病必有合矣。

鹿茸、淡苁蓉、当归、杞子、补骨脂、巴戟天、牛膝、柏子仁、茯苓、川斛。

吐后间服大半夏汤(半夏、人参、白蜜。编者注),加淡干姜、姜汁。(《临证指南医案·痿》)

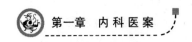

【徐大椿注】胃阳虚,肾皆虚。

【徐大椿眉批】补下之法,此方最稳。(《徐批临证指南医案·痿》)

夏,四四。自稚壮失血遗精。两交夏月,四肢痿躄,不得转动,指节亦不能屈曲。凡天地间,冬主收藏,夏主发泄。内损多年不复元,阳明脉衰所致。

当归、羊肉胶、杞子、锁阳、菊花炭、茯苓、青盐。(《临证指南医案·痿》)

【徐大椿注】肝胃虚。(《徐批临证指南医案·痿》)

形弱脉小,腰痹酸软,足跟痛,是下元精血暗亏,未老先衰,防致痿痹。温养宜柔,勿以桂、附刚愎。

鳇鱼胶、沙苑蒺藜、甘枸杞子、首乌、茯神、虎骨胶、牛膝、柏子仁。

溶胶为丸。(《叶氏医案存真》)

【周学海注】精血亏者,不宜刚愎,极是。陈修园乃极诋之。(《评点叶案存真类编·诸虚劳损》)

许。金疮去血,乃经脉营络之伤,若损及脏腑,倏忽莫救。后此嗔怒动肝,属五志中阳气逆进,与客邪化火两途。苦辛泄气,频服既多,阳遂发泄。形虽若丰盈,而收藏固摄失职。少腹约束,阳道不举,背脊喜靠,步履无力,皆是痿弱症端,渐至痿废。议以通纳之法,专事涵养生真。冀下元之阳,八脉之气,收者收,通者通,庶乎近理。

鹿角霜、淡苁蓉干、生菟丝粉、生杜仲粉、归身、五味、大茴香、远志、家韭子、覆盆子、云茯苓。

蒜汁泛丸。(《临证指南医案·痿》)

【徐大椿注】肾阳奇脉兼虚。(《徐批临证指南医案·痿》)

尹,三十六岁。此痿症也。诊脉小濡无力,属阳气不足,湿着筋骨。凡筋弛为热,筋纵为寒。大便久溏,为湿生五泄之征。汗易出是卫外之阳不固,久羔不可峻攻。仿东垣肥人之病。虑虚其阳,固护卫阳,仍有攻邪,仍有宣通之用。世俗每指左瘫右痪,谓男子左属血,右属气者,非此。

生於术、川乌头、黄芪(蜜炙)、防风、生桂枝、熟附子。(《叶天士晚年方案真本》)

【徐大椿注】肥人气走于表,中外之阳不固,最易汗泄。阳虚固其阳,以宣

通攻邪,而宣通攻邪即在固阳药中,是为并行一贯,非两事也。(《徐批叶天士晚年方案真本》)

俞文调先生。《灵枢》云:神伤思虑则内脱,意伤忧愁则肢废,皆痿症也。脉形大虚无力,常饵补阳,而今操持萦思,犹未能免,病必迁延。

枸杞、归身、甘菊、桂枝、虎骨。(《叶氏医案存真》)

【周学海注】亦不切七情病治法。(《评点叶案存真类编·痿》)

张,海盐,六十三岁。据述秋季外邪变疟,延几月始愈。夫秋疟是夏令暑湿热内伏,新凉外触,引动伏邪而发,俗医但知柴葛解肌、小柴胡等汤。不知暑湿在气分,因药动血,血伤挛脾,筋热则弛,筋寒则纵,乃致有年痿痹难效之疴。

当归、寄生、虎骨、杞子、沙苑、抚芎。(《叶天士晚年方案真本》)

【徐大椿注】病在气分,妄动血分,每成筋痿拘挛,骨节疼痛,痿痹不舒,久恙,业医者,可不慎欤?(《徐批叶天士晚年方案真本》)

张。湿中伏热,沉著下焦。用苦胜湿,辛通气分。然必循经入络,渐次达及阳明。

绵茵陈三钱,生茅术五分,黄柏一钱半,晚蚕砂一钱,寒水石三钱,茯苓皮三钱。

又 色苍脉实,体质强壮,虽年逾四旬,气元充旺。询知平日善啖酒醴甘肥,此酿成湿火,蕴结下焦。今少腹微肿硬,二便滞涩,自觉少腹气胀上冲,两足沉重,艰于步履,腿股皮中甚热。即《内经》所云湿热不攘,大筋软短,小筋弛长,软短为拘,弛长为痿也。更述曾因熬炼膏药,中有虫蜈蚣等物,吸受秽浊毒气,未始非与湿热纠蓄,沉伏下焦。前议苦辛寒燥,兹再佐以搜逐络隧。然此病从口而入,必茹素戒饮,一二年之久,病根可拔,当恪守勿懈为要。

绵茵陈三钱,黄柏一钱半,川草薢一钱,茯苓皮三钱,金铃子一钱半,穿山甲三钱,大槟榔汁一钱。

又 绵茵陈、草薢、茯苓皮、黄柏、蚕砂、汉防己、龙胆草、山栀、青黛。

又 病去七八,常服二妙丸可也。

黄柏八两(略炒),茅山术(米泔浸,切片,同乌芝麻拌饭上蒸三五次,去芝麻焙干)三两。

二味研末,水法丸。空心服三钱,开水下。(《临证指南医案·痿》)

【徐大椿注】湿火。(《徐批临证指南医案·痿》)

腰 痛

腰者肾之府,肾与膀胱为表里,在外为太阳,在内属少阴,又为冲任督带之要会。则腰痛一症,不得不以肾为主病,然有内因、外因、不内外因之别。旧有五辨:一曰阳虚不足,少阴肾衰;二曰风痹风寒,湿著腰痛;三曰劳役伤肾;四曰坠堕损伤;五曰寝卧湿地,其说已详。而景岳更增入表里、虚实、寒热之论,尤为详悉。夫内因治法,肾脏之阳有亏,则益火之本,以消阴翳;肾脏之阴内夺,则壮水之源,以制阳光。外因治法,寒湿伤阳者,用苦辛温以通阳泄浊;湿郁生热者,用苦辛以胜湿通气。不内外因治法,劳役伤肾者,以先后天同治,坠堕损伤者,辨伤之轻重,与瘀之有无,或通或补。若夫腿足痛,外感者,惟寒湿、湿热、湿风之流经入络。经云:伤于湿者,下先受之。故当以治湿为主,其间佐温、佐清、佐散,随症以制方。内伤则不外肝、脾、肾三者之虚,或补中,或填下,或养肝,随病以致治。古来治腰腿足痛之法,大略如此也。然审症必如燃犀烛怪,用药尤贵以芥投针。今阅案中,有饮酒便溏,遗精不已,腰痛麻木者,他人必用滋填固涩等药,先生断为湿凝伤脾肾之阳,用苓桂术姜汤,以驱湿暖土。有老年腰痛者,他人但撮几味通用补肾药以治,先生独想及奇经之脉隶于肝肾,用血肉有情之品,鹿角、当归、苁蓉、薄桂、小茴,以温养下焦。有痛著右腿,肌肉不肿,入夜势笃者,先生断其必在筋骨,邪流于阴,用归须、地龙、山甲、细辛,以辛香苦温入络搜邪。有两足皮膜抚之则痛者,似乎风湿等症,先生断其厥阴犯阳明,用川楝、延胡、归须、桃仁、青皮、山栀,以疏泄肝脏。有饱食则哕,两足骨骱皆痛者,人每用疏散攻劫,先生宗阳明虚不能束筋骨意,用苓姜术桂汤,以转旋阳气。种种治法,非凡手所及。要之,治病固当审乎虚实,更当察其虚中有实,实中有虚,使第虚者补而实者攻,谁不知之?潜玩方案,足以补后人之心智也,岂浅鲜哉!(《临证指南医案·腰腿足痛》)

【成文注】这是龚商年根据叶氏诊治腰痛医案经验所做的总结。

【徐大椿注】凡有著之邪,总以外攻。《内经》有"腰痛论"一篇,亦以服药不足尽病也。(《徐批临证指南医案·腰腿足痛》)

陈,四一。产后四月,腰痛牵引少腹,冷汗不食。

当归、羊肉、小茴、桂枝木、茯苓、紫石英。(《临证指南医案·产后》)

【徐大椿注】营络虚寒腰腹痛。(《徐批临证指南医案·产后》)

顾。右脉空大，左脉小芤。寒热麻痹，腰痛冷汗。平素积劳内虚，秋暑客邪，遂干脏阴，致神迷心热烦躁。刮痧似乎略爽，病不肯解。此非经络间病，颇虑热深劫阴，而为痉厥。张司农集诸贤论暑病，谓入肝则麻痹，入肾为消渴，此其明征。议清阴分之邪，仍以养正辅之。

阿胶、小生地、麦冬、人参、小川连、乌梅肉。（《临证指南医案·暑》）

【徐大椿注】暑热深入劫阴。（《徐批临证指南医案·暑》）

脉数重按无力，左腰胁痛不能转侧，舌苔白，边红，心中热闷，不欲饮，是湿邪滞着，经络阻痹，宜进气分轻清之药，庶几不伤正气。

薏仁、杏仁、川贝、佩兰叶、西瓜翠衣。

又　脉数，左腰胁疼未止，舌苔黄，昨进芳香轻剂略安，仍不宜重药。

佩兰叶、浙茯苓、南沙参、薏苡仁、川贝。

又　脉数无力，左腰胁疼未止，舌色转红，是病邪虽稍缓，却阴气已经不振，进清余热略兼养阴方。

川贝、淡芩、麦冬、阿胶、川斛、知母。

又案：脉数无力，左腰胁疼未止，舌苔已退。虽病邪稍缓，但阴气仍然不振，议用清余热略兼养阴方。

川贝、淡芩、麦冬、阿胶、川斛、元参。（《叶氏医案存真》）

【周学海注】此湿温也，热不欲饮，是寒湿太盛，格阳于上，治宜苦辛通阳，略佐清肃以制浮热。

据上文不欲饮，舌红亦不得重泄阳。方愈不对，须将案中阴气改作阳气，从此着想便是。

此案是阴虚内燥，而外伤于湿积久化热也；只是津液之亏，而非精血之损，故不用味厚之补。苦淡先兼芳香，后兼甘润，标本先后缓急有法，微兼杏贝知芩过泄上阳，而又少益气理气之药耳。（《评点叶案存真类编·胁痛》）

汪妪。老年腰膝久痛，牵引少腹两足，不堪步履。奇经之脉，隶于肝肾为多。

鹿角霜、当归、肉苁蓉、薄桂、小茴、柏子仁。（《临证指南医案·腰腿足痛》）

【徐大椿注】腰膝痛。（《徐批临证指南医案·腰腿足痛》）

未交四九，天癸先绝，今年五十有二，初冬脊骨痛连腰胯，膝踹无力，动则气喘，立则伛偻，耳鸣头晕，上热下冷，呼吸必经脉闪痛，时有寒热，谷食日减少味，溺短便艰枯涩。此奇经脉病，渐成痿痹废弃之向。夫督脉行于身后；带脉横束于腰；维、跷主一身之纲维。今气血索然，八脉失养。经谓：阳维为病，苦寒热，而诸脉隶肝肾，阳明之间，故所患不专一所。交冬大地气藏，天气主降，为失藏失固，反现泄越之象。治病当法古人。如云：痛则不通，痛无补法。此论邪塞气血之谓，今以络脉失养，是用补方中宣通八脉为正。冬至小寒，阳当生复，病势复加，调之得宜，天暖温煦，可冀痛止。然阳药若桂、附刚猛，风药若灵仙、狗脊之走窜，总皆劫夺耗散，用柔阳辛润通补方妥。

鹿茸、鹿角胶、淡苁蓉、当归、枸杞、生杜仲、牛膝、蒺藜、炒鹿角霜。（《叶氏医案存真》）

【周学海注】冲任督带皆照顾到矣，惟不及阳维未是。盖案中寒热一证，亦斯病进退大关键也。

【周学海眉批】只在配合得宜，几奇经为人身大原，非力厚不能达之。（《评点叶案存真类编·痿》）

腿　　痛

吴。舌白干涸，脘不知饥，两足膝踹筋掣牵痛。虽有宿病，近日痛发，必挟时序温热湿蒸之气，阻其流行之隧。理进宣通，莫以风药。

飞滑石、石膏、寒水石、杏仁、防己、苡仁、威灵仙。（《徐批临证指南医案·腰腿足痛》）

【徐大椿注】腰膝足痛。

【成文注】叶氏医案专立"腰腿足痛门"，虽然选录医案不多，但却实用。目前临床上腰腿足痛症状极为常见，中医诊断难以分类，腿痛、足痛归于何病，当今教科书并未涉及，如果放入疼痛类，范围太广，辨治就无特色可言。

虫　　证

吐蛔，本属肝胃症，因厥阴之邪上逆，蛔不能安，故从上而出也。今所辑方案，皆因客邪病而致吐蛔者，虽有泻心汤、桂枝黄连汤、安胃丸等，然皆不离乎仲景之乌梅丸法，以苦辛酸寒热并用为治，当与呕吐门同参。至于幼稚有吐蛔、泻蛔，及诸虫之病，治标则有杀虫之方，治本则温补脾胃，或佐清疳热。前人各有成法，不必重赘。（《临证指南医案·吐蛔》）

【成文注】这是华玉堂根据叶氏诊治蛔虫医案经验所做的总结。

【徐大椿注】所列诸案,大半皆呕逆症,并非如病。其治吐蛔之方,亦惟乌梅丸一方加减,并无精思博识,随症立法。其用人参,虽本于乌梅丸之意,而多不对症。知此老于此病未深讲也。(《徐批临证指南医案·吐蛔》)

程,四十二岁。夏四月阳升病发,深秋暨冬自愈。夫厥阴肝为阴之尽,阳之始,吐蛔而起。必从肝入胃。仲景辛酸两和,寒苦直降,辛热宣通,所赅甚广。白术、甘草守中为忌。

川椒、川连、桂枝、附子、乌梅、干姜、白芍、细辛、人参、川楝子、黄柏。(《叶天士晚年方案真本》)

【徐大椿注】乌梅法何等深奥,此则十二字(指辛酸两和,寒苦直降,辛热宣通。编者注)广深该博,直截了当,读书另具慧眼。(《徐批叶天士晚年方案真本》)

李。身不壮热,二便颇通,已非风寒停滞之病。因惊动肝,厥气下泛,蛔虫上攻触痛,呕吐清涎。仲景云:蛔虫厥都从惊恐得之。

人参安蛔法。

又　古人云:上升吐蛔,下降狐惑,皆胃虚少谷,肝脏厥气上干耳。既知胃中虚,客气上冲逆犯,斯镇逆安胃方,是遵古治法。

人参、代赭石、乌梅肉、川椒、川楝子、茯苓。

又　人参、茯苓、炒当归、炒白芍、桂心、炙草、煨姜、南枣。

又　忽然痛再发,诊脉微细。恰值立夏之交,正气不相接续,有复厥之虑。

人参、桂枝木、川楝子、炒川椒、生白芍、乌梅肉、川连、细辛。(《徐批临证指南医案·吐蛔》)

王。厥阴吐蛔,寒热干呕,心胸格拒,舌黑,渴不欲饮,极重之症。

乌梅肉一钱半,桂枝木一钱,炒黑川椒四分,白芍一钱,小川连三分,黄芩一钱,生淡干姜一钱。(《临证指南医案·吐蛔》)

【徐大椿注】胃虚肝乘。(《徐批临证指南医案·吐蛔》)

席。脉右歇,舌白渴饮,脘中痞热,多呕逆稠痰,曾吐蛔虫。此伏暑湿,皆伤气分,邪自里发,神欲昏冒,湿邪不运,自利粘痰。议进泻心法。

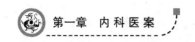

半夏泻心汤(半夏、黄芩、黄连、人参、炙草、干姜、大枣。编者注)。

又　凡蛔虫上下出者,皆属厥阴乘犯阳明,内风入胃,呕吐痰涎浊沫,如仲景"厥阴篇"中先厥后热同例。试论寒热后全无汗解,谓至阴伏邪既深,焉能隔越诸经以达阳分?阅医药方,初用治肺胃,后用温胆茯苓饮,但和胃治痰,与深伏厥阴之邪未达。前进泻心汤,苦可去湿,辛以通痞,仍在上中。服后胸中稍舒,逾时稍寐,寐醒呕吐浊痰,有黄黑之形。大凡色带青黑,必系胃底肠中逆涌而出。老年冲脉既衰,所谓冲脉动,则诸脉皆逆。自述呕吐之时,周身牵引,直至足心,其阴阳跷维,不得自固,断断然矣。仲景于半表半里之邪,必用柴、芩。今上下格拒,当以桂枝黄连汤为法,参以厥阴引经为通里之使,俾冲得缓,继进通补阳明,此为治厥阴章旨。

淡干姜、桂枝、川椒、乌梅、川连、细辛、茯苓。

又　肝郁不舒,理进苦辛,佐以酸味者,恐其过刚也。仿食谷则呕例。

人参、茯苓、吴萸、半夏、川连、乌梅。

又　疟来得汗,阴分之邪已透阳经。第痰呕虽未减,青绿形色亦不至,最属可喜。舌心白苔未净,舌边渐红,而神倦困惫。清邪佐以辅正,一定成法。

人参、半夏、茯苓、枳实汁、干姜、川连。

又　食入欲呕,心中温温液液,痰沫味咸,脊背上下引痛。肾虚水液上泛为涎,督脉不司约束。议用真武撤其水寒之逆。二服后接服:

人参、半夏、茯苓、桂枝、煨姜、南枣。

又　别后寒热三次,较之前发减半。但身动言语,气冲涌痰吐逆,四肢常冷,寒热,汗出时四肢反热。此阳衰胃虚,阴浊上乘,以致清气无以转舒,议以胃中虚,客气上逆为噫气呕吐者,可与旋覆代赭汤(旋覆花、代赭石、人参、半夏、甘草、生姜、大枣。编者注),仍佐通阳以制饮逆,加白芍、附子。

又　镇逆方虽小效,究是强制之法。凡痰饮都是浊阴所化,阳气不振,势必再炽。仲景谓饮邪当以温药和之,前方劫胃水以苏阳,亦是此意。议用理中汤,减甘草之守,仍加姜、附以通阳,并入草果以醒脾。二服后接用:

人参、干姜、半夏、生白术、附子、生白芍。(《临证指南医案·吐蛔》)

【徐大椿眉批】此亦痰饮病也。此上皆无吐蛔之症。(《徐批临证指南医案·吐蛔》)

疼　痛

经云:诸痛痒疮,皆属于心。夫心主君火,自当从热而论,然此乃但言疮耳。若疡科之或痈或疽，则有阴有阳，不可但执热而论矣。又如《举痛论》中所言十四条，惟热留小肠一条则主乎热，余皆主乎寒客。故诸痛之症，大凡因于寒者，十之七八，因于热者，不过十之二三而已。如欲辨其寒热，但审其痛处，或喜寒恶热，或喜热恶寒，斯可得其情矣。至于气血虚实之治，古人总以一通字立法，已属尽善。此通字，勿误认为攻下通利讲解，所谓通其气血则不痛是也。然必辨其在气分与血分之殊。在气分者，但行其气，不必病轻药重，攻动其血。在血分者，则必兼乎气治，所谓气行则血随之是也。若症之实者，气滞血凝，通其气而散其血则愈。症之虚者，气馁不能充运，血衰不能滋荣，治当养气补血，而兼寓通于补，此乃概言其大纲耳。若夫诸痛之症，头绪甚繁。内因七情之伤，必先脏腑而后达于肌躯。外因六气之感，必先肌躯而后入于脏腑，此必然之理也。在内者考内景图，在外者观经络图。其十二经游行之部位，手之三阴，从脏走手；手之三阳，从手走头；足之三阳，从头走足；足之三阴，从足走腹。凡调治立方，必加引经之药，或再佐以外治之法，如针灸砭刺，或敷贴熨洗，或按摩导引，则尤易奏功。此外，更有跌打闪挫、阴疽内痈、积聚癥瘕、蛔蛲疝癖、痧胀中恶诸痛，须辨明证端，不可混治。今观各门痛证诸案，良法尽多，难以概叙。若撮其大旨，则补泻寒温，惟用辛润宣通，不用酸寒敛涩以留邪，此已切中病情。然其独得之奇，尤在乎治络一法。盖久痛必入于络，络中气血，虚实寒热，稍有留邪，皆能致痛，此乃古人所未及详言，而先生独能剖析明辨者。以此垂训后人，真不愧为一代之明医矣。（《临证指南医案·诸痛》）

【成文注】这是华玉堂根据叶氏诊治疼痛医案经验所做的总结。

【徐大椿注】此等议论，以为辨别精详，分毫无误，其实皆浮泛之谈，无病不可套去，而于此症真诠，全未梦得。明之薛立斋、张景岳，终身迷入此中，其说愈繁，而去道愈远，一派浮谈。而古昔圣贤治一病必有一主方，千变万化，不脱根本，此理遂消亡矣。（《徐批临证指南医案·诸痛》）

肺朝百脉，肺病则不能管摄一身，故肺俞为病，即肩背作痛。又背为阳明之府，阳明有亏，不能束筋骨，利机关，即肩垂背曲。至于臂，经络交会不一，而阳明为十二经络之长，臂痛亦当责之阳明。但痛有内外两因，虚实迥异；治分气血二致，通补攸殊。如营虚脉络失养，风动筋急者，不受辛寒，当仿东垣舒筋汤之意，佐以活络丹。劳倦伤阳，脉络凝塞，肩臂作痛者，以辛甘为君，佐以循经入络之品。阳明气衰，厥阴风动，右肩痛麻者，用枸杞、归身、黄芪、羚羊、桑枝膏，为阳明、厥阴营气两虚主治。血虚风动者，因阳明络虚，受肝脏风阳之扰,用首乌、枸杞、归身、胡麻、柏子仁、刺蒺藜等味,以柔甘为温养。失血背痛者,其虚亦在阳明之络,用人参、归身、枣仁、白芍、炙草、茯神,以填补阳明。若肾气上逆,则督虚为主病,宜用奇经之药以峻补真阳。至于口鼻吸受寒冷,阻郁气隧,痛自胸引背者,宗《内经》诸痛皆寒之义,以温药两通气血。更有古法,如防风汤散肺俞之风,指迷丸治痰流臂痛,控涎丹治流痹牵引,此皆从实症而治,所谓通则不痛也。医者不拘守一法,洞悉病源,运巧思以制方,而技于是进。(《临证指南医案·肩臂背痛》)

【成文注】这是龚商年根据叶氏诊治疼痛医案经验所做的总结。

【徐大椿注】痛定于肩背,此著痹之类,必用外治之药,以攻之提之,煎药不能取效也。(《徐批临证指南医案·肩臂背痛》)

曹,三十四岁。痛久必留瘀聚,屡次反复,以辛通入络。

桃仁、归须、麻仁、柏子仁、降香汁。(《叶天士晚年方案真本》)

【徐大椿注】凡痛必在络脉,痛久瘀聚,亦必入络。治络主以辛通,方能入其中以疏达。(《徐批叶天士晚年方案真本》)

陈。久痛必入络,气血不行,发黄,非疸也。

旋覆花、新绛、青葱、炒桃仁、当归尾。(《临证指南医案·诸痛》)

【徐大椿注】血络瘀痹。(《徐批临证指南医案·诸痛》)

凡经脉直行,络脉横行,经气注络,络气还经,是其常度。今络脉窒塞,闪烁为痛,但在云门上焦,犹是清气流行之所,务取轻扬宣气,亦可无碍,湿痰便血。《灵枢》所谓上焦如雾。

桑叶、芦根、冬瓜子、米仁、炒桃仁。

随时服,卧服威喜丸(茯苓、猪苓、黄蜡。编者注)三钱。

服威喜丸稍安,用凉润剂不适。想过进辛寒,辛则伤肺,寒则伤胃,食入不化,嗳气甚多,咯痰气闭欲痛,大便涩少不畅,流行既钝,必清阳转旋,得向愈之理。

蜜炙生姜、茯苓、炙甘草、南枣、桂枝、米仁。(《叶氏医案存真》)

【周学海注】凡上焦粘滞有形之病,非轻扬之药所能攻,当重药缓服,且服药而卧,使药力久在其处,古人本有此法,岂必轻扬是无。

黄蜡、茯苓。按:茯苓易松脂更好,闻西医亦有此方,即用松脂也。(《评点

叶案存真类编·胁痛》)

范。病后精采未复,多言伤气,行走动筋,谓之劳复。当与甘温,和养气血。下焦痛,肝肾素虚也。

人参、小茴香拌炒当归、沙苑蒺藜、茯神、炒杞子、菊花炭。(《临证指南医案·诸痛》)

【徐大椿注】肝肾虚,下焦痛。

【徐大椿眉批】既有痿痹、头痛、肩臂足痛,则诸痛已不外乎此。又有诸痛一门,则前所列不在诸痛之中耶?乃案中亦不外前所载之症何也?编书者之无识如此。至《内经》有"举痛"一论,则泛论人之所患痛之法以明人身气血之理,非若此案指一痛症列出前案之外也。(《徐批临证指南医案·诸痛》)

顾。左耳窍汩汩有声,左胁冲脉波起欲胀,肝脏血络大虚,气偏乘络,络空为胀,当年痛发,用归脾最安。但芪、术呆守中上,似与气升膜胀相左有年。奇脉已空,以宣通补液,使奇脉流行,虚胀可缓。

杞子、归身、柏子仁、桃仁、桂圆、鹿角霜、小茴香、香附、茯苓。(《徐批叶天士晚年方案真本》)

金,关上,四十九岁。凡痞胀治在气,燥实治在血,四者全见,攻之宜急。此证肝络少血,木火气上膈而痛,辛润柔降,得以止痛,通大便。厥是肝阳化风,燥升受热,动怒必来,不在医药中事。

芝麻、柏子仁、天冬、生地、苏子。(《叶天士晚年方案真本》)

【徐大椿注】燥居六气之一,火就燥,燥气上升,致木火之热上膈而痛,不可不知治法。(《徐批叶天士晚年方案真本》)

李,娄门,六十七岁。左右为阴阳之道路,而暮年频又操持经营,且不获利,心境失畅,则行动之气血,拘束不和,为痛甚于夜者,阳气衰微,入夜阴病加也。养营法,操持经营而不获利,则心营拂郁而失养,以养营法和畅气血,俾肝木欣欣向荣,无拘束不和之患矣。(《叶天士晚年方案真本》)

【徐大椿注】此无形之邪,仅免脱营失精耳。(《徐批叶天士晚年方案真本》)

脉转数,舌红。面肿消,肤痛,汗减,耳鸣,咽呛,肛痔。湿中化热乘窍,仍清气邪,佐通营卫,桂枝白虎汤主之。(《叶氏医案存真》)

【周学海注】面肿曰风,肿消则风气已退,似可不需桂枝,或藉以引入荣分耶。(《评点叶案存真类编·湿温》)

某,二五。脉左细,前用通补,据述痛起得按痛缓,八脉空虚昭然。舍此补养,恐反增剧矣。

当归、乌贼骨、紫石英、杜仲、杞子、柏子仁、沙苑、茯神。(《临证指南医案·淋带》)

【徐大椿注】奇脉虚。(《徐批临证指南医案·淋带》)

疟伤真阴,七八年来每交春季,即脊背肩胛胀痛,入夏更甚,冬寒乃瘥。凡春夏之时,天地大气发泄,至秋冬方始敛藏。脏真既少,升泄病来。督脉行身之背,自阴而及于阳,但内伤不复,未易见功,惟养静断欲,用药可希渐效。

鹿角霜、鹿角胶、熟地炭、菟丝饼、青盐、柏子仁。(《叶氏医案存真》)

【周学海注】可径用《内经》乌鲗方。(《评点叶案存真类编·疟》)

石,三四。先有骨痛鼓栗,每至旬日,必吐血碗许,自冬入夏皆然。近仅可仰卧,着右则咳逆不已。据说因怒劳致病,都是阳气过动,而消渴舌翳,仍纳谷如昔。姑以两和厥阴阳明之阳,非徒泛泛见血见嗽为治。

石膏、熟地、麦冬、知母、牛膝。

又　石膏、生地、知母、丹皮、大黄、桃仁、牛膝。(《临证指南医案·吐血》)

【徐大椿注】怒劳血痹。

【徐大椿眉批】是肝胃之血。(《徐批临证指南医案·吐血》)

王,六十四岁。平日驱驰任劳,由脊背痛引胁肋,及左肩胛屈曲至指末,久延麻木。凡背部乃阳气游行之所,久劳阳疏,风邪由经入络,肝为风藏,血伤邪乘,因气不充,交夜入阴痛加,阳气衰微,阴邪犯阳,仿古东垣制舒经汤。(《叶天士晚年方案真本》)

【徐大椿注】阳气本能生血,阳气兼能护血摄血。今久劳阳伤,既不能生血,又不能护血以御邪。内风既动,潜致阴邪犯阳,安得不痛?(《徐批叶天士

晚年方案真本》)

王。久客劳伤,气分痹阻,则上焦清空诸窍不利。初病在气,久则入血。身痛目黄,食减形瘦。由病患及乎元虚,攻补未能除病。思人身左升属肝,右降属肺,当两和气血,使升降得宜。若再延挨,必瘀滞日甚,结为腑聚矣。

旋覆花汤加桃仁、归须、蒌皮。(《临证指南医案·虚劳》)

【徐大椿注】气血滞升降阻。(《徐批临证指南医案·虚劳》)

徐。迩日天令骤冷,诊左脉忽现芤涩,痛时筋挛,绕掣耳后。此营虚脉络失养,风动筋急。前法清络凉剂不应,营虚不受辛寒。仿东垣舒筋汤意。

当归、生黄、片姜黄、桂枝、防风、生於术。

煎药化活络丹(川乌、草乌、胆星、地龙、乳香、没药。编者注)一丸。(《临证指南医案·肩臂背痛》)

【徐大椿注】痛绕耳后。(《徐批临证指南医案·肩臂背痛》)

许,二一。痛为脉络中气血不和,医当分经别络。肝肾下病,必留连及奇经八脉。不知此旨,宜乎无功。

鹿角霜、桑寄生、杞子、当归、沙苑、白薇、川石斛、生杜仲。(《临证指南医案·诸痛》)

【徐大椿注】肝肾奇经脉络不和。(《徐批临证指南医案·诸痛》)

张,四十九岁。平昔劳形伤阳,遭悲忧内损脏阴,致十二经脉逆乱,气血混淆,前后痛欲捶摩,喜其动稍得流行耳。寝食不安,用药焉能去病,悲伤郁伤,先以心营肺卫立法。

川贝、枇杷叶、松子仁、柏子仁、苏子、麻仁。(《叶天士晚年方案真本》)

【徐大椿注】七情动中,营卫皆为阻逆,心营肺卫兼理,清宁其神明之主也,药味更须着意。病至经脉逆乱,气血混淆,医从何处着手。先以心营肺卫,乃理其气血之本,君主安十二官皆宁也。示后人以下手之法。

此病是先伤阳,继伤阴,方药并不以重剂阴阳并补,先理心营肺卫,调其逆乱之经络。混淆之气血,初看似乎迂远,细想知先宁君主而后再用调补,治病有法。(《徐批叶天士晚年方案真本》)

周身掣痛,头不可转,手不能握,足不能运,两脉浮虚。浮虽风象,而内虚者,脉亦浮而无力。以脉参症,当是劳倦伤中,阳明不治之候。阳明者,五脏六腑之海,主束筋骨而利机关。阳明不治,则气血不荣,十二经络无所禀受而不用矣。卫中空虚,营行不利,相搏而痛,有由然也。法当大补阳明气血,不与风寒湿所致成痹者同治。

人参、黄芪、归身、甘草、桂枝、秦艽、白术。(《评点叶案存真类编·痹》)

朱。阳明胃逆,厥阴来犯,丹溪谓上升之气,自肝而出。清金开气,亦有制木之功能,而痛胀稍缓。议以温胆加黄连方。

半夏、茯苓、橘红、枳实、竹茹、川连、生白芍。(《临证指南医案·肿胀》)

【徐大椿注】肝胃不和。(《徐批临证指南医案·肿胀》)

麻 木

肝风不熄,都因天热气泄,高年五液皆少,不主涵木,身中卫阳亦少拥护,遂致麻木不仁。丹溪所云:麻属气虚,血少便艰也。苟非培养元气,徒以痰、火、风为事,根本先怯,适令召风矣。议用三才汤合桑、麻,滋肝养血熄风治法。

天冬、地黄、人参、胡麻、桑叶、首乌(生用)。(《叶氏医案存真》)

【周学海注】虽以生津补水为重,亦宜略加鼓舞卫阳之品。(《评点叶案存真类编·类中风》)

高,五十一岁。足心涌泉穴内,合少阴肾脏,中年已后,下元精血先虚,虚风内起,先麻木而骨软筋纵,乃痿之象。必以血肉温养。

生精羊肉、肉苁蓉、青盐、牛膝、归身、大茴、制首乌、茯苓。(《叶天士晚年方案真本》)

【徐大椿注】内景如烛照,虚风内起,不遗一隅,精细绝伦。(《徐批叶天士晚年方案真本》)

洪妪。脉虚涩弱,面乏淖泽,鼻冷肢冷,肌腠麻木,时如寒凛,微热,欲溺,大便有不化之形,谷食不纳。此阳气大衰,理进温补,用附子理中汤。(《临证指南医案·脾胃》)

【徐大椿注】脾肾阳虚。(《徐批临证指南医案·脾胃》)

卢。嗔怒动阳,恰值春木司升,厥阴内风乘阳明脉络之虚,上凌咽喉,环绕耳后清空之地,升腾太过,脂液无以营养四末,而指节为之麻木。是皆痹中根萌,所谓下虚上实,多致巅顶之疾。夫情志变蒸之热,阅方书无芩、连苦降,羌、防辛散之理。肝为刚脏。非柔润不能调和也。

鲜生地、元参心、桑叶、丹皮、羚羊角、连翘心。

又 生地、阿胶、牡蛎、川斛、知母。(《临证指南医案·中风》)

【徐大椿注】阳升热蒸液亏。《难经》云:"肝者乙角也,庚之柔。"明指肺金为刚,而木为柔,今云刚脏,未知何处?(《徐批临证指南医案·中风》)

某。阳明脉络空虚,内风暗动,右肩胛及指麻木。

玉屏风散(黄芪、防风、白术。编者注)加当归、天麻、童桑。(《临证指南医案·中风》)

【徐大椿注】胃虚表疏。(《徐批临证指南医案·中风》)

钱,五八。用力努挣,精从溺管沥出,已经两耳失聪。肾窍失司,显然虚象。凡肾液虚耗,肝风鸱张,身肢麻木,内风暗袭,多有痹中之累。滋液熄风,温柔药涵养肝肾。经言肝为刚脏,而肾脏恶燥,若攻风劫痰,舍本求末矣。

熟地、枸杞、苁蓉、石菖蒲、当归、沙苑、巴戟、远志。(《临证指南医案·中风》)

【张寿颐注】望六年龄,阴气衰矣,努挣而精能自沥,下元不守,夫岂细故?耳聋肢木,阴虚阳越,危象已彰。叶能滋液熄风,温柔以养肝肾,断推此病正宗。方药尚合,但不甚精当,而无介类潜阳,终是极大缺撼,必不能收捷效。况此证耳聋,尤为气火升浮之明证耶。徐批谓熟地不如生地,亦是。(《古今医案平议·脱证》)

沈,二十九岁。男子左血右气,左麻木,血虚生风,延右面颊,及阳明脉矣。以辛甘血药理血中之气。

枸杞、菊花、刺蒺藜、桑寄生、蜜丸。(《叶天士晚年方案真本》)

【徐大椿注】此血热生风之症。(《徐批叶天士晚年方案真本》)

孙,三十六岁。奔走劳烦,暴热上蒸,即是身中阳气不交于阴,麻木在四肢,内风属阳之化,左属肝,肝性刚,柔剂为宜。若用酒药,益助其动阳,是矛盾矣。

生地、天冬、藕汁、沙苑、寄生、女贞、枸杞(炒)、川斛。(《叶天士晚年方案

真本》)

【徐大椿注】（奔走劳烦，暴热上蒸，即是身中阳气不交于阴）：精义。

从来火中有风，肝阳旺甚火生，即热极化风矣。（《徐批叶天士晚年方案真本》）

汪，五三。左肢麻木，膝盖中牵纵忽如针刺。中年后精血内虚，虚风自动，乃阴中之阳损伤。

淡苁蓉干二两，枸杞三两，归身二两，生虎骨二两，沙苑二两，巴戟天二两，明天麻二两，桑寄生四两。

精羊肉胶、阿胶丸，早服四钱。交冬加减，用人参丸（人参、茯苓、茯神、枣仁、远志、益智仁、牡蛎、朱砂、枣肉丸。编者注）服。（《临证指南医案·中风》)

【徐大椿注】阴中阳虚。（《徐批临证指南医案·中风》）

王，五十。惊恐恼怒动肝，内风阳气沸腾。脘痹咽阻，筋惕肌麻，皆风木过动，致阳明日衰。先以镇阳熄风法。

阿胶、细生地、生牡蛎、川斛、小麦、茯神。

【徐大椿注】惊怒动肝。（《徐批临证指南医案·肝风》）

许，五十岁。劳倦伤阳失血，庸医以凉药，再伤气分之阳，指麻身痛，法当甘温。

人参当归建中汤，去姜。（《叶天士晚年方案真本》）

【徐大椿注】气已属阳，再于气分分出阴阳，精细极矣。血证能用阳药，已是老气无敌。其妙在辨症明确，不似今人之动辄滋阴也。然于伤阳失血之症，再经凉药，更伤其阳，则建中更无虑其动血矣。（《徐批叶天士晚年方案真本》）

俞氏。寡居一十四载，独阴无阳。平昔操持，有劳无逸。当夏四月，阳气大泄主令，忽然右肢麻木，如堕不举，汗出麻冷，心中卒痛，而呵欠不已，大便不通。诊脉小弱，岂是外感？病象似乎痱中，其因在乎意伤忧愁则肢废也。攻风劫痰之治，非其所宜。大旨以固卫阳为主，而宣通脉络佐之。

桂枝、附子、生黄、炒远志、片姜黄、羌活。

【徐大椿注】卫虚络痹。(《徐批临证指南医案·中风》)

脱　证

脱即死也,诸病之死,皆谓之脱。盖人病则阴阳偏胜,偏胜至极即死矣。人之生也,负阴抱阳。又曰:阴在内,阳之守也;阳在外,阴之使也。是故阴中有阳,阳中有阴,其阴阳枢纽,自有生以至老死,顷刻不离,离则死矣。故古圣先贤,创著医籍,百病千方,无非为补偏救弊,和协阴阳,使人得尽其天年而已。夫脱有阴脱、阳脱之殊,《内经》论之最详。《难经》又言脱阳者见鬼,脱阴者目盲,此不过言其脱时之情状也。明理者须预为挽救则可,若至见鬼目盲而治之,已无及矣。今观先生之治法,回阳之中必佐阴药,摄阴之内必兼顾阳气,务使阳潜阴固,庶不致有偏胜之患。至于所脱之症不一,如中风、眩晕、呕吐、喘、衄,汗多亡阳之类,是阳脱也。泻、痢、崩漏,胎产,下多亡阴之类,是阴脱也。痞胀、干霍乱、痞胀、痉厥、脏腑窒塞之类,是内闭外脱也。阳脱于上,阴脱于下,即人死而魂升魄降之谓也。总之阴阳枢纽不脱,病虽重不死。然则阴阳枢纽何在? 其在于命门欤。(《临证指南医案·脱》)

【成文注】这是华岫云根据叶氏诊治脱证医案经验所做的总结。

【徐大椿眉批】脱是病象,死是总名,如下文之阳脱、阴脱可称为阳死、阴死耶? (《徐批临证指南医案·脱》)

陈。遗尿,目瞑口开,面亮汗油。阳飞欲脱,无药力挽。拟参附汤法,加入童便,图元真接续耳。

又　子丑为阴阳交界之时,更逢霜降,正不相续,后现脱象。进两摄阴阳方。

参附汤加五味子。

又　阳回,汗止神苏。无如阴液欲涸,心热渴饮,姑救胃汁。

人参、麦冬、五味、茯神、建莲。

又　肾真未全收纳,便溺自遗。无如咽燥喉痛,阳虽初回,阴气欲尽。难进温热之补,大意收摄真阴为治。

人参、麦冬、五味、熟地炭、茯神、远志炭、菖蒲根。

又　胃虚,客气上逆为呃噫,痰带血腥,咽中微痛。用镇摄法。

人参、熟地、北味、茯神、青铅。(《临证指南医案·脱》)

【徐大椿注】阳脱。

【徐大椿眉批】此案共五方,皆似是而非。故病情反复,历历不爽。今特指明之后之学者,宜申焉。盖阳脱者非无阳也,乃阳气上越而不肯附于阴也。故欲止其汗,必用阴药以维系之。如真武汤为亡阳之祖方,必重用白芍。此义显然。合纯用阳药,已属一偏。又不知即用纳阴之药,以致心热渴饮。又用麦冬、五味以收火气入于肺中,尤为大犯。咽燥喉痛,有来由矣。又不知急清肺胃,仍用生脉、熟地补塞上焦,呃噫血腥,邪火不降,阴气不承,遂成败症,非凿凿可证者乎? 观此一案,则此老于亡阳一症,亦皆耳食之学耳。(《徐批临证指南医案·脱》)

第二章 妇科医案

第一节 月经病医案

　　《易》曰:乾道成男,坤道成女。女子属阴,以血为主,故女科治法,首重调经。经,常也,如潮汐之有信,如月之盈亏,不愆其期,故曰经水,又曰月事,又曰月信。《内经》云:太冲脉盛,月事以时下。景岳云:冲为五脏六腑之海,脏腑之血,皆归冲脉。可见冲脉为月经之本也。然血气之化,由于水谷,水谷盛则血气亦盛,水谷衰则血气亦衰。是水谷之海,又在阳明,可见冲脉之血,又总由阳明水谷所化,而阳明胃气,又为冲脉之本也。故月经之本,所重在冲脉,所重在胃气,所重在心脾生化之源耳。心主血,脾统血,肝藏血。凡伤心、伤脾、伤肝者,均能为经脉之病。《内经》曰:二阳之病发心脾,有不得隐曲,女子不月,其传为风消,其传为息贲者,死不治。不得隐曲,言情欲不遂,而病发心脾也。风消者,发热消瘦,胃主肌肉也。息贲者,喘息上奔,胃气上逆也。此虽言病发心脾,而实重在胃气,因心为胃之母,胃为脾之腑也。《内经》又曰:有病胸胁支满者,妨于食,病至则先闻腥臊臭,出清液,先唾血,四肢清,目眩,时时前后血,病名血枯。此得之年少时,有所大脱血。若醉入房中,气竭肝伤,故月事衰少不来也。治之以四乌鲗骨一藘茹,二物并合之,丸以雀卵,大如小豆,以五丸为后饭,饮以鲍鱼汁,利肠中及伤肝也。此段经文,全重在气竭肝伤四字,为通节之纲旨。胸胁,肝部也。支满,肝病也。妨于食,木邪凌土也。病则先闻腥臊臭,脾喜芳香,今脾土为木邪凌虐,病则先闻腥臊,乃肝之旺气也。出清液,脾虚不能敷化水精也。先唾血,脾伤不能统运营血也。四肢清,阳衰不能傍达四末也。目眩,阳不充而水上溢滋于经也。前后血,阴受伤而血内溢于络也。血枯,内有干血,血不归经,而结胞门也。良由年少不禁,气竭肝伤,而致月事衰少或不来也。治以乌鲗骨四分,取其味咸走肾,性温达肝。配以藘茹一分,取其辛散内风,温去恶血。二物并合,功专破宿生新。丸以雀卵,取其温补助阳,能调子脏精血。以五丸为后饭者,先药后饭,待药徐行下焦,力贵专功,五丸不为少也。饮以鲍鱼汁,利肠垢,和肝伤,取其臭秽之味,佐乌鲗骨而辟宿积之血也。《金匮要略》言调经之法甚详,后世如王节斋、薛立斋诸贤,论症透彻,用方精切,俱可为程式,兹不具赘。今观叶先生案,奇经八脉,固属扼要。其次最重调肝,因女子以肝为先天,阴性凝结,易于拂郁,郁则气滞血亦滞。木病必妨土,故次重脾胃。余则血虚者养之,血热者凉之,血瘀者通之,气滞者疏之,气弱者补之,其不治之症,直言以告之。诚一代之良工,女科之明鉴,学者当奉为典型。更能参考《内经》、仲景,及诸贤案论,自然学业日进,登峰造极矣。(《临证指南医案·调经》)

【成文注】这是秦天一根据叶氏调经医案所做的总结。

【徐大椿注】妇人之疾,除经带之外,与男子同治。而经带之疾,全属冲任,治冲任之法,全在养血。故古人立方无不以血药为主者,案中大段亦养血为先,而未能说著变化,盖未得女科专门传授也。(《徐批临证指南医案·调经》)

月 经 先 期

沈。产后未复,加以暑热上干。暑必伤气,上焦先受,头胀,微微呕恶,脘闷不晓饥饱,暮热早凉,汗泄不已,经水连至,热迫血络妄动。盖阴虚是本病,而暑热系客气。清上勿得碍下,便是理邪。勿混乱首鼠,致延蓐损不复矣。

卷心竹叶、生地、炒川贝、连翘心、元参、地骨皮。(《临证指南医案·产后》)

【徐大椿注】暑伤上焦气分。(《徐批临证指南医案·产后》)

张,二九。经先期色变,肤腠刺痛无定所,晨泄不爽利,从来不生育。由情怀少欢悦,多愁闷,郁则周行之气血不通,而脉络间亦致间断蒙痹。例以通剂。

川芎、当归、肉桂、生艾、小茴、茯苓、生香附、南山楂。

益母膏丸。(《临证指南医案·调经》)

【徐大椿注】愁郁气血滞。(《徐批临证指南医案·调经》)

月 经 后 期

程,三七。十三年不孕育,其中患病非一。病人述经期迟至,来期预先三日,周身筋骨脉络牵掣酸楚,不得舒展。凡女人月水,诸络之血,必汇集血海而下。血海者,即冲脉也,男子藏精,女子系胞。不孕,经不调,冲脉病也。腹为阴,阴虚生热,肢背为阳,阳虚生寒,究竟全是产后不复之虚损。惑见病治病之误,有终身不育淹淹之累。肝血阴虚,木火内寄,古人温养下焦,必佐凉肝坚阴。勿执经后期为气滞,乱投破气刚药劫阴。

河车胶、生地、枸杞、沙苑、生杜仲、白薇、山楂、黄柏、白花益母草。(《临证指南医案·调经》)

【徐大椿眉批】此案理明词达。(《徐批临证指南医案·调经》)

顾,二十二岁。产后形肉日瘦,经水逾期,此属内损,问经来无痛,与方书气滞经迟迥异,养肝调冲任可矣。

乌骨雄鸡、原生地、枸杞子、白芍、桂元肉、当归身、紫丹参、柏子仁、云茯苓。(《叶天士晚年方案真本》)

【徐大椿注】经来无痛而逾期,乃内虚少续耳。(《徐批叶天士晚年方案真本》)

华,二三。郁伤肝脾,是因怀抱不畅,致气血不和。逍遥散减白术,加山楂、香附,不欲其守中,务在宣通气血耳。今经来日迟,郁痹宜通。而气弱不主统血,况春深泄气之候,必佐益气之属,方为合法。

归脾汤。

又 向有郁伤肝脾,用逍遥散、归脾汤甚合。今因动怒,少腹气冲,过胃上隔,咽喉肿痹,四肢逆冷,遂令昏迷。此皆肝木拂逆,甚则为厥。夫肝脏相火内寄,病来迅速,皆动极之征,为肝用太过,宜制其用。前此芪、术守补,不可用矣。

安胃理中丸去黄柏、细辛。(《临证指南医案·调经》)

【徐大椿注】郁伤肝脾。(《徐批临证指南医案·调经》)

某。经迟腹痛,风疹。络血不宁,久郁成热,法当通利。

凉膈(连翘、大黄、芒硝、甘草、山栀、黄芩、薄荷。编者注)去芒硝,加丹皮、赤芍。(《临证指南医案·调经》)

【徐大椿注】血络郁热腹痛。(《徐批临证指南医案·调经》)

钱。脉涩,脘闷减食,经水来迟,腹痛坠。

柴胡、炒白芍、黄芩、郁金、香附、茯苓、苏梗、神曲。

又　诸恙未减,腹但痛不坠。

逍遥散去白术、甘草,加郁金、香附、神曲。(《临证指南医案·调经》)

【徐大椿眉批】妇人全以血为主治,法亦当以血为事。处处用柴胡,而近日自附天士之门者云天士终身不用柴胡,岂非梦境?(《徐批临证指南医案·调经》)

孙,二九。奇脉下损,经迟腹痛。先用当归建中汤(小建中汤加当归。编者注),续商八脉治法。

当归建中汤。

又　久嗽,遇劳寒热。

归芪建中去姜。(《临证指南医案·调经》)

【徐大椿注】奇脉虚寒滞。(《徐批临证指南医案·调经》)

王,三一。脉右缓左涩,经水色淡后期,呕吐痰水食物,毕姻三载余不孕。此久郁凝痰滞气,务宜宣通,从阳明厥阴立方。

半夏、广皮、茯苓、厚朴、茅术、淡吴萸、小香附、山楂肉。

姜汁法丸。

又　三月中,用辛温宣郁方,痰瘀自下,胸次宽,呕逆缓。今喜暖食恶寒,经迟至五十余日,来必色淡且少。议用温养冲任,栽培生气方法。

八珍去术、草、地,加小茴、肉桂、薪艾、香附、紫石英,河车胶丸。(《临证指南医案·调经》)

姚,二二。久嗽背寒,晨汗,右卧咳甚,经事日迟,脉如数而虚,谷减不欲食。此情志郁伤,延成损怯。非清寒肺药所宜。

黄芪、桂枝、白芍、炙草、南枣、饴糖。

肺为气出入之道,内有所伤,五脏之邪上逆于肺则咳嗽。此则久嗽,背寒晨汗,全是肺气受伤。而经事日迟,不但气血不流行,血枯肝闭,可想而知。脉数,虚火也,虚则不可以清寒,况谷减不欲食,中气之馁已甚,可复以苦寒损胃乎?与黄芪建中(小建中汤加黄芪。编者注),损其肺者益其气,而桂枝、白芍,非敛阴和血之妙品乎?(《临证指南医案·调经》)

【徐大椿注】后期,郁伤久嗽肺气虚。

【徐大椿眉批】脉数者不宜用桂枝,建中汤为脉迟而设,仲景有明文。(《徐批临证指南医案·调经》)

朱。经云:阳维为病苦寒热。缘上年冰雪甚少,冬失其藏,春半潮湿,地气升泄,以肝肾血液久亏之质,春生力浅。八脉隶乎肝肾,一身纲维。八脉乏束固之司,阴弱内热,阳微外寒矣。脊脊常痛,经事愈期,血海渐涸,久延虚怯,情景已露。《局方》逍遥散固女科圣药,大意重在肝脾二经。因郁致损,木土交伤,气血痹阻。和气血之中,佐柴胡微升,以引少阳生气,上中二焦之郁勃可使条畅。今则人暮病剧,天晓安然,显是肝肾至阴损伤,八脉不为约束,故热无汗,至阴深远,古人谓阴病不得有汗也。当宗仲景甘药之例,勿取气辛助阳可矣。

炙甘草、阿胶、细生地、生白芍、麦冬、牡蛎。(《临证指南医案·调经》)

【徐大椿注】肝肾奇脉阴虚。(《徐批临证指南医案·调经》)

月 经 愆 期

徐,太仓,十八岁。每交五六月,喉间宿病,蛾发既愈,仍有鼻塞火升,上热下冷,经水或前或后,形瘦,脉小数。是阴弱不旺,肝阳左升太速,右降不及。夏季阴伏于里,阳泄上浮,致病发因由。

阿胶、石决明、丹皮、生地、天冬、黑豆皮、银花、白芍、丹参。(《叶天士晚年方案真本》)

【徐大椿注】治此症专着眼五六月三字。(《徐批叶天士晚年方案真本》)

周,东汇,二十一岁。此情怀多嗔,郁热自内生,经来愆期,心嘈辣,腹中痛,干咳忽呛,皆肝胃气热上冲,久则失血经阻,最宜预虑。

小黑穞豆皮、细生地、清阿胶、生白芍、云茯神、漂淡天门冬。(《叶天士晚年方案真本》)

【徐大椿注】治肝须得清凉。(《徐批叶天士晚年方案真本》)

月 经 量 多

李。酸涩入里,气血呆钝。痛自心胸,胀及少腹。昔经行三日,今四日犹未已。为凝涩所致,痛胀何疑。读《内经》遗意,以辛胜酸主治。但辛气最宜入表,当求其宣络者宜之。

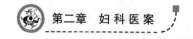

韭白汁、桃仁、延胡、小茴、当归须、川楝子。

【徐大椿注】食酸气血滞。(《徐批临证指南医案·调经》)

月经淋漓不断

居，胥门，六十岁。女人多产，奇经八脉诸络患病，五液走泄，殆尽而枯。年已六十。反患淋漏带下，大便日见枯涩，少腹形膨䐜胀，血液难生，气散不收，日服炒枯肾气汤一剂。(《叶天士晚年方案真本》)

【徐大椿注】多产体气已惫，至衰年下焦关闸已撤，日饵温补，苟延残喘而已。老年精气神衰，即日饵参、苓大药，不过仅仅支撑一日。盖真气真精已衰，大补亦不甚浃洽耳。(《徐批叶天士晚年方案真本》)

邱，钟由吉巷，四十七岁。十年前小产血崩，损伤未复，家政操持，形神俱不获安养。上年夏秋漏带，久矣淋漓。不但肝肾脂液先竭，奇经与诸络无血存蓄。气冲犯上，气攻聚络，为胃脘刺痛，胁肋高突，更推下焦寒冷，腰围如带拘缚，两足麻木，跌地痿软，二便塞窒不爽，五液枯槁，至阳不交于阴，有关性命大症。病患说一年尝药，从未见效，更有医见痛用沉香者。凡血枯液涸，香燥大忌，姜、桂燥烈，亦非亡血所宜。姑以血肉参入人参。若春和温煦，草木借以资生，血有形难生，益气无形，以充有形耳。

人参、当归身(小茴拌炒，拣去)、羊肉肾、肉苁蓉、枸杞子、真沙苑、黑芝麻。(《叶天士晚年方案真本》)

【徐大椿注】说得透彻，风雅宜人。益血中之气，自然云雾致白露也。(《徐批叶天士晚年方案真本》)

闭　　经

包，十八岁。经阻三月，咳嗽失血，交夜蒸蒸身热，脉来左搏而促，是阳气烦蒸，致逆诸络，血液不得汇集冲脉，秋深经水不来，必加寒热瘦削，称干血劳矣。

生鳖甲、全当归、生白芍、粉丹皮、原生地、茺蔚子、南楂肉、生麦芽。(《叶天士晚年方案真本》)

【徐大椿注】老笔确凿。(《徐批叶天士晚年方案真本》)

陈，二十九岁。产后二年，经水不转，呕涎沫不饥，喜酸味，肝阴久虚，伤损在下焦。阳气逆乘，头巅晕痛。议用酸甘，化阴和阳。

原生地、白芍、乌梅肉、大麻仁、炙甘草、枸杞（炒焦）、漂淡天门冬。（《叶天士晚年方案真本》）

【徐大椿注】凡清阳主上升，浊阳主下伏，所谓逆乘，乃下焦浊阳耳。惟晕而痛，乃知阳气逆乘细极。（《徐批叶天士晚年方案真本》）

戈，木渎，二十四岁。经水不来，是络脉无血。古云气旺血自生，大忌通经。

人参、茯苓、麋茸、归身、桂心、羊肉，胶丸。（《叶天士晚年方案真本》）

【徐大椿注】此纯虚症也，认得清。（《徐批叶天士晚年方案真本》）

顾，二八。病起经阻，形容日瘦，嘈杂刻饥，心腹常热。此乃悲惋离愁，内损而成劳。阴脏受伤，阳脉不流，难治之症。必得怡悦情怀，经来可挽。但通经败血，断不可用。

生地、人参、茯苓、沉香汁、琥珀末（调入）。（《临证指南医案·调经》）

【徐大椿注】郁劳阴虚。（《徐批临证指南医案·调经》）

某。停经三月，下漏成块，少腹膨痛。议通和奇脉。

鹿角霜、生杜仲、当归、茯苓、红枣。（《临证指南医案·崩漏》）

【徐大椿注】奇脉不和。（《徐批临证指南医案·崩漏》）

钮，吉安州，三十五岁。女科肝病最多，产后必病及八脉，即如少腹聚瘕，瘕气攻心下必呕吐，逆上则咽喉闭塞。经水年半不来，越日必有寒热。凡下焦血病为多，瘕属气结，癥为血痹，病在冲脉，阴维阳维脉中混杂，医药焉得入奇经。

地鳖虫一两，延胡一两，山楂一两，桃仁五钱，蓬术五钱，金铃子五钱，麝香三钱。

共为末，用青鳖甲五六两，去衣捣碎，用无灰酒煮汁一杯，和前药末为丸，每服二钱。益母草汤送下。（《叶天士晚年方案真本》）

【徐大椿注】要知瘕不可攻，癥乃可攻耳。瘕属气结，亦由少血，故气聚而结。至于癥为血痹，非攻不散，总是下焦血病为多耳。（《徐批叶天士晚年方案真本》）

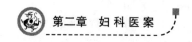

钱，三九。上年夏产，过月经转。今经停四个月，左脉弦滑流动，乃为妊象。此气急，脘痞，咳嗽，热气上乘迫肺之征。形肉日瘦，热能烁阴耗气。议清金平气，勿碍于下。

桑叶、川贝、桔梗、广皮、黑山栀、地骨皮、茯苓、甘草。(《临证指南医案·胎前》)

【徐大椿注】热伤肺阴。(《徐批临证指南医案·胎前》)

沈，齐门，三十岁。上春产蓐无乳，已见乏血虚象，延及年半，经水不来，少腹瘕气有形。病患自述背脊常冷，心腹中热，视面黄色夺，问食少不美。夫督脉为阳脉之海，由腰而起，齐颈而还，下元无力，其脉自背至颈，阳虚生寒。任脉为阴，海冲乏贮血气，入脉络为瘕。考《内经》《图翼》，病机宛然在目，此产损蓐劳，非是小恙。无如医不读书，见寒热经闭而妄治，淹缠成损而已。

人参、小茴拌炒当归、枸杞、鹿角霜、桂枝、沙苑、白薇。(《叶天士晚年方案真本》)

【徐大椿注】拿定主见。此纯虚之症。药方总切定下元无力主治。(《徐批叶天士晚年方案真本》)

王，三八。苦辛泄降，胸脘胀闷已舒。此嗽血，皆肝胆气火上逆，必经来可安。

南山楂、桃仁、黑山栀、丹皮、橘叶、降香末、老韭白汁。(《临证指南医案·调经》)

【徐大椿注】经闭，木火郁热。(《徐批临证指南医案·调经》)

杨。瘕泄起于产后，三年方愈。下损已极，经水几月一至，来必衰颓如病，奇经冲任交空，下焦畏冷，食冷则泻，心中疼热。暖下温经主之。

人参、鹿角霜、炒菟丝、生杜仲、炒杞子、熟白术、淡骨脂、茯苓。

蒸饼丸。(《临证指南医案·产后》)

【徐大椿注】虚寒瘕泄。(《徐批临证指南医案·产后》)

姚，三十。面少华色，脉似数，按之芤涩。产后三年，从未经来，腹中有形，升逆则痛，肩背映胁，卒痛难忍。咳吐都是涎沫，著枕气冲欲坐，食减便溏，身动语言喘急。此乃蓐劳损极不复，谅非草木可以图幸。由下焦元海少振，惊恐馁弱,冲脉动,斯诸脉交动。拟益元气,充形骸,佐重镇以理怯,护持体质之义,非治病方药矣。

人参、杞子、白龙骨、茯苓、紫石英、羊肉。(《临证指南医案·产后》)

【徐大椿眉批】此是痰饮之症,后方不能中病。(《徐批临证指南医案·产后》)

仲,二三。先因经阻,继以五志烦热,咳吐涎沫,食减微呕,面肿色瘁。乃肝阳化风,旋动不息。干血劳病,医治无益。

阿胶、生地、麦冬、牡蛎、小麦。(《临证指南医案·调经》)

【徐大椿注】肝风动干血劳。(《徐批临证指南医案·调经》)

周,四十一岁。两三月经水不来,少腹痛胀下坠,寒疝属虚,当与《金匮》当归羊肉生姜汤。(《叶天士晚年方案真本》)

【徐大椿注】疝为阴寒侵入肝络,其原起于络血衰少。若用刚猛热药,势必辛燥,肝为刚脏,益其震烈,大非所宜。惟羊肉柔温,味浓归阴,气膻入肝,以血补血,使肝络温和,再以生姜散寒。当归通络自愈。(《徐批叶天士晚年方案真本》)

月 经 不 调

巴,西沿塘,三十四岁。十年前产育,即经候不和,带下腰椎酸垂,少腹刺痛,损伤奇脉,已非一所。凡先伤于阴,例取温柔,佐以凉肝,合乎通补。谓经水必循日月耳。(《叶天士晚年方案真本》)

【徐大椿注】补必兼通,天癸无愆期之虑。

女人月事应期,虽曰血液走漏伤阴,然肝阳亦从兹下泄,水气疏达,自无逆冲之患。况体阴抱阳,有天癸以流行,阴阳尚无偏胜,足征二气交充,故女人月事时下,纵有他病,尚可图治耳。(《徐批叶天士晚年方案真本》)

费。经水紫黑,来时嘈杂,脉络收引而痛,经过带下不断,形瘦日减,脉来右大左弱。上部火升,下焦冷彻骨中,阴阳乖违,焉得孕育?阅医都以补血涩剂,宜乎鲜效。议通阳摄阴法。

鲍鱼、生地、淡苁蓉、天冬、当归、柏子仁、炒山楂、牛膝、茯苓。

红枣,薪艾汤法丸。(《临证指南医案·调经》)

【徐大椿眉批】鲍鱼,海味也。腥秽异常,不堪入煎剂中。欲藉以补阴,岂《本草》中别无善药?此老不过一时弄巧,以异欺人,遂开后日庸医炫奇立异之门。取种种不堪入药之物胪列成方,以为独开生面、别授秘传、足征广博并示灵巧,此风至今愈甚,此老难辞作俑之咎。总之,近日时医先未能识真病症因,不敢施用经方,反藉此稀奇怪诞之物塞责一时,明知误治,转可令人无从斑驳耳。是以此风日甚而荷叶边、豆壳、螺壳、橘白、枇杷核、楂核、淡菜、丑筋,一切《神农本草》及方书所弃之物收用不遗。吁!此医道之变也。(《徐批临证指南医案·调经》)

钮,荡口,二十四岁。六年前产儿,自乳年余,乳汁涸,病起延绵,至今食少如饥,仍不加餐,经水不调,色黑微痛。盖病根全在乳尽,亡血形瘦,火升失血,劳怯阴伤。

人参、阿胶、白芍、细生地、炙甘草、桂枝。(《叶天士晚年方案真本》)

【徐大椿注】妇人生子自乳全赖善饭,生血复脉养阴。(《徐批叶天士晚年方案真本》)

崩　漏

崩如山冢崒(通卒,编者注)崩,言其血之横决莫制也。漏如漏卮难塞,言其血之漫无关防也。经云阴在内,阳之守也,气得之以和,神得之以安,毛发得之以润,经脉得之以行,身形之中,不可斯须离也。去血过多,则诸病丛生矣。原其致病之由,有因冲任不能摄血者,有因肝不藏血者,有因脾不统血者,有因热在下焦,迫血妄行者,有因元气大虚,不能收敛其血者,又有瘀血内阻,新血不能归经而下者。医者依此类推,仿叶氏用笔灵活,于崩漏治法,无余蕴矣。(《临证指南医案·崩漏》)

【成文注】这是秦天一根据叶氏诊治崩漏医案经验所做的总结。

【徐大椿注】崩漏必用补血大剂,而兼黑色之药,大概轻制不能中病。(《徐批临证指南医案·崩漏》)

陈,五十。五旬年岁,经漏如崩,继以白带绵绵。昔形充,今瘦损。当年饮酒湿胜,大便久溏,自病经年,便干不爽。夜热多汗,四肢皆冷,气短腹鸣,上噫气,下泄气,腰足跗酸软无力,食物日减,不知其味。此阳明脉衰,厥阴风木由乎血去液伤,冲任交损,内风旋转而为风消之象。病在乎络,故令久延,《金匮》

谓络热则痿矣。

人参、黄芪、苦参、茯神、牡蛎、小麦。

滤清,人参汤收。(《临证指南医案·崩漏》)

【徐大椿注】液伤络热风消。(《徐批临证指南医案·崩漏》)

成。冲任二脉损伤,经漏经年不酸,形瘦肤干畏冷,由阴气走乎阳位。益气以培生阳,温摄以固下真。

人参、鹿角霜、归身、蕲艾炭、茯神、炮姜、紫石英、桂心。(《临证指南医案·崩漏》)

【徐大椿注】冲任阳虚。(《徐批临证指南医案·崩漏》)

程。暴冷阳微,后崩。

附子理中汤。(《临证指南医案·崩漏》)

【徐大椿注】阳虚。(《徐批临证指南医案·崩漏》)

顾。髓虚,崩淋不止,筋掣痛,不能行。

苁蓉、枸杞、柏子仁、茯神、川斛、紫石英、羊内肾、青盐。(《临证指南医案·崩漏》)

【徐大椿注】髓虚筋痛。(《徐批临证指南医案·崩漏》)

黄。长斋有年,脾胃久虚,疟由四末必犯中宫。血海隶于阳明,苦味辛散,皆伤胃系。虽天癸久绝,病邪药味扰动血络,是为暴崩欲脱。阅医童便、阿胶味咸润滑。大便溏泻,岂宜润下?即熟地、五味补敛阴液,咽汤停脘,顷欲吐净。滋腻酸浊之药,下焦未得其益,脘中先已受益。议以仲景理中汤。血脱有益气之法,坤土阳和旋转,喜其中流砥柱。倘得知味纳谷,是为转机。重症之尤,勿得忽视。

理中汤。(《临证指南医案·崩漏》)

【徐大椿注】苦寒辛散伤中阳。(《徐批临证指南医案·崩漏》)

罗,二四。病属下焦,肝肾内损,延及遂至经漏淋漓,腰脊痿弱。脉络交空,有终身不得孕育之事。

制熟地(砂仁制)、河车胶、当归、白芍、人参、茯苓、於术、炙草、蕲艾炭、香

附、小茴、紫石英。(《临证指南医案·崩漏》)

【徐大椿注】肝肾冲任虚寒。(《徐批临证指南医案·崩漏》)

某。经漏三年。诊色脉俱夺,面浮跗肿,肌乏华色,纳谷日减,便坚不爽,自脊膂腰髀酸楚如堕。入夏以来,形神日羸。思经水必诸路之血,贮于血海而下,其不致崩决淋漓者,任脉为之担任,带脉为之约束,刚维跷脉之拥护,督脉以总督其统摄。今者但以冲脉之动而血下,诸脉皆失其司,症固是虚。日饵补阳不应,未达奇经之理耳。考《内经》于胸胁支满妨食,时时前后血,特制乌鲗丸,咸味就下,通以济涩,更以秽浊气味为之导引,同气相需。后贤谓暴崩暴漏宜温宜补,久漏久崩宜清宜通,正与圣经相符。况乎芪、术皆守,不能入奇脉。无病用之,诚是好药;藉以调病,焉克有济? 夏之月,大气正在泄越,脾胃主令,岁气天和,保之最要。议以早进通阴以理奇经。午余天热气泄,必加烦倦,随用清暑益气之剂,顺天之气,以扶生生。安稳百日,秋半收肃令行,可望其藏聚气交,而奇络渐固。此久损难复,非幸试速功矣。

早上汤药议以通阴潜阳方法。

早服:龟甲心(秋石水浸)、鹿角霜、真阿胶、柏子霜、生牡蛎、锁阳。

另煎清人参汤,入清药,煎取五十余沸。

鹿性阳,入督脉。龟体阴,走任脉。阿胶得济水沉伏,味咸色黑,熄肝风,养肾水。柏子芳香滑润,养血理燥。牡蛎去湿消肿,咸固下。仲景云:病人腰以下肿者,牡蛎泽泻汤。锁阳固下焦之阳气。乃治八脉之大意。

乌鲗丸方:乌鲗骨四分(米醋炙,去甲,另研,水飞),蘆茹一分。

为细末,用雀卵量捣为丸,每服三钱。用药前,先饮淡鲍鱼汤一小杯为导引。

又 进潜阳颇投,但左耳鸣甚,肠中亦鸣。肝阳内风升动未息,减气刚,用柔。

早服:龟甲心(照前制),真阿胶,柏子霜,天冬,女贞实,旱莲草。

另煎人参汤二钱,加入滤清药内,再煎五十余沸。

又 两进柔润清补颇投。询知病由乎悲哀烦劳,调理向愈,继因目病,服苦辛寒散太过,遂经漏淋带,年前七八日始净,今则两旬而止。此奇脉内乏,前议非诬。据述周身累现瘾疹瘩瘰,搔痒不宁。想脂液久渗,阴不内营,阳气浮越,卫怯少固,客气外乘。凡六淫客邪,无有不从热化,《内经》以疮痍诸病皆属于火。然内症为急,正不必以肌腠见病为治。刻下两三日间,又值经至之期。

议进固脉实下,佐以东垣泻阴火意。经至之先用此方。

龟甲心、真阿胶、人参、桑螵蛸、生白龙骨、旱莲草、茯神、知母。

早上服。

又 当经行,周身寒凛,腰酸腹膨,白疹大发。议用固气和血方。

人参、熟地、阿胶、川芎、当归、白芍、南山楂、蕲艾。

早上服。

又 经来腹坠腰酸,疹现肌痒,鼻孔耳窍皆然。想阴血下注,必阳气鼓动,内风沸起。风非外来,乃阳之化气耳。昨因经至,用胶艾四物汤(四物汤加阿胶、艾叶。编者注)和补固经。今午诊脉,右大而涩,左小数,中有坚疾如刃之象。洵乎液枯风动,初定乌鲗鱼丸当进。其早上汤药,凡气味之辛裁去。虽为补剂,勿取动阳耗液也。早上服:

人参、生地、天冬、阿胶、生白芍、女贞子、旱莲膏、地榆。

早上服。

又 两日早进清补柔剂,夕用通固下焦冲任,是月经来甚少,起居颇安。与先哲云暴崩当温涩,久漏宜宣通,若合符节矣。连次候脉,必小弱为少安,则知阳动不息,内风必旋。芪、术呆守,归、艾辛温,守则气壅,辛则阳动,皆不知变化之旨,坐失机宜耳。余未能久候,焉有经年经月之恙骤期速愈?故丸药创自《内经》七方之一,世多渺忽,实出轩岐秘奥。再议理阴熄风早用,谅不致误。拟长夏调理二法。晚服乌鲗丸三钱,晨进养肝阴、和阳熄风以安胃。盖冲脉即血海,隶于阳明胃脉,乃仿经旨立方。

人参、阿胶、白芍、生地、旱莲膏、女贞子、桑寄生、咸秋石、细子芩、三角胡麻。

药末,胶膏,再加熟蜜三两,捣千余杵,丸宜细光,早上服四钱。小暑至处暑,生脉散送。

又 此番经后,带下仍有。久漏奇脉少固,前案申说已著。丸剂专司通摄冲任,恪守定然必效。但外来寒暄易御,内因劳嗔难调,余谆谆相告者为此。

人参、生地、阿胶、白芍、茯神、女贞子、旱莲膏、小黑穭豆皮。

早上服。初十日。

又 昨晚烦冗,阳动气升,头额震痛,经再下注。更定镇摄一法,久后亦可备用。

人参、生地、阿胶、龟甲心、生牡蛎、天冬、黑壳建莲。

又 十二日午诊脉,仍用初十日早服方法,去穭豆皮,加生牡蛎。交小暑

后骤热,午后另煎生脉散,微温服一次。(《临证指南医案·崩漏》)

【徐大椿注】奇脉阴虚风阳动。

【徐大椿眉批】前人所谓鹿茸治督脉,龟腹治任脉,此亦想像其理耳,其实不必泥也。

用药甚有巧思,又无偏枯之药,所谓巧不伤凿也。

奇经乃十二经之余气,治十二经则奇经之治药已在内,并无别有治奇经之药也。此老好为立异,故其说如此。但于理无碍,则亦各成议论耳。(《徐批临证指南医案·崩漏》)

施,刘真巷。经漏脐下如卵形,已见血损气结,冲脉为病,女子瘕聚带下,少腹形象是也。血伤忌投气燥温热血药,不取沉滞,血中宜气为主。

南楂肉、茺蔚子、新绛、青葱管、生香附。(《叶天士晚年方案真本》)

【徐大椿注】既总燥热,复避沉滞,血中宣气,治瘕初起良法。(《徐批叶天士晚年方案真本》)

无锡,三十九岁。秋七月经停几两月,继下血块,疑是小产,遂经漏不止。入冬血净,加五心脊椎骨热,天明微汗热缓。凡经漏胎走,下元真阴先损,任脉阴海少液,督脉阳海气升,所谓阴虚生热矣。以肝肾脏阴,精血损伤,医投芪术呆守中上,是不究阴阳气血,不亦左乎。

人参、阿胶、建莲肉、茯神、女贞子、萸肉、生白芍、炙草、糯稻根。(《叶氏医案存真》)

【张寿颐注】经漏三月,阴液竭矣,继以发热,非大剂滋填,何能有效。方虽不误,尚嫌未逮,议加杞子、生地、地骨皮、龟板、鳖甲、牡蛎之属。(《古今医案平议·虚火》)

吴。崩带淋漓,阴从下走;晕厥汗出,阳从上冒。逢谷雨暴凶,身中阴阳不相接续,怕延虚脱。戌亥时为剧,肝肾病治。

人参、阿胶、生龙骨、生牡蛎、五味、茯神。

又 血液去则脏阴失守,神不内跗,致目中妄见,非鬼祟也。当先镇阳神为主,若骤用阴药,则有妨胃纳矣。

人参、龙骨、五味、茯苓、芡实、建莲肉。

又 淋带黄白未净,五更心悸汗出。

人参、炒枸杞、五味、茯苓、芡实、湖莲肉。(《徐批临证指南医案·淋带》)

徐,三三。肝脾郁损,血崩。

人参逍遥散去柴、术、炙草,加桑螵蛸、杜仲。(《临证指南医案·崩漏》)

【徐大椿注】郁损肝脾。(《徐批临证指南医案·崩漏》)

尤,神仙庙前,四十三岁。漏经四十余日,色瘀腐成块,病中动怒,遂胸膈胀闷且痛。少腹胀满,瘀下稍宽,医治漏血,投地、芍、归、胶,下焦未沾其益,脘膈先受其滞。宗经议先理其上。

生香附汁、南楂、苏梗、生麦芽、桃仁、延胡。(《叶天士晚年方案真本》)

【徐大椿注】阅宗经议三字,总见郑重分明之意。(《徐批叶天士晚年方案真本》)

张,四三。经漏十二年,五液皆涸,冲任不用。冬令稍安,夏季病加。心摇动,腹中热,腰膝跗骨皆热,此皆枯槁日著。方书谓暴崩宜温,久崩宜清。以血去阴耗耳。

人参、生地、阿胶、天冬、人乳粉、柏子仁、茯神、枣仁、白芍、知母。

蜜丸。(《临证指南医案·崩漏》)

【徐大椿注】冲任阴虚。(《徐批临证指南医案·崩漏》)

张,五十。五旬天癸当止而经淋,周身牵掣,右肢渐不能举。不但冲、任、督、带损伤,阳明胃脉衰微少气,乃最难向安之病。

人参、生黄芪、炙草、炒沙苑、炒杞子、炒归身。(《临证指南医案·崩漏》)

【徐大椿注】冲任胃皆虚。(《徐批临证指南医案·崩漏》)

张。外冷内热,食过如饥,唇燥裂,渴饮下漏,漏多则阴虚阳亢,便溏不实,不可寒润。

生地炭、阿胶、炒白芍、湖莲、椿根皮、茯神、薪艾炭。

又 消渴心悸。

阿胶、生鸡子黄、生地、天冬、生白芍、茯神。(《临证指南医案·崩漏》)

【徐大椿注】阴虚阳亢。(《徐批临证指南医案·崩漏》)

热入血室

考热入血室，《金匮》有五法。第一条主小柴胡，因寒热而用，虽经水适断，急提少阳之邪，勿令下陷为最。第二条伤寒发热，经水适来，已现昼明夜剧，谵语妄见，恐人误认阳明实病，故有无犯胃气及上二焦之戒。第三条中风寒热，经水适来，七八日，脉迟身凉，胸胁满如结胸状，谵语者，显无表症，全露热入血室之候，自当急刺期门，使人知针力比药力尤捷。第四条阳明病，下血谵语，但头汗出，亦为热入血室，亦刺期门，汗出而愈，仲景无非推广其义，教人当知通变。第五条，明其一症，而有别因为害，如痰潮上脘，昏冒不知，当先化其痰，后除其热等语，所谓急者先除也。乃今人一遇是症，不辨热入之轻重，血室之盈亏，遽与小柴胡汤，贻害必多。要之，热甚而血瘀者，与桃仁承气，及山甲、归尾之属。血舍空而热陷者，用犀角地黄汤，加丹参、木通之属。表邪未尽，而表症仍兼者，当合乎和解。热轻而清药过投，气机致钝者，不妨借温通为使。血结胸有桂枝红花汤，参入海蛤、桃仁之治。昏狂甚，进牛黄膏（牛黄二钱半，朱砂、郁金、丹皮各三钱，冰片一钱，甘草一钱。炼蜜丸如柏子大，每服一丸，新水化下。编者注），调入清气化结之煎。再观案中，有两解气血燔蒸之玉女法，热甚阴伤，有育阴养气之复脉法，又有护阴涤热之缓攻法。先圣后贤，其治总条分缕析，学者审症制方，慎毋拘乎柴胡一法也。（《临证指南医案·热入血室》）

【成文注】这是邵新甫根据叶氏诊治热入血室医案经验所做的总结。

【徐大椿注】向时阅此老亲笔医案，每多假借偏造之谈，而文理亦有不贯串处。今所刻诸案不但文理通达，兼之笔力简净明达，近日时文家亦不能望其万一，不知原文本来如是，抑编辑之人为之笔削也？

【徐大椿眉批】热入血室，柴胡汤为主方。此千古不易之定法，而此老偏不用柴胡汤，其治疟疾亦从不一用。口口声声推崇仲景，惟柴胡汤则视如仇，专与相背，真令人不解。想此老曾误用柴胡汤置人于死，深自抱疚，从此畏之如虎，不敢复犯矣。非然何愚至此？（《徐批临证指南医案·热入血室》）

沈氏。温邪初发，经水即至，寒热，耳聋，干呕，烦渴饮，见症已属热入血室。前医见咳嗽脉数舌白，为温邪在肺，用辛凉轻剂，而烦渴愈甚。拙见热深，十三日不解，不独气分受病，况体质素虚，面色黯惨，恐其邪陷痉厥。三日前已经发痉，五液暗耗，内风掀旋，岂得视为渺小之恙？议用玉女煎两清气血邪热，仍有救阴之能。

玉女煎(生石膏、熟地、麦冬、知母、牛膝。编者注)加竹叶心,武火煎五分。

又　脉数,色黯,舌上转红,寒热消渴俱缓。前主两清气血伏邪,已得效验。大凡体质素虚,驱邪及半,必兼护养元气,仍佐清邪。腹痛便溏,和阴是急。

白芍、炙草、人参、炒麦冬、炒生地。

又　脉右数左虚,临晚微寒热。

复脉汤(炙甘草汤,编者注)去姜、桂。(《临证指南医案·热入血室》)

【徐大椿注】邪热内陷,液伤发痉。

【徐大椿眉批】此症柴胡为千古一定之成法,舍此俱为邪说。(《徐批临证指南医案·热入血室》)

吴氏。热病十七日,脉右长左沉,舌痿,饮冷,心烦热,神气忽清忽乱。经来三日患病,血舍内之热气乘空内陷,当以瘀热在里论病。但病已至危,从蓄血如狂例。

细生地、丹皮、制大黄、炒桃仁、泽兰、人中白。(《临证指南医案·热入血室》)

【徐大椿注】蓄血。(《徐批临证指南医案·热入血室》)

第二节　带下病医案

带下者,由湿痰流注于带脉,而下浊液,故曰带下,妇女多有之。赤者属热,兼虚兼火治之。白者属湿,兼虚兼痰治之。年久不止,补脾肾兼升提。大抵瘦人多火,肥人多痰,最要分辨。白带、白浊、白淫三种,三者相似,而迥然各别。白带者,时常流出清冷稠粘,此下元虚损也。白浊者,浊随小便而来,浑浊如泔,此胃中浊气渗入膀胱也。白淫者,常在小便之后,而来亦不多,此男精不摄,滑而自出也。至于淋症,由肾虚膀胱积热所致。肾虚则小便数,膀胱热则小便涩。淋有气、血、砂、膏、劳五者之殊,皆属湿热。气淋为病,小便涩滞,常有余沥不尽。血淋为病,遇热即发,甚则溺血。痛者为血淋,不痛者为尿血。砂淋为病,阴茎中有砂石而痛,溺不得卒出,砂出痛止是也。膏淋为病,溺浊如膏。败精结者为砂,精结散者为膏,又煮海为盐之义。劳淋遇劳即发,痛引气冲。大约带病,惟女子有之,淋浊男女俱有。景岳云:妇人淋带,其因有六。一心旌摇,心火不静而带下者,先当清火,宜朱砂安神丸、清心莲子饮(石莲肉、人参、黄芪、茯苓、柴胡、黄芩、地骨皮、麦冬、车前、甘草。编者注)之类。若无邪火,但心虚带下,宜秘元煎(人参、茯苓、白术、炙草、枣仁、山药、芡实、五味、远志、金樱子。编者注)、人参丸、茯菟丸之类。一欲事过度,滑泄不固而带下者,宜秘元煎、苓术菟丝丸、济生固精丸(牡蛎、菟丝子、韭子、龙骨、北五味、桑螵蛸、白石脂、茯苓。编者注)之类。一人事不畅,精道逆而为浊为带者,初宜威喜丸,久宜固阴煎(人参、熟地、山药、山萸、远志、炙草、五味、菟丝子。编者注)之类。一湿热下流而为浊带,脉必滑数,烦渴多热,宜保阴煎(生地、熟地、白芍、山药、川断、黄芩、黄柏、甘草。编者注)加味逍遥散。若热甚兼淋而赤者,宜龙胆泻肝汤。一元气虚而带下者,宜寿脾煎(人参、白术、炙草、当归、山药、枣仁、炮姜、建莲肉、远志。编者注)、七福饮(人参、熟地、当归、白术、枣仁、远志、炙草。编者注)、十全大补汤。若阳气虚寒,脉微涩,腹痛多寒,宜加姜、附、家韭子丸。一脾肾气虚下陷多带者,宜归脾汤、补中益气汤之类。已上淋带辨症论治,仿佛已备。语云:鸳鸯绣出从君看,莫把金针度与人。若求金针暗度,全凭叶案搜寻。(《临证指南医案·淋带》)

【成文注】这是秦天一根据叶氏诊治带下病医案经验所做的总结。

陈。怀妊三月小产,半年不复。寒从背起,热起心胸,经水后期不爽,带下脉脉不断,脊膂腰髀痿坠酸疼,膝骨跗胫易冷无力。由冲任督带伤损,致阴阳维跷不用。调治非法,有终身不肯孕育之累。

鹿角霜、炒枸杞、当归、炒沙苑、桂枝、小茴。(《临证指南医案·产后》)

【徐大椿注】奇脉虚淋带。(《徐批临证指南医案·产后》)

方,五泾庙前,二十六岁。死胎至旬日乃下,必有尸秽浊气,留着冲任脉中,至今黄白淋带,病患说腰已下冰冷,大便久溏,产后刚药难用,用朱南阳(指宋代名医朱肱,编者注)方法。

鼠粪汤。(《叶天士晚年方案真本》)

【徐大椿注】以秽治秽,与前阿魏丸治痧胀,同一巧思。(《徐批叶天士晚年方案真本》)

龚。带淋日久,脂液垂涸,奇脉俱伤,营卫亦偏,内风自动,则中焦气夺,浮肿腹膨,为寒为热矣。暂以咸缓和阴。

阿胶、牡蛎、苁蓉、柏子霜、郁李仁。(《临证指南医案·淋带》)

【徐大椿注】液涸风动。(《徐批临证指南医案·淋带》)

蒋。带下不止,少腹、内躁连痛,至不能伸缩。络脉不宣,最有结痛绵缠,不可不虑。医云肝气,岂有是理。

桂枝、生沙苑、远志、当归、鹿角霜、杞子、茯苓。(《临证指南医案·淋带》)

【徐大椿注】血虚脉络滞痛。(《徐批临证指南医案·淋带》)

某。少腹拘急,大便燥艰,淋带赤白,此属液涸。

肉苁蓉、枸杞子、河车、当归、柏子仁、郁李仁。

又 淋带年久,少腹拘急胀痛,溲不爽,大便艰涩,得泄气则胀宽。食物少纳,脘中不降,必抚摩始下。此病久,脏阴腑阳皆伤,热药难受,以通阳固阴兼之。

早服:人参、归身、炒杞子、茯苓、麋茸、河车。

暮服震灵丹[禹粮石、赤石脂、紫石英、代赭石各四两。上四味作小块,入净锅中,盐泥封固,候干,用炭十斤煅,炭尽为度,入地出火气,必得二昼夜,研细末。乳香二两,没药二两,朱砂(水飞)一两,五灵脂二两,为末,同前四味和匀,糯米饭丸,宜坚细。编者注]二十粒。(《临证指南医案·淋带》)

【徐大椿注】阴阳并虚。(《徐批临证指南医案·淋带》)

某。温邪劫阴,带下,火升胸痞,脉小数。

生地、阿胶、牡蛎、川斛、小麦、茯神。(《临证指南医案·淋带》)

【徐大椿注】温邪伤阴。(《徐批临证指南医案·淋带》)

文,五五。产育频多,冲任脉虚。天癸当止之年,有紫黑血如豚肝,暴下之后,黄水绵绵不断。三年来所服归脾益气,但调脾胃补虚,未尝齿及奇经为病。论女科冲脉即是血海,今紫黑成块,几月一下,必积贮之血,久而瘀浊,有不得不下之理。此属奇经络病,与脏腑无与。考古云:久崩久带,宜清宜通。仿此为法。

柏子仁、细生地、青蒿根、淡黄芩、泽兰、椿根皮。

接服斑龙丸(鹿角胶、鹿角霜、熟地、菟丝子、柏子仁。编者注)。(《临证指南医案·淋带》)

【徐大椿注】奇脉虚血滞。

【徐大椿眉批】崩漏之疾,血海空虚,宜用填补大剂。其法不一,学者当深考也。(《徐批临证指南医案·崩漏》)

袁。舌光赤,头胀身热,带下如注。此五液走泄,阳浮热蒸,当用摄剂。若与鹿角霜、沙苑,仍是升举动阳,则无效矣。

熟地炭、阿胶、芡实、茯神、湖莲肉、炒山药。

又 照前方去阿胶、山药,加桑螵蛸、萸肉炭。(《临证指南医案·淋带》)

【徐大椿注】阴虚阳浮。(《徐批临证指南医案·淋带》)

第三节 妊娠病医案

《易》曰:大哉乾元,万物资始。此言气之始也。又曰:至哉坤元,万物资生。此言形之始也。人得父母之气,以生气生形,即察此乾坤之气也。两仪既兆,五行斯彰。故天一生水,水属肾,肾脏先生。地二生火,火属心,心又次生。天三生木,木属肝,肝又次生。地四生金,金属肺,肺又次生。天五生土,土属脾,脾又次生。天既以五行生五脏,而仁义礼智信之五德,亦即寓于其中。朱夫子所云天以阴阳五行,化生万物,气以成形,而理亦赋焉,此之谓也。因此古人重胎教,所以端其本也,而今不复讲矣。然六淫之感,七情之伤,妊妇察气有强弱,小儿胎元有静躁,故安胎之法,不可不详。如恶阻、胎淋、胎晕、胎肿、胎悬及漏胎等症,古人言之甚晰,兹不具赘。今阅叶先生案,胎前大约以凉血顺气为主,而肝、脾、胃三经,尤为所重。因肝藏血,血以护胎,肝血失荣,胎无以荫矣。肝主升,肝气横逆,胎亦上冲矣。胎气系于脾,如寄生之托于苞桑,茑与女萝之施于松柏,脾气过虚,胎无所附,堕滑难免矣。至于胃为水谷之海,妊妇全赖水谷之精华以养身护胎,故胃气如兵家之饷道,不容一刻稍缓也。其余有邪则去邪,有火则治火,阴虚则清滋,阳虚则温补,随机应变,无所执著。学者更能引而伸之,触类而通之,安胎之法,可一以贯之,无余蕴矣。(《临证指南医案·胎前》)

【成文注】这是秦天一根据叶氏诊治妊娠病医案经验所做的总结。

【徐大椿注】案方亦清,无大出入,然非妇科专门,多有未到之处,当更博求之。(《徐批临证指南医案·胎前》)

妊娠恶阻

某。固护胎元,诸症俱减,惟心嘈觉甚。阴火上升,营虚之征。

人参、桑寄生、熟地、阿胶、丝绵灰、条芩、白芍、当归、茯苓、香附。(《临证指南医案·胎前》)

【徐大椿注】营虚火炎。(《徐批临证指南医案·胎前》)

潘。血液护胎,尚且不固,心中如饥空洞,食不能纳,况又战栗呕逆。凡内外摇动,都是动胎。从来有胎而病外感,麻、桂、硝、黄等剂,必加四物,是治病保胎第一要法。

小生地、白芍、阿胶、知母、黄芩、青蒿梗。(《临证指南医案·胎前》)

【徐大椿注】热邪伤阴。(《徐批临证指南医案·胎前》)

妊 娠 腹 痛

金。怀妊若患时症,古人重在保胎。今者喜暖恶寒,升则厥痛,坠微便痛绕腹。暖胎须避络伤,以及奇脉,畏虑胎坠难挽。辛香温柔之补,冀其止厥。

鹿角霜、淡苁蓉、炒杞子、柏子仁、当归、炒沙苑、大茴、茯苓。(《临证指南医案·胎前》)

【徐大椿注】寒邪厥。恶寒为有邪矣。(《徐批临证指南医案·胎前》)

胎 动 不 安

某。交节上吐下泻,况胎动不安,脉虚唇白。急用理中法。
附子、人参、於术、茯苓、白芍。(《临证指南医案·胎前》)

【徐大椿注】吐泻伤阳。(《徐批临证指南医案·胎前》)

【徐大椿眉批】上吐下泻,必有邪气,岂宜温补!况胎前更有不宜,与平日持论大相背矣。

汪。娠八月,胎动不安,脘闷不饥。宜凉血调气,可以安适。
黄芩、知母、橘红、生白芍、当归、砂仁。(《临证指南医案·胎前》)

【徐大椿注】气滞血热。(《徐批临证指南医案·胎前》)

滑 胎

程,二六。殒胎每三月,是肝虚。
人参、阿胶、当归、白芍、川芎、桑寄生。(《临证指南医案·胎前》)

【徐大椿注】肝虚滑胎。(《徐批临证指南医案·胎前》)

邵，枫桥，二十八岁。每怀妊百日内即产，已历十余次矣。今春溲溺如淋，入夏若崩若溺半月，半月后经水又来，上午少瘥，临晚夜深，频频至圊，溲溺滴沥酸痛。夫胎瀕二三月，足厥阴肝病，且胎形渐重，任脉不固，下坠血伤液枯，阴气不收，此溺淋是肝肾阴虚。

庸医清火分利，更夺真阴。半年缠绵，致难以速功。养阴方中忌投酸味，令人癃闭。

细生地、黑豆皮、生鸡子黄、清阿胶、人中黄、川石斛。（《叶天士晚年方案真本》）

【徐大椿注】认清病根。（《徐批叶天士晚年方案真本》）

胎死不下

华。血下，殒胎未下，浊气扰动，晕厥呕逆，腹满，少腹硬，二便窒塞不通，此皆有形有质之阻。若不急为攻治，浊瘀上冒，必致败坏。仿子和玉烛散意。

川芎、当归、芒硝、茺蔚子、大腹皮、青皮、黑豆皮。

调回生丹。（《临证指南医案·胎前》）

【徐大椿注】殒胎不下。（《徐批临证指南医案·胎前》）

妊娠头痛

某。恶阻，本欲恶心厌食，今夹时邪，头痛身热，当先清热。

竹叶、连翘、生甘草、黄芩、花粉、苏梗。（《临证指南医案·胎前》）

【徐大椿注】时邪发热。（《徐批临证指南医案·胎前》）

子 晕

程。娠八月，形寒气逆，神烦倦无寐，乃肝阳乘中之征。拟进熄风和阳法。

黄芩、当归、生白芍、生牡蛎、橘红、茯神。

又 肝风眩晕，麻痹少寐。

熟首乌、炒黑杞子、白芍、女贞子、茯神、黑穞豆皮。（《临证指南医案·胎前》）

【徐大椿注】肝风。（《徐批临证指南医案·胎前》）

子 悬

朱。脉右涩小数，左弦促，纳食脘胀，常有甘酸浊味，微呕吐清涎，旬朝始一更衣，仍不通爽。询知病起情怀抑郁，由气郁化热，如《内经》五志过极，皆从火化。就怀妊恶阻，按徐之才逐月安养，亦在足少阳经，正取清热养胎。况肝胆相火内寄，非凉剂无以和平。古人治病，以偏救偏，幸勿畏虚以贻患。

金石斛、黑山栀、茯苓、半夏曲、橘红、竹茹、枳实。（《临证指南医案·胎前》）

【徐大椿注】郁热。（《徐批临证指南医案·胎前》）

【徐大椿眉批】真诀也，凡病皆然。

子　嗽

王。先寒后热，咳呛，是春月风温肺病。风为阳邪，温渐变热，客气著人，即曰时气。怀妊九月，足少阴肾脉养胎。上受热气，肺痹喘急，消渴胸满，便溺不爽。皆肺与大肠为表里之现症，状若绘矣。芎、归辛温，参、术守补，肉桂、沉香辛热，皆胎前忌用。致大热烦闷，势属危殆。议以清肺之急，润肺之燥。俾胎得凉则安，去病身安，自为不补之补。古人先治其实，实者邪也。

泡淡黄芩、知母、鲜生地、花粉、阿胶、天冬。

又　喘热减半，四肢微冷，腹中不和，胎气有上冲之虑。昨进清润之方，漐漐有汗。可见辛燥耗血，便是助热。今烦渴既止，问初病由悲哀惊恐之伤。养肝阴，滋肾液为治，稳保胎元，病体可调。复脉去桂、麻、姜、枣，加天冬、知母、子芩。（《临证指南医案·胎前》）

【徐大椿注】热伤肺阴。

【徐大椿眉批】句句名言，不知何以得此真诀，然有时竟与之相反，不知何故？（《徐批临证指南医案·胎前》）

谢。始而热入阴伤，少腹痛，溺不爽。秋暑再伤，霍乱继起。今不饥不食，全是胃病。况怀妊五月，胎气正吸脾胃真气，津液重伤，致令咳逆。

人参、知母、炒麦冬、木瓜、莲子肉、茯神。（《临证指南医案·胎前》）

【徐大椿注】胃虚咳逆。（《徐批临证指南医案·胎前》）

妊娠痢疾

某。怀妊，痢滞半月。胃阴既亏，阳气上逆，咽中阻，饮水欲哕，舌尖红赤，津液已耗。燥补燥劫，恐阴愈伤而胎元不保，议益胃和阳生津治之。

熟地、乌梅、白芍、山药、建莲、茯苓。

用川石斛煎汤代水。(《临证指南医案·胎前》)

【徐大椿注】痫伤胃阴。(《徐批临证指南医案·胎前》)

王。临月下痢脓血,色紫形浓,热伏阴分。议用白头翁汤(白头翁、秦皮、黄连、黄柏。编者注)。

又 苦味见效,知温热动血。以小其制为剂,可全功矣。

黄芩、黄柏、炒银花、炒山楂、茯苓、泽泻。(《临证指南医案·胎前》)

【徐大椿注】热邪下痢脓血。(《徐批临证指南医案·胎前》)

妊娠大便难

金。怀妊五月得热病,久伤阴液,身中阳气有升无降,耳窍失聪,便难艰涩。议用仲景复脉法,以生津液。

炙甘草、人参、生地炭、阿胶、天冬、麦冬、生白芍、麻仁。(《临证指南医案·胎前》)

【徐大椿注】热邪伤阴。(《徐批临证指南医案·胎前》)

妊娠麻木

某。脉右虚左弦,身麻肢冷,胎冲胀闷。五六月当脾胃司胎,厥阴内风暗动,不饥吞酸,全属中虚。

人参、枳壳、半夏、姜汁、桔梗。(《临证指南医案·胎前》)

【徐大椿注】肝风犯脾胃。(《徐批临证指南医案·胎前》)

妊娠喉痹

某。气逆壅热于上,龈肿喉痹,胸闷腹肿。七月太阴司胎,法宜宣化清上。

川贝、牛蒡子、连翘、苏梗、杏仁、花粉、菊花、橘红。(《临证指南医案·胎前》)

【徐大椿注】热壅上焦。(《徐批临证指南医案·胎前》)

不 孕 症

方,长浜,三十岁。络脉少血,气聚形象,升降而动,起居如惊。跗踵乏力登高,久已未育,乃下焦肝肾虚损,累及八脉。

紫石英、巴戟肉、归身、鹿角胶、白石英、淡苁蓉、枸杞子、杜仲。

羊内肾丸。(《叶天士晚年方案真本》)

【徐大椿注】肾主恐,下元虚乏显然。可谓峻补。(《徐批叶天士晚年方案真本》)

吴,枫桥,二十五岁。药气味杂乱恶劣,胃口久受其苦伤,致食即呕吐,非反胃也。穷其起病根由,原系心境愁肠,气热内蕴,血液日干。若此年岁,久不孕育,多以见病治病,未着未适调经理偏之旨。今入冬小雪,从液亏不主恋阳,预诊春木萌动,转焉发病之机。

阿胶、人参、生地、杜仲、茯神、天冬、杞子、桂元肉、桑寄生、大麻仁。另用乌骨鸡一具,去毛血头翅足肚杂,漂洁,用淡水加无灰酒一碗,米醋一杯许煮烂。沥去肉骨,取汁捣丸。(《叶天士晚年方案真本》)

【徐大椿注】凡心神谐畅,同血自充旺,以心生血主血也。忧愁思虑则心营不舒,血不肯生。又有郁火以煎熬,焉得不日就干涸,木无滋养,发病最为易事。清而腴药味纯粹以精。

巽为风,鸡属巽卦而应风,本肝家禽也,乌骨则更入肾矣,乙癸同源之味,兼以全具。元气充满,从肝肾源头,鼓动生阳,气味俱全,则补益力量更大而神矣。况血肉静中有动,生机跃然者乎。(《徐批叶天士晚年方案真本》)

杨,三十三岁。产后十五年,不得孕育,瘕聚心痛气冲,乃冲脉受病。久则未易图速功。

南山楂、茯苓、蓬术、香附、炒小茴香、葱白。(《叶天士晚年方案真本》)

【徐大椿注】泄浊消滞,温下通阳,用攻法。(《徐批叶天士晚年方案真本》)

第四节 产后病医案

《金匮要略》云:新产妇人有三病,一者病痉,二者病郁冒,三者大便难。新产血虚,多汗出,善中风,故令病痉。亡血复汗,寒多,故令郁冒。亡津液,胃燥,故大便难。《心典》云:血虚汗出,筋脉失养,风入而益其劲,此筋病也。亡阴血虚,阳气遂厥,而寒复郁之,则头眩而目瞀,此神病也。胃藏津液而渗灌诸阳,亡津液,胃燥则大肠失其润而大便难,此液病也。三者不同,其为亡血伤津则一,故皆为产后所有之病。即此推之,凡产后血虚诸症,可心领而神会矣。

张璐玉云：产后元气亏损，恶露乘虚上攻，眼花头晕，或心下满闷，神昏口噤，或痰涎壅盛者，急用热童便主之。或血下多而晕，或神昏烦乱者，芎归汤加人参、泽兰、童便，兼补而散之。又败血上冲有三，或歌舞谈笑，或怒骂坐卧，甚则逾墙上屋，此败血冲心，多死，用花蕊石散，或琥珀黑龙丹[即黑龙丹。当归、五灵脂、川芎、良姜、熟地各二两（锉碎入砂锅内，纸筋盐泥固济，火煅过），百草霜一两，硫黄、乳香各二钱，琥珀、花蕊石各一钱。上为细末，醋糊丸如弹子大，每用一二九，炭火煅红，投入生姜自然汁浸碎，以童便合酒调灌下。编者注]。如虽闷乱，不致颠狂者，失笑散加郁金。若饱闷呕恶，腹满胀痛者，此败血冲胃，五积散或平胃加姜、桂，不应，送来复丹。呕逆腹胀，血化为水者，《金匮》下瘀血汤。若面赤呕逆欲死，或喘急者，此败血冲肺，人参、苏木，甚则加芒硝荡涤之。大抵冲心者十难救一，冲胃者五死五生，冲肺者十全一二。又产后口鼻起黑色而鼻衄者，是胃气虚败而血滞也，急用人参、苏木，稍迟不救。丹溪云：产后当大补气血，即有杂症，以末治之。一切病，多是血虚，皆不可发表。景岳云：产后既有表邪，不得不解，既有水邪，不得不清，既有内伤停滞，不得不开通消导，不可偏执。如产后外感风寒，头痛身热，便实中满，脉紧数洪大有力，此表邪实症也。又火盛者，必热渴躁烦，或便结腹胀，口鼻舌焦黑，酷喜冷饮，眼眵，尿痛溺赤，脉洪滑，此内热实症也。又或因产过食，致停蓄不散，此内伤实症也。又或郁怒动肝，胸胁胀痛，大便不利，脉弦滑，此气逆实症也。又或恶露未尽，瘀血上冲，心腹胀满，疼痛拒按，大便难，小便利，此血逆实症也。遇此等实症，若用大补，是养虎为患，误矣。以上四家之论，俱属产后治病扼要处，学者当细心体察，再参观叶先生医案，更能博考群书，以治产后诸病，易如反掌矣。否则，如眇能视，不足以有明也，如跛能履，不能以与行也，乌得称司命哉。（《临证指南医案·产后》）

【成文注】这是秦天一根据叶氏诊治产后病医案经验所做的总结。

妇人善病，而病由产后者为更多，亦为更剧。产后气血大亏，内而七情，外而六气，稍有感触，即足致病。使治之失宜，为患莫测。朱丹溪曰：产后以大补气血为主，虽有他症，以末治之。此语固为产后症之宗旨，而症实多端，论其常，未尽其变也。医者惟辨乎脉候，以明内外之因，审乎阴阳，以别虚实之异，病根透彻，而施治自效。慎毋以逐瘀为了事，亦毋以温补为守经。今观先生案中，凡内因之实症，未尝不用攻治之剂。然如热炽昏乱，有似恶露冲心者，先生则曰：阴气下泄，阳气上冒，从亡阳汗出谵语例，为救逆法。如少腹冲及心脘，痛而胀满，有似肝气犯胃者，先生则曰：产后下虚，厥气上攻，惟用柔阳之药。

如头痛汗出烦渴,有似感冒风寒者,先生则曰:开泄则伤阳,辛热则伤阴,从仲景新产郁冒之治以立方。至于奇经八脉,为产后第一要领。盖八脉丽于下,产后阴分一伤,而八脉自失所司,温补镇摄,在所必先。无奈世人罕知,即有一二讲论者,终属影响模糊。惟先生于奇经之法,条分缕析,尽得其精微。如冲脉为病,用紫石英以为镇逆。任脉为病,用龟板以为静摄。督脉为病,用鹿角以为温煦。带脉为病,用当归以为宣补。凡用奇经之药,无不如芥投针。若夫外因为病者,风温入肺,用苇茎汤甘寒淡渗,以通肺气。遇寒腹痛,用当归桂枝汤,辛甘化阳,以和营卫。暑气上干,则阴虚是本病,暑热是客气,清上勿致碍下,便是理邪。如湿伤脾阳而饮邪阻气,用苦温淡渗之品,泽术汤治之。热蒸化燥而胃阻肠痹,用首乌、麻仁、麦冬、花粉,清滋润燥之剂治之。热乘阴虚而入营中,则忌表散清克,惟育阴可以除热。更如邪入营络而成疟症,不得发汗腻补,当以轻清和解为主。要之,先生于内因之症,一一寻源探本,非同俗手,漫谓补虚。于外因之端,种种审变达权,不以产后自为荆棘。惟读书多而胸具灵机,故于丹溪本末二字,尤为神化无迹。此所谓知其要者,一言而终,不知其要者,流散无穷也。案中诸症甚多,学者果能悟焉,则一以贯之矣。(《临证指南医案·产后》)

【成文注】这是龚商年根据叶氏诊治产后病医案经验所做的总结。

【徐大椿注】近来诸医,误信产后属寒之说,凡产后无不用炮姜、熟地、肉桂、人参等药。不知产后血脱,孤阳独旺,虽石膏、竹茹,仲景亦不禁用,而世之庸医,反以辛热之药戕其阴而益其火,无不立毙,我见甚多。案中绝无此弊,足证学有渊源。惟喜用人参,而少用血药,消痰清胃之法,尚未见及,则有未到也。胎产之后,总由营虚大脱,不论有邪无邪,必养血为主,其去瘀、消痰、降火、驱风种种治法,皆从血分中推详变化,不离本官。案中诸方多随见施,竟有不似产后之方者,此非专门之故也。(《徐批临证指南医案·产后》)

产 后 神 昏

吴。新产阴气下泄,阳气上冒,日晡至戌亥,阳明胃衰,厥阴肝横。肝血无藏,气冲扰膈,致心下格拒,气干膻中,神乱昏谵。若恶露冲心则死矣,焉有天明再醒之理? 回生丹酸苦,直达下焦血分,用过不应,谅非瘀痹。想初由汗淋发热,凡外感风邪,邪滞汗解,此热昏乱,即仲景之新产郁冒也。倘失治,必四肢牵掣,如惊似风痫则危。议从亡阳汗出谵语例,用救逆法。

生龙骨三钱,生牡蛎三钱,桂枝五分,淮小麦百粒,炙甘草三分,南枣二钱。

又 气从涌泉小腹中直冲胸臆，而心下痛，癫晕神迷。此肝肾内怯，无以收纳自固。每假寐必魂魄飞越，惊恐畏惧，非止一端。救逆法镇阳颇应，但少补虚宁神，益之固之耳。

人参二钱，龙齿三钱（捣），枣仁三钱，茯神三钱，炒黑杞子二钱，黑壳建莲肉五钱，紫石英一两（捣碎）。用水三盏，煎减半，用以煎药。

又 两法皆效，下元虚损无疑。八脉无气把握，带下淋漓不止，梦魂跌仆，正经旨下虚则梦坠也。议镇固奇脉方。

人参二钱，龙齿三钱，枣仁三钱，茯神三钱，桑螵蛸（炙）二钱，炒黑远志五分。

用紫石英煎汤煎药。

又 昨午忧悲嗔怒，大便后陡然头晕，继以呕逆。胸痞止，心洞嘈杂，仍不能食，子夜寒战鼓栗，寅刻津津微热，神昏妄见，巅痛乳胀，腹鸣，短气呵欠，似乎叹息之声。此乃下元根蒂未坚，偶触心机，诸阳神飞旋动舞。仲景论先厥后热，知饥不能食，干呕，列于"厥阴篇"中。盖危病初效，未沾水谷精华，则胃土大虚，中无砥柱，俾厥阴风木之威横冲震荡，一如释典混沌劫于地水，大风卒来莫御矣。当此医药，全以护阳固阴。但血舍耗涸，刚猛及滋腻总在难施之例。无暇理病，存体为要。

人参五钱，熟附子一钱，川桂枝木一钱，炮姜炭一钱，炙黑甘草五分，茯苓三钱。（《临证指南医案·产后》）

【徐大椿眉批】连次用药而病势转加，总由不能用血分之药及散内风之品，所以冲脉终不能有根也。（《徐批临证指南医案·产后》）

小产后血晕

朱。脉小，半产一日，舌白，频频呕吐青绿水汁涎沫，左肢浮肿，神迷如寐。此胃阳大虚，肝风内泛，欲脱之象。急急护阳安胃，冀得呕缓，再商治病。

人参、淡附子、炒焦粳米、煨老姜。

又 虽得小效，必三阴三阳一周，扶过七日，庶有愈理。

人参、淡附子、熟於术、炮姜、茯苓、南枣。（《临证指南医案·产后》）

【徐大椿注】胃阳虚，肝风动呕吐欲脱。（《徐批临证指南医案·产后》）

产 后 厥 证

某，二五。产后骤加惊恐，阳上瞀冒为厥。左肢麻木，耳窍失聪。皆阳夹内风,混入清窍,以上实下虚,镇阳填阴,味厚质静之药。

熟地、龟甲心、天冬、萸肉、五味、磁石、茯神、黑壳建莲。(《临证指南医案·产后》)

【徐大椿注】产后阴虚阳浮发厥。(《徐批临证指南医案·产后》)

某。小产不及一月,忽有厥逆痰潮,此阴分既虚,厥阳上冒。今二便已通,神志似属惯散,病虽已成癫痫,却非痰火有余。肝肾位远,治宜镇补,拟陈无择琥珀散。

人参、白芍、铁落、辰砂、磁石、远志、菖蒲、牛黄、琥珀。(《临证指南医案·产后》)

【徐大椿注】阴虚阳冒成癫痫。(《徐批临证指南医案·产后》)

产后恶露瘀滞

钦。初产,汗出眩晕,胸痞腹痛。宜通恶露。

炒山楂、延胡、郁金、赤芍、炒牛膝、香附、童便(冲)。

益母草汤代水。

又　腹痛少缓,但胸痞痰多。治从上焦。

炒山楂、郁金、丹参、橘红、炒川贝、甜花粉。(《临证指南医案·产后》)

【徐大椿眉批】此老每症有一二高见,惜不全耳。(《徐批临证指南医案·产后》)

小产后恶露不绝

某,二五。小产后,恶露淋漓,营血内亏,厥阳由是鼓动,头胀耳鸣,心中洞然,病在下焦矣。

枸杞子三钱,柏子仁一钱,全当归一钱半,白芍一钱半,稽豆皮三钱,茯神三钱。(《临证指南医案·产后》)

【徐大椿注】营血虚阳升。(《徐批临证指南医案·产后》)

产后腹痛

潘。胎前水溢浮肿,喘满不得卧,余用开太阳膀胱获效。既产,浮肿自然渐退。女科不明产后下虚,专以破气宽胀,百日来腹大且满,按之则痛。此皆气散弥漫,丸药又补涩守中,益助其钝。气血凝涩,经候不来,为难治之病。议肾气汤,煅药成炭,取其气之通,勿令味浊,兼调琥珀末以调其血涩。仿古法中之所有,非杜撰也。

桂七味加车前、牛膝(炒炭)。

水洗煎,临服调入琥珀末。(《临证指南医案·产后》)

【徐大椿注】阳虚肿胀。(《徐批临证指南医案·产后》)

吴。产后十二朝,先寒战,后发热,少腹疠痛,腹膨满,下部腰肢不能转侧伸缩,小溲涩少而痛。此败血流入经络,延及变为痦症。议用交加散。

小生地、生姜、车前、牛膝、五灵脂、炒楂肉。

调入琥珀末一钱。

又 十六朝,诸症稍减。每黄昏戌亥时,冲气自下而上,至胸中即胀闷,肢冷汗出,右腹板实,此厥阴肝脏因惊气逆。今恶露未清,重镇酸敛,均为暂忌。拟和血调经为稳。

归须、炒桃仁、延胡、炒楂肉、官桂、香附、川楝、小茴。

又 人参、当归、白芍、炙草、茯神、香附、桂心、广皮。(《临证指南医案·产后》)

【徐大椿注】败血入经络为痦。(《徐批临证指南医案·产后》)

产后中暑

凌。一岁四气之交,夏季发泄为甚。凡夏至一阴初复,未及充盈,恰当产期,为阴气未充先泄,暑热乘隙内侵,正如《内经》最虚之处,便是容邪之处矣。产科未明此旨,徒晓产后逐瘀成药,苦辛破血,津液愈劫,所伏暑热,无由可驱,六气客邪,内迫脏腑,渐渐昏蒙内闭。攻热害正,养正邪留,药难立方调治。幼读仲景,揣摩圣海,惟育阴可以除热。况乎暑必伤气,人参非益气之圣药乎?大队阴药,佐以人参,诚为阴分益气之法。服之热疠垒垒而起,恶露缓缓而下。扶正却邪,并行不悖。今谷食已安,谅无反复。难成易亏之阴,须安养可望图功。倘加情志感触,轻则奇损带淋,重则髓枯蓐损,莫道赠言之不详也。

雄乌骨鸡一只,人参二两(秋石拌),鲜生地三两,柏子仁一两半,天冬一两半,麦冬二两,阿胶二两,建莲肉三两,茯神二两。

熬膏。(《临证指南医案·产后》)

【徐大椿注】阴虚夹暑。(《徐批临证指南医案·产后》)

项。初病舌赤神烦，产后阴亏，暑热易深入。此亟清营热，所谓瘦人虑虚其阴。

竹叶、细生地、银花、麦冬、玄参、连翘。

【徐大椿注】暑伤营阴。(《徐批临证指南医案·产后》)

产 后 咳 嗽

某。脉小左弦，咳逆脘闷，小便不利，大便溏泻，不思纳谷，嗳气臭秽。此皆胎前气上逆冲，浊得盘踞隔间，肺失清肃降令，上窍痹，致下窍不利，汤食聚湿，气不宣行。怕延出浮肿腹满、喘急不卧诸款，不独以产后通瘀为事。

郁金汁、杏仁、通草、桔梗、茯苓皮、苡仁。(《临证指南医案·产后》)

【徐大椿注】湿浊踞膈，肺不肃降。(《徐批临证指南医案·产后》)

产 后 喘 证

程。脉沉，喘咳浮肿，鼻窍黑，唇舌赤，渴饮则胀急，大便解而不爽。此秋风燥化，上通太阳之里，用仲景越婢。若畏产后久虚，以补温暖，三焦皆累，闭塞告危矣。

桂枝木、杏仁、生白芍、炙草、干姜、五味。(《临证指南医案·产后》)

【徐大椿注】燥伤肺气，水气痹阻。

【徐大椿眉批】能用此等方，是此老尚出诸医之上，不可以道里计。但有时遇此等病仍不能用，不知何故。想用药亦有出入时也。(《徐批临证医案·产后》)

陆。背寒，夜卧气冲欲坐，乃下元虚乏，厥浊饮邪，皆令上泛。胎前仅仅支撑，产后变症蜂起。奈何庸庸者流，泄肺冀其嗽缓，宜乎药增病势矣。

桂枝、茯苓、炙草、五味、淡干姜。(《临证指南医案·产后》)

【徐大椿注】下虚饮浊上逆。(《徐批临证指南医案·产后》)

王。产后未复，风温入肺。舌白面肿，喘咳泄泻，小水渐少，必加肿满，不易治之症。

芦根、苡仁、通草、大豆黄卷。

又 淡渗通泄气分，肺壅得开而卧。再宗前议。

通草、芦根、苡仁、大豆黄卷、木防己、茯苓。

又　过投绝产凝寒重药,致湿聚阻痰。两投通泄气分已效,再用暖胃涤饮法。

半夏、姜汁、黍米、茯苓。

又　支饮未尽,溏泻,不渴,神气已虚。用泽术汤。

生於术、建泽泻、茯苓、苡仁。(《临证指南医案·产后》)

【徐大椿注】风温客肺,饮邪上逆。

【徐大椿眉批】此老欲学汉人,往往肖此不成方之方,此未明古人立方之意也。(《徐批临证指南医案·产后》)

产后胃痛

吴,三八。胃痛三月不止,茹素面黄,产后吞酸少食。中焦阳惫,岂宜再加攻泄?与辛补血络方。

桃仁、归须、公丁香皮、川桂枝、半夏、茯苓。(《临证指南医案·产后》)

【徐大椿注】阳虚胃痛,血络瘀滞。(《徐批临证指南医案·产后》)

徐。少腹冲及心下,脘中痛而胀满。若云肝气犯胃,必有呕逆。前法益阴和阳不应,显是产后下虚,厥气上攻。议用柔阳之药。

炒归身、苁蓉、炒枸杞、柏子仁、小茴、茯神。

又　冲逆震动而痛,是产后冲任空乏。按之痛减,尤为虚象。缘胃弱减谷,未便汤剂之多,防胃倒耳。

当归、苁蓉、紫石英、茯苓、河车、鹿角霜。

又　冲脉逆,则诸脉皆动,天朗晴和少安,由阴分虚及阳分可征。前法包举大气,温养佐通,是为络方。日来春升,略有衄血,然无清寒可投,加咸味佐其入阴,从产后下焦先伤耳。原方减鹿角、归身,亦恐升阳也。加枸杞、桂圆,以痛在左,故养肝是议。(《临证指南医案·产后》)

【徐大椿注】冲任虚气上逆脘痛胀。(《徐批临证指南医案·产后》)

产后痞满

某。产后下虚,血病为多。今脘中痞胀,减食不适,全是气分之恙。但调气宽中,勿动下焦为稳。

香附、神曲、苏梗、白蔻仁、茯苓、桔梗。(《临证指南医案·产后》)

【徐大椿注】气滞脘痞胀。(《徐批临证指南医案·产后》)

产后泄泻

金。腹胀气滞,久泻,产后五日。

於术、厚朴、茯苓、泽泻、南山楂、延胡。(《临证指南医案·产后》)

【徐大椿注】气滞胀泻。(《徐批临证指南医案·产后》)

产后大便难

陈,三十。夏季坐蓐,秋月热病。半年来不寐不便,无皮毛焦落之象。是痰饮为气所阻,以致升降失常,乃痹之基也。议宣肺以通肠。

紫菀八钱,杏仁三钱,枳壳一钱,桔梗一钱,瓜蒌皮一钱,郁金一钱。(《临证指南医案·产后》)

【徐大椿注】痰饮阻气,不寐不便。(《徐批临证指南医案·产后》)

沈。此产后阴虚疟疾,鼻煤,喉燥舌干,脘痞不饥,大便窒塞不通。乃阳明津枯,不上供肺,下少滋肠。风阳游行,面肿耳聋。仲景谓阴气先绝,阳气独发。后人以饮食消息,取义甘寒,则知辛温逐瘀之谬。

人参、炒麦冬、枣仁、乌梅肉、蜜水炒黄知母。

又 酸味泄肝,胃气乃降,大便通后,汗大出,心中刺痛。皆营液内耗,阳气冲突,仲景三病之郁冒见端矣。虽痰吐咯,无苦燥耗气之理。

人参、阿胶、生地、麦冬、生白芍、炙草。(《临证指南医案·产后》)

【徐大椿眉批】明知阴将绝,而不用血药何也?(《徐批临证指南医案·产后·郁冒》)

张。产后十三朝,舌黄边赤,口渴,脘中紧闷,不食不饥,不大便。此阴分已虚,热入营中,状如疟症,大忌表散清克。议滋清营热,救其津液为要。

细生地、天冬、生鳖甲、丹皮、丹参、茯神。

又 产后血络空虚,暑邪客气深入,疟乃间日而发。呕恶,胸满,口渴,皆暑热烁胃津液也。此虚人夹杂时气,只宜和解,不可发汗腻补。

青蒿梗、淡黄芩、丹皮、郁金、花粉、川贝、杏仁、橘红。

又 脉缓热止,病减之象。但舌色未净,大便未通。产后大虚,不敢推荡。勿进荤腻,恐滞蒸化热。蔬粥养胃,以滋清润燥,便通再议补虚。

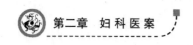

生首乌、麻仁、麦冬、蜜水炒知母、苏子、花粉。(《临证指南医案·产后》)

产后头痛

某。产虚,下焦起病,久则延胃,不饥不食,乃阴损及阳,阳明脉空。厥阴风动掀旋,而头痛面浮,肢冷指麻,皆亡血家见象。

人参一钱,杞子(炒焦)三钱,归身一钱,牛膝(盐水炒焦)一钱,巴戟天一钱,浙江黄菊花炭五分,茯苓一钱半。

丸方:人参二两(另研),茯苓二两(蒸),萸肉二两(炒焦),五味一两半,杞子二两(炒),桑螵蛸壳(盐水煮,烘)一两,生白龙骨一两,浙江黄菊花一两(炙炭)。

蜜丸,早服四钱,开水送。(《临证指南医案·产后》)

【徐大椿注】阴损及阳,肝风犯胃。(《徐批临证指南医案·产后》)

唐。产后骤脱,参附急救,是挽阳固气方法。但损在阴分,其头痛汗出烦渴,乃阳气上冒。凡开泄则伤阳,辛热则伤阴,俱非新产郁冒之治道。尝读仲景书,明本草意,为是拟方于后,亦非杜撰也。

生左牡蛎一钱,生地二钱,上阿胶二钱,炒黑楂肉三钱,茺蔚子一钱半。(《临证指南医案·产后》)

【徐大椿注】郁冒。

【徐大椿眉批】真诀。(《徐批临证指南医案·产后》)

产后水肿

朱,四十。产后冬月,右腿浮肿,按之自冷。若论败血,半年已成痈疡。针刺泄气,其痛反加。此乃冲任先虚,跷维脉不为用。温养下元,须通络脉,然取效甚迟,俗守可望却病。

苁蓉、鹿角霜、当归、肉桂、小茴、牛膝、茯苓。

鹿角胶溶酒,蜜丸。(《临证指南医案·产后》)

【徐大椿注】下焦脉络寒滞肿痛。(《徐批临证指南医案·产后》)

产后汗证

孔。形畏寒凛凛,忽然轰热,腰膝坠胀,带下汗出。由半产下焦之损,致八脉失其拥护,少腹不和。通摄脉络治之。

鹿角霜、炒当归、杜仲、菟丝子、小茴香、桂枝。(《临证指南医案·产后》)

【徐大椿注】奇脉阳虚不升固。(《徐批临证指南医案·产后》)

某。新产后,阴分大虚,汗出,胸痞,潮热,阳浮卫不固。虽痰多咳频,忌用苦辛表散,恐久延蓐劳耳。

炒生地、炒麦冬、生扁豆、炙草、金石斛、丹参、茯神、甘蔗浆。(《临证指南医案·产后》)

【徐大椿注】阴虚阳浮汗泄。(《徐批临证指南医案·产后》)

虞,三二。背寒心热,天明汗出乃凉,产后两三月若此。此属下焦真阴已亏,渐扰阳位,二气交乘,并非客症。头晕,耳鸣,心悸,寒热后必泻。内风震动,当与静药。六月二十日。

人参、炙草、白芍、麦冬、炒生地、炒乌梅。

又 前法酸甘,益阴和阳,诸病皆减,然此恙是产后下焦百脉空乏,谓之蓐损,填隙固髓为正治。缘谷食未加,沉腻恐妨胃口,加餐可用丸药。七月初三。

人参、炙草、阿胶、生地、麦冬。

又 照前方加桂枝木、茯苓、南枣。八月初七。

又 产后都属下焦先损,百脉空隙。时序夏秋,天暖发泄加病,此扶阳益阴得效。今诸症向愈,寝食已安,独经水未至,其冲任奇脉不振。须脏阴充旺,脉中得以游溢耳。

熟地(水制)、人参、阿胶、黄肉、远志炭、山药、茯神、建莲。

乌骨鸡膏丸。九月初一。(《临证指南医案·产后》)

【徐大椿注】阴虚风阳动。(《徐批临证指南医案·产后》)

邹,三二。阳不入阴,不寐汗出。产伤阴先受损,继而损至奇经。前主温养柔补,谓阴伤不受桂、附刚猛。阅开列病情,全是阴虚阳浮。漏经几一月,尤为急治。夜进《局方》震灵丹五十粒,前方复入凉肝,益阴配阳,是两固法则。

人参、麋茸、枸杞、天冬、茯神、沙苑。(《临证指南医案·产后》)

【徐大椿注】阴虚阳浮经漏。(《徐批临证指南医案·产后》)

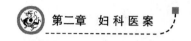

小产后腰痛

倪。小产半月颇安，忽然腰腹大痛，或攒膝跗足底，或引胁肋肩胛，甚至汤饮药饵，呕吐无存。娠去液伤，络空风动。昔贤谓按之痛缓属虚，勿道诸痛为实。

炙草、淮小麦、南枣、阿胶、细生地、生白芍。

又 往常经候不调，乃癥瘕为痛。

葱白丸（熟地四两，白芍、当归、川楝子、茯苓各二两，川芎、枳壳、厚朴、青皮、神曲、麦芽各一两半，三棱、蓬术各一两，干姜、大茴、木香各七钱，肉桂五钱。用葱白汁丸。又方：人参、阿胶、川芎、当归、厚朴，用葱白汁丸。编者注）。（《临证指南医案·产后》）

【徐大椿注】液虚风动。（《徐批临证指南医案·产后》）

产 后 身 痛

程。冲脉为病，男子内结七疝，女子带下瘕聚。故奇脉之结实者，古人必用苦辛，和芳香以通脉络。其虚者，必辛甘温补，佐以流行脉络。务在气血调和，病必全愈。今产后体虚，兼瘀而痛，法当益体攻病。日期已多，缓治为宜。

生地、生姜、丹皮、琥珀末（调入）。此苦辛偶方，加丹皮以通外，琥珀以通内，所以取效。

又 回生丹。

取乎醋煮大黄一味，药入病所，不碍无病之所，故亦效。二法皆入络药。

又 小生地、归须、红花、郁李仁、柏子仁、茯神。

又 照前方去红花、郁李仁，加泽兰。（《临证指南医案·产后》）

【徐大椿注】体虚兼瘀。（《徐批临证指南医案·产后》）

某。产后身痛，少腹满。

楂肉、川芎（醋炒）、延胡（醋炒）、泽兰、丹皮、艾叶、小茴、香附（醋炒）、茯苓。

益母膏丸。

又 当归、桂心、茴香、香附、紫石英、茯苓。

羊肉胶丸。（《临证指南医案·产后》）

【徐大椿注】血虚寒滞。（《徐批临证指南医案·产后》）

产后虚损

郭,二四。产后下元阴分先伤,而奇经八脉皆丽于下,肝肾怯不固,八脉咸失职司。经旨谓阳维脉病苦寒热,阴维脉病苦心痛。下损及胃,食物日减。然产伤先伤真阴,忌用桂、附之刚。温煦阴中之阳,能入奇经者宜之。

人参、鹿茸、紫石英、当归、补骨脂、茯苓。(《临证指南医案·产后》)

【徐大椿注】下损及胃奇脉虚。(《徐批临证指南医案·产后》)

某。产后必病,阴虚可知,两足跗中筋掣瘀痛,不耐走趋。当温养肝肾,以壮筋骨。但食后脘中痞阻,按之漉漉有声,手麻,胁痛,心烦,耳目昏眩,宛是阳气不主流行,痰饮内聚之象。处方难以兼摄,议用分治法。

中焦药,日中服,桂苓六君子,竹沥、姜汁法丸。

下焦药,侵晨服,从四斤丸(木瓜、天麻、苁蓉、牛膝、附子、虎骨。或加乳香、没药。编者注)、金刚丸(萆薢、杜仲、肉苁蓉、菟丝子。编者注)参写。

苁蓉、牛膝、虎骨、生杜仲、粉天麻、木瓜、萆薢。

蜜丸。(《临证指南医案·产后》)

【徐大椿注】肝肾虚兼痰饮。(《徐批临证指南医案·产后》)

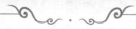

第三章　儿科医案

中　暑

周,十三岁。凡交夏肉瘦形倦,气短欲寐,俗谓注夏病,是后天脾胃不旺,时令热则气泄也。

人参、茯苓、藿香、南楂、白术、神曲、川连、麦冬、砂仁、广皮、桔梗,米仁丸方。(《叶天士晚年方案真本》)

【徐大椿注】以资生丸为蓝本,是谓平调和畅。(《徐批叶天士晚年方案真本》)

哮　证

邹,七岁。宿哮肺病,久则气泄汗出。脾胃阳微,痰饮留着,有食入泛呕之状。夏三月,热伤正气,宜常进四君子汤以益气,不必攻逐痰饮。

人参、茯苓、白术、炙草。(《临证指南医案·哮》)

【徐大椿注】气虚。

【徐大椿眉批】以上诸方能治一时,必不能除根也。(《徐批临证指南医案·哮》)

胃　脘　痛

胡,十四岁。性情执拗,郁勃气逆,粒米入脘即痛。父训即若痴呆,由胆肝木横来劫胃土。上年入冬自愈,秋金肃降,木火不主威,非狗肉温浊之功能,乃适逢其时耳。

夏枯草、生香附、川贝、土栝蒌、黑栀皮、化州橘红。(《叶天士晚年方案真本》)

【徐大椿注】开结化痰,利气清火,色色周到。(《徐批叶天士晚年方案真本》)

腹　痛

陶，木渎，十三岁。夏季泄泻，秋半腹膨仍痛，问饮瓜汁水寒，脾胃阳伤，气呆乃胀。

疏通带补，必佐温以复阳。

人参、茯苓、公丁香、甘松、厚朴、广皮、木瓜、南楂肉。（《叶天士晚年方案真本》）

【徐大椿注】治法须留意脾喜辛香，不嫌辛燥，况有大力人参以扶中。（《徐批叶天士晚年方案真本》）

泄　泻

邱，六岁。六龄稚年，夏至湿热外薄，所食水谷之气蒸为湿滞，阻遏气机，脾不转运，水道不通，腹笥满胀。幼科但知消导，不晓通腑泄湿，致脾气大困，泄泻不分阴阳。参、苓之补，仅救消涤之害，不能却除湿滞，故虽受无益于病。病根都在中宫，泄肝以安胃，分利以通腑，必得小溲频利。冀有中窾之机。

猪苓、泽泻、海金沙、通草、椒目。（《临证指南医案·肿胀》）

【徐大椿眉批】小儿另有治法。（《徐批临证指南医案·肿胀》）

痢　疾

施姓子，年七岁，七月二十三日。天久雨阴晦，遂发泄泻数次，越日腹痛下痢红白。延幼科二人，调治五六日，至初二日，余诊之。呕逆不食，下痢无度，都是血水。其腹痛昼夜无宁刻，两脉俱细，右涩欲歇，坐次鼻闻药气，乃大黄气，令其勿进。施云：有二医在，枉先生一商何如？余唯之，入书室索方。一医曰：下痢已来，全无糟粕，若非攻荡去积，无别法可投。余曰：肢冷、下血液七八日，痛不饮水，望面色枯白，中极气黯，脉形细软，按之不鼓，明是冷湿中于太阴。仲景太阴九法，示不用下，乃急煎人参、炙草、炮姜、归、芍、陈皮，少佐肉桂。二剂，垢滞得下，痛痢大减；继以归芍异功散、参苓白术散，半月全安。（《临证指南医案·痢疾》）

【徐大椿眉批】此症乃因攻下之后，正气大虚，阳气欲脱，故尔得效，今人于初病实证即用此方则大误矣。若一概如此，则此老之罪人也。（《徐批临证指南医案·痢》）

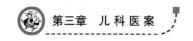

痫　证

钱，十二岁。痫厥昏迷日发，自言脐下少腹中痛，此稚年阴弱，偶尔异形异声，致惊气入肝，厥阴冲气，乱其神识，遂令卒倒无知。

乌梅肉、川连、白芍、川椒、干姜、桂枝。（《叶天士晚年方案真本》）

【徐大椿注】酸以敛魂，苦以清心宁神，辛以开结行痰，温以通阳泄浊。（《徐批叶天士晚年方案真本》）

臌　胀

白，十四。疟邪久留，结聚血分成形，仲景有缓攻通络方法可宗。但疟母必在胁下，以少阳厥阴表里为病。今脉弦大，面色黄滞，腹大青筋皆露，颈脉震动。纯是脾胃受伤，积聚内起，气分受病，痞满势成，与疟母邪结血分，又属两途。经年病久，正气已怯。观东垣五积，必疏补两施，盖缓攻为宜。

生於术、鸡肫皮、川连、厚朴、新会皮、姜渣。（《临证指南医案·积聚》）
水法丸。

【徐大椿注】脾胃伤气分结痞。（《徐批临证指南医案·积聚》）

头　痛

费，十一。久疟伤阴，冬季温舒，阳不潜藏，春木升举，阳更泄越。入暮寒热，晨汗始解，而头痛、口渴、咳嗽，阴液损伤，阳愈炽。冬春温邪，最忌发散，谓非暴感，汗则重劫阴伤，迫成虚劳一途。况有汗不痊，岂是表病？诊得色消肉烁，脉独气口空搏，与脉左大属外感有别。更有见咳不已，谬为肺热，徒取清寒消痰降气之属，必致胃损变重。尝考圣训，仲景云凡元气已伤而病不愈者，当与甘药。则知理阳气，当推建中，顾阴液，须投复脉，乃邪少虚多之治法。但幼科未读其书，焉得心究是理。然乎？否乎？

炙甘草、鲜生地、麦冬、火麻仁、阿胶、生白芍、青蔗浆。

又　由阴伤及胃，痿黄，食少餐。法当补养胃阴，虚则补母之治也。见咳治肺，生气日惫矣。

《金匮》麦门冬汤。（《临证指南医案·燥》）

【徐大椿眉批】误。（《徐批临证指南医案·咳嗽·燥》）

钱,七岁。暑风上入,气分先受,非风寒停滞,用发散消导者,气分窒痹,头岑腹痛,治之非法,邪热入血分矣。

连翘心、竹叶心、犀角尖、益元散、绿豆壳、南花粉。(《叶天士晚年方案真本》)

【徐大椿注】气分何以窒痹。总为燥劫津液耳。遍阅全部《伤寒论》,止是存津液为主。自西昌喻氏《法律》一书,通首发明此旨,故先生得力处全在于此。六气病邪原先伤气分,治之非法,燥液劫津,即延入血分矣。从来治病要诀,皮毛之邪,轻剂发散,疏之泄之,微汗即已。若热入肌肉,渐留经络脏腑,此时郁热在里,汗出津津,燥烁津液,即应存养津液以达邪。若夫脏腑真阳发露,亟予滋补,惟恐不及矣,敢燥烁乎?(《徐批叶天士晚年方案真本》)

水　　肿

某,八岁。目胞浮肿,不饥不运。

桑皮八分,茯苓皮三钱,大腹皮一钱,广皮一钱,姜皮五分,苡仁一钱半,通草一钱。(《临证指南医案·目》)

【徐大椿注】脾肺蕴湿。(《徐批临证指南医案·目》)

血　　证

王,司前,十三岁。液被泻损,口渴舌白面黄,不是实热,血由络下,粪从肠出,乃异歧也。

归身(炒)、白芍(炒)、葛根(煨)、南星(炒)、焦麦芽(炒)、荷叶(炒)。(《叶天士晚年方案真本》)

【徐大椿注】指明豁然。(《徐批叶天士晚年方案真本》)

虚　　损

朱,十二。奔走之劳,最伤阳气。能食不充肌肤,四肢常自寒冷。乃经脉之气不得贯串于四末,有童损之忧。

苁蓉二两,当归二两,杞子一两,茯苓二两,川芎五钱,沙苑五钱。

黄鳝一条为丸。(《临证指南医案·虚劳》)

【徐大椿注】劳动伤经脉。(《徐批临证指南医案·虚劳》)

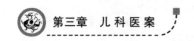

痘　证

葛,东山,七岁。成浆必藉热蒸湿气,痘前发惊,是痘毒由血脉而出。乃常有事,牛黄大苦大寒,直入心胞。若因时气未解,古人谓用之如油入面,反令内结,数月语言不灵,热气胶痰,蒙蔽膻中清气。

远志、石菖蒲、天竺黄、金箔、胆星、川连、银箔、麝香、冰片,蜜丸,重五分。(《叶天士晚年方案真本》)

【徐大椿注】此是痘后见症。痘惊为痘毒由血脉而出之机,不得以幼科惊风论也。(《徐批叶天士晚年方案真本》)

月经淋漓不断

陈,白莲桥,十四岁。室女无温热药之例,视色夺脉弱,下焦未寒先冷,经事淋漓,是冲任虚冷,二气不交,冬宜藏阳,用温摄升阳。

麋茸、鹿角霜、紫石英、人参、归身、枸杞、沙苑、小茴、蛇床子。(《叶天士晚年方案真本》)

【徐大椿注】温以摄下,阳自渐升,有二义,常法不可拘也。(《徐批叶天士晚年方案真本》)

崩　漏

冯,十四岁。室女经初至,必是畏热,因热受凉,致冲任伤,遂经漏不已。血色凝紫。腹中仍痛,是从前经至失调所致。和血脉之中,必佐阴中之阳勿腻滞者,问痛得按姑缓者属虚。

当归身、小茴香(炒)、甘枸杞、真沙苑、人参、鹿角霜、交桂心、紫石英。(《叶天士晚年方案真本》)

【徐大椿注】问及得按姑缓,用药温而不腻,何等细密。(《徐批叶天士晚年方案真本》)

第四章 外科医案

疮疡

外症本有专科,先生并非疡医,然观其凭理立方,已胜专科什伯矣。惜其案无多,法亦未备,余不叙述。大凡疡症虽发于表,而病根则在于里。能明阴阳虚实寒热,经络俞穴,大症化小,小症化无,善于消散者,此为上工。其次能审明五善七恶,循理用药,其刀针砭割,手法灵活,敷贴蒸洗,悉遵古方,虽溃易敛,此为中工。更有不察症之阴阳虚实,及因郁则营卫不和,致气血凝涩,酿成疡症,但知概用苦寒攻逐,名为清火消毒,实则败胃戕生,迨至胃气一败,则变症蜂起矣。又有藉称以毒攻毒秘方,类聚毒药,合就丹丸,随症乱投,希冀取效于目前,不顾贻祸于后日,及问其经络部位,症之顺逆,概属茫然,此殆下工之不如也。至于外治之法,疡科尤当究心。若其人好学深思,博闻广记,随在留心,一有所闻,即笔之于书。更能博览医籍,搜采古法,海上实有单方,家传岂无神秘?其所制敷贴膏丹,俱临症历试,百治百验,能随手应效者,即上工遇之,亦当为之逊一筹矣。(《临证指南医案·疮疡》)

【成文注】这是华玉堂根据叶氏诊治疮疡医案经验所做的总结。

【徐大椿注】凡治病必有专家,一切丸散外治等法,一有不备,即不能建愈功。理虽同而法各别,如欲治外症,不可不另有一番功夫也。

【徐大椿眉批】疮疡愈后,必当大补营血,兼消毒清火,乃为合度。案中颇和平纯正,因非专家,则络无把握耳。(《徐批临证指南医案·疮疡》)

金,杭州,三十四岁。当正面傍左发疡,牵出黄湿中生热,由阳明少阳经来。宜薄滋味,忌辛辣。

连翘心、飞滑石、浙茯苓、苍耳子、干浮萍草、白鲜皮、金银花、紫花地丁草。(《叶天士晚年方案真本》)

【徐大椿注】绝妙疡科方药,清轻无滞,欲其上浮也。(《徐批叶天士晚年

方案真本》)

孙，五十八岁。爱饮火酒，酒毒湿热，自肠胃经络蒸搏肌腠，疮痱遍及肢体，经年久蕴不解。法当用《局方》凉膈散，攻其无形之热。(《叶天士晚年方案真本》)

【徐大椿注】攻热分有形无形，细密极矣。(《徐批叶天士晚年方案真本》)

王，十八岁。真阴未充，冬失藏聚，春阳初动，阴火内灼，成疡溃脓，更伤血液，此咳乃浮阳上熏之气。日晡及暮，神烦不宁，治在少阴。

乌胶、龟腹板心、黄柏、天冬、川石斛、生地。(《叶天士晚年方案真本》)

【徐大椿注】血液亦真阴之辅，既不藏聚，而阴火铄精，复以溃脓，而更伤血液。下焦既乏，安得不重剂滋坚阴分。纯阴无阳之药，为其人火燥铄金也。(《徐批叶天士晚年方案真本》)

王，四五。痛久，屈伸不得自如，经脉络脉呆钝，气痹血瘀，郁蒸上热。旬日频频大便，必有血下。复喘促烦躁，不饥不食，并无寒热汗出。全是锢结在里，欲作内痈之象。部位脐左之上，内应乎肝。痈者壅也，血结必入于络。吐痰口气皆臭，内痈已见一斑矣。

炒桃仁、新绛、降香末、野郁金汁、紫菀、冬瓜子、金银花。(《临证指南医案·疮疡》)

【徐大椿注】肝痈。(《徐批临证指南医案·疮疡》)

王。酒力湿热下注，蒸血为脓，疡溃半年，气血皆损。麻木不仁为虚，当以两补气血。勿以温燥。

天真丸。(《叶天士晚年方案真本》)

【徐大椿注】老笔。(《徐批叶天士晚年方案真本》)

某。脐旁紫黑，先厥后热，少腹痛如刀刮，二便皆涩，两足筋缩，有肠痈之虑。

老韭白、两头尖、小茴香、当归须、炙山甲。(《临证指南医案·疮疡》)

【徐大椿注】肠痈。(《徐批临证指南医案·疮疡》)

瘰 疬

李，二七。发瘰热肿，独现正面，每遇九十月大发，五六月渐愈，七八年来如是。因思夏令阳气宣越，营卫流行无间，秋冬气凛外薄，气血凝滞，此湿热漫无发泄，乃少阳木火之郁，及阳明蕴蒸之湿，故上焦尤甚耳。法以辛凉，佐以苦寒。俾阳分郁热得疏，庶几发作势缓。（《临证指南医案·瘰疬疬疮》）

夏枯草、鲜菊叶、苦丁茶、鲜荷叶边、羚羊角、黑栀皮、郁金、苡仁。

【徐大椿注】胆火胃湿郁蒸。

【徐大椿眉批】此症乃血中有热毒，须于未发之前服药为妙。（《徐批临证指南医案·瘰疬疬疮》）

瘰疬从情志易怒而来，久郁气火燔灼，值产育频经，奇经八脉不固，阳乘脉动，经来如崩。《内经》谓：阴络伤则内溢。脉来虚数，肌肉易热，阴乏不主内守，浮阳扰越外翔，形症及脉，难用温暖之药，平昔饮酒不喜甘味滋腻，徒然参、苓，仅到中宫。凡经水必由血海而下，血海即冲脉。自述腰髀酸楚，其损已入奇经。考宋元明诸贤人，凡不受热药体质，必用震灵丹以固下，更佐能入诸经之品，通摄兼进。

人参、茯苓、女贞子、天冬肉、炙草、旱莲草、炒枸杞、炒当归。

送服震灵丹[禹粮石、赤石脂、紫石英、代赭石各四两，上四味作小块，入净锅中，盐泥封固，候干，用炭十斤煅，炭尽为度，入地出火气，必得二昼夜，研细末。乳香二两，没药二两，朱砂（水飞）一两，五灵脂二两，为末，同前四味和匀，糯米饭丸，宜坚细。编者注]六十粒。

震灵丹：禹粮石、赤石脂、紫石英、代赭石，四味煅研，乳香、没药、朱砂、五灵脂，为末，糯米饭丸。（《叶氏医案存真》）

【周学海眉批】（瘰疬从情志易怒而来）：不尽然。（《评点叶案存真类编·头痛》）

斑 疹

斑者，有触目之色，而无碍手之质，即稠如锦纹，稀如蚁迹之象也。或布于胸腹，或见于四肢，总以鲜红起发者为吉，色紫成片者为重，色黑者为凶，色青者为不治。盖有诸内而形诸外，可决其脏腑之安危，邪正之胜负也。殆伤寒、瘟疫诸症，失于宣解，邪蕴于胃腑，而走入营中，每有是患耳。考方书之治，其法不一。大抵由失表而致者，当求之汗。失下而致者，必取乎攻。火甚清之，毒甚化之。营气不足者，助其虚而和之托之。至于阴瘰一说，见象甚微，若必指定些些之瘰点为阴，犹恐不能无误。想前人此例，无非觉后人勿执见瘰为实热之义也。吾故曰：必参之脉象及兼证方妥。痧者，疹之通称，有头粒而如粟象。瘰者，即疹之属，肿而易痒。须知出要周匀，没宜徐缓。不外乎太阴阳明之患，故缪氏专以肺胃论治，为精也。若先生之法，本乎四气，随其时令之胜复，酌以辛凉辛胜，及甘寒、苦寒、咸寒、淡渗等法而治之。凡吾幼科诸友，于此尤当究心焉。（《徐批临证指南医案·瘰痧疹瘰》）

【成文注】这是邵新甫根据叶氏诊治斑疹医案经验所做的总结。

费。暴寒骤加，伏热更炽。邪郁则气血壅遏，痧疹不肯外达，痰气交阻，神迷喘促，渐入心胞络中，有内闭外脱之忧。热注下迫，自利粘腻不爽。法当开其结闭，消毒解其膻中之壅。必得神清，方保无变。

连翘心、飞滑石、石菖蒲、炒金银花、射干、通草。

煎化牛黄丸一丸。（《临证指南医案·瘰痧疹瘰》）

【徐大椿注】热邪入胞络。《徐批临证指南医案·瘰痧疹瘰》）

龚，六十。暑必挟湿，二者皆伤气分。从鼻吸而受，必先犯肺，乃上焦病。治法以辛凉微苦，气分上焦廓清则愈。惜乎专以陶书（指明代医家陶华的著作，编者注）六经看病，仍是与风寒先表后里之药，致邪之在上，漫延结锢，四十余日不解。非初受六经，不须再辨其谬。经云，病自上受者治其上。援引经义以论治病，非邪僻也宗河间法。

杏仁、栝蒌皮、半夏、姜汁、白蔻仁、石膏、知母、竹沥。

秋露水煎。

又 脉神颇安，昨午发疹，先有寒战。盖此病起于湿热，当此无汗，肌腠气窒，至肤间皮脱如麸，犹未能全泄其邪。风疹再发，乃湿因战栗为解。一月以来病魔，而肌无膏泽，瘦削枯槁。古谓瘦人之病，虑涸其阴。阴液不充，补之以味。然腥膻浊味，徒助上焦热痰，无益培阴养液。况宿滞未去，肠胃气尚窒钝，必淡薄调理，上气清爽，痰热不至复聚。从来三时热病，怕反复于病后之复。当此九仞，幸加意留神为上。

元参心、细生地、银花、知母、生甘草、川贝、丹皮、橘红（盐水炒）、竹沥。

此煎药方，只用二剂可停。未大便时，用地冬汁膏。大便后，可用三才汤

（天冬、熟地、人参。编者注）。（《徐批临证指南医案·暑》）

顾，嘉善，四十八岁。五六月间，气候温热，地泛潮湿，六气之邪，其时湿热为盛。凡湿伤气，热亦伤气，邪入气分，未及入血，瘾疹搔痒，其色仍白，气分郁痹之湿邪也。病患说汗出，或进食后疹即旋发，邪留阳明，阳明主肌肉，医称曰风，愈以散药，不分气血，邪混入血分，疹色变赤，此邪较初感又深一层矣。

飞滑石、石膏、紫花地丁、寒水石、白鲜皮、三角胡麻、生干首乌、木防己。（《叶天士晚年方案真本》）

【徐大椿注】气分血分辨析分明，示后学看病良法。（《徐批叶天士晚年方案真本》）

沈，北城下，三十六岁。温疹皆病气鼻口吸受其秽邪，是天地乖戾不正之气，无形之物，上窍阻塞，呛物不下，医不知无形有形，但曰清火寒降，至药直入肠胃，与咽中不相干涉，

连翘心一钱，射干三分，鲜芦一两，马屁勃七分，牛蒡子钱半，银花一钱。（《叶天士晚年方案真本》）

【徐大椿注】无形秽浊之邪，有气无质，气虽浊而性仍上浮，故以清轻气分药治之。以无形治无形，针锋的对，此法前人所未发泄。天翁具此清轻一路，使无形之感化于无有，抑何巧思至此。（《徐批叶天士晚年方案真本》）

张。伏气热蕴三焦，心凛热发，烦渴，遍体赤瘟，夜躁不寐，两脉数搏。

羚羊角、犀角、连翘心、玄参心、鲜生地、金银花、花粉、石菖蒲。

又　寒热，必有形象攻触及于胃脘之下，口渴，喜饮暖汤。瘟已发现，病不肯退。此邪气久伏厥阴之界矣。

桂枝、川连、黄芩、花粉、牡蛎、枳实。（《临证指南医案·瘟疹疹瘰》）

【徐大椿注】三焦伏热。（《徐批临证指南医案·瘟疹疹瘰》）

痔　疮

陈，黎里，四十四岁。形色脉象，确是阳虚。酒食聚湿，湿注肠痔下血。湿为阴浊，先伤脾阳，阳微气衰，麻木起于夜半亥子，乃一日气血交代，良由阳微少续。有中年中痱之疾。

人参、生於术、炮姜、炙甘草、黑附子（炒）。（《叶天士晚年方案真本》）

【徐大椿注】阳主跷疾,阳衰则躯壳重滞,阳微则生气少续,附子理中以温中下,总为健阳计耳。(《徐批叶天士晚年方案真本》)

沈,丁家巷,六十五岁。痔血与肠风不同,心中嘈辣,营分有热,非温蒸补药矣。

生地、白芍、柿饼炭、槐花、银花、地榆。(《叶天士晚年方案真本》)

【徐大椿注】阅此则凡心中疼热烦闷,虽因木火上冲,必是营分有热也。的是营分有热,方药中下虚而下血,须用温蒸补药。(《徐批叶天士晚年方案真本》)

脱　肛

脱肛一症,其因不一。有因久痢久泻,脾肾气陷而脱者。有因中气虚寒,不能收摄而脱者。有因酒湿伤脾,色欲伤肾而脱者。有因肾气本虚,关门不固而脱者。有因湿热下坠而脱者。又肛门为大肠之使,大肠受寒受热,皆能脱肛。老人气血已衰,小儿气血未旺,皆易脱肛。经曰下者举之,徐之才曰涩可去脱,皆治脱肛之法也。观先生治脱肛之症,亦不越乎升举、固摄、益气三法。如气虚下陷而脱者,宗东垣补中益气汤,举陷为主。如肾虚不摄而脱者,宗仲景禹粮石脂丸,及熟地、五味、菟丝辈,固摄下焦阴气为主。如肝弱气陷,脾胃气虚下陷而脱者,用摄阴益气,兼以酸苦泄热为主。如老年阳气下陷,肾真不摄而脱者,又有鹿茸、阳起石等,提阳固气一法。汪讱庵云:有气热血热而肛反挺出者,宜同芩、连、槐、柏,及四物、升、柴之类。愚谓即或间有此症,终非可训之法,存之以质君子。(《临证指南医案·脱肛》)

【成文注】这是邹滋九根据叶氏诊治脱肛医案经验所做的总结。

【徐大椿注】脱肛多由浊气下降,湿痰毒火合并为害,故肿痛异常。此实证也,必清其大肠之火,而用外治之药以收之,无不立愈。其有虚人病后清气下陷,则用补中益气之法以提之,十不得一者也。乃不论何因,俱用升提收敛之法,肛门之痰火浊气,将升提而置之何地耶? 又脱肛之疾属热多,又用温燥,更非所宜。(《徐批临证指南医案·脱肛》)

某。便后少腹痛,肛坠,溺则便滑,肾虚不摄。

熟地炭、五味、萸肉炭、茯苓、炒远志、炒菟丝子。(《临证指南医案·脱肛》)

【徐大椿注】肾气不摄。(《徐批临证指南医案·脱肛》)

翁,六五。湿热皆主伤气,气下陷坠肛而痛,溲溺后,阴囊筋牵著于肛,其痛为甚。夫厥阴肝脉绕阴,按脉濡弱,决非疏泄主治。议进陷者举之,从东垣补中益气汤。(《临证指南医案·脱肛》)

【徐大椿注】湿热气虚下陷。(《徐批临证指南医案·脱肛》)

疝　气

经云:任脉为病,男子内结七疝、女子带下瘕聚。又:督脉生病,从少腹上冲心而痛,不得前后,为冲疝。又曰:脾传之肾,病名曰疝瘕。又曰:三阳为病发寒热,其传为癥疝。又曰:邪客于足厥阴之络,令人卒疝暴痛。此《素问》言诸经之疝也。又《经脉》等篇云:足阳明之筋病,癥疝,腹筋急;足太阴之筋病,阴器纽痛,下引脐,两胁痛;足厥阴之经筋病,阴器不用。此《灵枢》言诸经之疝也。后人因有筋、水、狐、癥、气、血、寒七疝之名,其主治各有专方,立法可谓大备。然其中不无错杂之处,终非可训之定法。惟仲景先生独以寒疝为名,其所出三方,亦以温散祛寒、调营补虚为主,并不杂入气分之药。而子和治法,又以辛香流气为主,谓肝得疏泄而病愈矣。其金铃、虎潜诸法,可谓发前人所未发。故疝病之本,不离乎肝,又不越乎寒。以肝脉络于阴器,为至阴之脏。足太阳之脉属肾络膀胱,为寒水之经。故仲景所云寒疝,腹中痛,逆冷,手足不仁,腹满,脉弦而紧,恶寒不欲食,绕脐痛,及胁痛里急,是内外皆寒气作主,无复界限。其乌头二方,专以破邪治标为急,虚实在所不论,是急则治标之义也。其当归羊肉一方,专以补虚散寒为主,故以当归、羊肉辛甘重浊,温暖下元,而不伤阴,佐以生姜,随血肉有情之品引入下焦,温散冱寒,是固本,不治标也。子和所云疝不离乎肝者,以疝病有阴囊肿胀,或痛而里急筋缩,或茎中作痛,或牵引睾丸,或少腹攻冲作痛,或号笑忿怒而致,此皆肝经脉络之现症。其金铃散一法,以泄肝散逆为主,故以川楝导膀胱、小肠之热,元胡和一身上下诸痛,以肝主疏泄故也。其所取虎潜一法,以柔缓导引为主,故方中用虎骨熄肝风,壮筋骨,羊肉、龟板补髓填精,佐以地黄补肾,当归补肝,使以陈皮利气疏肝,芍药通肝调营,是治肝而顾及于肾也。及观先生治疝之法,又更有进焉者。其旨以暴疝多寒,久疝多热,为疝病之大纲,其余随症施治。如气坠下结者,以鹿茸、鹿角升阳为主。其胀结有形,痛甚于下者,宗丹溪通阳泄浊为治。其火腑湿热郁结不通者,用柔苦制热,反佐辛热,以开血中郁痹为主。其寒湿下坠太阳之里,膀胱之气不和,二便不为通利者,五苓散加减,通太阳膀胱为主。其湿热久聚,气坠少腹阴囊者,用控涎丹(甘遂、大戟、白芥子。编者注)、浚川丸(浚川散:黑牵牛、大黄、甘遂、芒硝、郁李仁、轻粉。编者注)等,逐痹,通腑,分消,兼辛甘化风法为主。如下焦阴阳两虚者,用有情温通以培生气,兼通补熄风为主。而先生于治疝之法,可谓曲尽病情,诸法备矣。仲景又有狐疝一方,究非王道之品,兹不具赘。(《临证指南医案·疝》)

【成文注】这是邹滋九根据叶氏诊治疝气医案经验所做的总结。

【徐大椿注】治病之法,大段亦不外此。惟㿉癫疝、血疝诸大症,尚未有治法,想当时未及遇此等大症也。(《徐批临证指南医案·疝》)

病始足胫,乃自下焦肝肾起病,其形不肿,则非六气湿邪,当从内损门痿躄推求。萸、地滋滞,久服胃伤,食减呕逆,皆因浊味滞气而然。经年不复,损者愈损,脏真不能充沛,奇经八脉不司其用。经云:冲脉为病,男子内结七疝,女子带下瘕聚。夫冲脉即血海,男子藏精,女子系胞。今精沥内结有形,是精空气结,亦犹女子之瘕聚也。凡七疝治法,后人每宗张子和,但彼悉用辛热,与今之精室气结迥殊。久病形消肉脱,议以精血有情,涵养生气。

鲜河车一具,水煮捣烂,入山药、建莲末拌匀,丸如桐子大,清晨人参汤送下。(《叶氏医案存真》)

【周学海眉批】(精室气结):四字有学问。(《评点叶案存真类编·痿》)

陈,二二。辛香流气以治疝,未尝不通。服之五日,遍身疼痛,下午四肢浮肿,肌肤渐见高突块瘰。思走泄气胜,都是阳伤,芪附汤(黄芪、制附子加生姜。编者注)主之。

生黄芪一两,附子二钱。(《临证指南医案·疝》)

【徐大椿注】疏泄伤卫阳。(《徐批临证指南医案·疝》)

杭,六十岁。疝病属肝,子和每用辛香泄气,老人睾大偏木,夜溺有淋,非辛香治疝。向老下元已亏,固真理阳,犹恐不及。

川椒(炒黑)、鹿茸、当归身、韭子(炒)、舶上茴香、补骨脂、羊内肾,丸。(《叶天士晚年方案真本》)

【徐大椿注】方药坚实。(《徐批叶天士晚年方案真本》)

脉沉而迟,向有寒疝瘕泄,继而肠血不已,渐渐跗膝麻木无力,此因膏粱酒醴,酿湿内著。中年肾阳日衰,肝风肆横,阳明胃络空乏,无以束筋,流利机关,日加委顿,乃阳虚也。仿古劫胃水法。

生茅术、人参、厚朴、生炮附子、陈皮。(《叶氏医案存真》)

【周学海注】此宜桂附与知柏同用。(《评点叶案存真类编·痿》)

脉右弦左涩,当脐痛连少腹,已属凝聚有形。呕吐黄浊,大便欲解不通,若患处漉漉有声,痛势稍减。惟卧著体不转移,其痛更加,此属肝气疝瘕。辛香流气,所称通则不痛耳。

炒桃仁、炒橘核、金铃子、炒延胡、韭白汁、两头尖、小茴、青皮。(《临证指南医案·疝》)

【徐大椿注】此通泄厥阴气血方也。痛甚于下,浊结有形,非辛香无以入络,非秽浊无以直走至阴之域。以子和方合奉议意。

【徐大椿眉批】味味切病,制方本宜如是,古人无不然也。(《徐批临证指南医案·疝》)

某。七疝治法,最详子和,其旨辛香以泄肝,得气疏泄而病缓矣,按法调理不愈。七味导引纳肾,益气升举脾阳,而坠气仍然。艾灸蒸脐,原得小安。《内经》任脉为病,男子内结七疝,女子带下瘕聚。同为奇经主之,故疏泄诸方,能治气实,参术升补,仅治中虚下陷,与元海奇经中病无补。壮岁至老,病根不辍,下焦日衰。可知升阳一法,体症颇合。衰年仅可撑持,勿使病加可矣。

生鹿茸三钱,鹿角霜一钱,当归二钱,生菟丝子五钱,沙蒺藜一钱,川桂枝尖五分,饥时服。(《临证指南医案·疝》)

【徐大椿注】督任阳虚。(《徐批临证指南医案·疝》)

王,宁波,四十八岁。七疝肝病为多,有声响为气疝。寒入募络,积疝坚硬下坠,中年不可从张子和。用八味加大茴香、胡芦巴。(《叶天士晚年方案真本》)

【徐大椿注】声响乃气之所鼓,寒气凝阻正气渊乎微妙,不到中年以后,那知病情如是耶?(《徐批叶天士晚年方案真本》)

吴,朱婆桥,六十三岁。寒入厥阴之络,结为气疝,痛则胀升气消,寂无踪迹。老年下元已乏,不可破气攻疝,温养下元,尿管胀或阻溺,佐以宣通,仿香茸丸。

鹿茸、大茴、韭子、蛇床、当归、麝香、青盐、覆盆子。(《叶天士晚年方案真本》)

【徐大椿注】温经不用刚燥,总以老人下元先亏,肾虚恶燥,故主以柔阴药。(《徐批叶天士晚年方案真本》)

许,三六。久有疝症,十年来,寒热劳形,则右胸胁中一股气坠,直走少腹,凡大小便用力皆然。面赤亮,痰多,食腥腻。更令病加。此湿热久壅隧中,缓攻为宜。控涎丹(甘遂、大戟、白芥子。编者注)四分,间日服,十服。

又 脉沉痰多,手髃赤疮,宿疝在下,右胁气坠少腹。前议控涎丹逐痹未应,想久聚湿热沉痼,非皮膜经脉之壅。

用浚川丸(黑牵牛、大黄、甘遂、芒硝、郁李仁、轻粉。编者注)四十粒,匀二服,间日一进,竟通腑聚,然后再议。

又 通腑宣壅,粘痰既下,其疝仍聚于右,且盛于寒天冬月。卧安必有声自消,行走劳动,必有形直坠阴囊。久病急攻无效,议辛甘化风方法。古人以疝为肝病,十居八九。

当归、鹿角、桂枝、肉桂、小茴、川芎、炙草、茯苓、生姜。

羊肉胶丸。(《临证指南医案·疝》)

詹。老年久疝,因嗔怒而肿大热痛,肝失疏泄,火腑湿热蕴结不通。温补升阳固谬,盖肝性主刚,湿闭反从燥化。此龙胆苦坚不应,议柔苦制热,反佐辛热,以开血中郁痹。用东垣滋肾丸(黄柏、知母、肉桂。编者注)。(《临证指南医案·疝》)

【徐大椿注】久疝湿热郁。(《徐批临证指南医案·疝》)

朱,二一。劳伤,温里已效。脐旁动气,少腹结疝,睾丸偏坠。皆阳气不自复,浊阴聚络。不宜急于育子。

当归、舶茴香、淡苁蓉、枸杞子、安息香、茯苓。(《临证指南医案·疝》)

【徐大椿注】浊阴凝聚肝络。(《徐批临证指南医案·疝》)

第五章　五官科医案

第一节　眼科医案

眼科一症,古有五轮八廓、七十二问之辨,傅氏(指明代医家傅仁宇,字允科,著《审视瑶函》。编者注)又分为一百零八症,因名目太多,徒滋惑乱。至于见症,杨仁斋(指南宋医家杨士瀛,字登父,著有《仁斋直指方》。编者注)已备论,具载景岳。但阴阳、虚实、寒热、标本施治,不可紊乱。经云:五脏六腑之精华,皆上注于目。又云:目者肝之窍也。肝与胆为表里,肝液胆汁充足,目乃能远视,故无论外感与内症,皆与肝胆有关系焉。夫六淫之邪,惟风火燥居多,兼寒兼湿者亦间有。内起之症,肝胆心肾为多,他脏亦间有之。若夫论治,则外感之症必有头痛,寒热,鼻塞,筋骨酸疼,脉见紧数或浮洪,一切表症,方可清散。至于内因之症,有虚实之殊。实者肝胆之风热盛也,凡暴赤肿痛,胀闷难开,翳膜眵泪,酸涩作痒,斑疮入睛,皆实症也,当除风散热。虚者肾经之水火衰也,凡久痛昏暗,青盲雀目、内障昏蒙,五色花翳,迎风泪出,皆虚候也,治宜壮水益火。若阴血虽亏而风热未尽,则当审其缓急,相参而治。若久服寒凉,虚阳转盛,则当补以甘温,从乎反佐。至于红色,浅淡而紫者为虚热,鲜泽而赤者为实热。瞳神内涌,白睛带赤者,为热症。瞳神青绿,白睛枯槁者,为寒症。肿胀红赤,眼珠刺痛,夜则尤甚,目不能开,而视物犹见者,为邪火炽盛。若白翳遮睛,珠不甚痛,或全不痛,目仍能开,而视物不见者,为真火不足。当细察其形症色脉,因症而用药,此内治之大法也。若日久失调,致气血凝滞,火热壅结,而为赤肿腐烂,翳膜遮蔽,致成外障,譬之镜受污垢,必当濯磨,须用点药,若但服药,必不能愈。至于内障之症,但宜服药,倘用点药,徒伤其气血,必无益而有损。更当知目眦、白珠属阳,故昼痛,点苦寒药则可效;瞳子、黑睛属阴,故夜痛,点苦寒药则反剧。是外治之法,亦当以阴阳区别也。若夫偏正头风,属气虚痛者,朝重暮轻,血虚痛者,朝轻暮重,亦有外感内因之别,此症当以补养正气为主,略兼治表。倘概以风热而论,专于表散,最易损目。更有肝阴亏耗,木火上炎,头痛恶心,眉棱骨痛,不欲饮食,眼胞红肿,睛珠刺痛,眵泪如脓,白睛如翳,目珠上窜不下,不得瘥寐,甚则巅顶脑后,如破如裂,此内发之风也。夫肝属木,木主风,热盛化风,其体必本阴亏,男子或有遗精白浊、肠风痔漏下血等疾,女子或犯淋带崩漏诸症。此系阴伤阳升,内风沸起,大忌发散,宜用育阴熄风、柔肝滋肾等法,或可救十中之四五。凡羌活、防风、川芎、细辛、藁本、升麻等药,皆不可用。倘或失治,必致膏伤低陷,青黄牒出,致成痼疾而不可救,专是科者不可不留意焉。叶先生虽非眼目专科,观其案内诸法,真补前贤之未备,较之惯用苦寒升散及概用点药者,不啻如霄壤之殊矣,学者当细心而参玩之。(《临证指南医案·目》)

【成文注】这是丁圣彦根据叶氏诊治眼病医案经验所做的总结。

【徐大椿注】眼科自有专家,其现症各有主治之方。案中虽未必切中,然清淡和平,无苦寒温补等弊,反胜于近日之名为眼科者。医理苟明,则无不通矣。若欲深求,则有专门之书在者。医理苟明,则无不通矣。若欲深求,则有专门之书在。(《徐批临证指南医案·目》)

流 泪 症

黄,嘉兴,三十九岁。向年戊亥时发厥,是以肝肾阴虚,阴火内风蒙神,治逾五载,迄今左目流泪,至暮少明,胃脘中隙痛。经谓肝脉贯膈入胃,肝窍在目,此皆精血内亏不足之象。若云平肝是疏克,攻治乃相反矣。

天冬、熟地、杞子、元参、浙菊花、谷精珠。(《叶天士晚年方案真本》)

【徐大椿注】阴火内风蒙神,千锤百炼而出一语,胜人千百味之无极。(《徐批叶天士晚年方案真本》)

某,三六。右目多泪,眦胀,心嘈杂。阳明空虚,肝阳上扰使然。当调补肝胃。

嫩黄芪三钱,当归一钱半,白芍一钱半,茯神三钱,煨姜一钱,南枣一枚。(《临证指南医案·目》)

【徐大椿注】胃虚肝风。(《徐批临证指南医案·目》)

目 痛

某，二三。失血后复受燥热，左目赤痛。当以辛凉清之。

鲜菊叶、冬桑叶、生甘草、赤苓皮、绿豆皮、豆皮。（《临证指南医案·目》）

【徐大椿注】燥热。（《徐批临证指南医案·目》）

某，三六。脉涩细，左目痛，泪热翳膜。此肝阴内亏，厥阳上越所致。

冬桑叶一钱，炒枸杞一钱半，小胡麻一钱半，望月砂三钱，制首乌三钱，石决明一具，黄菊花一钱，豆皮三钱。（《临证指南医案·目》）

【徐大椿注】肝阴虚。（《徐批临证指南医案·目》）

叶。微寒，汗大出，下有痔漏，左眼眶疼痛。此阴伤火郁，不可作时邪泛治。

六味（六味地黄丸，编者注）去萸，加芍、蔓荆子、丹皮重用。（《临证指南医案·目》）

【徐大椿注】阴虚火郁。（《徐批临证指南医案·目》）

目 昏

王妪。高年目暗已久，血络空虚，气热乘其空隙，攻触脉络，液尽而痛，当夜而甚，乃热气由阴而上。想外科用酒调末药，必系温散攻坚，因此而痛，虚症可知。

羚羊角、连翘心、夏枯草、青菊叶、全当归、川桂枝、丹皮。（《临证指南医案·目》）

【徐大椿注】血络虚热。（《徐批临证指南医案·目》）

眼 病

男子七旬，下元脂液已少，阳气升腾，阴少承供，目恙先从左起，肝主左升也。血无内藏，阳上蒸迫，为障失明，显然水亏无以生木。不足之症，焉得用龙胆、黄柏泻火之理，倘苦寒伤胃，噬脐莫及。

羯羊肝、谷精草、浙菊花、制首乌、夜明砂、镰珠粉、枸杞子。（《叶氏医案存真》）

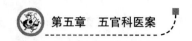

【周学海注】风火多伤肺,湿热多有胃阴虚血热,发于肝肾。故一多从左,一多从右,历验之矣。(《评点叶案存真类编·七窍诸病》)

汪,五十岁。脏真系于目珠,不独肝窍,中年五液不充,阳挟内风,侵及清窍,光明为阳蒙蔽,非六气致伤。法当酸收甘缓补法,但六味汤究属是三阴三阳平剂不切。

枸杞(炒焦)、菊花炭、萸肉、五味、人参、炙甘草。(《叶天士晚年方案真本》)

【徐大椿注】实者当升清降浊,虚者应酸收甘补。治羞明昏蒙之大法也。羞明目病,虽系内伤,其故亦非一端可尽。有初感时邪,风火搅扰而羞明者;有阳挟内风,光明为浊阳侵扰而羞明;有下焦浊阴上泛,不敢与阳光敌而羞明者。(《徐批叶天士晚年方案真本》)

席。用淡渗渐安,是暑入气阻,热蒸湿郁。勿取大辛大苦之开泄,仿清邪中上治法。

冬桑叶、谷精草、望月砂、苡仁、川通草、绿豆皮、茯苓。(《临证指南医案·目》)

【徐大椿注】暑湿郁蒸。(《徐批临证指南医案·目》)

祝,四八。当夏形懒,不耐大气发泄,入冬两目无光,精气无收藏。凡五脏精华,皆聚于目,失藏失聚,内乏生真,不独一脏之损。

当用养营汤。(《临证指南医案·目》)

【徐大椿注】营阴虚。(《徐批临证指南医案·目》)

第二节　鼻科医案

经云:肺和则鼻能知香臭矣。又云:胆移热于脑,令人辛頞鼻渊,传为衄衊瞑目。是知初感风寒之邪,久则化热,热郁则气痹而塞矣。治法利于开上宣郁,如苍耳散、防风通圣散、川芎茶调散、菊花茶调散等类。先生则佐以荷叶边、苦丁茶、蔓荆子、连翘之属以治之,此外感宜辛散也。内热宜清凉者,如脑热鼻渊,用羚羊、山栀、石膏、滑石、夏枯草、青菊叶、苦丁茶等类,苦辛凉散郁之法也。久则当用咸降滋填,如虎潜减辛,再加镇摄之品。其有精气不足,脑髓不固,淋下无腥秽之气者,此劳怯根萌,以天真丸主之。此就案中大概而言之也,然症候错杂,再当考前贤之法而治之。(《临证指南医案·鼻》)

【成文注】这是华玉堂根据叶氏诊治鼻渊医案经验所做的总结。

鼻　渊

沈氏。素有痰火气逆,春令地中阳升,木火化风,上引巅顶,脑热由清窍以泄越。耳鸣鼻渊甚于左者,春应肝胆,气火自左而升也。宜清热散郁,辛凉达于头而主治。

羚羊角、黑山栀、苦丁茶、青菊叶、飞滑石、夏枯草花。

又　照方去滑石,加干荷叶、生石膏。

又　性情躁急,阳动太过,气火上升,郁于隧窍,由春深病加,失其条达之性。经言春气病在头也。考五行六气,迅速变化,莫若火风。脑热暗泄而为鼻渊,隧道失和,结成瘰核。夫东垣升阳散火,丹溪总治诸郁,咸取苦辛为法。然药乃片时之效,欲得久安,以怡悦心志为要旨耳。

连翘心、土贝母、海藻、昆布、黑山栀、川芎、小生香附、郁金、羚羊角、夏枯草、干荷叶边。生研末,青菊叶汁法丸,苦丁茶煎汤送二钱五分。(《临证指南医案·鼻》)

汪。形瘦尖长,禀乎木火。阴精不足,脑髓不固,鼻渊淋下,并不腥秽。暖天稍止,遇冷更甚,其为虚证显然明白。医者愈以风寒中脑主治,发散渗泄,愈耗正气,岂但欲愈,劳怯是忧。用天真丸(精羊肉、肉苁蓉、山药、当归、天冬、黄芪、人参、白术。编者注)。

人参、黄芪、白术、山药、苁蓉、当归、天冬、羊肉。(《临证指南医案·鼻》)

【徐大椿注】精虚鼻渊。(《徐批临证指南医案·鼻》)

鼻　塞

鲍,十七。两三年鼻塞不闻,清涕由口呛出,而气窒仍然。大凡头面诸窍,皆清阳交会通行之所,就外邪来乘,亦必雾露无质清邪。邪郁既久,气血失其流畅,进药攻治,必不效验。欲治其疴,须查手太阴自少商穴起,施针刺以泄邪流气,乃一法也。(《临证指南医案·鼻》)

【徐大椿注】清邪郁久,肺气窒塞。(《徐批临证指南医案·鼻》)

第三节　耳科医案

耳　聋

肾开窍于耳,心亦寄窍于耳,胆络脉附于耳。体虚失聪,治在心肾;邪干窍闭,治在胆经。盖耳为清空之窍,清阳交会流行之所,一受风热火郁之邪,与水衰火实,肾虚气厥者,皆能失聪。故先生治法,不越乎通阳镇阴、益肾、补心、清胆等法,使清静灵明之气上走空窍,而听斯聪矣。如温邪、暑热、火风侵窍而为耳聋痛胀者,用连翘、山栀、薄荷、竹叶、滑石、银花,轻可去实之法,轻清泄降为主。如少阳相火上郁,耳聋瞋胀者,用鲜荷叶、苦丁茶、青菊叶、夏枯草、蔓荆子、黑山栀、羚羊角、丹皮,辛凉味薄之药,清少阳郁热,兼清气热为主。如心肾两亏,肝阳亢逆,与内风上旋蒙窍而为耳鸣暴聋者,用熟地、磁石、龟甲、沉香、二冬、牛膝、锁阳、秋石、山萸、白芍,味厚质重之药,壮水制阳,填阴镇逆,佐以酸味入阴,咸以和阳为主。因症施治,从虚从实,直如疱丁之导窾矣。(《临证指南医案·耳》)

【成文注】这是邹时乘根据叶氏诊治耳聋医案经验所做的总结。

【徐大椿注】耳聋之法多端,然大段不过清上镇下二条。案中方极稳当。至于外治之法,及虚寒等症,则不可不知也。(《徐批临证指南医案·耳》)

毕,三三。壮年,脉来小促数,自春月风温咳嗽,继以两耳失聪。据述苦降滋阴不效,是不明虚实经络矣。《内经》以春病在头。膏粱之质,浓味酒醴助上痰火,固非治肾治肝可效。每晚卧时,服茶调散一钱。

又　鲜荷叶汁、羚羊角、石膏末、连翘、元参、鲜菊叶、牛蒡子。

午服。

又　照前方去牛蒡、菊叶,加鲜生地、鲜银花。(《临证指南医案·耳》)

顾。上年小产,下虚不复。冬令藏聚未固,春夏阳升,风温乘虚上受,清窍不利,耳失聪,鼻多塞,咽燥痰稠,悉见上焦不清,究竟下虚是本病。议食后用清窍,早上用镇纳。

青菊叶三钱,羚羊角一钱,黑栀皮一钱,连翘心一钱半,玄参心二钱,苦丁茶一钱,磁石六味加龟胶、北味。(《临证指南医案·产后》)

【徐大椿注】下虚上受风温。(《徐批临证指南医案·产后》)

某,八十。耳聋,乃理之常,盖老人虽健,下元已怯。是下虚上实,清窍不主流畅。惟固补下焦,使阴火得以潜伏。

磁石六味加龟甲、五味、远志。(《徐批临证指南医案·耳》)

叶,十七。热气上闭,耳聋身热,神识不清。当清心营肺卫。

竹叶心、飞滑石、连翘、川贝、石菖蒲根、生绿豆皮。

又　暑湿热内蒸,吐蛔,口渴耳聋。

川连(水炒)四分,半夏一钱半,枳实一钱,广皮白三钱,菖蒲一钱半,杏仁三钱。

又　身热,三候不解,胸痞,入暮谵语,耳聋吐蛔。此热结厥阴,症势最险。

川连、黄芩、干姜、枳实、半夏、姜汁、茯苓、菖蒲。(《临证指南医案·吐蛔》)

【徐大椿注】湿热结于厥阴。(《徐批临证指南医案·吐蛔》)

耳　鸣

丁。肾开窍于耳,心亦寄窍于耳,心肾两亏,肝阳亢逆,故阴精走泄,阳不内依,是以耳鸣时闭。但病在心肾,其原实由于郁。郁则肝阳独亢,令胆火上炎。清晨服丸药以补心肾,午服汤药以清少阳,以胆经亦络于耳也。

水煮熟地四两,麦冬一两半,龟板二两,牡蛎一两半,白芍一两半,北味一两,建莲一两半,磁石一两,茯神一两半,沉香五钱,辰砂五钱(为衣)。

煎方:夏枯草二钱,丹皮一钱,生地三钱,山栀一钱,女贞子三钱,赤苓一钱半,生甘草四分。(《临证指南医案·耳》)

【徐大椿注】郁伤心肾,胆火上炎。(《徐批临证指南医案·耳》)

王。阳挟内风上巅,目昏耳鸣不寐,肝经主病。

熟地(炙)、龟甲(炙)、萸肉、五味、磁石、茯苓、旱莲草、女贞子。

【徐大椿眉批】芍药之酸即于风病无害,同一酸也,各有所宜,熟读本草自知之。(《徐批临证指南医案·肝风》)

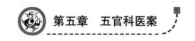

耳　聤

宓。头重,耳聤胀,目微赤。少阳相火上郁。以辛凉清解上焦。

连翘、羚羊角、薄荷梗、丹皮、牛蒡子、桑叶。(《临证指南医案·耳》)

【徐大椿注】胆火上郁。(《徐批临证指南医案·耳》)

第四节　口腔科医案

口　疮

季,六九。老年情志不适,郁则少火变壮火。知饥,脘中不爽,口舌糜腐。心脾营损,木火劫烁精华,肌肉日消。惟怡悦开爽,内起郁热可平。但执清火苦寒,非调情志内因郁热矣。

金石斛、连翘心、炒丹皮、经霜桑叶、川贝、茯苓。

接服养心脾之营,少佐苦降法。

人参、川连、炒丹皮、生白芍、小麦、茯神。(《临证指南医案·郁》)

【徐大椿注】郁损心脾营内热。(《徐批临证指南医案·郁》)

吴。脉弦小数,形体日瘦,口舌糜碎,肩背掣痛,肢节麻木,肤腠瘙痒,目眩晕,耳鸣,已有数年。此属操持积劳,阳升内风旋动,烁筋损液。古谓壮火食气,皆阳气之化。先拟清血分中热,继当养血熄其内风。安静勿劳,不致痿厥。

生地、元参、天冬、丹参、犀角、羚羊角、连翘、竹叶心。

丸方。

何首乌、生白芍、黑芝麻、冬桑叶、天冬、女贞子、茯神、青盐。(《临证指南医案·肝风》)

【徐大椿注】阳升血热。(《徐批临证指南医案·肝风》)

吴。脉弦小数,形体日瘦,口舌糜碎,肩背掣痛,肢节麻木,肤腠瘙痒,目眩晕,耳鸣,已有数年。此属操持积劳,阳升内风旋动,烁筋损液。古谓壮火食气,皆阳气之化。先拟清血分中热,继当养血熄其内风。安静勿劳,不致痿厥。

生地、元参、天冬、丹参、犀角、羚羊角、连翘、竹叶心。

丸方。

何首乌、生白芍、黑芝麻、冬桑叶、天冬、女贞子、茯神、青盐。(《临证指南医案·肝风》)

【张寿颐注】此亦阴虚火炎之病，但取甘寒清润，不以苦寒逆折。煎丸两方皆好。(《古今医案平议·咽喉口舌唇齿诸证》)

【成文注】本案张寿颐转引自余景和《外症医案汇编》。

张，六六。情志连遭郁勃，脏阴中热内蒸。舌绛赤糜干燥，心动悸，若饥，食不加餐。内伤情怀起病，务以宽怀解释。热在至阴，咸补苦泄，是为医药。

鸡子黄、清阿胶、生地、知母、川连、黄柏。(《临证指南医案·郁》)

【徐大椿注】肝肾郁热。(《徐批临证指南医案·郁》)

口　甜

脾瘅症，经言因数食甘肥所致。盖甘性缓，肥性腻，使脾气遏郁，致有口甘内热中满之患。故云治之以兰，除陈气也。陈气者，即甘肥酿成陈腐之气也。妇人插于髻中，以辟发中油秽之气。其形似马兰而高大，其气香，其味辛，其性凉，亦与马兰相类。用以醒脾气，涤甘肥也。今二案中，虽未曾用，然用人参以助正气，余用苦辛寒以开气泄热。枳实以理气滞，亦祖兰草之意，即所谓除陈气也。此症久延，即化燥热，转为消渴，故前贤有"膏粱无厌发痈疽，热燥所致。淡薄不堪生肿胀，寒湿而然"之论。余于甘肥生内热一症，悟出治胃寒之一法。若贫人淡薄茹素，不因外邪，亦非冷冻饮停滞，其本质有胃寒症者，人皆用良姜、丁香、荜茇、吴萸、干姜、附子等以温之，不知辛热刚燥能散气，徒使胃中阳气逼而外泄，故初用似效，继用则无功。莫若渐以甘肥投之，或稍佐咸温，或佐酸温，凝养胃阳，使胃脂、胃气日厚，此所谓药补不如食补也。又有肾阳、胃阳兼虚者，曾见久服鹿角胶而愈，即此意也。未识高明者以为然否？(《临证指南医案·脾瘅》)

【成文注】这是华岫云根据叶氏诊治脾瘅医案经验所做的总结。

口甘一症，《内经》谓之脾瘅。此甘，非甘美之甘，瘅即热之谓也。人之饮食入胃，赖脾真以运之，命阳以腐之，譬犹造酒蒸酿者然。倘一有不和，肥甘之疾顿发。五液清华，失其本来之真味，则淫淫之甜味，上泛不已也。胸脘必痞，口舌必腻，不饥不食之由，从此至矣。《内经》设一兰草汤，其味辛，足以散结，其气清，足以化浊，除陈解郁，利水和营，为奇方之祖也。夹暑夹湿之候，每兼是患，以此为君，参以苦辛之胜，配合泻心等法。又如胃虚谷少之人，亦有是

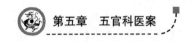

症,又当宗大半夏汤(半夏、人参、白蜜。编者注)及六君子法(六君子汤,编者注),远甘益辛可也。(《临证指南医案·脾瘅》)

【成文注】这是邵新甫根据叶氏诊治口甘医案经验所做的总结。

【徐大椿眉批】兰为何兰,前人却无定见。至省头草,此叶老之臆说也。余曾以建兰治胃中陈气颇效,亦未知果否? 俟再考。(《徐批临证指南医案·脾瘅》)

某。口甜,是脾胃伏热未清。宜用温胆汤法。

川连、山栀、人参、枳实、花粉、丹皮、橘红、竹茹、生姜。(《徐批临证指南医案·脾瘅》)

某。无形气伤,热邪蕴结,不饥不食,岂血分腻滞可投? 口甘一症,《内经》称为脾瘅,中焦困不转运可知。

川连、淡黄芩、人参、枳实、淡干姜、生白芍。(《临证指南医案·脾瘅》)

【徐大椿注】中虚伏热。(《徐批临证指南医案·脾瘅》)

第五节　牙病医案

牙症不外乎风、火、虫、虚,此但言其痛也。其他如牙宣、牙槿、牙菌、牙疮、牙疳、穿牙毒、骨槽风、走马牙疳之类,皆由于湿火热毒,蕴结牙床。须分上下二齿,辨明手足阳明及少阴之异。又当察其专科而任之。(《临证指南医案·牙》)

【成文注】这是华玉堂根据叶氏诊治牙病医案经验所做的总结。

牙　痛

邵,杭州,三十六岁。寇宗奭桑螵蛸散,温固下窍,佐以宁静,以阳之动,既有齿痛热升,理阴药和阳摄阴。

芡实、旱莲草、锁阳、金樱子膏、龟版心、女贞子,蜜丸。(《叶天士晚年方案真本》)

【徐大椿注】阳气动,即浮升散越而不能摄阴。须充沛阴分,俾阳内交而依恋,则阳入阴中而和阳,即是摄阴矣。

锁阳一味锁住阳气,以入阴而不令上越耳。(《徐批叶天士晚年方案真

本》）

十二日来，干支一轮，右肢痿木，右跗足略有痛象，舌窍未灵，味少甘美，虚象显然。三日前，主家以齿痛为热，医迎主见，即投辛凉解散，此症虚在肝肾下焦，若不固纳维本，漫无着落，仍以前法，加入凉肝可也。

熟地、枸杞、牛膝、远志肉、茯神、川斛、天冬、甘菊炭。（《叶氏医案存真》）

【张寿颐注】此案原本亦与上条联属，盖即前证之第三诊。方亦与前大同，殊无灵变活泼法度，恐亦无甚效果。菊花甘凉柔肝，虽似应用，然不过敷佐之品，非正将之才，而炒焦为炭，试问轻清之质，一变焦枯，尚复何用？（《古今医案平议·脱证》）

牙　宣

王，四一。酒客牙宣，衄血痰血，形寒内热，食少。阴药浊味姑缓。

小黑豆皮、人中白、旱莲草、川斛、左牡蛎、泽泻。（《临证指南医案·牙》）

【徐大椿注】阴虚火炎。（《徐批临证指南医案·牙》）

牙　痈

徐，二二。脉细数上出，体属阴虚内热。牙痈后，颊车穴闭，口不能张。其病在络，药饵难效，拟进宣通络痹方后。

羚羊角、僵蚕、川桂枝尖、煨明天麻、炒丹皮、黑山栀、钩藤。（《临证指南医案·牙》）

【徐大椿注】牙痈后络痹。（《徐批临证指南医案·牙》）

牙 龈 肿 胀

汪。风热上蒸，龈胀，头痛，当用轻清上焦。

活水芦根、囫囵滑石、西瓜翠衣、生绿豆皮、连翘、银花。（《临证指南医案·牙》）

【徐大椿注】风热。（《徐批临证指南医案·牙》）

喑　哑

戎。咽阻咳呛，两月来声音渐低，按脉右坚，是冷热伤肺。

生鸡子白、桑叶、玉竹、沙参、麦冬、甜杏仁。（《临证指南医案·咳嗽》）

【张寿颐注】右脉坚,亦是肺实,此老总不肯开肺气,而只用寒腻,不知对病人是何九世之仇。案中冷热伤肺四字,请问作何说解? 徐灵胎曰:久嗽失音,必由药误,麦冬、五味,此失音之灵丹也,服之久,无不失音者。若全失,即使其人力如虎而走如马,半年之后,无有不死。若风寒痰火,偶尔失音,即不治亦愈,但一服麦、味,则弄假成真矣,此老竟茫然也。

华岫云于《指南》失音案后,胪列种种病因,徐氏眉评,谓诸项失音,皆有可愈之理,唯用麦冬、五味、熟地、桔梗等药,补住肺家痰火,以致失音者,则百无一生。颐谓徐氏以桔梗与麦、味、熟地并列,盖亦桔梗苦而且降,失音宜开,不宜降气以遏抑之也。(《古今医案平议·感冒失音》)

唐,江宁,二十九岁。病患述上年夏五月住直隶白沟河,北省不比南地,雨湿热蒸,夜坐寒侵,即寒热亦是轻邪,医用滚痰丸下夺,表邪闭结,肺痿音哑,喉痛咽物艰难,仿徐之才轻可去实,有气无味之药。

射干、甘草、大力、滑石块、麻黄苗、蝉蜕、杏仁。(《叶天士晚年方案真本》)

【徐大椿注】气走阳,味走阴,轻扬肃上,取气轻力薄者。(《徐批叶天士晚年方案真本》)

汪,如痳舌暗,面赤亮,汗出。未病前一日,顿食面颇多,病来仓猝,乃少阴肾脏阴阳不续,厥阴肝风突起,以致精神冒昧。今七八日来,声音不出,乃机窍不灵。治法以固护正气为主,宣利上焦痰热佐之。若地、冬养阴,阴未骤生,徒使壅滞在脘。急则治标,古有诸矣。挨过十四、十五日,冀有转机。

人参、半夏、茯苓、石菖蒲、竹沥、姜汁。(《临证指南医案·肝风》)

【徐大椿注】痰热阻窍。

【徐大椿眉批】此乃名言,今之窃附其门墙者,偏与之相反,岂非败类!
(《徐批临证指南医案·肝风》)

第六节　喉科医案

失　音

夫宫商角徵羽,歌哭呼笑呻,此五脏所属之音声也。原其发声之本在于肾,其标则在乎肺。病有虚实,由咳嗽而起者居多;或肺有燥火,外感寒邪,火气郁而暗者;有肺金燥甚,木火上炎,咽干喉痹而暗者;有风热痰涎,壅遏肺窍而暗者;有嗔怒叫号,致伤会厌者;亦有龙相之火上炎,凌烁肺金,久咳不已而暗者。有内夺而厥,则为暗痱,此肾虚也。是即暴中之不能言者也。先生有"金空则鸣,金实则无声,金破碎亦无声",此三言足以赅之矣。有邪者,是肺家实也;无邪者,是久咳损肺,破碎无声也。其治法:有寒者散寒,有火者清火,有风痰则祛风豁痰。若龙相上炎烁肺者,宜金水同治。若暴中之暗,全属少阴之虚,宜峻补肝肾,或稍兼痰火而治之。其用药总宜甘润,而不宜苦燥,斯得之矣。(《临证指南医案·失音》)

【成文注】这是华岫云根据叶氏诊治失音医案经验所做的总结。

【徐大椿注】久嗽失音,必由药误。麦冬、五味,此失音之灵丹也。服之久,无不失音者。若全失,即使其人力如虎而走如马,半年之后,无有不死。若风寒痰火偶尔失音者,即不治亦愈。但更加以麦冬、五味,则弄假成真矣。此老竟茫然也。(《徐批临证指南医案·失音》)

范,三一。气燥,喉痹失音,少阳木火犯上。

生鸡子白、冬桑叶、丹皮、麦冬、生白扁豆壳。(《临证指南医案·失音》)

【徐大椿注】胆火烁喉。(《徐批临证指南医案·失音》)

某。血后音哑,便溏。

生扁豆、炒白芍、炙草、川斛、山药、米糖、大枣。(《临证指南医案·失音》)

【徐大椿注】气血津液亏。(《徐批临证指南医案·失音》)

某。喉干失音,一月未复。津液不上供,肺失清肃,右寸脉浮大。

枇杷叶一钱半,马兜铃八分,地骨皮一钱,桑皮八分,麦冬一钱,生甘草三分,桔梗六分,白粳米二钱。(《临证指南医案·失音》)

【徐大椿注】气分燥,津液亏。(《徐批临证指南医案·失音》)

【张寿颐注】失音而右寸脉浮大,明是肺气郁窒,法当开泄,即使肺家有热,亦是郁热,辛凉泄散,方是正宗。而乃以桔梗之苦降(此物自张洁古误认为诸药舟楫,载药上行,而庸夫俗子,无不以为升提之药。然《本草经》主胸胁痛,腹满肠鸣,惊恐悸气。《别录》利五脏肠胃,消谷下蛊毒云云,明是通泄三焦,降逆下气之用,何有升提之义。且甄权谓治下痢、破血积,《大明》谓破癥痕,东垣谓破气滞积块等说,则顺降之性,更可知矣。说详拙编《本草正义》),杷叶、桑皮、地骨之寒凉,麦冬之黏腻,重重遏抑之、窒塞之,则音何由开? 方中除兜铃外,几无一不是毒药,杀之唯恐其不速,是诚何心? 案语亦自知肺失清肃,然用药则如是之寒腻,不知清肃二字,渠作何解?(《古今医案平议·感冒失音》)

孙,二一。久咳失音,喉痹。

陈阿胶(同煎)二钱,生鸡子黄(同煎)一枚,炒麦冬一钱半,川斛三钱,甜北沙参一钱半,炒生地二钱,生甘草三分,茯神一钱半。(《临证指南医案·失音》)

【徐大椿眉批】此诸项失音皆有可愈之理,惟用麦多,五味、熟地、桔梗等药补住肺家痰火似致失音则百无一生,独不言及何也?(《徐批临证指南医案·失音》)

吴三六。外冷内热久逼,失音,用两解法

麻杏甘膏汤。(《临证指南医案·失音》)

【徐大椿注】寒热客邪迫肺。(《徐批临证指南医案·失音》)

喑　哑

音哑者,阳邪搏于三阴。少阴之脉循喉咙,太阴之脉连舌本,厥阴之脉出咽喉故也。然阳邪搏阴之候,正未易治。

甘草、桔梗、萎皮、麦冬、川连、杏仁、丹皮、生蒲黄、生地。(《叶氏医案存真》)

【周学海注】察方中诸药,则阳邪是指风热言。(《评点叶案存真类编·喉痹喉痒失音》)

喑哑而痿者,《内经》谓之喑痱,此阳盛已衰,入于阴也。由劳伤其肾,耗夺真阴,当以内养为主,非草木之药所能挽回也。

河车大造丸。(《叶氏医案存真》)

【周学海注】河车、龟板、黄柏、杜仲、牛膝、天冬、麦冬、人参、地黄。(《评点叶案存真类编·痿》)

喉　痹

《内经》云：一阴一阳结，谓之喉痹。一阴者，手少阴君火，心之脉气也。一阳者，手少阳相火，三焦之脉气也。夫二经之脉，并络于喉，故气热则内结，结甚则肿胀，胀甚则痹，痹甚则不通而死矣。即今之所谓喉癣、喉风、喉蛾等类是也。夫推原十二经，惟足太阳别下项，其余皆凑咽喉。然《内经》独言一阴一阳结为喉痹者，何也？盖以君相二火独胜，则热且痛也。愚历考咽喉汤方，皆用辛散咸软，去风痰、解热毒为主。如元参升麻汤、《圣济》透关散（雄黄、猪牙皂荚、藜芦，等分研末，先含水一口，用药吹鼻，即吐去水。备急如圣散有白矾等分。编者注）及玉钥匙（马牙硝一两半，硼砂五钱，白僵蚕二钱半，冰片一字，为末，以纸管吹五分入喉中。编者注）、如圣散、普济消毒饮子，皆急于治标，而缓于治本，恐缓则伤人，故以治标为急耳。又尝考仲景《伤寒论》，咽喉生疮等症，每用甘草桔梗、半夏散及汤为主。一为少阴水亏，不能上济君火，以致咽喉生疮，不能出声，故以半夏之辛滑，佐鸡子清利窍通声，使以苦酒入阴，劫涩敛疮，桂枝解肌，由经脉而出肌表，悉从太阳开发，而半夏治咽痛，可无燥津涸液之患。一为阴火上结而为咽痛，故用生甘草甘凉泄热，功在缓肾急而救阴液，佐以桔梗开提足少阴之热邪。如肾液下泄，不能上蒸于肺，致络燥而为咽痛者，仲景又有猪肤一法，润燥解热缓中，使其阴阳协和而后愈，是固本而兼治标者也。如风火上郁，阴亏脉数而为咽痛者，先生又有辛凉清上诸法。如咽喉紧痹，气热而为咽痛者，又有清肺中气热一法。如情志郁勃，相火上炎而为咽痛者，则又有降气开浊一法。如肾液不收，肝阳上越而为咽痛者，宗钱氏六味汤。如阴阳交虚，龙相上灼而为咽痛者，宗仲景猪肤汤法。（《临证指南医案·咽喉》）

【成文注】这是邹滋九根据叶氏诊治喉痹医案经验所做的总结。

【徐大椿注】凡病属于经络脏腑者，皆煎丸之所能治。一属形体及九窍，则属有形之病，实有邪气凝结之处，药入胃中，不过气到耳，安能去凝结之邪？故煎丸之功，不过居其半耳。若欲速效，必用外治之法，可以应手而愈。博考方书，广求秘法，自能得之，此老尚未知之也。故其治有形诸病，皆非所长。又外治之法，上古所鲜闻，因其用针灸之术，通神入妙，何必外治！此则外治之最者也。后世针法不传，于是乎以药代针，而多外治之法。若针灸既废，而外治之法亦不讲，则天下之病，即使用药得当，只能愈其半耳。其外症之必需外治者，竟无愈理。此亦医道之一大关也，后之学者须知之。（《徐批临证指南医

案·咽喉》）

戴，枫桥。咽痹痰咸，是肾虚水泛，下焦少力，浮阳上升，阴不上承，以咸补甘泻实下。甘守中，咸润下。

熟地、远志、苁蓉、茯苓、青盐、骨脂、胡桃，红枣肉丸。（《叶天士晚年方案真本》）

【徐大椿注】甘能化咸，土制水也。中宫既培，咸味自当趋下，不上泛矣。（《徐批叶天士晚年方案真本》）

陆，蔚门，二十五岁。未嫁有喉痹，上热下寒，由情志郁勃之热上灼。有升不降者，情志无怡悦之念。遣嫁宜速，医药无用。

川贝、夏枯草、连翘心、钩藤、江西神曲、茯苓。（《叶天士晚年方案真本》）

【徐大椿注】王道本乎人情绝妙，开郁散结方。（《徐批叶天士晚年方案真本》）

霉雨涝沱，咽喉暴痛，必因湿邪干肺，痛止纳食无碍，咽水则呛，兼吐涎沫，此痹阻在喉不在咽，仍以轻剂理肺。

枇杷叶、马兜铃、通草、米仁、射干、茯苓。（《叶氏医案存真》）

【周学海注】按：水不入喉，王勋臣谓是喉之上口，约束不密，致水溢入也，其故或因风寒，或因虚燥。（《评点叶案存真类编·喉痹喉痒失音》）

肾厥由腰脊而升，发时手足厥冷，口吐涎沫，喉如刀刺。盖足少阴经脉上循喉咙，挟舌本，阴浊自下犯上，必循经而至。仿许学士椒附汤，通阳以泄浊阴为主。

炮附子、淡干姜、胡芦巴、川椒、半夏、茯苓。

姜汁泛丸。（《叶天士医案》）

【张寿颐注】咽痛固亦有虚寒之症，其状止觉干燥辣痛，色不红，亦不肿，唇舌皆淡，脉又细弱。两足冷，此阴虚于下，浮阳上激之候。山雷临证三十年，尝二三见之，授以养阴滋填诸方，加饭丸玉桂心五分至一钱（另吞），一啜而愈。余氏选录此案，乃出于叶氏《指南》，竟用大剂温药，似乎不甚相合，且不言脉舌如何，并无第二诊以为确证，则是否有效，亦正难言。惟喉证固确有必用温药之一候，姑存是法，以备隅反。（《古今医案平议·咽喉口舌唇齿诸证》）

【成文注】张寿颐评议本案时录自余景和《外症医案汇编·咽喉门》,后附阳湖赵能静注:此方当留意,切勿囫囵看过。

某。燥火上郁,龈胀咽痛,当辛凉清上。(《临证指南医案·燥》)

薄荷梗、连翘壳、生甘草、黑栀皮、桔梗、绿豆皮。

【徐大椿注】火郁上焦。(《徐批临证指南医案·燥》)

孙,四九。肾液不收,肝阳上越,巅胀流涕,咽喉微痛。

六味(六味地黄丸,编者注)加牛膝、车前、五味。(《临证指南医案·咽喉》)

【徐大椿注】阴虚火炎。(《徐批临证指南医案·咽喉》)

汪,二三。左脉弦数,咽痛脘闷。阴亏体质,不耐辛温,当以轻药暂清上焦。

桑叶、生绿豆皮、白沙参、川贝、元参、川斛。(《临证指南医案·咽喉》)

【徐大椿注】肺燥热。(《徐批临证指南医案·咽喉》)

杨。未病阴气走泄为虚,秽浊上受则实。咽喉肿痹,上窍邪蒙,日暮昏烦,阴伤日炽,肌肤柔白,气分不足。此医药虽宜凉解清上,但不可犯及中下。

连翘、郁金、马勃、牛蒡子、竹叶心、黑山栀、杏仁、橘红。(《临证指南医案·咽喉》)

【徐大椿注】秽浊上受喉肿痹。(《徐批临证指南医案·咽喉》)

张,二三。阴损三年不复,入夏咽痛拒纳。寒凉清咽,反加泄泻。则知龙相上腾,若电光火灼,虽倾盆豪雨,不能扑灭,必身中阴阳协和方息,此草木无情难效耳。从仲景少阴咽痛,用猪肤汤(猪肤、白蜜、白粉。编者注)主之。

又　阴涸于下,阳炽于上,为少阴喉痛,乃损怯之末传矣。用猪肤甘凉益坎,有情之属而效。今肉腠消烁殆尽,下焦易冷,髓空极矣,何暇以痰嗽为理。议滑涩之补味咸入肾可也。

牛骨髓四两,羊骨髓四两,猪骨髓四两,麋角胶四两。

用建莲肉五两、山药五两、芡实二两,同捣丸。(《临证指南医案·咽喉》)

【张寿颐注】此余氏所录之叶氏《指南》案也。损症三年,本是末传。此之咽痛,岂可寒凉直折者?前手之庸,诚属可鄙。然叶从《伤寒论》少阴咽痛用猪肤汤,借仲景之门楣,作自家之阀阅,大可以撑面子。寿颐不才,窃谓彼之猪肤果是何物,向来说解莫明其妙。如果病人胃气尚佳,可用鲜猪肉皮,剔尽油膜,清汤炖烂饮之,确能养血益液。惟病已至此,纵能小效,亦必难恃。转方骨髓作丸,尤其掉弄虚玄之伎俩矣。(《古今医案平议·咽喉口舌唇齿诸证》)

【成文注】张寿颐评议本案时录自余景和《外症医案汇编·咽喉门》。

喉 痈

杨,海宁,二十六岁。此劳怯是肾精损而枯槁,龙雷如电光闪烁无制,肾脉循喉,屡受阴火熏灼,必糜腐而痛。冬无藏精,春生寂然,胃气已索,草木何能资生。

猪肤汤。(《叶天士晚年方案真本》)

【徐大椿注】猪肤汤,上中下三焦俱治。白蜜润肺,兼滋大肠;白粉补中以养脾胃;猪肤清腻以填少阴,既不滞脾,又能补益,不使龙雷上炽,何等稳妥。立方稳妥,病至如此,惟求用药无碍而已。(《徐批叶天士晚年方案真本》)

喉 疳

艾。上焦之病,都是气分,气窒则上下不通,而中宫遂胀。热气蒸灼,喉舌疳蚀。清气之中,必佐解毒。皆受重药之累痗。

银花二钱,川贝三钱,马兜铃五分,连翘心一钱半,川通草一钱,白金汁一杯,活水芦根汁半杯。

又 余热蒸痰壅气,当脘膈因咳而痛。议以润降清肃。

甜杏仁、花粉、川贝、甘草、桔梗。(《临证指南医案·咽喉》)

【徐大椿注】气分热毒。(《徐批临证指南医案·咽喉》)